U0397067

国家出版基金项目
NATIONAL PUBLICATION FOUNDATION

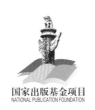

中国壮药原色鉴别图谱

（二）五画、六画

YAWJ SAEKSIENGQ DUENQ ROX YWCUENGH CUNGGUEK

（NGEIH）

HAJ VEH、ROEK VEH

○○总主编 黄瑞松 黄汉儒

○○主编 黄瑞松

○○壮文翻译

滕明新 兰小云 黄善华

李炳群 凌莉 石鹏程

黄锦艳 钟田 黄娇艳

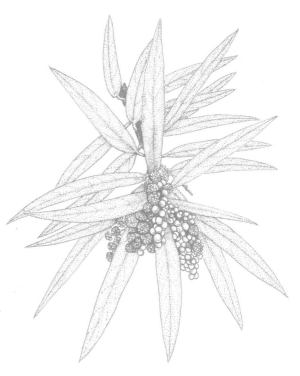

广西科学技术出版社

图书在版编目（CIP）数据

中国壮药原色鉴别图谱.二，五画、六画：汉文、壮文 / 黄瑞松主编；滕明新等译.—南宁：广西科学技术出版社，2020.11

ISBN 978-7-5551-1496-3

Ⅰ.①中… Ⅱ.①黄… ②滕… Ⅲ.①壮族—民族医学—中药材—图谱 Ⅳ.① R291.808-64

中国版本图书馆 CIP 数据核字（2020）第 221924 号

中国壮药原色鉴别图谱（二）五画、六画
ZHONGGUO ZHUANGYAO YUANSE JIANBIE TUPU (ER) WUHUA、LIUHUA

主　　编：黄瑞松

壮文翻译：滕明新　兰小云　黄善华　李炳群　凌　莉

　　　　　石鹏程　黄锦艳　钟　田　黄娇艳

策　　划：罗煜涛	责任编辑：罗煜涛　韦文印
助理编辑：李　媛　李宝娟　梁　优　梁佳艳	特约编辑：韦运益
壮文审读：覃祥周	责任校对：吴书丽
装帧设计：韦娇林	责任印制：陆　弟

出版人：卢培钊	出版发行：广西科学技术出版社
社　　址：广西南宁市东葛路 66 号	邮政编码：530023
网　　址：http://www.gxkjs.com	

经　　销：全国各地新华书店	
印　　刷：广西民族印刷包装集团有限公司	
地　　址：南宁市高新三路 1 号	邮政编码：530007
开　　本：889 mm × 1194 mm　1/16	
字　　数：770 千字	印　　张：26.75
版　　次：2020 年 11 月第 1 版	印　　次：2020 年 11 月第 1 次印刷
书　　号：ISBN 978-7-5551-1496-3	
定　　价：168.00 元	

《中国壮药原色鉴别图谱》

编 委 会

《YAWJ SAEKSIENGQ DUENQ ROX YWCUENGH CUNGGUEK》

Benhveijvei

Cujyin Veijyenz:	Vangz Lugiz		
Fucujyin Veijyenz:	Myau Genvaz	Lij Denjbungz	
Cungjcawjbien:	Vangz Yuisungh	Vangz Hanyuz	
Cawjbien:	Vangz Yuisungh		
Fucawjbien:	Cuh Yilinz	Lij Veicinh	Vangz Yinzfungh	Vangz Linzyinz
	Luz Cwnghlinz	Lij Liz	Liengz Dingyinz	Leiz Beilinz
Yozsuz Guvwn:	Cungh Gozyoz			
Bienveij:	Danz Lauzhij	Sez Yayinh	Gu Gingvwnz	Yungz Siujsiengz
	Vangz Duningz	Dungj Cinghsungh	Vangz Sezyen	Yangz Yungzyinh
	Se Gveiswngh	Cungh Siujcingh	Lij Baujgangh	Suh Cingh
	Liuz Ganghbingz	Maj Canghvuj	Ouh Gvei	Vangz Yizsungh
	Huz Gizminj	Lij Gyah	Liuz Yenz	Banh Hungzbingz
	Liuz Veijfungh	Sung Cicauh	Cangh Yinhyinh	Hoz Cunhvanh
	Hoz Yencunh	Yinz Cwngcungh	Yinz Yij	Fan Lili
	Ganh Yizcwngz	Guz Yingjloz	Cau Cwngzgenh	Mungz Yenyingh
	Lungz Li	Veiz Sunghgih	Linz Cinz	
Ingjsiengq:	Vangz Yuisungh	Lij Veicinh	Vangz Yinzfungh	Cuh Yilinz
Sawcuengh Fanhoiz:	Dwngz Mingzsinh	Lanz Siujyinz	Vangz Sanvaz	Lij Bingjginz
	Lingz Li	Siz Bungzcwngz	Vangz Ginjyen	Cungh Denz
	Vangz Gyauhyen			

序

　　壮族是我国人口最多的少数民族，主要聚居在广西壮族自治区，部分分布于云南省文山壮族苗族自治州。在长期的实践中，壮族先民由采集食物进而识别百药，并制造了简单的医疗工具。出土文物及有关考古资料表明，壮族先民使用药物防病治病，至今已有两千多年的历史。随着壮族地区社会经济、政治、文化的发展，经过广大壮医药工作者多年的挖掘整理和研究提高，壮医理论体系已经形成并颇具特色，得到了学术界的认可和肯定。正如国家中医药管理局原局长王国强所指出的，壮医药已成为我国缺乏规范文字记载的民族医药中，第一个通过整理形成比较完备的理论体系，进入国家医师资格考试序列和具有医疗、保健、教育、科研、文化等产业体系的民族医药，其在我国中医药和民族医药事业发展中的地位得到迅速提升，有了更加重要的地位。如今，壮医的"三气同步""三道两路""毒虚致病"等理论已在实践中指导人们用药。实践证明，壮医药是我国传统医药的重要组成部分，为壮族地区人们的健康繁衍做出了不可磨灭的贡献。

　　广西壮族自治区地处我国南方沿海，北回归线横贯中部，河流众多，地貌特征以丘陵、平地和喀斯特地貌为多见；大陆海岸线漫长，北部湾面积宽广。广西属亚热带季风气候区，大部分地区气候温暖，热量丰富，雨水丰沛，干湿分明，季节变化不明显，日照适中，冬少夏多。由于特殊的地理环境和气候条件，广西蕴藏着丰富的中草药资源。第三次全国中药资源普查结果显示，广西中草药资源品种数位居全国第二；近年第四次全国中药资源普查（广西）的初步结果则表明，广西中草药资源品种数量较第三次全国中药资源普查的结果已有较大提高。据不完全统计，目前广西壮药资源有2000余种，这些壮药大多为野生，部分为栽培品，过去由于缺乏系统的整理，多散见于壮族民间，依靠口耳相传。因此，对壮药资源进行科学和系统的挖掘整理，是壮医药工作者责无旁贷的光荣而又艰巨的任务。

　　全国老中医药专家学术经验继承工作指导老师、国家中医药管理局中医药重点学科民族药学（壮药学）学科带头人、广西国际壮医医院（广西壮族自治区民族医药研究院）民族药研究所原所长黄瑞松主任药师，长期从事民族药特别是壮药的挖掘和整理工作。近年来，他带领团队多次深入壮族地区，跋山涉水，调查了丰富的壮药资源，其间拍摄收集了大量壮药原形态照片，并广泛采访壮族民间医，收集了珍贵的第一手资料。在此基础上，他带领团队整理完成的《中国壮药原色鉴别图谱》（5册）即将由广西科学技术出版社出版发行。全书共收录了1091种常用壮药，包括植物药、动物药和矿物药等，占壮药资源总数的半数以上。该书全文采用壮文、汉文两种文字编写，收录的壮药多为壮医临床常用的药物。该书对每种壮药的原植物名（动物名、矿物名）、药材名、别名、来源、形态特征（性状特征）、生境分布、壮医药用等内容加以详细介绍，并附上原植物、动物、矿物的彩色照片，内容丰富，条理分明，图文并茂，充分体现了壮药的特色。该书对常用壮药基原的梳理、形态特征的鉴别、临床的使用均具有重要的指导意义。

目前，民族医药园地正值繁花似锦、欣欣向荣的好时节，民族医药迎来了前所未有的大好时机。此时，《中国壮药原色鉴别图谱》的出版，可喜可贺，作为一名多年从事传统中药研究的工作者，我由衷地感到高兴和欣慰，乐为此序。

中国工程院院士 肖培根

中国医学科学院药用植物研究所名誉所长

2020 年 10 月于北京

VAHHAIDAEUZ

Bouxcuengh youq guek raeuz dwg aen siujsoq minzcuz vunz ceiq lai ndeu, lai comz youq Gvangjsih Bouxcuengh Swcigih, mbangj youq Yinznanz Sengj Vwnzsanh Bouxcuengh Myauzcuz Swcicouh. Ciuhgeq Bouxcuengh youq ndaw ndwenngoenz raezranghrangh de, ngoenz doek ngoenz daj ra gwn ra youq cij rox cungj yw neix yw de, caemhcaiq caux ok doengh gaiq hongdawz ywbingh dem. Daj gij vwnzvuz vat okdaeuj caeuq gij swhliu gaujguj raeuz cij rox, ciuhgeq Bouxcuengh yungh yw fuengzbingh ywbingh, daengz seizneix gaenq miz song cien lai bi gvaq. Gij ginghci、cwngci、vwnzva bien dieg Cuengh neix ngoenz doek ngoenz fatmaj, ginggvaq gyoengq guh gaiq hong Ywcuengh de lai bi vataeu、cingjleix caeuq lai ak yenzgiu dem, aen dijhi lijlun Ywcuengh gaenq guh hwnjdaeuj caemhcaiq gag miz daegsaek dem, yozsuzgai hix daengj fwngzmeh haenh naeuz guh ndaej ndei. Cingqlumj boux gizcangj yienzlaiz Vangz Gozgyangz Gozgyah Cunghyihyoz Gvanjlijgiz gangj yienghde, gij minzcuz yihyoz guek raeuz noix cihsaw geiq, ndaw neix Ywcuengh baenz aen daih'it doenggvaq cingjleix guhbaenz aen lijlun dijhi haemq caezcienz ndeu, gauj gij swhgwz gozgyah yihswh miz Ywcuengh, dwg aen canjyez dijhi miz yihliuz、baujgen、gyauyuz、gohyenz、vwnzva daengj. Ywcuengh youq ndaw cunghyihyoz caeuq minzcuz yihyoz guek raeuz yied lai yied miz yingjyangj, yied daeuj yied youqgaenj. Seizneix, gij lijlun lumj "sam heiq doengzbouh" "sam roen song loh" "doeg haw baenz bingh" ndaw Ywcuengh gaenq dawz bae cijdauj vunzlai yunghyw. Yungh gvaq cij hawj vunz raen daengz, Ywcuengh youq ndaw gij yihyoz conzdungj guek raeuz faenh naek, bien dieg Bouxcuengh ndaej daih dem daih ciep roengzdaeuj, goengrengz Ywcuengh laux dangqmaz.

Gvangjsih Bouxcuengh Swcigih youq henz haij baihnamz guek raeuz, diuz bwzveiz gveihsen con gvaq cungqgyang, dah lai, diegndoi、diegbingz、diegbya lailai; henzhaij raezranghrangh, Bwzbuvanh gvangqmyangmyang. Guengjsae bien dieg neix dwg yayezdai, dingzlai dieg mbwn raeuj, ndat lai fwn lai, sauj cumx faen cing, seiqgeiq mbouj mingzyienj geijlai, nditdak habngamj, seizdoeng noix seizhah lai. Aenvih diegdcih cacuq dienheiq daegbied, yienghneix Guengjsae cix miz daihbaj yw bae. Baez daihsam bujcaz gij swhyenz Ywdoj daengx guek seiz, gij soq binjcungj Guengjsae youq daengx guek baiz daihngeih; guh baez daihseiq bujcaz seiz, daj gij gezgoj cobouh de rox daengz, youh beij baez daihsam lai do lai. Dungjgi caengz ndaej seuq, seizneix Guengjsae miz 2000 lai cungj yw, gij yw neix lai dwg yw gyangdoengh, mbangj dwg ndaem aeu, doenghbaez aenvih noix guh hidungj cingjleix, ndawbiengz lai dwg mwngz gangj gou dingq cienz okbae. Yienghneix, aeu gohyoz、hidungj bae vat bae cingj gij swhyenz Ywcuengh, gyoengq guh gaiq hong Ywcuengh miznaj youh hoj guh neix caen aeu rap hwnjdaeuj.

Boux cujyin yozswh Vangz Yuisungh, yienzlaiz youq Daengx guek boux Ywdoj cien'gya geq cienzswnj yozsuz gingniemh gunghcoz cijdauj lauxsae、Gozgyah Cunghyihyoz Gvanjlijgiz Cunghyihyoz Cungdenj Yozgoh Minzcuz Yozyoz（Ywcuenghyoz）Yozgoh boux lingxdaeuz、Gvangjsih Gozci Ywcuengh Yihyen（Gvangjsih Bouxcuengh Swcigih Minzcuz Yihyoz Yenzgiuyen）Minzcuz Yenzgiusoj dang sojcangj gvaq, de ciengzgeiz guh gaiq hong ywminzcuz daegbied dwg guh gaiq hong vataeu caeuq cingjleix Ywcuengh. Gaenh bi daeuj, de lai baez daiq doih haeuj dieg Cuengh, bin bya gvaq dah, diucaz le daihbaj yw, hix ingj ndaej daihbaj siengq saeksiengq Ywcuengh, lij lailai bae cunz canghywdoj ndawbiengz Bouxcuengh dem, sou ndaej gij swhliu ceiq moq ceiq dijbauj. Guh le doengh gij hong neix liux, de daiq doih cingjleix sij baenz《Yawj Saeksiengq Duenq Rox Ywcuengh Cungguek》(5 cek), bonj saw neix couh yaek youz Gvangjsih Gohyoz Gisuz Cuzbanjse ok saw. Ndaw saw gungh sou gij Ywcuengh ciengz yungh 1091 cungj, gij yw doenghgo、yw doenghduz caeuq yw rin'gvangq hix sou haeuj dem, ciemq gij soq swhyenz Ywcuengh buenq ndeu lai bae. Bonj saw neix yungh Sawcuengh、Sawgun song cungj cihsaw bienraiz, gij Ywcuengh sou haeuj ndaw saw neix lai dwg gij yw seiz ywbingh ciengz yungh. Ndaw saw ciengzsaeq gangj daengz cohgoek、cohyw、coh'wnq、goekgaen、yienghceij daegdiemj、diegmaj faenbouh、giz guhyw moix cungj yw, lij coq gij doz doenghgo (doenghduz、rin'gvangq) miz saek dem, neiyungz lai, gangj youh seuq, miz doz miz cihsaw, cibcuk raen miz daegsaek Ywcuengh. Bonj saw neix doiq cijdauj roiswnh gij goekgaen Ywcuengh、roxmai yienghsiengq、yienghlawz yunghyw gyonj ndei lailai bae.

Dangqnaj, gaiq hong minzcuz yihyoz cingq guh ndaej hoengzhumhum, ceiq hab raeuz cuengq din cuengq fwngz bae guh. Seizneix, okbanj《Yawj Saeksiengq Duenq Rox Ywcuengh Cungguek》, ndei lai lo, gou yenzgiu conzdungj Ywdoj lai bi gvaq, caen angq raixcaix, hauhneix cix raiz gij cihsaw neix.

Cunghgoz Gunghcwngzyen yensw
Cunghgoz Yihyoz Gohyozyen Yozyung Cizvuz Yenzgiusoj mingzyi sojcangj　Siuh Beizgwnh

2020 nienz 10 nyied youq Bwzgingh sij

前　言

　　壮医药是我国医药学的重要组成部分。壮族人民在长期的生活实践和同疾病做斗争的过程中，积累了丰富的医学知识和用药经验，逐渐发展和形成了壮医药学。壮医药在壮族地区为壮族的生存、繁衍、健康和发展做出了重要的贡献。

　　广西壮族自治区地处我国南疆，地理纬度跨越亚热带及热带北缘，北回归线横贯中部。北靠云贵高原和南岭山脉，南临北部湾，地形复杂，河流众多，气候多变，特殊的地理环境和气候条件，使广西蕴藏着大量的中草药资源。据第三次全国中药资源普查统计结果，广西共有中药资源4623种，资源品种数量位居全国第二。近年来，据不完全统计，广西壮药资源有2000余种。这些壮药资源自古以来一直为壮族人民所使用，在其防病治病的过程中发挥着重要的作用。但由于历史的原因，长期以来壮药丰富的资源品种及安全有效的用药经验也只是散见于壮族民间口耳相传，壮医药一直未能得到科学系统的挖掘和整理，以致壮药资源未能得到充分的利用。

　　中华人民共和国成立后，特别是改革开放以来，党和国家高度重视民族医药事业的发展，制定和出台了一系列扶持和促进民族医药事业发展的政策和法规。21世纪以来，国家中医药管理局等13部门联合制定并公布《关于加强新时代少数民族医药工作的若干意见》，《广西壮族自治区人民政府关于加快中医药民族医药发展的决定》《广西壮族自治区人民政府关于印发广西壮族自治区壮瑶医药振兴计划（2011—2020年）的通知》等加快中医药民族医药发展的文件出台，对促进壮医药事业的健康发展具有重要意义。

　　为了弘扬和发展壮医药事业，促进壮药资源的充分利用，我们在野外资源采集、鉴定、拍摄、文献考证和壮族民间用药经验调研的基础上，编写了《中国壮药原色鉴别图谱》。本书采用壮文、汉文两种文字编写，共收录壮族常用壮药1091种，分5册出版。收录的壮药品种主要以植物药为主，也收入部分动物药（包括海洋动物）和矿物药。每种壮药内容包括正名、药材名、别名、来源、形态特征、生境分布、壮医药用，并附上原植物（动物、矿物）形态彩色照片。其中，壮文名主要以武鸣音为主，部分为忻城音、上林音、天等音、靖西音、那坡音；中文名为原植物名（动物名、矿物名）；药材名为流通市场或壮族地区习用的药材名称；别名为广西各地壮族民间对同一植物的不同称呼；来源为植物（动物）的科名、物名和学名，以及矿物的类名、族名、矿石名（或岩石名）、主要成分。书中收录壮药品种多为广西壮族地区野生，部分为栽培品种，这些品种多为广西壮族民间流传使用的药材，具有壮族民间应用基础。每个品种均配一幅高清拍摄、部位最佳的彩色照片，便于读者对照形态特征的描述进行鉴别。在壮医药用方面，以壮医理论为指导，并结合壮医用药经验进行论述，附方均为壮族民间使用的经验方，对人们应用壮药防病治病具有较大的参考作用。本书可供从事壮药生产、流通、科研、教学、检验和监管的工作者及政府决策者参考使用，也可供广大老百姓鉴别使用。

参与本书编写的人员多为从事壮药研究的科技工作者、临床医师、民间壮医师和药师，大家不辞劳苦，勤勤恳恳，努力工作在民族药挖掘整理的第一线，积累了大量壮药的第一手资料，为本书的编写提供了有力的技术支撑。本书的编写和出版得到桂林三金药业股份有限公司、广西仙朱中药科技有限公司、南宁生源中药饮片有限责任公司的大力支持；广西壮族自治区民族医药研究院、中国科学院广西植物研究所、广西壮族自治区中医药研究院在标本查询方面给予了帮助；中国科学院广西植物研究所刘演研究员对本书部分品种做了鉴定；四川省宜宾学院郭鹏教授、中国科学院广西植物研究所李光照研究员、林春蕊研究员，广西药用植物园彭治章老师、吴庆华副研究员，广西壮族自治区科学技术协会吴双老师，广西水果生产技术指导总站樊刚伦同志为本书提供了部分照片；中国工程院院士、中国医学科学院药用植物研究所名誉所长肖培根在百忙中为本书作序。在此，对以上单位和个人一并致以衷心的感谢。

由于我们经验不足，加之水平有限，本书错漏之处在所难免，敬请读者批评指正。

编　者

2020 年 10 月

VAHBAIHNAJ

Ywcuengh youq ndaw eiyw guek raeuz dwg faenh youqgaenj ndeu. Gyoengq Bouxcuengh gvaq saedceij caeuq ywbingh seiz, cix roxmai yw、rox yunghyw lailai bae, yienghneix roengzdaeuj couh guhbaenz le aen yozgoh Bouxcuengh yungh yw ywbingh. Bien dieg Bouxcuengh ndaej daih youh daih sengsanj、ndang cangq、fatmaj, goengrengz Ywcuengh laux raixcaix.

Gvangjsih Bouxcuengh Swcigih youq baihnamz guek raeuz, aen dieg neix youq gwnz yayezdai caeuq nden baek yezdai, diuz sienq bwzveiz gveihsen con gvaq cungqgyang. Baihbaek ap Yinzgvei Gauhyenz caeuq megbya Nanzlingj, baihnamz ap Bwzbuvaih, bya lai、dah lai、ndat lai、fwn lai, yienghneix Guengjsae cij miz daihbaj yw bae. Baez daihsam dungjgi gij swhyenz Ywdoj daengx guek seiz, Guengjsae miz Ywdoj 4623 cungj, gij soq binjcungj youq daengx guek baiz daihngeih. Gaenh bi daeuj dungjgi caengz ndaej seuq, Guengjsae couh miz Ywcuengh 2000 lai cungj. Daj ciuhgeq daeuj lwgminz Bouxcuengh itcig yungh doengh gij yw neix, gij yw neix ak fuengzbingh ywbingh dangqmaz. Hoeng, aenvih noix cihsaw geiq, ciengzgeiz doxdaeuj gij binjcungj Ywcuengh caeuq baenzlawz yungh yw, cij dwg mwngz gangj gou dingq cienz gwnz biengz, Ywcuengh lij caengz ndaej gohyoz hidungj bae vataeu、cingjleix gvaq, yienghneix swhyenz Ywcuengh cix caengz ndaej ndeindei bae yungh.

Cunghvaz Yinzminz Gunghozgoz laebbaenz le, daegbied dwg gaijgwz hailangh doxdaeuj, Dangj caeuq guekgya yawjnaek hangh yihyoz minzcuz lailai bae, ceiqdingh caeuq okdaiz le baenzroix cwngcwz caeuq fazgveih bae fuz bae coi hangh yihyoz minzcuz. 21 sigij doxdaeuj, Gozgyah Cunghyihyoz Gvanjlijgiz daengj 13 aen bumwnz doxcaeuq okdaiz vwnzgen coi cunghyihyoz、minzcuz yihyoz vaiq fat, beijlumj《Geij Aen Yigen Gyarengz Youq Seizdaih Moq Guh Gaiq Hong Siujsoq Minzcuz Yihyoz》,《Gvangjsih Bouxcuengh Swcigih Yinzminz Cwngfuj Gietdingh Gyavaiq Guh Cunghyihyoz Minzcuz Yihyoz》《Yaenqfat Aen Dunghcih Gvangjsih Bouxcuengh Swcigih Yinzminz Cwngfuj Giva Saenqhwng Ywcuengh Ywyauzcuz (2011—2020 nienz)》, doengh gij vwnzgen neix ndoilcih gij saehnieb Ywcuengh lailai bae.

Vihliux guhhoengh caeuq fatmaj Ywcuengh, rox yungh Ywcuengh daengz dieg bae, dou bae gyangdoengh ra yw、duenqdingh、ingj doz、caz saw、diuyenz gij ginghyen yunghyw ndawbiengz Bouxcuengh, guh gij hong neix le cij bienraiz bonj saw《Yawj Saeksiengq Duenq Rox Ywcuengh Cungguek》. Bonj saw neix yungh Sawcuengh、Sawgun song cungj cihsaw daeuj bienraiz, gungh sou gij Ywcuengh ciengz yungh 1091 cungj, faen 5 cek ok saw. Gij binjcungj Ywcuengh sou haeuj saw neix, aeu yw doenghgo guhcawj, hix sou di yw doenghduz (gij yw doenghduz ndaw haij hix sou) caeuq yw rin'gvangq. Ndaw neix moix cungj yw geiq miz cohgoek、cohyw、coh'wnq、goekgaen、yienghceij daegdiemj、diegmaj faenbouh、giz guh yw, lij coq gij doz doenghgo (doenghduz、rin'gvangq) miz saek dem. Ndaw neix, coh Cuengh aeu vah Vujmingz guhdaeuz, lij miz di vah Yinhcwngz、vah Sanglinz、vah Denhdwngj、vah Cingsih、vah Nazboh; coh Gun dwg gij coh doenghgo (doenghduz、rin'gvangq) yienzlaiz; cohyw dwg gij coh ndaw haw yungh roxnaeuz dieg Cuengh gvenq yungh; coh'wnq dwg gij coh doengz aen doenghgo gak dieg yienghlawz heuh; goekgaen dwg gohmingz、vuzmingz caeuq yozmingz doenghgo (doenghduz), caeuq leimingz、cuzmingz、rin'gvangq （roxnaeuz cohrin）、gij cingzfaenh cujyau. Gij binjcungj Ywcuengh ndaw saw lai soq dwg yw ndaw doengh dieg Cuengh, mbangj di ndaem aeu, doengh gij binjcungj neix ndawbiengz Bouxcuengh Guengjsae ciengz yungh, vunzlai yungh gvaq. Moix aen binjcungj gyonq boiq fouq doz miz saek cincangqcangq、ingj gvaileujleuj ndeu, yienghneix fuengbienh bouxdoeg yawj saw yawj doz roxmai yw. Ndaw saw gangj Ywcuengh miz gijmaz yungh, aeu gij lijlun Ywcuengh daeuj vixyinx, youh caez gangj gij ginghyen yunghhyw Ywcuengh dem, danyw gyonq ging ndawbiengz Bouxcuengh yungh gvaq, hab vunzlai yawj le goj ndaej yungh daeuj fuengzbingh ywbingh. Bonj saw neix hab doengh boux swnghcanj、siugai、yenzgiu、son saw、genjniemh、gamguenj Ywcuengh de yungh, hab doengh boux cwngfuj guh gitdingh yungh, hix hab gyoengq beksingq roxmai yw yungh.

Doengh boux caez raiz bonj saw neix, lai dwg doengh boux gohgi gunghcozcej yenzgiu Ywcuengh、boux canghyw duenq bingh yw bingh、canghywdoj caeuq yozswh, gyoengq neix mbouj lau dwgrengz, roengzrengz bae vat、bae cingj Ywcuengh, rom ndaej le daihbaj swhliu ceiq moq, yienghneix cix fuengbienh bienraiz bonj saw neix lailai bae. Bienraiz bonj saw neix caeuq ok saw daeuj cix baengh Gveilinz Sanhginh Yozyez Gujfwn Youjhan Gunghswh、Gvangjsih Senhcuh Cunghyoz Gohgi Youjhan Gunghswh、Nanzningz Swnghyenz Cunghyoz Yinjben Youjhan Cwzyin Gunghswh；Gvangjsih Bouxcuengh Swcigih Minzcuz Yihyoz Yenzgiuyen、Cunghgoz Gohyozyen Gvangjsih Cizvuz Yenzgiusoj、Gvangjsih Bouxcuengh Swcigih Cunghyihyoz Yengiuyen coengh ra byauhbwnj；boux yenzgiuyenz Liuz Yenj Cunghgoz Gohyozyen Gohyozyen Gvangjsih Cizvuz Yenzgiusoj bang gamdingh di binjcungj ndaw saw；boux gyausou Goh Bungz Swconh Sengj Yizbinh Yozyen、boux yenzgiuyenz Lij Gvanghcau、Linz Cunhyuij Cunghgoz Gohyozyen Gvangjsih Cizvuz Yenzgiusoj, boux lauxsae Bungz Cicangh、fuyenzgiuyenz Vuz Gingvaz Gvangjsih Yozyung Cizvuzyenz, boux lauxsae Vuz Sangh Gvangjsih Bouxcuengh Swcigih Gohyoz Gisuz Hezvei, Gvangjsih Suijgoj Swnghcanj Gisuz Cidauj Cungjcan Fanz Ganghlunz dungzci bang ok di doz；Cunghgoz Gunghcwngzyen yensw、Cunghgoz Yihyoz Gohyozyen Yozyung Cizvuz Yenzgiusoj mingzyi sojcangj Siuh Beizgwnh, de hong nyaengqnyatnyat lij bang bonj saw neix raiz vahhaidaeuz. Youq giz neix, caensim gyo'mbaiq doengh aen danhvei caeuq doengh boux gwnz neix, gyo'mbaiq sou.

Aenvih ginghyen dou mbouj gaeuq, caiqgya suijbingz mbouj gaeuq sang, lau lij miz loek, muengh gyoengq bouxdoeg gangj dou dingq gaij ndei bae.

Bouxbien
2020 nienz 10 nyied

目 录
Moegloeg

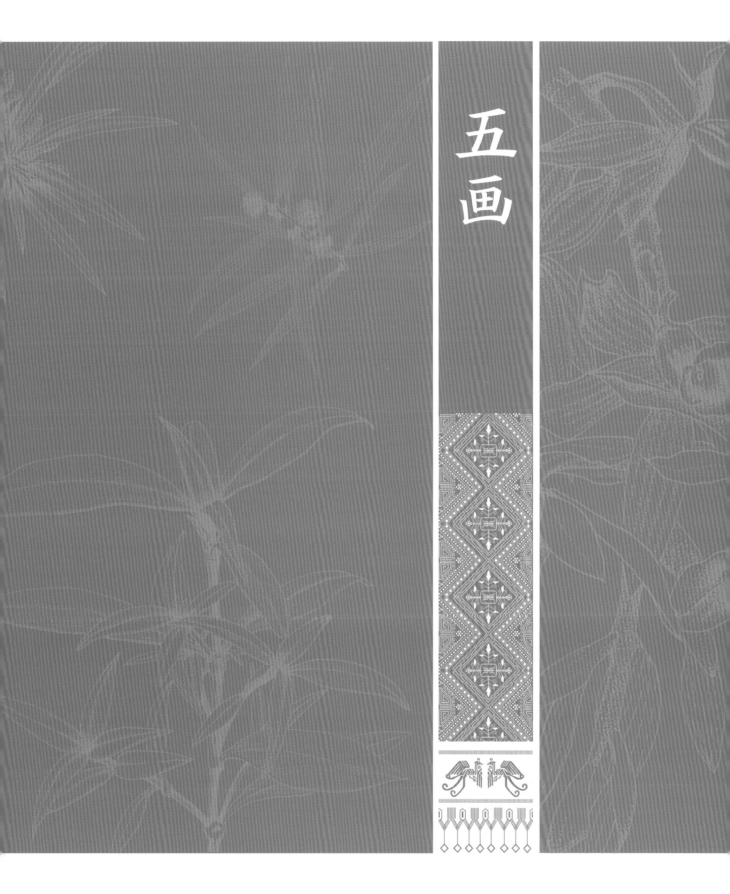

五画

玉簪

【药材名】玉簪。

【别　名】白花玉簪、玉叶老虎耳、玉泡花。

【来　源】百合科植物玉簪 *Hosta plantaginea* (Lam.) Asch.。

【形态特征】多年生草本。根状茎粗厚。叶基生成丛；叶片卵状心形、卵形，长 14~25 cm，宽 8~16 cm，先端近渐尖，基部心形，侧脉 6~10 对；叶柄长 20~40 cm。花葶高 40~80 cm，总状花序顶生；花的外苞片卵形或披针形，长 2.5~7.0 cm；内苞片很小；花单生或 2（3）朵簇生，白色，芳香；花梗长约 1 cm；花被长 10~14 cm，管状漏斗形，裂片 6 枚，长 5~6 cm；雄蕊 6 枚，与花被近等长；花柱极长。蒴果圆柱状，有 3 棱，长约 6 cm，直径约 1 cm。花果期 8~10 月。

【生境分布】生于林下、草坡或岩石边，也有栽培。广西主要分布于兴安、龙胜、凌云、南丹等地，四川、湖北、湖南、江苏、安徽、浙江、福建、广东等省也有分布。

【壮医药用】

药用部位　根、花、全草。

性味　根、全草：苦、辣，寒；有毒。花：苦、甜，凉；有小毒。

功用　根或全草：调龙路、火路，清热毒，消肿痛。用于呗嘻（乳痈），惹脓（中耳炎），呗奴（瘰疬），林得叮相（跌打损伤），呗脓（痈肿），货烟妈（咽痛），骨鲠喉，额哈（毒蛇咬伤）。

花：清热毒，调水道，通经。用于货烟妈（咽痛），呗脓（痈肿），肉扭（淋证），京尹（痛经），渗裆相（烧烫伤）。

注　本品有小毒，内服慎用；孕妇禁服。

附方　（1）惹脓（中耳炎）：玉簪根、鱼腥草、路路通、白花丹各 15 g，水煎外洗耳道。

（2）呗脓（痈肿）：玉簪花、木棉花、金银花各 10 g，七叶一枝花 3 g，水煎服。

（3）京尹（痛经）：玉簪花、艾叶、生姜各 10 g，红糖、益母草各 30 g，水煎服。

（4）骨鲠喉：玉簪全草 5 g，盐肤木根 30 g，水煎服。

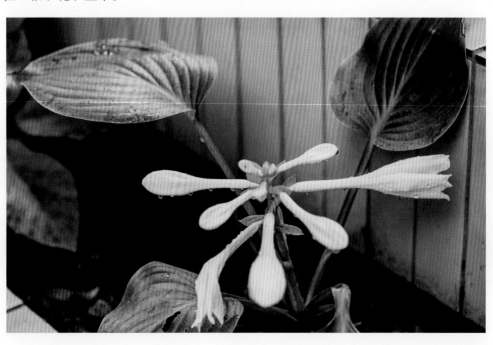

Gocamnyawh

【 Cohyw 】 Gocamnyawh.

【 Coh'wnq 】 Gocamnyawh vahau、gogukrwz、gocamnyawh.

【 Goekgaen 】 Dwg gocamnyawh doenghgo bwzhozgoh.

【 Yienghceij Daegdiemj 】 Dwg go'nywj maj lai bi. Ganjrag cona. Mbaw baenz caz maj lajgoek；mbaw lumj aen'gyaeq yienghsimdaeuz、lumj aen'gyaeq, raez 14~25 lizmij, gvangq 8~16 lizmij, byaimbaw ca mbouj lai menhmenh bienq soem, goekmbaw yiengh aensim, megvang 6~10 doiq；gaenqmbaw raez 20~40 lizmij. Gaenzva sang 40~80 lizmij, vahsi mbouj faen nye maj gwnzdingj；limqva baihrog lumj aen'gyaeq roxnaeuz yienghlongzcim, raez 2.5~7.0 lizmij；limqva baihndaw haemq iq；va dwg danmaj roxnaeuz 2（3）duj maj baenzcaz, saekhau, rangfwt；gaenqva raez daihgaiq 1 lizmij；mbawva raez 10~14 lizmij, lumj guenj lumj aenlaeuh, mbawveuq 6 mbaw, raez 5~6 lizmij；simva boux 6 diuz, caeuq mbawva ca mbouj lai doengz raez；saeuva haemq raez. Makdek yienghsaeuluenz, miz 3 limq, raez daihgaiq 6 lizmij, cizging daihgaiq 1 lizmij. 8~10 nyied haiva dawzmak.

【 Diegmaj Faenbouh 】 Maj youq laj ndoeng、gwnz bo roxnaeuz henz rin, hix miz ndaem aeu. Guengjsae cujyau faenbouh youq Hingh'anh、Lungzswng、Lingzyinz、Nanzdanh daengj dieg, guek raeuz Swconh、Huzbwz、Huznanz、Gyanghsuh、Anhveih、Cezgyangh、Fuzgen、Guengjdoeng daengj sengj hix miz faenbouh.

【 Gij Guhyw Ywcuengh 】

Giz guhyw　Rag、va、daengx go.

Singqfeih　Rag、daengx go：Haemz、manh、hanz；miz doeg. Va：Haemz、van, liengz；miz di doeg.

Goeng'yungh　Rag roxnaeuz daengx go：Diuz lohlungz、lohhuj, cing doeghuj, siu foegin. Yungh daeuj yw baezcij, rwznong, baeznou, laemx doek deng sieng, baeznong, conghhoz in, ndok gazhoz, ngwz haeb.

Va：Cing doeghuj, diuz roenraemx, doeng meg. Yungh daeuj yw conghhoz in, baeznong, nyouhniuj, dawzsaeg in, coemh log sieng.

Cawq　Cungj yw neix miz di doeg, gwn aeu siujsim；mehdaiqndang gimj gwn.

Danyw　（1）Rwznong：Rag gocamnyawh、goraez、makraeu、godonhhau gak 15 gwz, cienq raemx swiq baihrog conghrwz.

（2）Baeznong：Va gocamnyawh、valeux、vagimngaenz gak 10 gwz, caekdungxvaj 3 gwz, cienq raemx gwn.

（3）Dawzsaeg in：Va gocamnyawh、mbawngaih、hing gak 10 gwz, dangznding、ngaihmwnj gak 30 gwz, cienq raemx gwn.

（4）Ndok gazhoz：Daengx go gocamnyawh 5 gwz, rag faexcwj 30 gwz, cienq raemx gwn.

003

五画

玉蜀黍

【药 材 名】玉米。

【别　　名】包谷。

【来　　源】禾本科植物玉蜀黍 *Zea mays* L.。

【形态特征】一年生高大草本，高可达 4 m。秆粗壮，直立，节间有髓，基部各节具气生根。叶片扁平宽大，线状披针形，先端渐尖，基部圆形呈耳状，边缘呈波状皱折，中脉粗壮。雄性圆锥花序顶生，雄小穗孪生，长达 1 cm；雌花序腋生，被多数宽大的鞘状苞片所包藏；雌小穗孪生，成 8~30 行排列于粗壮而呈海绵状之穗轴上；雌蕊具长丝状的花柱，长约 30 cm，鲜时黄绿色、淡绿色至红褐色。颖果球形或扁球形，成熟后超出颖片和稃片之外，长 5~10 mm。花果期夏秋季。

【生境分布】栽培。广西各地均有栽培，国内各地均有栽培。

【壮医药用】

药用部位　根、叶、花柱（玉米须）。

性味　甜、淡，平。

功用　调龙路，通水道，清热毒。根、叶用于肉扭（淋证）；花柱（玉米须）用于肉扭（淋证），笨浮（水肿），黄标（黄疸），血压嗓（高血压），胆囊炎。

附方　（1）肉扭（淋证）：玉米须、木贼、海金沙藤各 30 g，水煎当茶饮。

（2）血压嗓（高血压）：玉米须 30 g，水煎当茶饮。

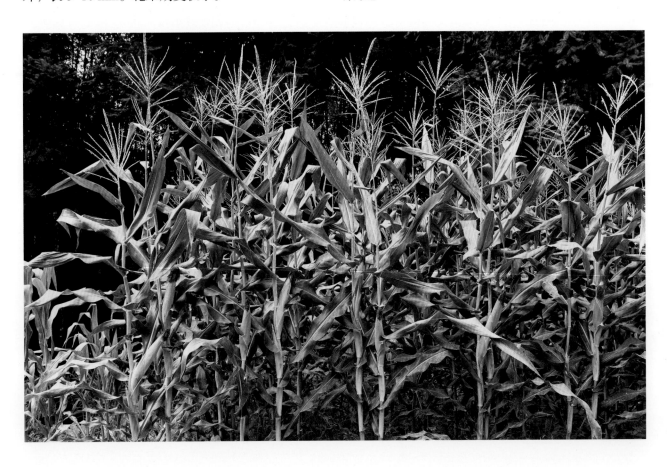

Haeuxmaex

【Cohyw】 Haeuxmaex.

【Coh'wnq】 Haeuxduk、haeuxyangz、haeuxdaeq、yaeuhmaex.

【Goekgaen】 Dwg gohaeuxmaex doenghgo hozbwnjgoh.

【Yienghceij Daegdiemj】 Baenz bi maj gorum hungsang, sang ndaej daengz 4 mij. Ganj noengqnwt, daengjsoh, hoh caeuq hoh ndawde miz ngviz, gizgoek gak hoh hwnj rag loh baihrog. Mbaw mban gvangqhung, lumj sienq byai ciemh soem, satbyai ciemh soem, gizgoek luenz lumj rwz, henzbien mboepdoed nyaeuqnyet lumj raemxlangh, diuzmeg cungqgyang conongq. agayaeujvaboux luenzsoem maj gwnzdingj, riengzboux iq songseng, raez miz 1 lizmij; gyaeujvameh maj laj eiq, deng haujlai mbawlup lumj byuk dukyo dwk; riengz vameh iq songseng, baenz 8~30 coij baiz youq gwnz sugriengz noengqhung lumj haijmenz haenx; sim vameh miz saeuva lumj sei, raez daihgaiq 30 lizmij, mwh ndip saekhenjoiq, saekheuoiq daengz hoengzhenjgeq. Faekhaeuxmaex lumj giuz roxnaeuz lumj giuzbej, geq le mauh'ok byakva caeuq byakceh, raez 5~10 hauzmij. Seizhah、seizcou haiva dawzmak.

【Diegmaj Faenbouh】 Dajndaem. Guengjsae gak dieg cungj miz vunz ndaem, guek raeuz gak dieg cungj caemh miz vunz ndaem.

【Gij Guhyw Ywcuengh】

Giz guhyw Rag、mbaw、saeuva（mumh haeuxmaex）.

Singqfeih Van、damh, bingz.

Goeng'yungh Diuz lohlungz, doeng roenraemx, siu ndatdoeg. Rag、mbaw yungh youq nyouhniuj; saeuva（mumh haeuxmaex）yungh youq nyouhniuj, baenzfouz, vuengzbiu, hezyazsang, aenmbei baenzbingh.

Danyw （1）Nyouhniuj: Mumh haeuxmaex、godabdoengz、gogutdiet gak 30 gwz, cienq raemx dang caz ndoet.

（2）Hezyazsang: Mumh haeuxmaex 30 gwz, cienq raemx dang caz ndoet.

005

五画

玉叶金花

【药 材 名】玉叶金花。

【别　　名】白纸扇、土甘草、凉茶藤、白蝴蝶、鸡凉茶。

【来　　源】茜草科植物玉叶金花 *Mussaenda pubescens* W. T. Ation.。

【形态特征】攀缘灌木。嫩枝被柔毛。叶对生或轮生，卵状长圆形或卵状披针形，长 5~8 cm，宽 2.0~2.5 cm，顶端渐尖，上面近无毛或疏被毛，下面密被短柔毛；叶柄长 3~8 mm，被柔毛；托叶三角形，长 5~7 mm，深 2 裂，裂片钻形，长 4~6 mm。聚伞花序顶生；花梗极短或无梗；花萼管陀螺形，被柔毛，裂片 5 枚，线形，常比花萼筒长 2 倍以上，基部密被柔毛；花叶阔椭圆形，长 2.5~5.0 cm，宽 2.0~3.5 cm，具纵脉 5~7 条，两面被柔毛，柄长 1.0~2.8 cm；花冠黄色，花冠管外面被伏柔毛，裂片 5 枚，长圆状披针形，长约 4 mm，内面密生金黄色小疣突；雄蕊 5 枚；子房 2 室，胚珠多数。浆果近球形，长 8~10 mm，顶部有萼檐脱落后的环状疤痕，果柄长 4~5 mm。花期 6~7 月。

【生境分布】生于山坡、丘陵、沟谷、村旁的疏林或灌木丛中。广西各地均有分布，长江以南各地均有分布。

【壮医药用】

药用部位　全株。

性味　甘、微苦，寒。

功用　调龙路，利水道、气道，清热毒，除湿毒。用于贫痧（感冒），中暑，胴因鹿西（急性胃肠炎），笨浮（水肿），肉扭（淋证），屙泻（泄泻），货烟妈（咽痛），埃病（咳嗽），兵白带（带下病）。

附方　（1）贫痧（感冒），中暑：玉叶金花、牡荆叶各适量，制茶，加薄荷少许，泡开水当茶饮。

（2）肉扭（淋证）：玉叶金花、金银花藤、车前草各 30 g，水煎服。

（3）屙泻（泄泻）：玉叶金花 35 g，木棉花 30 g，水煎服。

（4）兵白带（带下病）：玉叶金花、苍术各 12 g，爬地牛奶、地稔根皮各 15 g，水煎服。

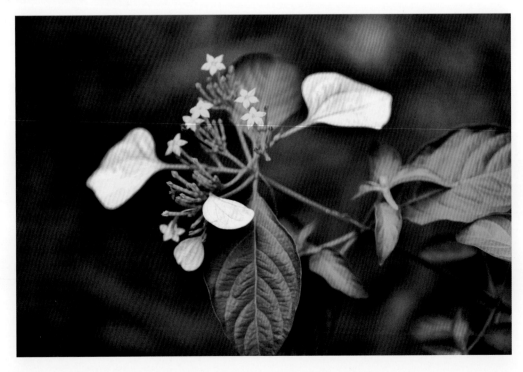

Gaeubeizhau

〖Cohyw〗Gaeubeizhau.

〖Coh'wnq〗Beizceijhau、gamcaujdoj、gaeuliengzcaz、duzmbajbieg、liengzcazgaeq.

〖Goekgaen〗Dwg gogaeubeizhau doenghgo sihcaujgoh.

〖Yienghceij Daegdiemj〗Go faexcaz duenghbenz. Nyeoiq miz bwn'unq. Mbaw majdoiq roxnaeuz majloek, gyaji roxnaeuz mbang gyajceij, lumj gyaeq luenzraez roxnaeuz lumj gyaeq byai menh soem, raez 5~8 lizmij, gvangq 2.0~2.5 lizmij, byai ciemh soem, goek sot, baihgwnz gaenh mij bwn roxnaeuz miz di bwn, baihlaj miz haujlai bwn'unq dinj；gaenqmbaw raez 3~8 hauzmij, miz bwn'unq；dakmbaw samgak, raez 5~7 hauzmij, laeg 2 leg, mbawseg lumj conq, raez 4~6 hauzmij. Gyaeujva comzliengj majbyai, va maed；byakva baenz diuz, miz bwnndangj, raez iek 4 hauzmij；gaenqva dinjdinj rox mij gaenq；guenjiemjva lumj dozloz, raez 3~4 hauzmij, miz bwn'unq, mbawseg 5 mbaw, baenz diuz, goek miz haujlai bwn'unq, doxhwnj bwn ciemh noixmbang；mbawva gvangq raezluenz, raez 2.5~5.0 lizmij, gvangq 2.0~3.5 lizmij, miz megdaengj 5~7 diuz, song mbiengj miz bwn'unq；mauhva henj, guenjmauhva raez yiek 1.0~2.8 lizmij, baihrog miz bwn'unq bomz, baihndaw giz hoz miz haujlai bwnz baenz diuz, mbawseg 5 mbaw, raezluenz byai menh soem, raez iek 4 hauzmij, baihndaw miz haujlai duqdengq iq henjgim；simva boux 5 diuz, maj giz hoz guenjva；rugceh 2 rug, beihcuh lai naed. Makraemx gaenh luenzgiuz, raez 8~10 hauzmij, byai miz yiemhlinx doek le gij haenzcik baenz gvaengx de, hawq le ndaem, gaenqmak raez 4~5 hauzmij. 6~7 nyied haiva.

〖Diegmaj Faenbouh〗Hwnj gwnz ndoi、diegndoi、ndaw lueg、bangx mbanj ndaw ndoeng faex mbang roxnaeuz ndaw faex caz. Guengjsae gak dieg cungj miz, guek raeuz Cangzgyangh baihnamz gak dieg cungj caemh miz.

〖Gij Guhyw Ywcuengh〗

Giz guhyw　Daengx go.

Singqfeih　Gam、loq haemz, hamz.

Goeng'yungh　Diuz lohlungz, leih roenraemx、roenheiq, siu ndatdoeg, cawz caepdoeg. Ndaej yw baenzsa, cungsuj, dungx in rueg siq, baenz fouz, nyouhniuj, oksiq, conghhoz in, baenzae, binghbegdaiq.

Danyw　（1）Baenzsa, cungsuj：Gaeubeizhau、mbaw mujgingh gak habliengh, guh caz, gya di boqoh, cimq raemxgoenj guh caz gwn.

（2）Nyouhniuj：Gaeubeizhau、gaeu vagimngaenz、godaezmax gak 30 gwz, cienq raemx gwn.

（3）Oksiq：Gaeubeizhau 35 gwz, vaminz 30 gwz, cienq raemx gwn.

（4）Binghbegdaiq：Gaeubeizhau、canghsuzgak 12 gwz, bazdi niuznaij、ragnaeng deihnim gak 15 gwz, cienq raemx gwn.

五画

打破碗花花

【药 材 名】打破碗花花。

【别　　名】棉花草、野棉花。

【来　　源】毛茛科植物打破碗花花 *Anemone hupehensis* Lem.。

【形态特征】多年生草本，高可达 1 m。茎被白色柔毛。基生叶 3~5 片，长 12~40 cm，具长柄；常为三出复叶，中间小叶片较大，卵形至心形，长 4~11 cm，宽 3~10 cm，两侧小叶斜卵形；不分裂或 3~5 浅裂。边缘具粗锯齿，上面深绿色，下面紫红色至苍绿色，两面均被疏毛。聚伞花序二至三回分枝；花萼 5 枚，粉红色，长 2~3 cm，外面密生柔毛；雄蕊和心皮均多数。聚合果球形，瘦果多数，近卵形，长约 3.5 mm，密生白色绵毛。花期 7~9 月，果期 9~11 月。

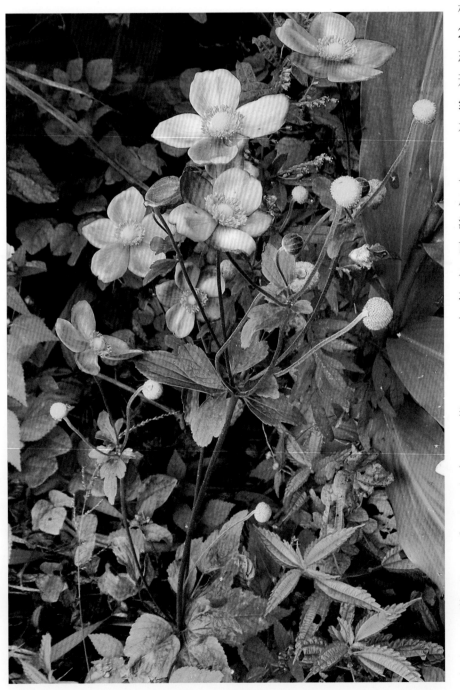

【生境分布】生于低山或丘陵区的山坡、沟边及路旁。广西主要分布于恭城、富川、灌阳、全州、灵川、河池、南丹、东兰、凤山、凌云、乐业、靖西、那坡、田东等地，四川、陕西、甘肃等省也有分布。

【壮医药用】

药用部位　全草。

性味　苦、辣，温；有毒。

功用　除湿毒，杀虫。用于杀灭蛆虫、孑孓，外用于痂（癣）。

注　本品有毒，禁内服；孕妇禁用。

附方　（1）痂（癣）：鲜打破碗花花 15 g，鲜乌桕 10 g，捣烂外敷患处。

（2）粪坑或污水杀灭蛆虫、孑孓：打破碗花花适量，切碎，投入粪坑或污水中。

Gobaidoq

【 Cohyw 】 Gobaidoq.

【 Coh'wnq 】 Gorumfaiq、gofaiqndoeng.

【 Goekgaen 】 Dwg gobaidoq doenghgo gohmauzgwnj.

【 Yienghceij Daegdiemj 】 Cungj caujbwnj maj lai bi de, ndaej sang daengz 1 mij. Ganj miz bwn'unq bieg. Mbaw majgoek 3~5 mbaw, raez 12~40 lizmij, miz gaenqraez; dingzlai dwg samcwt fuzyez, mbawlwg cungqgyang lai hung, lumj gyaeq daengz lumj yiengh simdaeuz, raez 4~11 lizmij, gvangq 3~10 lizmij, song henz mbawlwg lumj gyaeq mbat; mbouj faenreg roxnaeuz 3~5 reg feuz. Henzbien miz yazgawq co, baihgwnz heulaep, baihlaj hoengzaeuj daengz heumong, song mbiengj cungj miz bwn mbang. Gyaeujva comzliengj 2~3 mbaw faennye; linxva 5 diuz, saek hoengzmaeq, raez 2~3 lizmij, baihrog miz haujlai bwn'unq; simva boux caeuq simnaeng cungj lai. Makcomz lumj giuz, makbyom lai, gaenh giuz, raez daihgaiq 3.5 hauzmij, miz haujlai bwnmienz bieg. 7~9 nyied haiva, 9~11 nyied dawzmak.

【 Diegmaj Faenbouh 】 Hwnj byadaemq roxnaeuz gwnz ndoi diegndoi、hamq mieng dem bangx roen. Guengjsae dingzlai hwnj laeng Gunghcwngz、Fuconh、Gvanyangz、Cenzcouh、Lingzconh、Hozciz、Nanzdanh、Dunghlanz、Fungsanh、Lingzyinz、Lozyez、Cingsih、Nazboh、Denzdungh daengj dieg neix, guek raeuz Ganhsuz、Sanjsih、Swconh daengj sengj neix caemh miz.

【 Gij Guhyw Ywcuengh 】

Giz guhyw　Daengx go.

Singqfeih　Haemz、manh, raeuj; miz doeg.

Goeng'yungh　Cawz doegcumx, gaj non. Yungh youq gajdai cihcungz、gezyiz, rog yungh youq gyak.

Cawq　Goyw neix miz doeg, gimq gwn; mehmbwk mizndang gimq gwn.

Danyw （1）Gyak：Gobaidoq ndip 15 gwz, vuhgiu ndip 10 gwz, dubyungz oep mwnqgyak.

（2）Gaj gij nonhaex、nengzgumhhomq ndaw cingjhaex roxnaeuz raemxhomq：Gobaidoq aenqliengh, ronq soiq, dwk roengz cingjhaex roxnaeuz ndaw raemxuq bae.

艾

【药 材 名】艾叶。

【别　　名】艾蒿、家艾。

【来　　源】菊科植物艾 *Artemisia argyi* H. Lév. et Vaniot。

【形态特征】多年生草本，高可达 1.2 m。茎、叶片两面、总苞片均被毛。全草有浓烈香气。茎直立，有明显的纵棱，上部有分枝。叶片上面有白色腺点与小凹点；基生叶具长柄；茎下部叶近圆形或宽卵形，二回或三回羽状深裂，裂片椭圆形或倒卵状长椭圆形；中部叶卵形、三角状卵形或近菱形，一回或二回羽状深裂至半裂，每侧裂片 2 枚或 3 枚，裂片卵形、卵状披针形或披针形；上部叶无柄，叶与苞片叶羽状分裂或不分裂，椭圆形、披针形或线状披针形。头状花序在分枝上排成穗状或复穗状；总苞片 3~4 层；边为雌花 6~10 朵，不发育，紫色；中央为两性花 8~12 朵，为红色管状花。瘦果长卵形或长圆柱形。花果期 7~10 月。

【生境分布】生于路旁、荒野、草地。广西各地均有分布，国内北部、东部、西南部地区及陕西省、甘肃省也有分布。

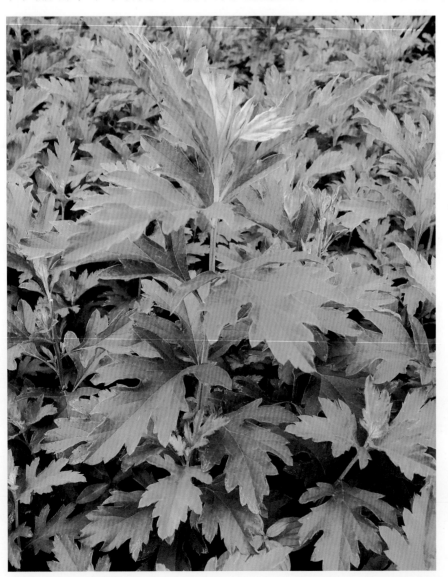

【壮医药用】

药用部位　叶。

性味　苦、辣，温。

功用　散寒毒，除湿毒，调龙路，止血。用于京尹（痛经），兵淋勒（崩漏），胎动不安，贫痧（感冒），发旺（痹病），能唅能累（湿疹），麦蛮（风疹）。

附方　（1）兵淋勒（崩漏）：艾叶炭、蒲黄炭各 10 g，侧柏叶 15 g，墨旱莲、酸藤果根、桃金娘根各 20 g，水煎服。

（2）京尹（痛经）：艾叶、炒白芍、小茴香各 10 g，当归藤、香附各 15 g，鸡血藤 20 g，生姜 5 g，水煎调黄糖适量服。

（3）发旺（痹病）：艾叶 50 g，九节风 20 g，牡荆根、半枫荷、老生姜各 30 g，水煎泡洗患处。

（4）贫痧（感冒）：鲜艾叶 100 g，捣烂热敷脐部。

Go'ngaih

【 Cohyw 】 Mbawngaih.

【 Coh'wnq 】 Ngaihseiq、ngaihranz.

【 Goekgaen 】 Dwg go'ngaih doenghgo gizgoh.

【 Yienghceij Daegdiemj 】 Dwg go'nywj maj lai bi，ndaej sang daengz 1.2 mij. Ganj、song mbiengj mbaw、mbawvalup cungj miz bwn. Daengxgo miz heiq rangngau. Ganj daengj soh，miz limqsoh haemq cingcuj，baihgwnz miz faen nye. Gwnz mbaw miz diemjdu；mbaw laj goek miz gaenqraez；gij mbaw baihlaj ganj ca mbouj lai yienghluenz roxnaeuz lumj gyaeq gvangq，ok song mbaw roxnaeuz sam mbaw mbawfwed veuqlaeg，mbawveuq yiengh bomj roxnaeuz yiengh aen'gyaeq dauqdingq yienghbomj raez；gij mbaw cungqgyang lumj aen'gyaeq、yiengh samgak yiengh luenz roxnaeuz ca mbouj lai yiengh seiqlimq ok mbaw ndeu roxnaeuz song mbaw lumj fwedveuqlaeg daengz buenq veuq，moix mbiengj limqveuq 2 mbaw roxnaeuz 3 mbaw，limqveuq lumj aen'gyaeq、lumj aen'gyaeq yienghlongzcim roxnaeuz yienghlongzcim；gij mbaw baihgwnz mbouj miz gaenz，mbaw caeuq mbawiemj veuq lumj fwed roxnaeuz mbouj veuq，yienghbomj、yienghlongzcim roxnaeuz yiengh sienq yienghlongzcim. Vahsi lumj aen'gyaeuj youq gwnz faen nye baiz baenz yiengh riengz roxnaeuz vahsih yiengh lai riengz；mbawvalup 3~4 caengz；bien dwg vameh 6~10 duj，mbouj fatmaj，saekaeuj；cungqgyang dwg 8~12 duj vasongsingq，dwg gij va lumj guenj saekhoengz. Makhaep yiengh aen'gyaeq raez roxnaeuz yienghsaeuluenz raez. 7~10 nyied haiva dawzmak.

【 Diegmaj Faenbouh 】 Maj youq diegfwz、diegnywj、henz roen. Guengjsae gak dieg cungj miz faenbouh，guek raeuz dieg baihdoengbaek、baihbaek、baihdoeng、baihsaenamz caeuq Sanjsih Sengj、Ganhsuz Sengj hix miz faenbouh.

【 Gij Guhyw Ywcuengh 】

Giz guhyw　Mbaw.

Singqfeih　Haemz、manh、raeuj.

Goeng'yungh　Sanq doeghanz，cawz doegcumx，diuz lohlungz，dingz lwed. Yungh daeuj yw dawzsaeg in，binghloemqlwed，lwg ndaw ndang mbouj onj，baenzsa，fatvangh，naenghumz naenglot，funghcimj.

Danyw　（1）Binghhloemqlwed：Daeuh mbawngaih、mbava cingjfouxnaemq gak 10 gwz，mbawbegbenj 15 gwz，gomijrek、rag maksoemjrumz、rag maknim gak 20 gwz，cienq raemx gwn.

（2）Dawzsaeg in：Mbawngaih、gobwzsoz cauj gvaq、byaekhom gak 10 gwz，gaeudanghgveih、rumcid gak 15 gwz，gaeulwed 20 gwz，hing 5 gwz，cienq raemx gyaux dingz dangznding gwn.

（3）Fatvangh：Mbawngaih 50 gwz，goloemq 20 gwz，rag foed'aemj、raeuvaiz、hinggeq gak 30 gwz，cienq raemx cimq swiq giz bingh.

（4）Baenzsa：Mbawngaih ndip 100 gwz，dub yungz ndat oep giz saejndw.

011

五画

艾纳香

【药　材　名】大风艾。

【别　　　名】梅片艾、冰片艾。

【来　　　源】菊科植物艾纳香 *Blumea balsamifera*（L.）DC.。

【形态特征】多年生草本或亚灌木，高可达 3 m。全株密被黄白色茸毛。茎粗壮，直立，木质化，多分枝。单叶互生，具短柄或无柄；叶片椭圆形或椭圆状披针形，长 12~25 cm，宽 4~10 cm，顶端短尖，基部浑圆或广楔形，边缘具锯齿，基部有 1~5 对线形或长圆形的叶状附属物，叶上面具短柔毛，下面被银白色茸毛。头状花序多数排列成伞房状；花序梗被黄褐色密柔毛；总苞钟形，总苞片草质，披针形，数轮，覆瓦状排列，外轮短小，内轮较长；花黄色，雌花多数，花冠细管状，长约 6 mm，檐部 2~4 齿裂；两性花较少数，花冠管状，檐部 5 齿裂，被短柔毛。瘦果圆柱形，长约 1 mm，具 5 条棱，被密柔毛。冠毛红褐色，长 4~6 mm。花期几乎为全年。

【生境分布】生于林缘、林下、河床谷地或草地上。广西主要分布于南宁、马山、横县、苍梧、容县、龙州、那坡、百色、田林、凌云、天峨、平果、德保、河池、巴马等地，云南、贵州、广东、福建、台湾等省区也有分布。

【壮医药用】

药用部位　地上部分。

性味　辣、苦，温；有小毒。

功用　调龙路、火路，祛风毒，除湿毒。用于贫痧（感冒），巧尹（头痛），屙意咪（痢疾），屙泻（泄泻），约经乱（月经不调），京尹（痛经），发旺（痹病），林得叮相（跌打损伤），颈肩痛，核尹（腰痛），能啥能累（湿疹），麦蛮（风疹），痂（癣）。

附方　（1）发旺（痹病）：大风艾、三加皮各 10 g，十八症、九龙藤各 15 g，水煎服。

（2）核尹（腰痛），颈肩痛：大风艾、杜仲、桂枝、淫羊藿、枸杞、菟丝子、补骨脂各 10 g，水煎服。

（3）约经乱（月经不调）：大风艾 10 g，益母草、地稔、铁树叶各 12 g，水煎服。

（4）京尹（痛经）：大风艾、黑老虎、乌药各 12 g，水煎服。

（5）能啥能累（湿疹），痂（癣）：大风艾、断肠草各 10 g，加 75% 乙醇 100 mL 浸泡 20 天，取药液适量外涂患处（本药液有毒，禁止内服）。

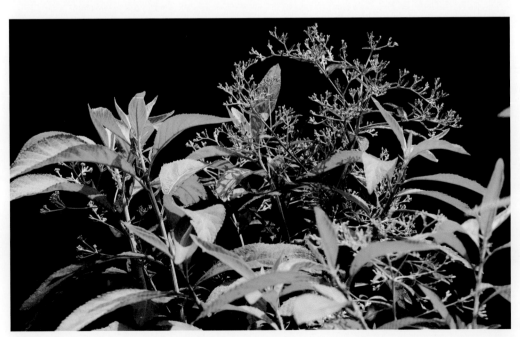

Godaihfung

〖Cohyw〗 Godaihfung.

〖Coh'wnq〗 Meizbenqngaih、binghbenqngaih.

〖Goekgaen〗 Dwg godaihfungh doenghgo gizgoh.

〖Yienghceij Daegdiemj〗 Gorum maj geij bi roxnaeuz yahgvanmuz, sang ndaej daengz 3 mij. Daengx go miz haujlai bwnyungz hauhenj. Ganj coloet, daengjsoh, fat faex, dok nye lai. Mbaw dog maj doxdoiq, miz gaenqdinj roxnaeuz mij gaenq; mbaw luenzbenj roxnaeuz luenzbenj byai menh soem, raez 12~25 lizmij, gvangq 4~10 lizmij, byai soemdinj, goek luemzlumj roxnaeuz gvangqsot, henzbien miz yazgawq, youq giz goek miz 1~5 doiq doxgaiq nemmaj lumj sienq roxnaeuz luenzraez lumj mbaw, mbaw baihgwnz miz bwn'unq dinj, baihlaj miz bwnyungz haungaenz. Gyaeujva lai baizled baenz fuengzliengj; gaenqgyaeujva miz bwn'unqmaed henjgeq; byakhung lumj cung, mbawbyakhung gyajceij, byai menh soem, geij soq, baizled lumj gumqvax, gvaengxrog dinjiq, gvaengxndaw loq raez; va henj, vameh lai dinz, mauhva lumj guenjsaeq, raez daihgaiq 6 hauzmij, giz yiemh 2~4 heujleg; va suengsingq loq noix, mauhva lumj guenj, caek gwnz haemq gvangq, giz yiemh 5 heujlig, miz bwn'unq dinj. Makceh saeumwnz, raez daihgaiq 1 hauzmij, miz 5 diuz gak, miz haujlai bwn'unq. Bwnva hoengzhenjgeq, raez 4~6 hauzmij. Cengmboujgeij baenz bi haiva.

〖Diegmaj Faenbouh〗 Hwnj henz ndoeng、laj faex、ndaw lueg lueng dah roxnaeuz gwnz diegrum. Guengjsae dingzlai hwnj laeng Nanzningz、Majsanh、Hwngzyen、Canghvuz、Yungzyen、Lungzcouh、Nazboh、Bwzswz、Denzlinz、Lingzyinz、Denhngoz、Bingzgoj、Dwzbauj、Hozciz、Bahmaj daengj dieg neix, guek raeuz Yinznanz、Gveicouh、Guengjdoeng、Fuzgen、Daizvanh daengj sengj gih neix caemh miz.

〖Gij Guhyw Ywcuengh〗

Giz guhyw Dingz gwnz dieg.

Singqfeih Manh、haemz, raeuj; miz di doeg.

Goeng'yungh Diuz lohlungz、lohhuj, siu funghdoeg, cawz caepdoeg. Ndaej yw baenzsa, gyaeujin, okhaexmug, oksiq, dawzsaeg luenh, dawzsaeg in, fatvangh, laemx doek deng sieng, hozmbaq in, hwetin, naenghumz naenglot, funghcimj, gyak.

Danyw （1）Fatvangh：Godaihfung、sangyabiz gak 10 gwz, cibbet cwngq、gaeugoujlungz gak 15 gwz, cienq raemx gwn.

（2）Hwetin, hozmbaq in：Godaihfung、ducung、gveicih、yinzyangzhoz、goujgij、duswhswj、bujguzcih gak 10 gwz, cienq raemx gwn.

（3）Dawzsaeg luenh：Godaihfung 10 gwz, yizmujcauj、deihnim、mbawdezsu gak 12 gwz, cienq raemx gwn.

（4）Dawzsaeg in：Godaihfung、hwzlaujhuj、vuhyoz gak 12 gwz, cienq raemx gwn.

（5）Naenghumz naenglot, gyak：Godaihfung、doncangzcauj gak 10 gwz, gya 75% yizcunz 100 hauzswngh cimq 20 ngoenz, aeu raemxyw habliengh duz mwnqhumz（goyw neix miz doeg, mbouj ndaej gwn）.

013

五画

古钩藤

【药 材 名】古钩藤。

【别　　名】白马连鞍、海上霸王、大吸脓、断肠草、棵么毫、棵拉磨、钩突、南灭。

【来　　源】萝藦科植物古钩藤 *Cryptolepis buchananii* Roem. et Schult.。

【形态特征】灌木状攀缘藤本，全株有乳汁。

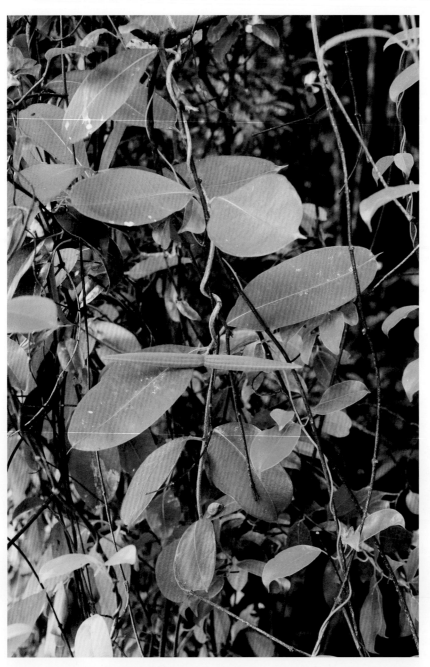

老茎黑褐色，具瘤状凸起。单叶对生，纸质，长圆形或椭圆形，长 9~18 cm，宽 3.0~7.5 cm，先端圆形具小尖头；侧脉每边约 30 条。聚伞花序腋生，比叶短；花萼 5 裂，裂片阔卵形，内面基部具 10 个腺体；花冠黄白色，裂片披针形，向右覆盖；副花冠 5 裂，卵圆形；雄蕊 5 枚，离生；柱头具盘状 5 棱，先端 2 裂。蓇葖果叉生成直线，圆柱状，长 6.5~10.0 cm；种子黑色，先端具白色种毛。花期 3~8 月，果期 6~12 月。

【生境分布】生于低山间沟谷灌木丛中或林边。广西主要分布于南宁、马山、上林、上思、百色、靖西、那坡、凌云、乐业、隆林、凤山、罗城、都安、宁明、龙州、大新等地，广东、贵州、云南等省也有分布。

【壮医药用】

药用部位　全株。

性味　涩、微苦，寒；有毒。

功用　通火路，清热毒，止疼痛。外用治麦蛮（风疹），夺扼（骨折），呗脓（痈肿），能啥能累（湿疹）。

注　本品有毒，内服慎用；孕妇禁用。

附方　（1）夺扼（骨折）：鲜古钩藤根、鲜九节茶各适量，捣烂外敷患处。

（2）能啥能累（湿疹），麦蛮（风疹）：古钩藤茎叶适量，水煎外洗患处。

Gaeunuem

【Cohyw】Gaeunuem.

【Coh'wnq】Maxhau lienz an、haijsang bavangz、daihsupnong、rumsaejgat、gomaxhau、goragmuh、gaeudoed、namzmez.

【Goekgaen】Dwg gogaeunuem doenghgo lozmozgoh.

【Yienghceij Daegdiemj】Gogaeu duenghbenz lumj faexcaz, daengx go miz raemxieng. Ganjgeq ndaemmoenq, miz duq doedhwnj, nyelwg mij bwn. Mbaw dog majdoiq, na gyajceij, raezluenz roxnaeuz luenzbenj, raez 9~18 lizmij, gvangq 3.0~7.5 lizmij, byai luenz miz gyaeujsoem iq, goek gvangqsot, baihgwnz heu, baihlaj haumong；meghenz gaenh lumj raemxbingz okvang, mbiengjmbiengj iek 30 diuz. Gyaeujva comzliengj majeiq, valup luenzraez, byai ciemhsoem lumj rieng, baenqcienq；iemjva 5 lig, mbawseg gvangqgyaeq, goek baihndaw miz 10 diemj raizdiemj；mauhva henjhau, mbawseg byai menh soem, goemq coh baihgvaz；mauhvabengx mbawseg 5 mbaw, maj baihlaj hoz doengzva；simva boux gekmaj, maj cungqgyang doengzva, baihlaeng miz bwnndangj raez；gij mbava lumj beuzgeng, rugrug 1 aen；gyaeujsaeu miz 5 gak lumj buenz, byai doedsoem 2 leg. Makdudengq majnga baenz diuzsoh, saeumwnz, raez 6.5~10.0 lizmij；ceh ndaem, byai miz raez bwnhau. 3~8 nyied haiva, 6~12 nyied dawzmak.

【Diegmaj Faenbouh】Hwnj laeng ndaw faexcaz ndaw bya ndaw lueg roxnaeuz hen ndoeng. Guengjsae dingzlai hwnj laeng Nanzningz、Majsanh、Sanglinz、Sangswh、Bwzswz、Cingsih、Nazboh、Lingzyinz、Lozyez、Lungzlinz、Fungsanh、Lozcwngz、Duhanh、Ningzmingz、Lungzcouh、Dasinh daengj dieg neix, guek raeuz Guengjdoeng、Gveicouh、Yinznanz daengj sengj neix caemh miz.

【Gij Guhyw Ywcuengh】

Giz guhyw　Daengx go.

Singqfeih　Saep、loq haemz, hanz；miz doeg.

Goeng'yungh　Doeng lohhuj, siu ndatdoeg, dingz in'dot. Rog yungh ndaej yw funghcimj, ndokraek, baeznong, naenghumz naenglot.

Cawq　Goyw neix miz doeg, haeujsim noix gwn；mehmbwk mizndang gimq yungh.

Danyw　（1）Ndokraek：Gaeunuem ndip、goujcezcaz ndip gak habliengh, dubyungz oep mwnqsieng.

（2）Naenghumz naenglot, funghcimj：Mbawganj gaeunuem habliengh, cienq raemx sab mwnqhumz.

石韦

【药 材 名】石韦。

【别 名】石兰、石剑、山柴刀、蛇舌风。

【来 源】水龙骨科植物石韦 *Pyrrosia lingua*（Thunb.）Farwell。

【形态特征】多年生草本，高可达 30 cm。根状茎长而横走，密被鳞片，披针形，长渐尖头，有睫毛。叶远生，近二型；叶片常略比叶柄长，少为等长，罕有短于叶柄的。不育叶片近长圆形或长圆状披针形，短渐尖头，基部楔形，长 5~20 cm，宽 1.5~5 cm，上面灰绿色，近光滑无毛，下面淡棕色或砖红色，被星状毛；能育叶长于不育叶的 1/3，而较狭 1/3~2/3。孢子囊群近椭圆形，在侧脉间整齐呈多行排列，布满整个叶片下面，或聚生于叶片的大上半部，初时为星状毛覆盖而呈淡棕色，成熟后孢子囊开裂外露而呈砖红色。

【生境分布】附生于岩石上或树干上。广西主要分布于南宁、三江、桂林、灵川、兴安、龙胜、梧州、合浦、防城港、上思、桂平、玉林、靖西、罗城等地，长江以南各省区均有分布。

【壮医药用】

药用部位　全草。

性味　甜、苦，微寒。

功用　通水道、气道，调龙路、火路，止血。用于肉扭（淋证），肉裂（尿血），尿路结石，笨浮（水肿），京瑟（闭经），埃病（咳嗽），奔墨（哮病），屙意咪（痢疾），额哈（毒蛇咬伤），发旺（痹病），核尹（腰痛）。

附方 （1）肉扭（淋证）：①石韦、车前草各 15 g，白茅根、金银花藤各 30 g，水煎服。②石韦、车前草各 15 g，指天椒根 6 g，水煎服。

（2）尿路结石：①鲜石韦 50 g，八月扎 10 g，水煎服。②石韦 15 g，鸡内金、海金沙、金钱草各 30 g，水煎服。

（3）肾炎笨浮（水肿）：鲜石韦、翠云草各 30 g，芦根 15 g，小浮萍 5 g，水煎服。

（4）埃病（咳嗽），奔墨（哮病）：①石韦、乌肺叶、鱼腥草、百部各 15 g，水煎服。②鲜石韦叶 60 g，炖猪肺服。

（5）核尹（腰痛）：鲜石韦 30 g，千斤拔 20 g，杜仲 12 g，牛膝 15 g，水煎服。

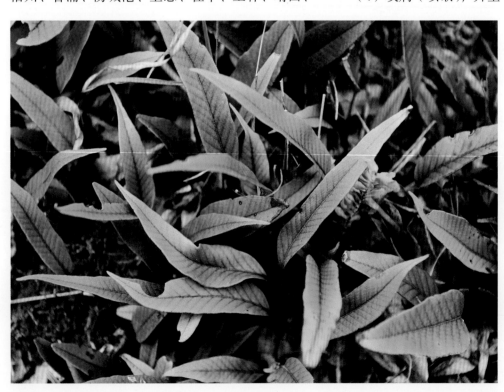

Fouxdinh

【 Cohyw 】 Fouxdinh.

【 Coh'wnq 】 Siglanz、siggiemq、caxfwnzndoeng、sezsezfungh.

【 Goekgaen 】 Dwg gofouxdinh doenghgo lungzgoetraemxgoh.

【 Yienghceij Daegdiemj 】 Cungj caujbwnj maj laibi de，ndaej sang daengz 30 lizmij. Ganj lumj rag raez cix daz vang，miz lai limqgyaep miz bwnda lumj cim raez gyaeuj ciemh soem. Mbaw maj gyae，gaenh ngeih hingz；gij mbaw bingzciengz beij gij gaenq loq raez. Noix raen doxdoengz，mbaw dinj gvaq ganj gig noix. Doengh mbaw maen de loq luenzraez roxnaeuz luenzraez byai ciemh soem，gyaeuj dinj ciemh soem，mwnq goek de sot，raez 5~20 lizmij，gvangq 1.5~5.0 lizmij，baih gwnz saek heumong loq wenj mij bwn，baihlaj saek aeujdamh roxnaeuz saek cienhoengz，miz bwnndau；doengh mbaw maj de raez gvaq mbaw mbouj maj de 1/3，cix haemq gaeb 1/3~2/3. Rongzsaq loq luenzbumj，lai coij caezcingj baiz youq ndaw henzmeg de，bu rim baenz mbaw dauqlj，roxnaeuz comz maj youq gyaeuj dingz he doxhwnj，mwh ngamq maj de dwg bwnndau goemq raen saek aeujdamh，cingzsug le cehbau dek loh okdaeuj raen saek cien hoengz.

【 Diegmaj Faenbouh 】 Hwnj youq gwnzrin roxnaeuz gwnzfaex. Guengjsae dingzlai youq Nahzningz、Sanhgyangh、Gveilinz、Lingzconh、Hingh'anh、Lungzswng、vuzcouh、Hozbuj、Fangzcwngzgangj、Sangswh、Gveibingz、Yilinz、Cingsih、Lozcwngz daengj dieg neix hwnj miz，rangh Cangzgyangh dox-roengz baihnamz gak sengj gih caemh hwnj miz.

【 Gij Guhyw Ywcuengh 】

Giz guhyw　Daengx go.

Singqfeih　Van、haemz，loq hanz.

Goeng'yungh　Doeng roenraemx、roenheiq，diuz lohlung、lohhuj，hawj lwed dingz. Yungh youq nyouhniuj，nyouhlwed，lohnyouh gietrin，baenzfouz，dawzsaeg gaz，baenzae，baenzngab，okhaexmug，ngwz haeb，fatvangh，hwetin.

Danyw　（1）Nyouhniuj：① Fouxdinh、godaezmax gak 15 gwz，go'bdaihgaiqnok、gaeuva'ngaenz gak 30 gwz，cienq raemx gwn. ② Fouxdinh、godaezmax gak 15 gwz，rag manhceu 6 gwz，cienq raemx gwn.

（2）Lohnyouh gietrin：① Fouxdinh ndip 50 gwz，bazyezcaz 10 gwz，cienq raemx gwn. ② Fouxdinh 15 gwz，dawgaeq、rumseidiet、godaezmax gak 30 gwz，cienq raemx gwn.

（3）Makin baenzfouz：Fouxdinh ndip、cuiyinzcauj gak 30 gwz，luzgwnh 15 gwz，biuziq 5 gwz，cienq raemx gwn.

（4）Baenzae，baenzngab：① Fouxdinh、mbaw vuhfei、yizsinghcauj、bakhop gak 15 gwz，cienq raemx gwn. ② Mbaw fouxdinh ndip 60 gwz，aeuq bwtmou gwn.

（5）Hwetin：Fouxdinh ndip 30 gwz，cenhginhbaz 20 gwz，ducung 12 gwz，niuzcih 15 gwz，cienq raemx gwn.

五画

石竹

【药 材 名】石竹。

【别　　名】青水红。

【来　　源】石竹科植物石竹 *Dianthus chinensis* L.。

【形态特征】多年生草本，高可达 50 cm。茎直立，上部分枝。单叶对生，线状披针形，长 3~5 cm，宽 2~4 mm，边缘全缘或有细小齿。花单生或数朵排成聚伞花序；花梗长 1~3 cm；花萼下方有小苞片 4~6 枚，披针形；花萼圆筒形，先端 5 裂，花萼裂片披针形，有缘毛；花瓣 5 枚，长 16~18 mm，紫红色、粉红色、鲜红色或白色，顶缘有齿裂，喉部有斑纹，疏生髯毛；雄蕊 10 枚，花药蓝色；花柱线形。蒴果圆筒形，包于宿萼内，顶端 4 裂；种子黑色，扁圆形。花期 5~6 月，果期 7~9 月。

【生境分布】生于山地、田边及路旁，或栽培。广西主要分布于桂林、全州、北流、梧州等地，国内东北部、北部、西北部和长江流域各省区也有分布。

【壮医药用】

药用部位　全草。

性味　苦，寒。

功用　通水道，通龙路，调月经，祛湿毒。用于笨浮（水肿），肉扭（淋证），尿路结石，肾结石，约经乱（月经不调），京瑟（闭经），呗脓（痈肿），能啥能累（湿疹），外阴糜烂。

附方　（1）能啥能累（湿疹），外阴糜烂：石竹 50 g，水煎，熏洗患处；再用全草适量，研末，撒敷患处。

（2）肾结石：石竹、石韦、萹蓄、海金沙藤、土牛膝、穿破石各 20 g，水煎服。

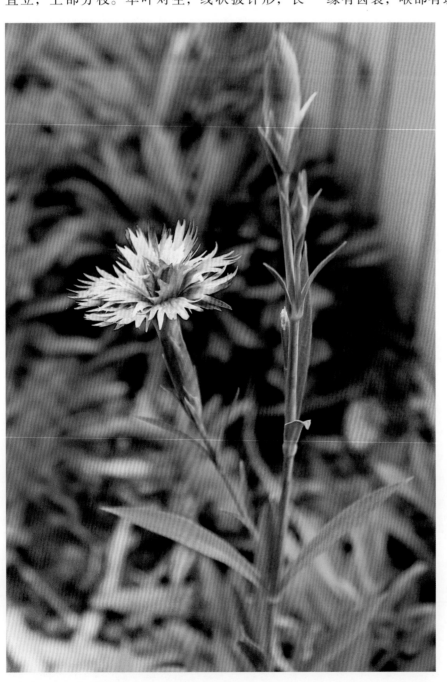

Gosizcuz

【Cohyw】 Gosizcuz.

【Coh'wnq】 Cinghsuijhungz.

【Goekgaen】 Dwg gosizcuz doenghgo sizcuzgoh.

【Yienghceij Daegdiemj】 Gorum maj geij bi，sang ndaej daengz 50 lizmij. Ganj daengjsoh，baihgwnz faen nye. Mbaw dog maj doxdoiq，baenz diuz byai menh soem，raez 3~5 lizmij，gvangq 2~4 hauzmij，henzbien lawx roxnaeuz miz heuj saeqiq. Va gag maj roxnaeuz geij duj baiz baenz gyaeujva comzliengj；gaenqva raez 1~3 lizmij；linxva baihlaj miz mbawbyak iq 4~6 mbaw，byai menh soem；linxva baenz doengz，byai 5 lig，mbaw linxva byai menh soem，miz bwn henzbien；mbawva 5 mbaw，raez 16~18 hauzmij，aeujhoengz、hoengzmaeq、hoengzsien roxnaeuz hau，byai miz heujlig，lajhoz miz vaenxbanq，miz bwncoeng mbang；sim vaboux 10 diuz，mbava o；saeuva baenz diuz. Mak ndangjngaeuz luenzdoengz，duk youq ndaw linxsup，byai 4 lig；ceh ndaem，luenzbenj. 5~6 nyied haiva，7~9 nyied dawzmak.

【Diegmaj Faenbouh】 Hwnj dieg bya、hamq naz dem bangx roen，roxnaeuz ndaem aeu. Guengjsae dingzlai hwnj laeng Gveilinz、Cenzcouh、Bwzliuz、Vuzcouh doengh dieg neix，guek raeuz baihdoengbaek、baihbaek、baihsaebaek caeuq ranghdieg Cangzgyangh gak sengj gih caemh miz.

【Gij Guhyw Ywcuengh】

Giz guhyw　Daengx go.

Singqfeih　Haemz，hanz.

Goeng'yungh　Diuz roenraemx，doeng lohlungz，diuz dawzsaeg，cawz caepdoeg. Ndaej yw baenzfouz，nyouhniuj，lohnyouh gietrin，mak gietrin，dawzsaeg luenh，dawzsaeg gaz，baeznong，naenghumz naenglot，vaiyinh mizlan.

Danyw （1） Naenghumz naenglot，vaiyinh mizlan：Gosizcuz 50 gwz，goenj raemx，roemzswiq mwnq bingh.

（2） Mak gietrin：Gosizcuz、sizveiz、benjcuz、gaeuj haijginhsah、dujniuzcih、conhbosiz gak 20 gwz，cienq raemx gwn.

石松

【药 材 名】石松。

【别　　名】通伸草、盘龙草、宽筋草。

【来　　源】石松科植物石松 *Lycopodium japonicum* Thunb.。

【形态特征】多年生土生植物。匍匐茎地上生，横卧，二回或三回分叉，被稀疏的叶。侧枝直立，高达 40 cm，多回二叉分枝，稀疏，压扁状（幼枝圆柱状）。叶螺旋状排列，披针形或线状披针形，长 4~8 mm，宽 0.3~0.6 mm，薄而软。孢子囊穗 4~8 个集生于长达 30 cm 的总柄，总柄上苞片螺旋状稀疏着生；孢子囊穗不等位着生（即小柄不等长），圆柱形，长 2~8 cm，小柄长 1~5 cm；孢子叶阔卵形，长 2.5~3.5 mm，宽约 2 mm，先端急尖，具芒状长尖头，边缘膜质，啮蚀状；孢子囊生于孢子叶腋，圆肾形，黄色。

【生境分布】生于林下、灌木丛下、草坡、路边或岩石上。广西主要分布于南宁、上林、融水、阳朔、桂林、灵川、兴安、灌阳、龙胜、资源、恭城、上思、桂平、德保、那坡、凌云、田林、隆林、贺州、钟山、环江、象州、金秀等地，国内除东北部、北部以外的其他省区也有分布。

【壮医药用】

药用部位　全草。

性味　苦、辣，平。

功用　舒筋络，祛风湿。用于发旺（痹病），麻抹（肢体麻木），关节疼痛、屈伸不利，癫痫。

附方　（1）发旺（痹病）：石松、丝瓜络、七叶莲、松节、黄花倒水莲各 15 g，小钻 10 g，木瓜、当归藤、土党参各 20 g，水煎服；药渣再煎，药液加白酒适量调匀洗患处。

（2）麻抹（肢体麻木）：石松、葛根、麻骨风各 15 g，当归藤、太子参、白芍各 20 g，血党、七叶莲各 10 g，水煎服。

（3）癫痫：石松 25 g，瓜子金 15 g，水煎服。

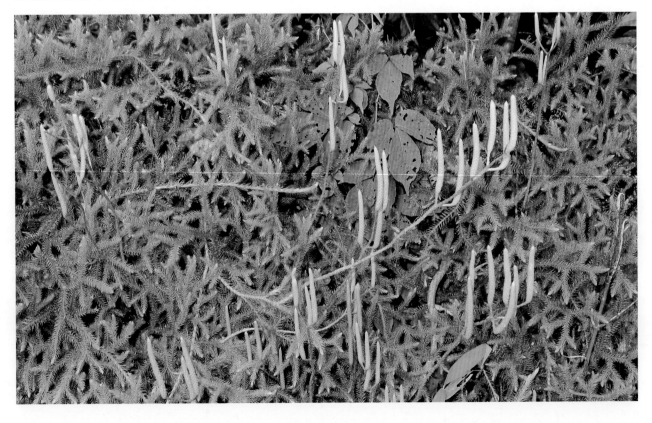

Go'ietnyinz

【Cohyw】Go'ietnyinz.

【Coh'wnq】Godunghsinhcauj、nywjbanzlungz、nywjsoengnyinz.

【Goekgaen】Dwg go'ietnyinz doenghgo sizsunghgoh.

【Yienghceij Daegdiemj】Dwg doenghgo maj gwnz namh maj lai bi. Ganj maj raih gwnz dieg，ninz vang，song mbaw roxnaeuz sam mbaw faen nye，miz mbaw caxred. Nye vang daengjsoh，sang daengz 40 lizmij，maj lai mbaw song nga faen nye，cax，yiengh daenz benj（nyeoiq yienghsaeuluenz）. Gij mbaw baiz baenz yiengh baenqluzsae，yienghlongzcim roxnaeuz yiengh sienq yienghlongzcim，raez 4~8 hauzmij，gvangq 0.3~0.6 hauzmij，mbang youh unq. Rieng daehlwgsaq 4~8 aen comz maj youq diuz ganjhung raez 30 lizmij，gij limqva gwnz ganjhung maj cax baenz yienghbaenqluzsae；Rieng daehlwgsaq maj diegvih mbouj doengz（couhdwg ganjsaeq mbouj doengz raez），yienghsaeuluenz，raez 2~8 lizmij，ganjsaeq raez 1~5 lizmij；mbaw lwgsaq yiengh'aen'gyaeq gvangq，raez 2.5~3.5 hauzmij，gvangq daihgaiq 2 hauzmij，byai mbaw fwt soem，miz gyaeujsoem raez baenz em，bien mbaw bingz raeuz youh mbang，yiengh lumj heuj mbouj caezcingj；daehlwgsaq maj youq laj eiq mbaw lwgsaq，yiengh lumj makluenz，saekhenj.

【Diegmaj Faenbouh】Maj youq laj ndoeng、laj faexcaz、nywjbo，henz roen roxnaeuz gwnz ringamj. Guengjsae cujyau faenbouh youq Nanzningz、Sanglinz、Yungzsuij、Yangzsoz、Gveicinz、Lingzconh、Hingh'anh、Gvanyangz、Lungzswng、Swhyenz、Gunghcwngz、Sangswh、Gveibingz、Dwzbauj、Nazboh、Lingzyinz、Denzlinz、Lungzlinz、Hozcouh、Cunghsanh、Vanzgyangh、Siengcouh、Ginhsiu daengj dieg，guek raeuz cawz baihdoengbaek、baihbaek caixvaih gij sengj gih wnq hix miz faenbouh.

【Gij Guhyw Ywcuengh】

Giz guhyw　Daengx go.

Singqfeih　Haemz、manh、bingz.

Goeng'yungh　Soeng nyinz meg，cawz fungcaep. Yungh daeuj yw fatvangh，mazmwnh，hoh'in、iet goz mbouj fuengbienh，fatbagmou.

Danyw　（1）Fatvangh：Go'ietnyinz、gva'nyaq、caetdoq、yuih、swnjgyaeujhen gak 15 gwz，siujcuenq 10 gwz，moeggva、gaeudanghgveih、gocaemcij gak 20 gwz，cienq raemx gwn；nyaqyw caiq cienq，raemxyw gya laeujhau dingz ndeu diuz yinz oep giz bingh.

（2）Mazmwnh：Go'ietnyinz、gogat、gaeuhohdu gak 15 gwz，gaeudanghgveih、caemdaiswjsinh、gobwzsoz gak 20 gwz，gosanlwed、caetdoq gak 10 gwz，cienq raemx gwn.

（3）Fatbagmou：Go'ietnyinz 25 gwz，gaeuraemxcij 15 gwz，cienq raemx gwn.

五画

石栗

【药材名】石栗。

【别　名】油果、铁桐。

【来　源】大戟科植物石栗 *Aleurites moluccana*（L.）Willd.。

【形态特征】常绿乔木，高可达 18 m。树皮暗灰色，浅纵裂至近光滑；嫩枝密被星状柔毛。叶卵形至椭圆状披针形，长 14~20 cm，宽 7~17 cm，边缘全缘或 1~5 浅裂，嫩叶两面被微柔毛，成长叶上面无毛，下面疏生柔毛或几无毛；叶柄长 6~12 cm，密被柔毛，顶端有 2 枚腺体。花雌雄同株，同序或异序，花序长 15~20 cm；花萼在开花时 2 裂或 3 裂，密被柔毛；花瓣长圆形，长约 6 mm，乳白色至乳黄色；雄蕊 15~20 枚，排成 3~4 轮，被毛；雌花子房密被微柔毛，2 室或 3 室，花柱 2 枚且 2 深裂。核果近球形，直径 5~6 cm；种子 1 粒或 2 粒，扁圆球形。花期 4~10 月。

【生境分布】栽培。广西主要栽培于南宁、梧州、玉林、百色、靖西、桂平、容县等地，福建、台湾、广东、海南、云南等省区也有栽培。

【壮医药用】

药用部位　叶、种子。

性味　微苦，寒。

功用　叶：止血。用于外伤出血，月经延后。

种子：清热毒。用于呗脓（痈肿），白浊。

附方　（1）月经延后：石栗叶 20 g，益母草 30 g，生姜 10 g，水煎，调红糖适量服。

（2）白浊：石栗子 10 g，荔枝核 15 g，土茯苓 30 g，水煎服。

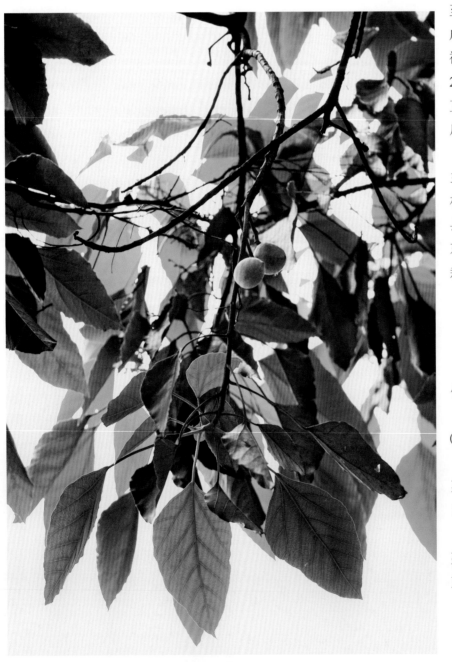

Maklaeq

【Cohyw】Maklaeq.

【Coh'wnq】Makyouz、dongzdiet.

【Goekgaen】Dwg maklaeq doenghgo dagizgoh.

【Yienghceij Daegdiemj】Go faexsang seiqgeiq heu，sang ndaej daengz 18 mij. Naengfaex monglaep，lig daengj feuz daengz gaenh ngaeuzrongh；nyeoiq miz haujlai bwn'unq lumj ndau. Mbaw lumj gyaeq daengz luenzbenj byai menh soem，raez 14~20 lizmij，gvangq 7~17 lizmij，henzbien lawx roxnaeuz 1~5 ligfeuz，mbawoiq song mbiengj miz di bwn'unq，hung le gwnz mbaw mij bwn，baihlaj miz bwn'unq mbang roxnaeuz gaenh mij bwn；gaenqmbaw raez 6~12 lizmij，miz haujlai bwn'unq，byai miz 2 diemj diemjhanh. Va boux meh caemh go，caemh gyaeuj roxnaeuz gag gyaeuj，gyaeujva raez 15~20 lizmij；linxva haiva le 2 lig roxnaeuz 3 lig，miz haujlai bwn'unq；mbawva raezluenz，raez yaek 6 hauzmij，haucij daengz henjcij；sim vabaoux 15~20 diuz，baiz baenz 3~4 gvaengx，miz bwn；rugva vameh miz haujlai bwn'unq saeq，2 rug roxnaeuz 3 rug，saeuva 2 saeu lij 2 liglaeg. Makceh gaenh luenzgiuz，hung 5~6 lizmij；ceh 1 naed roxnaeuz 2 naed，luenzgiuz benj. 4~10 nyied haiva.

【Diegmaj Faenbouh】Ndaem aeu. Guengjsae dingzlai ndaem laeng Nanzningz、Vuzcouh、Yilinz、Bwzswz、Cingsih、Gveibingz、Yungzyen daengj dieg neix，guek raeuz Fuzgen、Daizvanh、Guengjdoeng、Haijnanz、Yinznanz daengj sengj gih neix caemh miz.

【Gij Guhyw Ywcuengh】

Giz guhyw　Mbaw、ceh.

Singqfeih　Loq haemz，hanz.

Goeng'yungh　Mbaw：Dingzlwed. Ndaej yw rog sieng oklwed，dawzsaeg ceiz.

Ceh：Siu doeghuj. Ndaej yw baeznong，bwzcoz.

Danyw　（1）Dawzsaeg ceiz：Mbaw maklaeq 20 gwz，yizmujcauj 30 gwz，gieng ndip 10 gwz，cienq raemx，gyaux hoengzdangz aenqliengh gwn.

（2）Bwzcoz：Lwg maklaeq 10 gwz，ceh maknganhlaeh 15 gwz，dujfuzlingz 30 gwz，cienq raemx gwn.

023

五画

石斛

【药 材 名】石斛

【别　　名】金钗石斛、金钗花、吊兰花、扁黄草、小环草。

【来　　源】兰科植物石斛 *Dendrobium nobile* Lindl.。

【形态特征】多年生附生草本，高可达 60 cm。茎丛生，直立，直径 1.0~1.3 cm。黄绿色，基部收狭，向上变粗而稍扁，上部常回折状弯曲，多节。

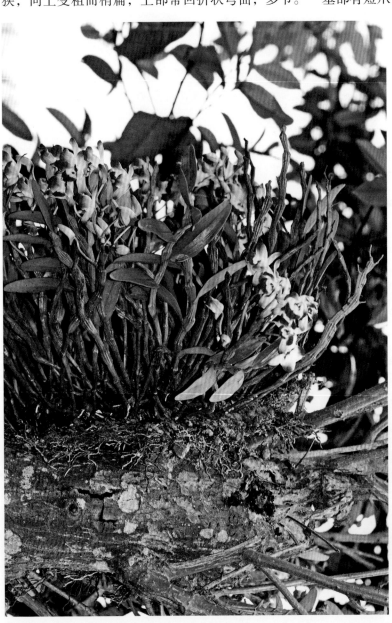

叶常 3~5 枚生于茎上端；叶片长圆形或长圆状披针形，长 6~12 cm，宽 1~3 cm，先端钝，有凹缺，叶鞘紧抱于节间；无叶柄。总状花序自茎节生出，花 1~4 朵，花径 6~8 cm，下垂，白色带淡紫红色先端或全体淡紫红色；萼片 3 枚，中萼片与侧萼片近相似，长 3.0~3.5 cm，先端钝；花瓣卵状长圆形或椭圆形，与萼片几乎等长，唇瓣近圆卵形，先端圆，基部有短爪，下半部向上反卷包围蕊柱，两面被茸毛，有一块紫红色的斑点；具合蕊柱；雄蕊圆锥状，花药 2 室，花药块 4 块，蜡质。花期 5~6 月。

【生境分布】附生于树上或山谷岩石上。广西主要分布于平南、百色、那坡、乐业、靖西、田林、凤山、金秀、兴安等地，台湾、湖北、广东、四川、贵州、云南等省区也有分布。

【壮医药用】

药用部位　茎。

性味　甜，微寒。

功用　调谷道，补阴虚，退虚热，生阴津。用于热病口干，久病虚热不退，胴尹（胃痛），鹿（呕吐），腰膝软弱。

附方　（1）热病口干：石斛 12 g，麦冬、玉叶金花各 15 g，水煎服。

（2）久病虚热不退：石斛、地骨皮各 10 g，鳖甲 15 g，水煎服。

（3）胴尹（胃痛）：石斛、两面针、古羊藤、陈皮各 10 g，水煎服。

（4）腰膝软弱：石斛 12 g，五指毛桃 20 g，山茱萸、牛大力各 15 g，水煎服。

Davangzcauj

【Cohyw】 Davangzcauj.

【Coh'wnq】 Vaginhcaih、vadiulanz、rumvangzcauj、rumsiujvanz.

【Goekgaen】 Dwg godavangzcauj doenghgoz lanzgoh.

【Yienghceij Daegdiemj】 Maj lai bi gorum nemmaj，sang ndaej daengz 60 lizmij.Ganj maj baenz caz，daengj soh，cizging 1.0~1.3 lizmij.Saek henjheu.Lai hoh.Mbaw loq ndangj lumj naeng，ciengzseiz miz 3~5 mbaw maj youq byai ganj；mbaw raez luenz roxnaeuz raez luenz byai menh soem，raez 6~12 lizmij，gvangq 1~3 lizmij，byai bumj，miz mboep vauq，byakmbaw goj youq gwnzhoh ndaetndwet；mbouj miz gaenqmbaw. Gyaeujva daj gwnz duqganj maj okdaeuj，va 1~4 duj，ganjva 6~8 lizmij，luep doxroengz；bauhbenq yiengh gyaeq，luemj i；iemjva caeuq limqva saekhau，byai mizdi hoengzoiq；iemj 3 limq，iemj cungqgyang gang maj，iemj soeng henz maj mat youq din saeu simva；limqva yiengh gyaeq raez luenz roxnaeuz luenzgyaeq，caeuq iemj cengdi raez doxdoengz，limq fwijbak gaenh yiengh luenzgyaeq，dingjbyai luenz，gizgoek miz cauj dinj，giz baihlaj byonjgienj doxhwnj humxdawz saeu simva，soeng mbiengj miz bwnyungz，miz diemj raiz hung aeujgeq ndeu；miz saeu simva doxcomz；simva boux luenzsoem，ywva 2 ranz，gaiq ywva 4 gaiq，lumj lab. 5~6 nyied haiva.

【Diegmaj Faenbouh】 Nemmaj youq gwnzfaex roxnaeuz ndawlueg gwnzrinbya.Guengjsae dingzlai maj laeng Bingznanz、Bwzswz、Nazboh、Lozyez、Cingsih、Denzlinz、Fungsanh、Ginhsiu、Hingh'anh daengj dieg，guek raeuz Daizvanh、Huzbwz、Guengjdoeng、Swconh、Gveicouh、Yinznanz daengj sengj gih caemh maj miz.

【Gij Guhyw Ywcuengh】

Giz guhyw　 Ganj.

Singqfeih　 Van，loq hanz.

Goeng'yungh　 Diuz lohhaeux，bouj yaemhaw，doiq hawhuj，ok yaemmyaiz.Yungh youq hujhwngq hozhawq，bingh naih hawhuj mbouj doiq，dungx in，rueg，hwez gyaeujhoq unqnyieg.

Danyw （1）Hwngqhuj hozhawq：Davangzcauj 12 gwz，mwzdungh、gaeubeizhau gak 15 gwz，cienq raemx gwn.

（2）Bingh naih hawhuj mbouj doiq：Davangzcauj、naengdiguj gak 10 gwz，gyapfw 15 gwz，cienq raemx gwn.

（3）Dungx in：Davangzcauj、gocaengloj、gujyangzdwngz、naeng makgam gak 10 gwz，cienq raemx gwn.

（4）Hwez gyaeujhoq unqnyieg：Davangzcauj 12 gwz，vujcij niuznaij 20 gwz，niuzdaliz、gocazlad gak 15 gwz，cienq raemx gwn.

石蒜

【药　材　名】石蒜。

【别　　　名】野蒜子、红花石蒜、独蒜。

【来　　　源】石蒜科植物石蒜 *Lycoris radiata*（L'Hér.）Herb.。

【形态特征】多年生草本。地下鳞茎广椭圆形，直径 2.5~3.5 cm，外包暗褐色膜质鳞被，内为白色肉质鳞茎。叶 5~6 片丛生，带状，长 14~30 cm，宽不及 1 cm，肉质，深绿色，先端钝。花葶单生，高 30~60 cm；总苞片 2 枚，干膜质，披针形，长 3.0~3.5 cm；伞形花序顶生，具花 4~7 朵；花瓣 6 枚，窄倒披针形，红色，向后开展卷曲，边缘呈皱波状，花被管极短；雄蕊 6 枚，比花被长 1 倍；雌蕊 1 枚，花柱亦突出。蒴果近圆形。花期 7~9 月。

【生境分布】生于山地阴湿处或林缘、溪边、路旁。广西主要分布于桂林、全州、资源、金秀、藤县、贺州、隆林、都安等地，国内东部、中南、西南地区及陕西等省也有分布。

【壮医药用】

药用部位　鳞茎。

性味　辣、甜，温；有毒。

功用　调龙路、火路，消肿痛，催吐。用于食物中毒，呗脓（痈肿），呗叮（疔），呗（无名肿毒），林得叮相（跌打损伤），夺扼（骨折）。

注　本品有毒，内服慎用；孕妇禁用。

附方　（1）呗脓（痈肿），呗叮（疔），呗（无名肿毒），林得叮相（跌打损伤），夺扼（骨折）：鲜石蒜、鲜黄花稔各适量，捣烂外敷患处。

（2）食物中毒：鲜石蒜适量，捣烂绞汁 1 g，冲等量冷开水服。

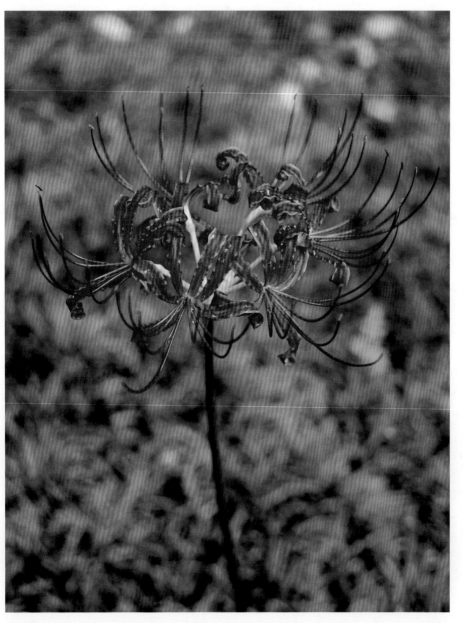

Gohofangz

【Cohyw】Gohofangz.

【Coh'wnq】Cwxsuenq、gosuenqrin vahungz、suenqdog.

【Goekgaen】Dwg gohofangz doenggo sizsuen'goh.

【Yienghceij Daegdiemj】Gorum maj lai bi. Lajnamh ganjgyaep luenzraez hung, cizging 2.5~3.5 lizmij, caengz duk baihrog lumj i baenzgyaep saekhenjgeq amq, baihndaw dwg baenzgyaep nohnwd saekhau. Mbaw 5~6 benq comz maj, lumj sai, raez 14~30 lizmij, gvangq mbouj daengz 1 lizmij, nohnwd, saekheugeq, byai bumj. Vadingz gag maj, sang 30~60 lizmij；mbawlupmeh 2 limq, lumj I hawq, byai menh soem, raez 3.0~3.5 lizmij；gyaeujva lunj liengj maj gwnzdingj, miz va 4~7 duj, limqva 6 mbaw, gaeb raez byai luenz soem duqbyonj, saekhoengz, yiengq baihlaeng byonjmbe gienjngut, henzbien ngutniuj lumj raemxlangh, iemjva mauhva dinjdetdet；simva boux 6 diuz, raez gvaq iemjva mauhva baenz boix；sim vameh diuz ndeu, saeuva cix doed okdaeuj. Mak loq luenz. 7~9 nyied haiva.

【Diegmaj Faenbouh】Maj youq gwnzbya giz raemhcumx roxnaeuz henzndoeng、henzrij、henzroen. Guengjsae dingzlai maj youq Gveilinz、Cenzcouh、Swhyenz、Hocouh、Ginhsiu、Dwngzyen、Lungzlinz、Duh'anh daengj dieg, guek raeuz dieg vazdoengh、cunghnanz、sihnanz caeuq Sanjsih sengj caemh maj miz.

【Gij Guhyw Ywcuengh】

Giz guhyw　Ganjgyaep.

Singqfeih　Manh、van, raeuj；miz doeg.

Goeng'yungh　Diuz lohlungz、lohhuj, siu foegin, ci rueg. Yungh youq doxgaiq gwn dengdoeg, baeznong, baezding, baez, laemx doek deng sieng, ndokraek.

Cawq　Cungj yw neix miz doeg, gwn haeuj bak yaek siujsim；mehmbwk daiqndang gimq yungh.

Danyw　（1）Baeznong, baezding, baez, laemx doek deng sieng, ndokraek：Gohofangz ndip、go'ndaijbya ndip gak habliengh, dub yungz oep giz in.

（2）Doxgaiq gwn dengdoeg：Gohofangz ndip habliengh, dub yungz caenj raemx 1 gwz, gyaux 1 gwz raemxgoenj caep gwn.

027

五画

石榴

【药 材 名】石榴。

【别　　名】珍珠石榴。

【来　　源】安石榴科植物石榴 Punica granatum L.。

【形态特征】落叶灌木或小乔木，高可达 5 m，全株无毛。树皮青灰色，幼枝有棱角，枝端常呈刺状。叶对生或簇生，纸质，倒卵形至长椭圆形，长 2~9 cm，宽 1~2 cm，先端尖或微凹，上面光亮；叶柄短。花 1~5 朵顶生或腋生，花直径约 3 cm；花梗长 2~3 mm；萼筒钟状，长 2~3 cm，红色或淡黄色，5~7 裂；花瓣与萼片同数，红色、黄色或白色，倒卵形，长 1.5~3.0 cm；雄蕊多数，花药球形；雌蕊 1 枚，子房下位。浆果近球形，直径 5~12 cm，果皮肥厚，革质，淡黄褐色、淡黄绿色或带红色，先端具宿存花萼裂片。种子多数，钝角形，红色至乳白色。花期 5~6 月，果期 7~8 月。

【生境分布】生于向阳山坡或栽培于庭园等处。广西各地均有分布，国内大部分地区均有栽培。

【壮医药用】

药用部位　根皮、果皮、花、种子。

性味　酸、涩，平。

功用　调龙路，通谷道，驱虫，止泻，止血。根皮、果皮用于虫积腊胴尹（腹痛），屙泻（泄泻），屙意咪（痢疾），屙意勒（便血），尊寸（脱肛），胴西咪暖（肠道寄生虫病）；果皮还用于屙意咪（痢疾），兵淋勒（崩漏），兵白带（带下病），货烟妈（咽痛），口疮（口腔溃疡），痂（癣），痂怀（牛皮癣）；花用于渗裂（血证），惹脓（中耳炎）；种子用于胴尹（胃痛），屙泻（泄泻）。

附方　（1）屙泻（泄泻），屙意勒（便血）：石榴果皮、黄芩各 10 g，白头翁 15 g，凤尾草、土茯苓各 20 g，水煎服。

（2）尊寸（脱肛）：石榴根皮 50 g，茶籽果壳 5 g，水煎先熏后洗。

（3）痂怀（牛皮癣）：石榴果皮适量，煅炭研末，加麻油适量调成糊状，外敷患处。

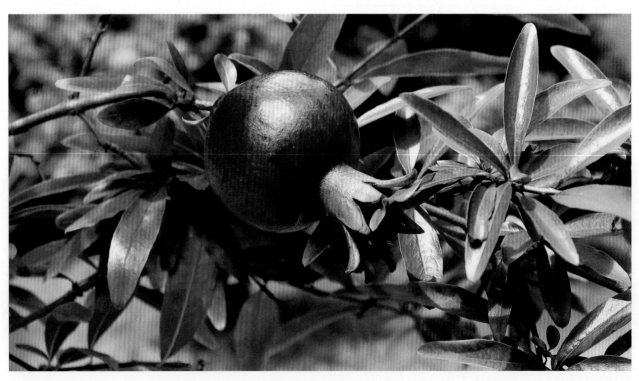

Gosigloux

【Cohyw】Sigloux.

【Coh'wnq】Sigloux caw.

【Goekgaen】Dwg gosigloux doenghgo ansiglouxgoh.

【Yienghceij Daegdiemj】Faexcaz doek mbaw roxnaeuz gofaexsang，sang ndaej daengz 5 mij，daengx go yw mbouj miz bwn. Naengfaex saekheumong，nyeoiq miz limq，gyaeuj nye ciengz baenz yiengh oen. Mbaw doxdoiq maj roxnaeuz baenz caz maj，mbang youh unq，yiengh aen'gyaeq dauqdingq daengz yiengh luenzgyaeq raez，raez 2~9 lizmij，gvangq 1~2 lizmij，byai soem roxnaeuz loq mboep，baihgwnz wenj；gaenqmbaw dinj. Va 1~5 duj maj gwnzdingj roxnaeuz maj lajgoek mbaw，cizging dujva daihgaiq 3 lizmij；gaenqva raez 2~3 hauzmij；doengziemj yiengh lumj aencung，raez 2~3 lizmij，saekhoengz roxnaeuz saekhenjoiq，5~7 veuq；limqva caeuq mbawiemj doengz lai，saekhoengz、saekhenj roxnaeuz saekhau，yiengh aen'gyaeq dauqdingq，raez 1.5~3 lizmij；sim vaboux dingzlai，rongzfaenjva luenz lumj aen'giuz；sim vameh 1 diuz，fuengzlwg youq baihlaj. Makieng ca mbouj lai lumj aen giuz，cizging 5~12 lizmij，naengmak bizna，nyangq youh rongh，saekhenjgeq mong、saekheuhenj mong roxnaeuz miz di hoengz，byaimak miz iemjva lw roengz. Dingzlai dwg ceh，yienghdun'goz，saekhoengz daengz saekhaucij. 5~6 nyied haiva，7~8 nyied dawzmak.

【Diegmaj Faenbouh】Maj youq gwnz bo yiengq daengngoenz roxnaeuz ndaem youq ndaw suen daengj giz deihfueng. Guengjsae gak dieg cungj miz faenbouh，guek raeuz dingzlai digih cungj hix ndaem miz.

【Gij Guhyw Ywcuengh】

Giz guhyw　Naengrag、naengmak、va、ceh.

Singqfeih　Soemj、saep，bingz.

Goeng'yungh　Diuz lohlungz，doeng roenhaeux，dwk non，dingz siq，dingz lwed. Naengrag、naengmak aeu daeuj yw dungx miz non laj dungx in，oksiq，okhaexmug，okhaexlwed，gyoenjconh，dungxsaej miz non；naengmak aeu daeuj yw okhaexmug，binghhloemqlwed，binghbegdaiq，conghhoz in，baezbak，gyak，gyakvaiz；va aeu daeuj yw nyamqlwed，rwznong；ceh aeu daeuj yw dungx in，oksiq.

Danyw　（1）Oksiq，okhaexlwed：Naeng maksigloux、vangzginz gak 10 gwz，gobwzdouzvungh 15 gwz，goriengroeggaeq、dojfuklingz gak 20 gwz，cienq raemx gwn.

（2）Gyoenjconh：Naengrag maksigloux 50 gwz，byakmak youzcaz 5 gwz，cienq raemx sien oenq caiq swiq.

（3）Gyakvaiz：Naeng maksigloux dingz ndeu，caemh baenz danq nienj baenz mba，gya dingz youzlwgraz ndeu diuz baenz giengh，cat baihrog giz bingh.

029

五画

石膏

【药材名】石膏。

【别　名】大石膏、白虎。

【来　源】硫酸盐类矿物硬石膏族石膏。主要成分为含水硫酸钙（$CaSO_4 \cdot 2H_2O$）。

【性状特征】纤维状的集合体，呈长块状、板块状或不规则块状。白色、灰白色或淡黄色，有的半透明。体重，质软，纵断面具绢丝样光泽。气微，味淡。

【生境分布】产于海湾岩湖和内陆湖泊中形成的沉积岩中，常与石灰岩、黏土、岩盐共生。广西主要分布于河池、灵山、横县、钦州、合浦、贵港等地，河南、湖北、山东等省也有分布。

【壮医药用】

性味　甜、辣，大寒。

功用　生用清热毒，除烦渴。用于外感热病，高热烦渴，巧尹（头痛），京尹（痛经），甲状腺功能亢进，隆芡（痛风），胃热口臭，能啥能累（湿疹），疮疡溃烂，久不收口，口疮（口腔溃疡）。

附方　（1）隆芡（痛风）：生石膏40 g，忍冬藤50 g，虎杖、金钱草各30 g，蚕沙20 g，松节15 g，水煎服。

（2）高热烦渴：生石膏30 g，淡竹叶、玉竹、麦冬、山药各20 g，水煎服。

（3）甲状腺功能亢进：生石膏10 g，太子参、土人参各12 g，血党15 g，石斛6 g，水煎服。

（4）京尹（痛经）：生石膏10 g，全蝎6 g，水煎，药液加蜂蜜适量调匀服。

（5）胃热口臭，口疮（口腔溃疡）：生石膏30 g，栀子10 g，翠云草8 g，水煎服。

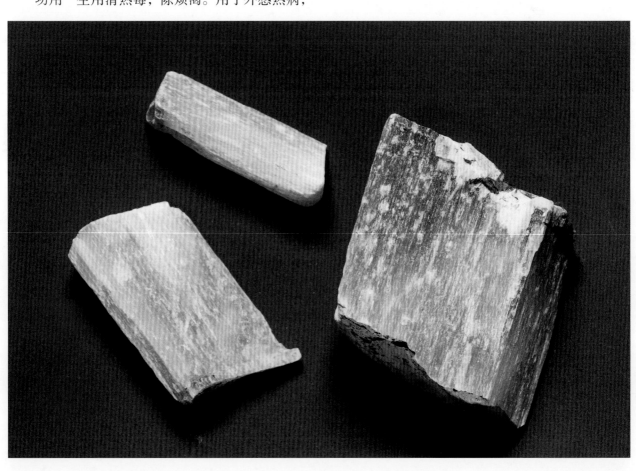

Siggau

【Cohyw】 Siggau.

【Coh'wnq】 Siggau hung、bwzhuj.

【Goekgaen】 Dwg siggau gvangq loih geng sizgauh cuz liuzsonhyenz. Cujyau singzfaenh dwg hamz raemx liuzsonhgai.

【Singqyiengh Daegdiemj】 Cizhozdij cenhveiz yienghceij, yienghceij dwg gaiq raez、gaiqbanj roxnaeuz baenzgaiq mbouj gveihcwz. Saekhau、saekhaumong roxnaeuz saekhenjoiq, mizdi buenq ronghcingx. Naek, unq, mienh buq hai raeh miz rongh lumj giensei. Loq miz heiq, feih cit.

【Diegmaj Faenbouh】 Canj youq haijvanh rinhuz caeuq rincaemcik ndaw neiluzhuz, ciengz caeuq rinsizveihnganz、namhniu、gyurin caezseng. Guengjsae cujyau faenbouh youq Hozciz、Lingzsanh、Hwngzyen、Ginhcouh、Hozbuj、Gveigangj daengj dieg, guek raeuz Hoznanz、Huzbwz、Sanhdungh daengj sengj hix miz faenbouh.

【Gij Guhyw Ywcuengh】

Singqfeih　Van、manh、daih hanz.

Goeng'yungh　Ndip aeudaeuj cing ndatdoeg, cawz fanz hat. Ndaej yw ganjyenj fatndat, fatndat dohsoq sang fanz hat, gyaeujin, dawzsaeg in, gyazcangsen gunghnwngz angq gvaqbouh, dungfungh, dungx ndat bak haeu, naenghumz naenglot, naeuhnwd, nanz mbouj hop, baknengz.

Danyw　（1）Dungfungh : Siggau ndip 40 gwz, gaeugeng 50 gwz, godonghmboengq、duhnamhfangz gak 30 gwz, haexnonsei 20 gwz, sunghcez 15 gwz, cienq raemx gwn.

（2）Fatndat dohsoq sang fanz hat : Siggau ndip 30 gwz, gogaekboux、yicuz、megdoeng、vaizsanh gak 20 gwz, cienq raemx gwn.

（3）Gyazcangsen gunghnwngz angq gvaqbouh : Siggau ndip 10 gwz, daiswjcaem、dojcaem gak 12 gwz, hezdangj 15 gwz, davangzcauj 6 gwz, cienq raemx gwn.

（4）Dawzsaeg in : Siggau ndip 10 gwz, duzsipgimz 6 gwz, cienq raemx, raemxywgya dangzrwi habliengh gyaux yinz gwn.

（5）Dungx ndat bak haeu, baknengz : Siggau ndip 30 gwz, vuengzgae 10 gwz, cuiyinzcauj 8 gwz, cienq raemx gwn.

五画

石刁柏

【药 材 名】石刁柏。

【别　　名】芦笋。

【来　　源】百合科植物石刁柏 *Asparagus officinalis* L.。

【形态特征】直立草本，高可达 2 m。根粗壮，肉质。茎平滑，上部在后期常俯垂，分枝较柔弱。叶状枝每 3~6 枚成簇，近圆柱形，长 6~15 mm，粗 0.8~2.5 mm；鳞片状叶基部有刺状短距或近无距。花单性异株，每 1~4 朵腋生，绿黄色；花梗长 6~12（14）mm；雄花花被长 5~6 mm，花丝中部以下贴生于花被片上；雌花花被长约 3 mm。浆果直径 7~8 mm，熟时红色；种子 2 粒或 3 粒。花期 5~6月，果期 9~10 月。

【生境分布】栽培。广西主要分布于桂林、崇左等地，新疆西北部有野生，其他省区均有栽培。

【壮医药用】

药用部位　块根。

性味　甜，平。

功用　调气道，润肺，止咳，杀虫。用于肺热埃病（咳嗽），疥癣。

附方　（1）肺热埃病（咳嗽）：①石刁柏 15 g，百合 10 g，水煎，药液调冰糖适量服。②石刁柏、麦冬各 15 g，生地黄、沙参各 20 g，枇杷寄生 10 g，水煎服。

（2）疥癣：石刁柏、千里光、三叉苦各 15 g，水煎洗患处。

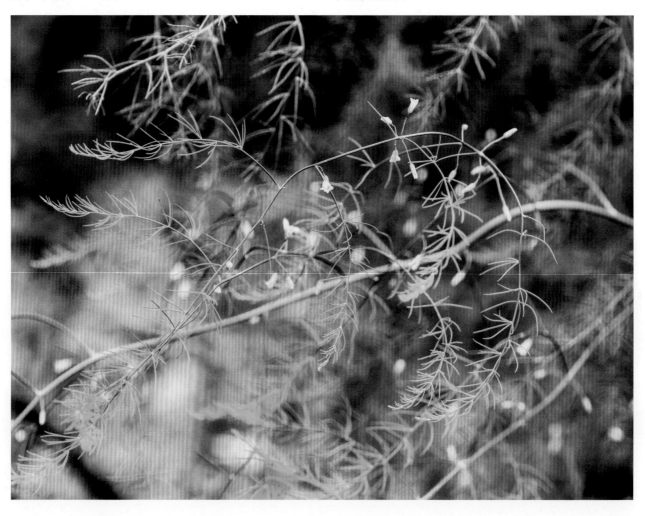

Rangzngoxbya

【 Cohyw 】 Rangzngoxbya.

【 Coh'wnq 】 Goluzsunj.

【 Goekgaen 】 Dwg gorangzngoxbya doenghgo bwzhozgoh.

【 Yienghceij Daegdiemj 】 Daengjsoh go'nywj， ndaej sang daengz 2 mij. Rag cocwt， nohna raemx lai. Ganj bingzraeuz， baihgwnz youq geizlaeng ciengz ngaem duengq， faen nye haemq unq. Gij nye lumj mbaw moix 3~6 diuz baenz byoz， ca mbouj lai yiengh saeuluenz， raez 6~15 hauzmij， co 0.8~2.5 hauzmij ; lajgoek gij mbaw yienghgyaep miz gij ndadinj lumj oen roxnaeuz ca mbouj lai mbouj miz nda. Va dwg dansingq mbouj caemh go， moix 1~4 duj maj goekmbaw， saekhenjheu ; gaenqva raez 6~12 （14） hauzmij ; mbawva vaboux raez 5~6 hauzmij， seiva cungqgyang baihlaj nem maj youq gwnz dipva ; mbawva vameh raez daihgaiq 3 hauzmij. Makieng lumj aen'giuz cizging 7~8 hauzmij， cug le hoengz ; ceh 2 naed roxnaeuz 3 naed. 5~6 nyied haiva， 9~10 nyied dawzmak.

【 Diegmaj Faenbouh 】 Ndaem aeu. Guengjsae cujyau faenbouh youq Gveilinz、Cungzcoj daengj dieg， guek raeuz Sinhgyangh baihsaebaek miz gij cwx， gij sengj gih wnq miz ndaem aeu.

【 Gij Guhyw Ywcuengh 】

Giz guhyw　　Ndaekrag.

Singqfeih　　Van，bingz.

Goeng'yungh　　Diuz roenheiq， yinh bwt， dingz baenzae， gaj non. Yungh daeuj yw bwt hwngq baenzae， baenz gyak baenz nyan.

Danyw　（1）Bwt hwngq baenzae：① Rangzngoxbya 15 gwz， beghab 10 gwz， cienq raemx， raemxyw gyaux dingz dangzrin gwn. ② Rangzngoxbya、gyazcij gak 15 gwz， gocaemcij ndip、sacaem gak 20 gwz， gosiengz bizbaz 10 gwz， cienq raemx gwn.

（2）Baenz gyak baenz nyan：Rangzngoxbya、govahenj、gosamnga gak 15 gwz， cienq raemx swiq giz bingh.

033

五画

石龙芮

【药　材　名】石龙芮。

【别　　　名】假芹菜。

【来　　　源】毛茛科植物石龙芮 *Ranunculus sceleratus* L.。

【形态特征】一年生草本，高可达 40 cm。须根簇生，纤细。茎直立，上部多分枝。单叶；基生叶，叶片肾状圆形，长 1~4 cm，宽 1.5~5.0 cm，3 深裂，裂片倒卵状楔形，顶端钝圆，有粗圆齿，叶柄长 3~15 cm。茎生下部叶与基生叶相似；上部叶较小，3 全裂，裂片披针形至线形，顶端钝圆，叶柄短或近无柄。聚伞花序有多数花；花小，直径 4~8 mm；花梗长 1~2 cm；萼片 5 枚，椭圆形，外面有短柔毛；花瓣 5 枚，黄色，倒卵形，与萼片等长或稍长于萼片；雄蕊 10 多枚；花托圆柱状，有毛。聚合果长圆柱形，长 7~12 mm；瘦果近百枚，紧密排列，表面有皱纹。花果期 5~8 月。

【生境分布】生于河沟边或平原湿地。广西主要分布于南宁、藤县、百色、凌云、天峨、龙州等地，其他省区也有分布。

【壮医药用】

药用部位　全草。

性味　苦，凉；有毒。

功用　清热毒，消肿痛，祛瘴毒。外用于呗脓（痈肿），额哈（毒蛇咬伤），笨埃（甲状腺肿大），呗奴（瘰疬），发旺（痹病），诺嚎尹（牙痛），笃瘴（疟疾）。

注　本品有毒，忌内服；孕妇禁用。

附方　（1）笨埃（甲状腺肿大）：石龙芮 20 g，蒲公英、猫头鹰骨头各 30 g，夏枯草、野芋头各 15 g，共捣烂敷患处。

（2）笃瘴（疟疾）：石龙芮、车前草各 20 g，马鞭草 15 g，水煎服；药渣加热敷肚脐。

（3）发旺（痹病）：石龙芮、侧柏叶、艾叶、野菊花各等量，共研末。药粉分装布袋，每袋约装 200 g，用时用米酒浸泡，置微波炉加热，取出敷患处 30 分钟。

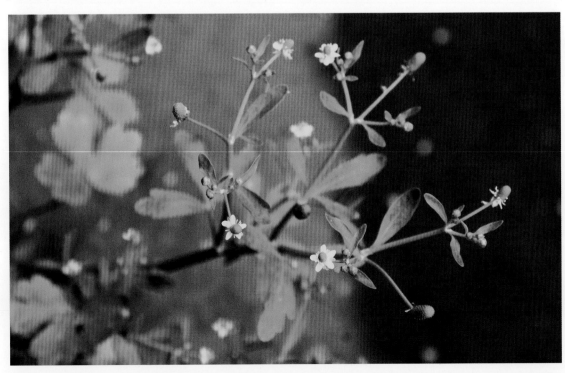

Byaekginzbya

〔Cohyw〕 Byaekginzbya.

〔Coh'wnq〕 Byaekginzcwx.

〔Goekgaen〕 Dwg byaekginzbya doenghgo mauzgwnjgoh.

〔Yienghceij Daegdiemj〕 Gorum maj bi ndeu, sang ndaej daengz 40 lizmij. Ragsei comzmaj, saeqsoix. Ganj daengjsoh, baihgwnz faen nye lai. Mbaw dog ; mbawrong mbaw majdoek luenz lumj mak, raez 1~4 lizmij, gvangq 1.5~5.0 lizmij, 3 liglaeg, mbawlig sot lumj gyaeq dauqbyonj, byai luenzbumx, miz heuj luenzco, gaenqmbaw raez 3~15 lizmij. Mbaw baihlaj majganj caeuq mbaw majgoek doxlumj ; mbaw baihgwnz haemq saeq, lig liux, mbawlig byai menhsoem daengz baenz diuzmae, byai luenzbumx, gaenqmbaw dinj roxnaeuz gaenh mij gaenq. Gyaeujva comzliengj miz haujlai va ; va iq, hung 4~8 hauzmij ; gaenqva raez 1~2 lizmij ; linxva 5 mbaw, luenzbenj, baihrog miz bwn'unq dinj ; mbawva 5 mbaw, saekhenj, lumj gyaeq dauqbyonj, caeuq mbawlinx raez doxdoengz roxnaeuz loq raez gvaq mbawlinx ; sim vaboux 10 geij duj ; dakva luenzsaeu, miz bwn. Mak comzhab raez luenzsaeu, raez 7~12 hauzmij ; makceh gaenh bak naed, baizled gaenjmaed, baihrog miz nyaeuq. 5~8 nyied haiva dawzmak.

〔Diegmaj Faenbouh〕 Hwnj youq hamq mieng hamq dah roxnaeuz diegbingz mwnqcumx. Guengjsae dingzlai hwnj laeng Nanzningz、Dwngzyen、Bwzswz、Lingzyinz、Denhngoz、Lungzcouh daengj dieg neix, guek raeuz gizyawz sengj gih caemh hwnj miz.

〔Gij Guhyw Ywcuengh〕

Giz guhyw　Daengx go.

Singqfeih　Haemz, liengz ; miz doeg.

Goeng'yungh　Siu doeghuj, siu foegin, cawz ciengdoeg. Rogyungh yw baeznong, ngwz haeb, baezai, baeznou, fatvangh, heujin, fatnit.

Cawq　Go yw neix miz doeg, mbouj ndaej gwn ; mehmbwk daiqndang gimq yungh.

Danyw　（1）Baezai : Byaekginzbya 20 gwz, go iethoh、ndok roeggyaeujmeuz gak 30 gwz, rumhahroz、biekndoeng gak 15 gwz, caez dub yungz oep mwnq bingh.

（2）Fatnit : Byaekginzbya、cehcenzcauj gak 20 gwz, maxbiencauj 15 gwz, cienq raemx gwn ; nyaqyw ndat gvaq oep saejndw.

（3）Fatvangh : Byaekginzbya、mbawswzbwz、mbawngaih、vagutndoi gak aenqliengh, caez nienj mba. Mbayw faen caeux daehfaiq, daeh yaek caeuz 200 gwz, baez yungh aeu laeujhaeux cimq gvaq, dwk ndaw veihbohluz ndat gvaq, dawz okdaeuj oep mwnq bingh 30 faencung.

035

五画

石仙桃

【药 材 名】石仙桃。

【别　　名】上石仙桃、上石蒜、石橄榄、石槟榔、上树蛤蟆、石川盘。

【来　　源】兰科植物石仙桃 Pholidota chinensis Lindl.。

【形态特征】多年生草本。根状茎粗壮，匍匐，具较密的节和较多的根。假鳞茎狭卵状长圆形，肉质，长 4.0~11.5 cm，基部收缩成短柄状，柄在老假鳞茎上长 1~2 cm。叶 2 片，倒卵状椭圆形、倒披针状椭圆形至近长圆形，长 5~22 cm，宽 2~6 cm；具 3 条较明显的脉。花葶长 10~38 cm；总状花序顶生，常外弯，有花数朵或 10 多朵；花苞片宿存，至少在花期不脱落；花白色或带浅黄色；萼片卵形；花瓣披针形，长 9~10 mm；唇瓣略 3 裂，下半部凹陷成半球形的囊，囊两侧各有 1 枚半圆形的侧裂片，前方的中裂片卵圆形；蕊柱中部以上具翅；蕊喙宽舌状。蒴果倒卵状椭圆形，有 6 条棱，其中 3 条棱上有狭翅；种子粉末状。花期 4~5 月，果期 9 月至翌年 1 月。

【生境分布】生于林中或林缘树上、岩壁上或岩石上。广西各地均有分布，浙江、福建、广东、海南、贵州、云南、西藏等省区也有分布。

【壮医药用】

药用部位　全草。

性味　甜、淡，凉。

功用　补阴液，清热毒，调气道、水道、谷道。用于钵痨（肺结核），陆裂（咳血），巧尹（头痛），埃病（咳嗽），脑震荡后遗症，肺癌疼痛，屙泻（泄泻），肉扭（淋证），勒爷笨浮（小儿水肿），喯疳（疳积），骨髓炎，林得叮相（跌打损伤），狠尹（疖肿）。

附方　（1）钵痨（肺结核）：石仙桃、杉树寄生、铁包金、麦冬各 15 g，南沙参、百部各 20 g，地骨皮 10 g，水煎服。

（2）陆裂（咳血）：石仙桃、紫草各 10 g，墨旱莲、仙鹤草、十大功劳各 15 g，水煎服。

（3）埃病（咳嗽）：①石仙桃 15 g，桑叶、枇杷叶、甘草各 10 g，水煎服。②石仙桃、吊兰、不出林各 10 g，水煎服。

（4）巧尹（头痛）：石仙桃、川芎、泽兰、丹参各 10 g，红花 6 g，水煎服。

（5）脑震荡后遗症：鲜石仙桃 20 g，水煎服。

（6）肺癌疼痛：鲜石仙桃 40 g，捣烂取汁内服。

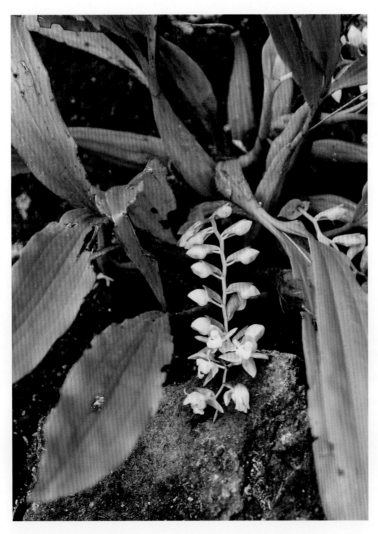

Dauzdinh

【Cohyw】Dauzdinh.

【Coh'wnq】Dauzdinh、gosangsizson、maknamjrin、maklangzrin、gosangsuhazmaz、gosizconhbanz.

【Goekgaen】Dwg godauzdinh doenghgo lanzgoh.

【Yienghceij Daegdiemj】Dwg go'nywj maj lai bi. Gij ganj lumj rag cangqcwt，bomzbax，miz hoh haemq deih caeuq rag haemq lai. Ganjgyaep gyaj yiengh lumj aen'gyaeq geb yienghluenzraez，nohna raemx lai，raez 4.0~11.5 lizmij，lajgoek suk baenz gaenzdinj，gaenz youq gwnz ganjgyaep geq raez 1~2 lizmij. Mbaw 2 mbaw，yiengh lumj aen'gyaeq dauqdingq yienghbomj、yiengh longzcim dauqdingq yienghbomj daengz ca mbouj lai dwg yienghluenzraez，raez 5~22 lizmij，gvangq 2~6 lizmij；miz 3 diuz meg haemq cingcuj. Gaenzva raez 10~38 lizmij；vahsi mbouj faen nye maj gwnzdingj，ciengz goz coh baihrog，miz geij duj va roxnaeuz 10 lai duj；limqva lw roengz，ceiqnoix youq geiz haiva mbouj loenq；va saekhau roxnaeuz mizdi saekhenjoiq；iemjva lumj aen'gyaeq；limqva yiengh longzcim，raez 9~10 hauzmij；limq naengbak daihgaiq 3 veuq，dingz baihlaj mboep baenz aen daeh lumj buenq aen'giuz，aen daeh song mbiengj gak miz mbaw veuqvang buenq luenz ndeu，baihnaj mbawveuq cungqgyang yiengh luenzgyaeq；baihgwnz saeusimva cungqgyang doxhwnj miz fwed；aenbak simva lumj diuzlinx gvangq. Makdek yiengh lumj aen'gyaeq dauqdingq yienghbomj，miz 6 limq，gwnz 3 diuz limq miz fwed geb；ceh lumj mba. 4~5 nyied haiva，9 nyied daengz bi daihngeih 1 nyied dawzmak.

【Diegmaj Faenbouh】Maj youq ndaw ndoeng roxnaeuz gwnzfaex henz ndoeng、gwnz bangxdat roxnaeuz gwnz rin. Guengjsae gak dieg cungj miz faenbouh，guek raeuz Cezgyangh、Fuzgen、Guengjdoeng、Haijnanz、Gveicouh、Yinznanz、Sihcang daengj sengj gih hix miz faenbouh.

【Gij Guhyw Ywcuengh】

Giz guhyw   Daengx go.

Singqfeih   Van、damh、liengz.

Goeng'yungh   Bouj raemxyaem，cing doeghuj，diuz roenheiq、roenraemx、roenhaeux. Yungh daeuj yw bwtlauz，rueglwed，gyaeujin，baenzae，uk saenqdoengh lw miz gij binghyiengh，bwt baenzbaez in，oksiq，nyouhniuj，lwgnyez baenzfouz，baenzgam，guzsuijyenz，laemx doek deng sieng，nwnjin.

Danyw   （1）Bwtlauz：Dauzdinh、gosiengz faexsamoeg、goganggaeuj、gyazcij gak 15 gwz，namzsacaem、maenzraeulaux gak 20 gwz，naenggaeujgij 10 gwz，cienq raemx gwn.

（2）Rueglwed：Dauzdinh、gonywjaeuj gak 10 gwz，gomijrek、nyacaijmaj、faexgoenglauz gak 15 gwz，cienq raemx gwn.

（3）Baenzae：① Dauzdinh 15 gwz，mbawnengznuengx、mbawbizbaz、gamcauj gak 10 gwz，cienq raemx gwn. ② Dauzdinh、godiuqlanz、cazdeih gak 10 gwz，cienq raemx gwn.

（4）Gyaeujin：Dauzdinh、cien'goeng、caeglamz、dancaem gak 10 gwz，gosiengz 6 gwz，cienq raemx gwn.

（5）Uk saenqdoengh lw miz gij binghyiengh：Dauzdinh ndip 20 gwz，cienq raemx gwn.

（6）Bwt baenzbaez in：Dauzdinh ndip 40 gwz，dub yungz aeu raemx gwn.

037

五画

石岩枫

【药材名】石岩枫。

【别　　名】青勾藤、山龙眼、闹钩。

【来　　源】大戟科植物石岩枫 *Mallotus repandus*（Willd.）Muell. Arg.。

【形态特征】攀缘状灌木。嫩枝、嫩叶、叶柄、花序和花梗均密生柔毛；老枝常具皮孔。叶互生；叶片卵形或椭圆状卵形，长 3.5~8.0 cm，宽 2.5~5.0 cm，顶端急尖或渐尖，基部楔形或圆形，边缘全缘或波状，成长叶仅下面叶脉腋部被毛及散生颗粒状腺体；叶柄长 2~6 cm。花雌雄异株，总状花序或下部有分枝；雄花序顶生，苞腋有雄花 2~5 朵，花梗长约 4 mm，花萼 3 裂或 4 裂，雄蕊 40~75 枚；雌花序顶生，花梗长约 3 mm，花萼 5 裂，花柱 2 枚或 3 枚。蒴果具 2 个或 3 个分果瓣，直径约 1 cm，密生黄色粉末状毛及具颗粒状腺体；种子卵形，黑色。花期 3~5 月，果期 8~9 月。

【生境分布】生于山地疏林中或林缘。广西各地区均有分布，广东、海南、台湾等省区也有分布。

【壮医药用】

药用部位　根、茎。

性味　微辣，温。

功用　通龙路，祛风毒，舒筋络。用于发旺（痹病），腰肌劳损，林得叮相（跌打损伤）。

附方　（1）腰肌劳损：石岩枫根和茎 20 g，石菖蒲 6 g，骨碎补 30 g，牛大力、千斤拔、续断、杜仲各 15 g，姜黄 25 g，水煎服。

（2）发旺（痹病）：石岩枫根和茎适量，水煎洗患处。

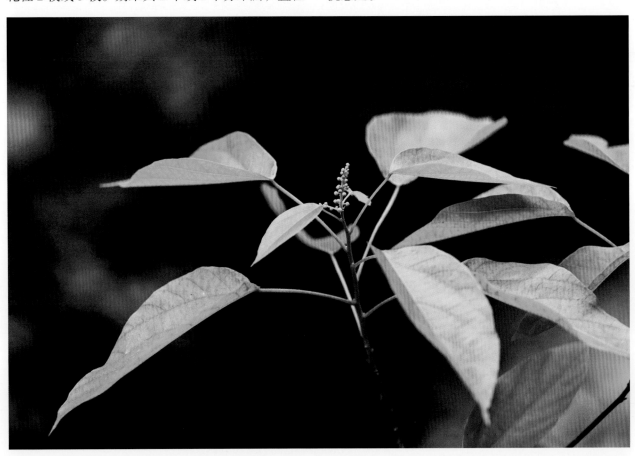

Gaeunauj

【Cohyw】Gaeunauj.

【Coh'wnq】Gaeungaeuheu、maknganxbya、gaeunauh.

【Goekgaen】Gaeunauj doenghgo dagizgoh.

【Yienghceij Daegdiemj】Faexcaz benzduengq. Nyeoiq、mbaw oiq、gaenqmbaw、gyaeujva caeuq ganjva cungj hwnj rim bwn'unq；nye geq ciengzseiz miz congh naeng. Mbaw maj doxcah；mbaw yienghgyaeq roxnaeuz yiengh mwnzgyaeq，raez 3.5~8.0 lizmij，gvangq 2.5~5.0 lizmij，dingjbyai gaenj soem roxnaeuz ciemh soem，gizgoek yienghciem roxnaeuz yienghluenz，henzbien lawx roxnaeuz lumj raemxlangh，mbaw maj loqlingh mbiengj baihlaj megmbaw gizeiq hwnj bwn caeuq sanqmaj baenznaed baenznaed sienqdij；gaenzmbaw raez 2~6 lizmij. Vameh vaboux mbouj caemh go，baenzfoengq gyaeujva roxnaeuz baihlaj miz dok nye；gyaeujva vaboux maj dingj，eiqlup miz vaboux 2~5 duj，ganjva aiq raez 4 hauzmij，iemjva 3 lig roxnaeuz 4 slig，simva boux 40~75 diuz；gyaeujva vameh maj dingj，ganjva aiq raez 3 hauzmij，iemjva 5 lig，saeuva 2 diuz. Mak miz 2 aen roxnaeuz 3 aen faen limqmak，cizging aiq 1 lizmij，hwnj rim bwn lumj mba saekhenj caeuq baenznaed baenznaed sienqdij；ceh yienghgyaeq，saekndaem. 3~5 nyied haiva，8~9 nyied dawzmak.

【Diegmaj Faenbouh】Hwnj youq diegbya ndawndoeng mbang roxnaeuz henzndoeng. Guengjsae gak dieg cungj hwnj miz，guek raeuz Guengjdoeng、Haijnanz、Daizvanh daengj sengj gih caemh hwnj miz.

【Gij Guhyw Ywcuengh】

Giz guhyw　Rag、ganj.

Singqfeih　Loq manh，raeuj.

Goeng'yungh　Doeng lohlunghz，cawz rumzdoeg，soeng roennyinz roenheiq. Yungh youq fatvangh，hwetin hwetnaet，laemx doek deng sieng.

Danyw　（1）Hwetin hwetnaet：Rag caeuq ganj gaeunauj 20 gwz，gosipraemx 6 gwz，gofwngzmaxlauz 30 gwz，gaeumong、godaemxdae、cuzduenq、ducungq gak 15 gwz，hinghenj 25 gwz，cienq raemx gwn.

（2）Fatvangh：Rag caeuq ganj gaeunauj aenqliengh，cienq raemx swiq giz mazmwnh.

039

五画

石油菜

【药 材 名】石油菜。

【别　　名】波缘冷水花、石凉菜、青蛙腿。

【来　　源】荨麻科植物石油菜 *Pilea cavaleriei* Lévl.。

【形态特征】多年生草本，高可达 30 cm，无毛，肉质。根状茎匍匐，地上茎直立，多分枝。单叶对生，叶集生于枝顶部，多汁，宽卵形、菱状卵形或近圆形，长 8~20 mm，宽 6~18 mm，先端钝或近圆形，两面密布钟乳体；叶柄长 5~20 mm。花雌雄同株，聚伞花序常密集呈近头状；雄花具短梗或无梗，淡黄色，花被片 4 枚，雄蕊 4 枚，退化雌蕊小，长圆锥形；雌花近无梗或具短梗，花被片 3 枚。瘦果卵形，稍扁，光滑。花期 5~8 月，果期 8~10 月。

【生境分布】生于山脚阴湿处、石缝和石壁上。广西主要分布于马山、上林、柳城、融水、桂林、阳朔、灵川、兴安、龙胜、恭城、灵山、北流、钟山、富川、罗城等地，福建、浙江、江西、广东、湖南、贵州、湖北、四川等省也有分布。

【壮医药用】

药用部位　全草。

性味　微苦，凉。

功用　调气道、水道、谷道，清热毒，消肿痛。用于埃病（咳嗽），钵痨（肺结核），笨浮（水肿），胃炎，嘞疳（疳积），渗裆相（烧烫伤），林得叮相（跌打损伤），呗脓（痈肿）。

附方　（1）呗脓（痈肿）：①石油菜、连翘、七叶一枝花各 10 g，银花 15 g，蒲公英 12 g，水煎服。②鲜石油菜、鲜山蕨嫩苗各适量，捣烂外敷患处。

（2）钵痨（肺结核），埃病（咳嗽）：石油菜、矮地茶各 15 g，沙参、百合、百部各 10 g，土人参、麦门冬各 12 g，水煎服。

（3）笨浮（水肿）：鲜石油菜 50 g，猪骨 500 g，水炖，食肉喝汤。

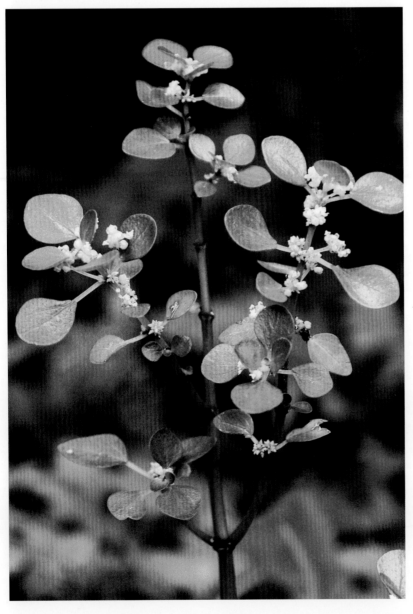

Byaeksizyouz

〔Cohyw〕Byaeksizyouz.

〔Coh'wnq〕Bohyenzlaengjsuijvah、byaeksizliengz、gogagoep.

〔Goekgaen〕Dwg byaeksizyouz doenghgo sinzmazgoh.

〔Yienghceij Daegdiemj〕Gorum maj geijbi，sang ndaej daengz 30 lizmij，mbouj miz bwn，unqnoh. Ganjrag boemzbemq，ganj gwnz namh daengjsoh，dok nye lai. Mbaw dog maj doxdoiq，mbaw comz maj gwnz byai nye，raemx lai，luenzgyaeq gvangq、luenzgyaeq gakraez roxnaeuz gaenh luenz，raez 8~20 hauzmij，gvangq 6~18 hauzmij，byai buemx roxnaeuz gaenh luenz，soeng mbiengj nyaedyub lumj ndaksawx；gaenqmbaw raez 5~20 hauzmij. Foengqva vaboux vameh caemh go，foengqva comz liengj nyaedyub ceng di baenz gyaeuz；vaboux miz gaenqdinj roxnaeuz mbouj miz gaenq，henjdamh，naengva 4 diuz，sim vaboux 4 diuz；sim vameh doiqvaq iqet，luenz soemraez；vameh ceng di mbouj miz gaenq roxnaeuz miz gaenqdinj，mauhva caeuq iemjva 3 diuz. Cehmak luenzgyaeq，miz di benj，ngaeuzngub. 5~8 nyied haiva，8~10 nyied dawzmak.

〔Diegmaj Faenbouh〕Hwnj youq dinbya mwnq raemhcumx、luengq rin caeuq gwnz datrin. Guengjsae dingzlai hwnj youq Majsanh、Sanglinz、Liujcwngz、Yungzsuij、Gveilinz、Yangzsoz、Lingzconh、Hingh'anh、Lungzswng、Gunghcwngz、Lingzsanh、Bwzliuz、Cunghsanh、Fuconh、Lozcwngz daengj dieg neix，guek raeuz Fuzgen、Cezgyangh、Gyanghsih、Guengjdoeng、Huznanz、Gveicouh、Huzbwz、Swconh daengj sengj neix caemh hwnj miz.

〔Gij Guhyw Ywcuengh〕

Giz guhyw　Daengx go.

Singqfeih　Loq haemz，liengz.

Goeng'yungh　Diuz roenheiq、roenraemx、roenhaeux，siu ndatdoeg，siu foegin. Ndaej yw baenzae，bwtlauz，baenzfouz，veiqyenz，baenzgam，coemh log sieng，laemx doek deng sieng，baeznong.

Danyw　（1）Baeznong：① Byaeksizyouz、golenzgyauz、caekdungxvaj gak 10 gwz，va'ngaenz 15 gwz，golinzgaeq 12 gwz，cienq raemx gwn. ② Byaeksizyouz ndip、gutbya oiq ndip gak habliengh，dub yungz oep mwnq baez.

（2）Bwtlauz，baenzae：Byaeksizyouz、cazdeihdaemq、sahcinh、begboiq、bakhab gak 10 gwz，mwzmaenzdungh、gocaenghnaengh gak 12 gwz，cienq raemx gwn.

（3）Baenzfouz：Byaeksizyouz 50 gwz，ndok mou 500 gwz，cienq raemx，gwn noh gwn dang.

五画

石胡荽

【药 材 名】鹅不食草。

【别　　名】鹅不食、球子草、地芫蒿、地白茜、猪屎潺。

【来　　源】菊科植物石胡荽 Centipeda minima (L.) A. Braun et Asch.。

【形态特征】一年生小草本，高可达20 cm。茎多分枝，匍匐状。叶互生；叶片楔状倒披针形，长7~18 mm，顶端钝，基部楔形，边缘具少数锯齿；无柄。头状花序小，扁球形，直径约3 mm，单生于叶腋，无花序梗或极短；总苞半球形；外围花雌性，多层，花冠细管状，长约0.2 mm，淡绿黄色，顶端2微裂或3微裂；中央花两性，花冠管状，长约0.5 mm，顶端4深裂，淡紫红色；雄蕊4枚；柱头2裂。瘦果椭圆形，长约1 mm，具4棱，棱上有长毛，无冠毛。花果期6~10月。

【生境分布】生于荒地或村边湿地。广西各地均有分布，国内东北部、北部、中部、东部、南部、西南部其他省区也有分布。

【壮医药用】

药用部位　全草。

性味　辣，微温。

功用　利气道、谷道，止咳嗽，消肿痛，解蛇毒。用于贫疹（感冒），巧尹（头痛），埃病百银（百日咳），埃病（咳嗽），笃瘴（疟疾），唝疳（疳积），楞涩（鼻炎），结膜炎，扭像（扭挫伤），额哈（毒蛇咬伤）。

附方　（1）唝疳（疳积）：鹅不食草适量，研末，取药粉2 g加瘦猪肉50 g调匀，蒸熟食。

（2）楞涩（鼻炎）：①鹅不食草、白芷、川芎各10 g，细辛3 g，辛夷6 g，苍耳子12 g，蒲公英20 g，金银花30 g，水煎服。②鹅不食草15 g，水煎服。③鲜鹅不食草适量，捣烂，取汁几滴滴鼻。

（3）扭像（扭挫伤）：鲜鹅不食草、鲜樟树叶、韭菜各适量，共捣烂敷患处。

（4）额哈（毒蛇咬伤）：鲜鹅不食草适量，捣烂敷伤口周围（留伤口）。

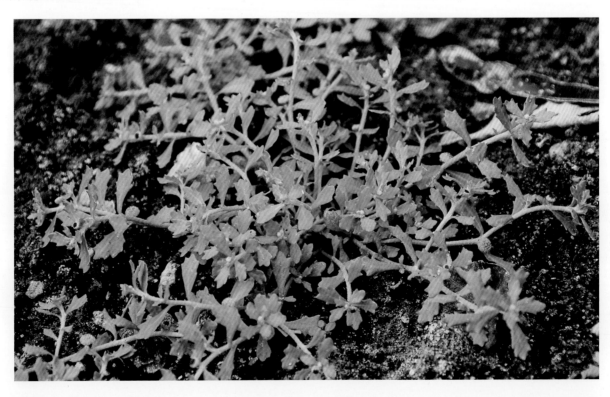

Nyagajgoep

【Cohyw】 Nyagajgoep.

【Coh'wnq】 Go'nyaepnyaeq、nywjgiuz、godoengzhaudeih、godibwzsih、gohaexnou.

【Goekgaen】 Dwg nyagajgoep doenghgo gizgoh.

【Yienghceij Daegdiemj】 Dwg go'nywj iq maj lai bi, ndaej sang daengz 20 lizmij. Ganj faen nye lai, yiengh bomzbax. Mbaw maj doxciep；mbaw yiengh seb yienghlongzcim dauqdingq, raez 7~18 hauzmij, gwnzdingj mwt, goekmbaw yienghseb, bien mbaw miz dingz noix heujgawq；mbouj miz gaenz. Vahsi lumj aen'gyaeuj iq, yiengh lumj aen giuz bej, cizging daihgaiq 3 hauzmij, dan maj youq goekmbaw, mbouj miz gaenzvahsi roxnaeuz haemq dinj；dujlup lumj buenq aengiuz；gij va baihrog dwg vameh, lai caengz, mauhva lumj guenjsaeq, raez daihgaiq 0.2 hauzmij, saek heuoiq, gwnzdingj 2 giz loq veuq roxnaeuz 3 giz loq veuq；gij va cungqgyang dwg song singq, mauhva lumj diuz guenj, raez daihgaiq 0.5 hauzmij, gwnzdingj 4 veuqlaeg, saek aeujhoengz mong；sim vaboux 4 diuz；gyaeujsaeu veuq guh song. Makhaep yienghbomj, raez daihgaiq 1 hauzmij, miz 4 limq, gwnz limq miz bwnraez, mbouj miz bwn mauhva. 6~10 nyied haiva dawzmak.

【Diegmaj Faenbouh】 Maj diegfwz roxnaeuz diegcumx henz mbanj. Guengjsae gak dieg cungj miz faenbouh, guek raeuz baihdoengbaek、baihbaek、cungqbouh、baihdoeng、baihnamz、baihsaenamz gizyawz sengj gih wnq hix miz faenbouh.

【Gij Guhyw Ywcuengh】

Giz guhyw　Daengx go.

Singqfeih　Manh, loq raeuj.

Goeng'yungh　Leih roenheiq、roenhaeux, dingz baenzae, siu foegin, gaij gij doegngwz. Yungh daeuj yw baenzsa, gyaeujin, baenzae bakngoenz, baenzae, fatnit, baenzgam, ndaengsaek, dahoengz, niujsieng, ngwz haeb.

Danyw　（1）Baenzgam：Nyagajgoep dingz ndeu, nienj baenz mba, aeu mbawyw 2 gwz gya nohcing 50 gwz gyaux yinz, naengj cug gwn.

（2）Ndaengsaek：① Nyagajgoep、begcij、ciengoeng gak 10 gwz, gosisinh 3 gwz, goyilanzaeuj 6 gwz, cehcijdouxbox 12 gwz, golinxgaeq 20 gwz, vagimngaenz 30 gwz, cienq raemx gwn. ② Nyagajgoep 15 gwz, cienq raemx gwn. ③ Nyagajgoep ndip dingz ndeu, dub yungz, aeu geij ndik raemx ndik conghndaeng.

（3）Niujsieng：Nyagajgoep ndip、mbaw gocueng ndip、coenggep gak dingz ndeu, caez dub yungz oep giz bingh.

（4）Ngwz haeb sieng：Nyagajgoep ndip dingz ndeu, dub yungz oep seiqhenz baksieng （louz baksieng）.

043

五画

石柑子

【药　材　名】石柑子。

【别　　　名】竹结草、爬山虎、爬树蜈蚣、马连鞍、百步藤、千年青、落山葫芦、石葫芦茶、石百足、爬崖香。

【来　　　源】天南星科植物石柑子 Pothos chinensis（Raf.）Merr.。

【形态特征】附生藤本，长可达 6 m。茎亚纤弱，分枝多，节间距离 1~4 cm。叶互生，长圆形或披针形，长 5~13 cm，宽 1.5~6.0 cm，先端常有芒状尖头，基部钝；叶柄有翅，长 4~6 cm，宽 0.5~1.2 cm。花序腋生或顶生，基部具苞片 4~6 枚；苞片卵形；花序柄长 0.8~2.0 cm；佛焰苞卵状，绿色，长 8 mm；肉穗花序近圆球形，淡黄色，直径 5~6 mm，具长 3~8 mm 的梗。浆果黄绿色至红色，长圆形，长约 1 cm。花果期为全年。

【生境分布】生于山谷阴湿的石壁或大树上。广西各地均有分布，台湾、湖北、广东、四川、贵州、云南等省区也有分布。

【壮医药用】

药用部位　全株。

性味　淡，平；有小毒。

功用　调龙路、火路，利谷道、水道，舒筋骨，消肿痛。用于发旺（痹病），林得叮相（跌打损伤），夺扼（骨折），胴尹（胃痛），唉瘴（疳积），发北（癫狂），水蛊（肝硬化腹水），额哈（毒蛇咬伤）。

附方　（1）发旺（痹病）：石柑子 6 g，大钻、红杜仲各 12 g，小钻、枫荷桂、白背枫各 10 g，水煎内服。

（2）胴尹（胃痛）：石柑子、水田七、九龙胆各 6 g，黄皮果叶 10 g，水煎服。

（3）唉瘴（疳积）：石柑子 6 g，水煎，取药汁与猪肉 100 g 同蒸，吃肉喝汤。

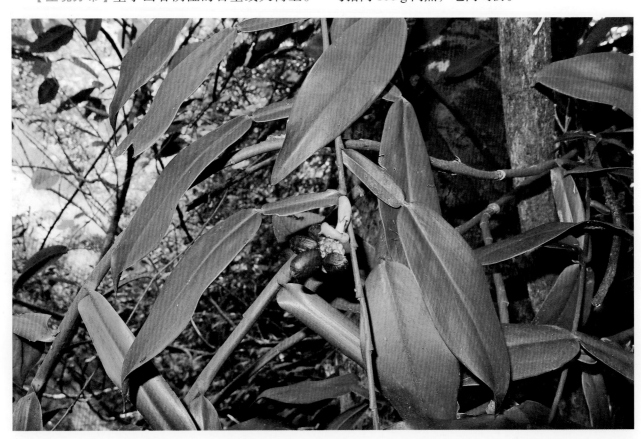

Makgaemginj

【Cohyw】 Makgaemginj.

【Coh'wnq】 Cuzgezcauj、bazsanhhuj、gosipbenzfaex、maxlienzan、gaeubakyamq、gocienbiheu、golwggyoux doekbya、cazlwggyouxrin、gobakgarin、gobenzdatrang.

【Goekgaen】 Dwg makgaemginj doenghgo denhnanzsinghgoh.

【Yienghceij Daegdiemj】 Gogaeu nemmaj, raez ndaej daengz 6 mij. Ganj saequnq, dok nye lai, hoh caeuq hoh doxgek 1~4 lizmij. Mbaw maj doxcah, raez luenz roxnaeuz luenzraez gaeb byai menh soem, raez 5~13 lizmij, gvangq 1.5~6.0 lizmij, byai seiqseiz miz gyaeuj soem lumj em, goek bumj ; gaenqmbaw miz fwed, raez 4~6 lzimij, gvangq 0.5~1.2 lizmij. Gyaeujva maj laj eiq roxnaeuz maj gwnzbyai, gizgoek miz mbawlup 4~6 limq ; mbawlup yiengh gyaeq ; gyaeujva gaenq raez 0.8~2.0 lizmij ; valup feizbaed lumj gyaeq, saekheu, raez 8 hauzmij ; gyaeujva riengz nohnwd bizbwd loqluenz, lieng'henj, cizging 5~6 hauzmij, miz gaenq raez 3~8 hauzmij. Makraemx saek henjheu daengz saekhoengz, yiengh raez luenz, raez aiqmiz 1 lizjmij. Baenzbi haiva dawzmak.

【Diegmaj Faenbouh】 Maj youq cauzlak bangxrin giz raemhcumx gwnzfaex. Guengjsae、gak dieg cungj miz faenbouh, guek raeuz Daizvanh、Huzbwz、Guengjdoeng、Swconh、Gveicouh、Yinznanz daengj sengj gih caemh maj miz.

【Gij Guhyw Ywcuengh】

Giz guhyw   Daengx go.

Singqfeih   damh, bingz ; miz di doeg.

Goeng'yungh   Diuz lohlungz、lohhuj, leih roenhaeux、roenrraemx, soeng nyinz ndok, siu foegin. Aeu daeuj yw fatvangh, laemx doek deng sieng, ndokraek, dungx in, baenzgam, fatbag, daepgeng foegraemx, ngwz haeb.

Danyw （1）Fatvangh : Makgaemginj 6 gwz, dacon、hungzducung gak 12 gwz, siuj conq、funghhozgvei 10 gwz, bwzbeifungh gak 10 gwz, cienq raemx gun.

（2）Dungx in : Makgaemginj、denzcaetraemx、giujlungzdanj gak 6 gwz, mbaw makmoed 10 gwz, cienq raemx gwn.

（3）Baenzgam : Makgaemginj 6 gwz, cienq raemx, aeu raemx yw caeuq 100 gwz nohmou doxgyaux le naengj, gwn noh ndoet dang.

石香薷

【药 材 名】香薷。

【别　　名】香茹草、土荆芥、细叶香薷、小叶香薷、土香薷、土香草、七星剑、大叶七星剑、神曲草。

【来　　源】唇形科植物石香薷 *Mosla chinensis* Maxim.。

【形态特征】一年生草本，高可达 65 cm。茎多分枝，稍呈四棱形，被柔毛。叶对生；叶片线状长圆形至线状披针形，长 1.3~3.3 cm，宽 2~7 mm，两面均被疏短柔毛及棕色凹陷腺点，边缘具浅锯齿；叶柄长 3~5 mm，被疏短柔毛。总状花序密集成穗状，长 1~3 cm；苞片覆瓦状排列，倒卵圆形；花萼钟形，外面被白色绵毛及腺体，顶端具 5 齿。花冠紫红色、淡红色至白色，外面被短柔毛，二唇形，上唇 2 裂，下唇 3 裂；雄蕊和退化雄蕊各 2 枚；柱头 2 裂。小坚果球形，直径约 1.2 mm，灰褐色，具皱纹，包围于宿萼内。花期 6~9 月，果期 7~11 月。

【生境分布】生于草坡或林下，也有栽培。广西各地均有分布，山东、江苏、浙江、安徽、江西、湖南、湖北、贵州、四川、广东、福建、台湾等省区也有分布。

【壮医药用】

药用部位　全草。

性味　辣，微温。

功用　发汗，除湿毒，利谷道、水道。用于贫痧（感冒），巧尹（头痛），黄标（黄疸），屙意咪（痢疾），唪疳（疳积），狠风（小儿惊风），腊胴尹（腹痛），鹿（呕吐），屙泻（泄泻），笨浮（水肿）。

附方　（1）巧尹（头痛）：香薷、紫苏各 10 g，砂仁 6 g，水煎服。

（2）腊胴尹（腹痛）：香薷、生姜、姜黄各 10 g，水煎服。

（3）笨浮（水肿）：香薷 10 g，炒白术 12 g，泽泻 25 g，水煎服。

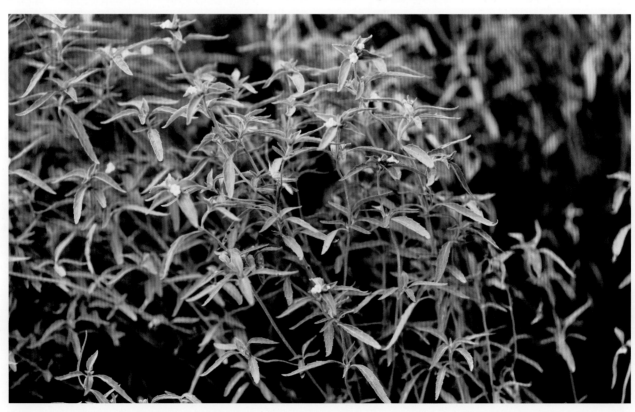

Cigluengj

【 Cohyw 】 Cigluengj.

【 Coh'wnq 】 Go'nywjyanghyuz、goheiqvaizdoj、go'nywjrang mbawsaeq、go'nywjrang mbaw'iq、go'nywjrang、go'nywjrangdoj、gogiemqcaetsing、gogiemqcaetsing mbawhung、go'nywjsinzgiz.

【 Goekgaen 】 Dwg gocigluengj doenghgo cwnzhingzgoh.

【 Yienghceij Daegdiemj 】 Dwg go'nywj maj bi ndeu，ndaej sang daengz 65 lizmij. Ganj faen nye lai，loq baenz yiengh seiqlimq，miz bwn'unq. Mbaw maj doxdoiq ; mbaw yienghsienq yiengh luenzraez daengz yiengh lumj sienq yiengh longzcim，raez 1.3~3.3 lizmij，gvangq 2~7 hauzmij，song mbiengj cungj miz bwn'unq dinj caxcaeuq diemjsenq mboep saek henjgeq，bienmbaw miz heujgawq feuh ; gaenzmbaw raez 3~5 hauzmij，miz bwn'unq dinj cax. Vahsi baenz foengq deihdub gyoebbaenz yiengh riengz，raez 1~3 lizmij ; limqva baiz lumj goemq vax nei，yiengh aen'gyaeq dauqdingq ; iemjva yiengh lumj aencung，baihrog miz bwn'unq caeuq gij du saekhau，gwnzdingj miz 5 heuj. Mauhva saek aeujhoengz、saekhoengzmaeq daengz saekhau，baihrog miz bwn'unq dinj，yiengh song naengbak，naengbak gwnz veuq guh song，naengbak laj veuq guh sam ; sim vaboux caeuq sim vaboux doiqvaq gak 2 diuz ; gyaeujsaeu veuq guh song. Makgenq iq lumj aen'giuz，cizging daihgaiq 1.2 hauzmij，saek henjgeq mong，miz raiznyaeuq，humx youq ndaw iemj lw. 6~9 nyied haiva，7~11 nyied geiz dawzmak.

【 Diegmaj Faenbouh 】 Maj youq bonywj roxnaeuz laj ndoeng，hix miz ndaem aeu. Guengjsae gak dieg cungj miz faenbouh，guek raeuz Sanhdungh、Gyanghsuh、Cezgyangh、Anhveih、Gyanghsih、Huznanz、Huzbwz、Gveicouh、Swconh、Guengjdoeng、Fuzgen、Daizvanh daengj sengj gih hix miz faenbouh.

【 Gij Guhyw Ywcuengh 】

Giz guhyw　Daengx go.

Singqfeih　Manh，loq raeuj.

Goeng'yungh　Okhanh，cawz doegcumx，leih roenhaeux、roenraemx. Yungh daeuj yw baenzsa，gyaeujin，vuengzbiu，okhaexmug，baenzgam，hwnjrumz，laj dungx in，rueg，oksiq，baenzfouz.

Danyw （1）Gyaeujin : Cigluengj、gosijsu gak 10 gwz，gosahyinz 6 gwz，cienq raemx gwn.

（2）Laj dungx in : Cigluengj、hing、hinghenj gak 10 gwz，cienq raemx gwn.

（3）Baenzfouz : Cigluengj 10 gwz，begsaed cauj 12 gwz，gocagseq 25 gwz，cienq raemx gwn.

五画

石菖蒲

【药 材 名】石菖蒲。

【别　　名】石香蒲、水见消。

【来　　源】天南星科植物石菖蒲 *Acorus tatarinowii* Schott。

【形态特征】多年生草本，植株无八角茴香气味。根茎匍匐，外部淡褐色，具节；根肉质，具多数须根。根茎上部分枝甚密，植株呈丛生状。叶片线形，长 20~30 cm，宽 7~13 mm，先端渐狭，无中肋。花序柄腋生，长 4~15 cm。叶状佛焰苞长 13~25 cm；肉穗花序圆柱状，长 4.0~6.5 cm，上部渐尖。花小，密生，两性，黄绿色；花被片 6 枚，二轮；雄蕊 6 枚；子房 2~4 室。浆果倒卵形，长和宽均约 2 mm。花果期 2~6 月。

【生境分布】生于密林下、湿地或溪旁石上。广西各地均有分布，黄河以南各省区均有分布。

【壮医药用】

药用部位　根茎、全草。

性味　辣、苦，微热。

功用　调巧坞，通火路，利水道，除湿毒。用于发羊癫（癫痫），神昏，健忘，耳聋，屙意咪（痢疾），笨浮（水肿），胴尹（胃痛），腊胴尹（腹痛），发旺（痹病），胸闷，胸痛；外用于妇女产后康复。

附方　（1）发羊癫（癫痫）：石菖蒲、天竺黄、法半夏、陈皮各 10 g，钩藤 12 g，胆南星、琥珀各 6 g，竹沥水 20 g，水煎服。

（2）气滞血瘀引起的胸闷，胸痛：石菖蒲、栝楼、红花、桃仁、川芎各 10 g，枳壳、柴胡、桔梗各 12 g，郁金 15 g，水煎服。

（3）热病神昏：石菖蒲、山栀子、淡竹叶各 10 g，川黄连 6 g，灯心草 3 g，人工牛黄 0.3 g，九龙胆 4 g，水煎服。

（4）胴尹（胃痛），腊胴尹（腹痛）：石菖蒲、厚朴、栝楼壳、山苍根各 10 g，九里香、枳壳各 15 g，柴胡 12 g，水煎服。

（5）妇女产后康复：鲜石菖蒲全草、鲜柚叶、鲜大风艾各 200 g，水煎洗浴。

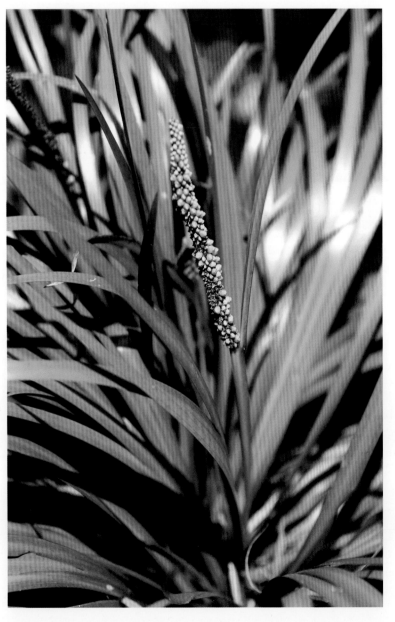

Gosipraemx

〖 Cohyw 〗 Gosipraemx.

〖 Coh'wnq 〗 Yiengfuzrin、raemxraensiu.

〖 Goekgaen 〗 Dwg gosipraemx doenghgo denhnanzsinghgoh.

〖 Yienghceij Daegdiemj 〗 Gorum maj lai bi，daengx go mbouj miz heiq rangbatgak veizyangh. Ragsawz boemzbamq，baihrog saek henjgeq mong，miz hoh；rag nohnwd，miz haujlai ragsei. Rag ganj giz baihgwnz faen nga nyaedyub，gorum maj baenzbyoz baenzbyoz. Mbaw lumj sienq，raez 20~30 lizmij，gvangq 7~13 hauzmij，byai ciemh gaeb . Gaenq gyaeujva maj laj eiq ，raez 4~15 lizmij . Mbawlup lumj feizbaed raez 13~25 lizmij；gyaeujva nohnwd lumj saeumwnz，raez 4.0~6.5 lzimij ，baihgwnz ciemh soem. Va iq，maj yaedyub，miz boux miz meh，saekhenjheu；iemjva mauhva 6 limq，soeng gvaengx；simva boux 6 diuz；ranzceh 2~4 ranz. Makraemx yiengh gyaeq dingjbyonj，raez caeuq gvangq ca mbouj geijlai doxdoengz aiq miz 2 hauzmij. 2~6 nyied haiva dawzmak.

〖 Diegmaj Faenbouh 〗 Maj youq lajfaex ndaw ndoeng ndaetfwd、dieg cumx roxnaeuz henz rij gwnzrin. Guengjsae gak dieg cungj miz，guek raeuz Vangzhoz baihnamz do baw gak sengj gih cungj maj miz.

〖 Gij Guhyw Ywcuengh 〗

Giz guhyw　Ganjrag、daengx go.

Singqfeih　Manh、haemz，loq huj.

Goeng'yungh　Diuz gyaeujvuh，doeng lohhuj，leih roenraemx，cawz doegcaep. Yungh youq fatbagmou，gyaeujngunh，lumzlangh，rwznuk，dungxgyoet，baenzfouz，dungx in，laj dungx in，fatvangh，aekoemq，aekin；baihrog yungh youq mehmbwk senggvaq dauqndei.

Danyw　（1）Fatbagmou：Gosipraemx、denhcuzvangz、fazbuenqya、naeng makgam gak 10 gwz，bujbwz 6 gwz，gouhdwngz 12 gwz，danjnanzsingh 6 gwz，cuzlisuij 20 gwz，cienq raemx gwn.

（2）Heiqgwx lweddai le deng aekoemq：Gosipraemx、gvalouz、vahoengz、ngveihmakdauz 、conhyungh gak 10 gwz，gihgwz、caizhuz、gitgaengq gak 12 gwz，yiginh 15 gwz，cienq raemx gwn.

（3）Binghhuj gyaeujngunh：Gosipraemx、vuengzgae、dancuzyez gak 10 gwz，conhvangzlienz 6 gwz，daenghsinhcauj 3 gwz，yinzgunghniuzvangz 0.3 gwz，giujlungzdanj 4 gwz，cienq raemx gwn.

（4）Dungx in，laj dungx in：Gosipraemx、houqbuz、byukgvalouz、sanhcanghgaenh gak 10 gwz，gihgwz 、giujlijyangh gak 15 gwz，caizhuz 12 gwz，cienq raemx gwn.

（5）Mehmbwk senggvaq dauqndei：Daengx go sipraemx ndip、mbaw makbug ndip、go'ngaihlaux ndip gak 200 gwz，cienq raemx swiq ndang.

五画

龙眼

【药 材 名】龙眼。

【别 名】桂圆、桂元。

【来 源】无患子科植物龙眼 *Dimocarpus longan* Lour.。

【形态特征】常绿乔木，高可达 10 m。树皮棕褐色，粗糙，片裂或纵裂；茎上部多分枝，小枝被微柔毛。偶数羽状复叶，互生，小叶 4~5 对，长圆状椭圆形至长圆状披针形，长 6~15 cm，宽 2.5~5.0 cm，先端尖或钝，基部偏斜。聚伞圆锥花序顶生和近枝腋生，密被星状毛；花单性，雌雄同株，辐射对称；萼片近革质，三角状卵形，两面均被茸毛和星状毛；花瓣 5 枚，乳白色，披针形，与萼片等长，外面被微柔毛。核果近球形，直径 1.2~2.5 cm，黄褐色或灰黄色，有微凸的小瘤体；鲜假种皮白色透明，肉质，多汁，甘甜。种子茶褐色，光亮。花期春夏间，果期夏末。

【生境分布】广西南部多有栽培，亦见野生或半野生于疏林中。国内西南部至东南部各地也有栽培。

【壮医药用】

药用部位 叶、果肉、果核。

性味 叶：微苦，凉。果肉：甜，温。果核：涩，平。

功用 叶：清热毒，凉血。用于贫痧（感冒），发得（发热），阴内发得（阴虚发热），尿道炎。

果肉：调龙路，补血虚，安神。用于心跳（心悸），年闹诺（失眠），健忘，勒内（血虚），嘘内（气虚），阴内发得（阴虚发热），虚劳赢弱。

果核：收敛止血。用于外伤出血。

附方 （1）虚劳赢弱：龙眼肉（干）、倒水莲、五指毛桃、山药、陈皮、藤当归各 10 g，麦门冬、鸡血藤、十大功劳各 12 g，土人参 20 g，煲猪骨头食。

（2）心跳（心悸），年闹诺（失眠），健忘：龙眼肉（干）、五指毛桃、狐狸尾、莲子肉各 10 g，土人参 15 g，倒水莲、制首乌各 12 g，煲猪心食。

（3）外伤出血：龙眼果核适量，煅炭研粉外敷患处。

（4）阴内发得（阴虚发热）：干龙眼肉 6 g，石斛、麦门冬、甘草、石仙桃、杉树寄生各 10 g，生地 20 g，水煎当茶饮。

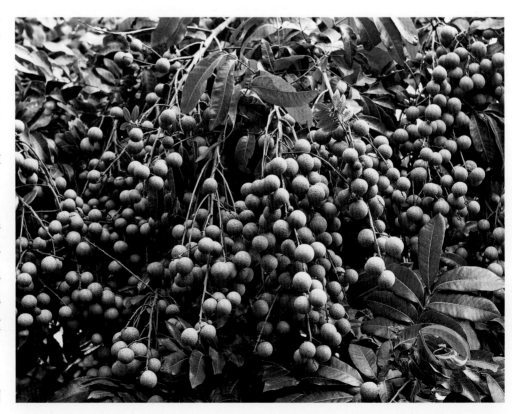

Lwgnganx

〔Cohyw〕 Lwgnganx.

〔Coh'wnq〕 Gveiyenz、maknganx.

〔Goekgaen〕 Dwg golwgnganx doenghgo vuzvanswjgoh.

〔Yienghceij Daegdiemj〕 Go faexsang sikseiq heu，sang ndaej daengz 10 mij. Naengfaex moenqmong，cocat，ligbenq roxnaeuz ligdaengj；ganj baihgwnz dok nye lai，nyelwg miz bwn loq unq. Mbaw fuzyez lumj bwnrog suengsoq，maj doxcah，mbawlwg 4~5 doiq，luenzraez yiengh luenzbenj hingz daengz luenzraez yiengh byai menh soem，raez 6~15 lizmij，gvangq 2.5~5.0 lizmij，byai soem roxnaeuz bumx，goek loq mbieng. Va saeu mwnzsoem comzliengj majbyai caeuq majeiq，miz haujlai bwn lumj ndaundeiq；va singq dog，boux meh caemh go，oksak doxdaengh；iemjva gaenh lumj naeng，samgak lumj gyaeq，song mbiengj cungj miz bwnyungz dem bwnndau；mbawva 5 mbaw，haucij，byai ciemh soem，caeuq mbawiemj raez doxdoengz，baihrog miz bwn loq unq. Aenmak gaenh luenzgiuz，hung 1.2~2.5 lizmij，henjmoenq roxnaeuz henhmong，miz duqfoeg loq doed；naeng gyajcungj ndip hausaw，nohnup，raemx lai，gamdiemz. Ceh moenqcaz，ronghwenq. Gyang cin hah haiva，byai hah dawzmak.

〔Diegmaj Faenbouh〕 Baihnamz Guengjsae ndaem lai，caemh miz gocwx roxnaeuz buenqcwx hwnj ndaw ndoeng faex mbang. Guek raeuz baih saenamz daengz baih doengnamz gak dieg cungj ndaem miz.

〔Gij Guhyw Ywcuengh〕

Giz guhyw　Mbaw、nohmak、cehmak.

Singqfeih　Mbaw：Loq haemz，liengz. Nohmak：Van，raeuj. Cehmak：Saep，bingz.

Goeng'yungh　Mbaw：Siu ndatdoeg，liengz lwed. Ndaej aeu ma yw baenzsa，fatndat，yinhnei fatndat，niudauyenz.

Nohmak：Diuz lohlungz，bouj lwedhaw，anhsinz. Ndaej aeu ma yw simdiuq，ninz mbouj ndaek，aklumz，lwednoix，heiqnoix，yinhnei fatndat，hawlaux naiqnyieg.

Cehmak：Souliemx dingz lwed. Ndaej aeu ma yw rog sieng oklwed.

Danyw　（1）Hawlauz naiqnyieg：Nohmaknganx（hawq）、swnjgyaeujhen、gocijcwz、sawzcienz、naeng makgam、danghgveihgaeu gak 10 gwz，mwzmonzdungh、gaeulwedgaeq、cibdaihgoenglauz gak 12 gwz，gocaenghnaengh 20 gwz，aeuq ndok mou gwn.

（2）Simdiuq，ninz mbouj ndaek，aklumz：Nohmaknganx（hawq）、gocijcwz、riengnyaenma、cehmbu gak 10 gwz，gocaenghnaengh 15 gwz，swnjgyaeujhen、cisoujvuh gak 12 gwz，goen simdaeuz mou gwn.

（3）Rog sieng oklwed：Cehmaknganx habliengh，cik coemh baenz danq le nienjmba oep mwnqsien.

（4）Yinhnei fatndat：Nohmaknganx hawq 6 gwz，sizhuz、mwzmonzdungh、gamcauj、sizsenhdauz、gosiengz samoeg gak 10 gwz，swnghdi 20 gwz，cienq raemx guh caz gwn.

051

五画

龙葵

【药　材　名】龙葵。

【别　　名】苦菜、苦葵、老鸦眼睛草、白花菜。

【来　　源】茄科植物龙葵 *Solanum nigrum* L.。

【形态特征】一年生直立草本，高可达 1 m。根圆锥形，淡黄色，多分枝。茎分枝。单叶互生，叶卵形，长 2.5~10.0 cm，宽 1.5~5.5 cm，先端短尖，基部楔形至阔楔形而下延至叶柄，全缘或具粗齿；

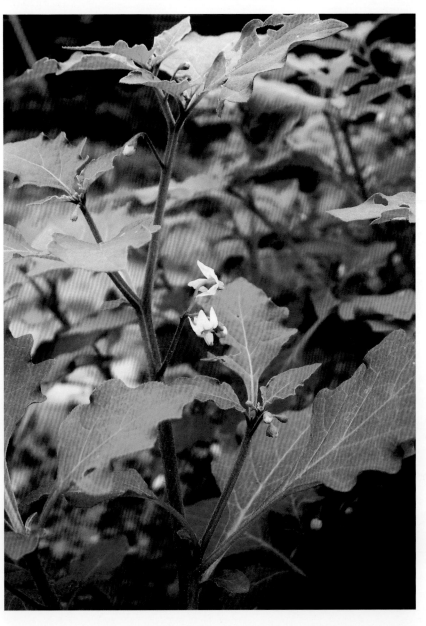

叶柄长 1~2 cm，具疏柔毛。蝎尾状花序腋外生，由 3~10 朵花组成，总花梗长 1.0~2.5 cm，花梗长约 5 mm；萼小，浅杯状，齿卵圆形；花冠白色，筒部隐于萼内，冠檐长 2.5 mm，5 深裂，裂片卵圆形。浆果球形，直径约 8~10 mm，成熟时黑色。种子近卵形，两侧压扁，直径约 2 mm。花果期 9~10 月。

【生境分布】生于田边、荒地及村庄附近。广西各地均有分布，其他省区也有分布。

【壮医药用】

药用部位　全草。

性味　甜、苦，微寒；有小毒。

功用　调龙路、火路，通水道，清热毒，散结。用于肉扭（淋证），兵白带（带下病），屙意咪（痢疾），贫痧（感冒），火眼（急性结膜炎），诺嚎尹（牙痛），兵霜火豪（白喉），货烟妈（咽痛），埃病（咳嗽），血压嗓（高血压），林得叮相（跌打损伤），呗脓（痈肿），能啥能累（湿疹），呗叮（疔）。

附方　（1）呗叮（疔）：鲜龙葵 20 g，鲜鱼腥草 30 g，捣烂外敷患处。

（2）林得叮相（跌打损伤）：鲜龙葵、鲜水泽兰各 20 g，鲜小驳骨、鲜小叶榕嫩叶各 30 g，捣烂酒炒热敷患处。

（3）货烟妈（咽痛）：龙葵嫩叶 50 g，加盐适量，水煎服。

Go'byaekmengh

【 Cohyw 】 Go'byaekmengh.

【 Coh'wnq 】 Byaekhaemz、gujgveiz、godabitgeq、byaekvahau、gocwxlwgmanh.

【 Goekgaen 】 Go'byaekmengh doenghgo gezgoh.

【 Yienghceij Daegdiemj 】 Gorum daengjsoh maj bi ndeu，sang ndaej daengz 1 mij. Rag luenzsaeu soem，henjoiq，dok nga lai. Ganj dok nye. Mbaw dog maj doxcah，mbaw lumj gyaeq，raez 2.5~10.0 lizmij，gvangq 1.5~5.5 lizmij，byai dinj soem，goek sot daengz gvangq sot lij ietroengz daengz gaenqmbaw，bien lawx roxnaeuz miz heujco bohlangq；gaenqmbaw raez 1~2 lizmij，miz bwn'unq mbang. Gyaeujva lumj riengsipgimz maj rog eiq，dwg 3~10 duj va comzbaenz，gaenqva hung raez 1.0~2.5 lizmij，gaenqva raez yaek 5 hauzmij；iemj iq，lumj boi feuz，heuj luenzgyaeq；mauhva hau，doengz yo ndaw linx，yiemh mauhva raez 2.5 hauzmij，5 liglaeg，mbawlig luenzgyaeq. Makraemx lumj giuz，hung yaek 8~10 hauzmij，geq le ndaem. Ceh gaenh lumj gyaeq，song henz yazbenj，cizging 2 hauzmij. 9~10 nyied haiva dawzmak.

【 Diegmaj Faenbouh 】 Hwnj hamq naz、diegfwz dem henz gaenh mbanj. Guengjsae gak dieg cungj miz，guek raeuz gizyawz sengj gih caemh miz.

【 Gij Guhyw Ywcuengh 】

Giz guhyw　Daengx go.

Singqfeih　Van、haemz，loq hanz；miz di doeg.

Goeng'yungh　Diuz lohlungz、lohhuj，doeng roenraemx，siu ndatdoeg，sanqgiet. Ndaej yw nyouhniuj，binghbegdaiq，okhaexmug，baenzsa，dahuj，heujin，bingh sieng hozhau，conghhoz in，baenzae，hezyazsang，laemx doek deng sieng，baeznong，naenghumz naenglot，baezding.

Danyw　（1）Baezding：Go'byaekmengh ndip 20 gwz，gogosinghaux ndip 30 gwz，dub yungz oep mwn qbaez.

（2）Laemx doek deng sieng：Go'byaekmengh ndip、suijswzlanz ndip gak 20 gwz，gociepndok iq ndip、mbawfaexreiz oiq ndip gak 30 gwz，dub yungz ceuj laeuj ndat oep mwnqsien.

（3）Conghhoz in：Mbawoiq go'byaekmengh 50 gwz，gya gyu habliengh，cienq raemx gwn.

053

五画

龙牙草

【药材名】仙鹤草。

【别　　名】脱力草。

【来　　源】蔷薇科植物龙牙草 Agrimonia pilosa Ledeb.。

【形态特征】多年生草本，高可达 1 m。茎绿色或带红色，被柔毛。叶互生，奇数羽状复叶，通常具小叶 3~4 对，向上减少至 3 小叶；小叶片无柄或具短柄，倒卵形、倒卵状椭圆形或倒卵状披针形，长 1.5~5.0 cm，宽 1.0~2.5 cm，边缘具锯齿，上面被疏柔毛，下面具显著腺点。总状花序顶生，花序轴、花梗均被柔毛；花直径 6~9 mm；萼片 5 枚；花瓣黄色，长圆形；雄蕊 5~8 枚；花柱 2 枚，丝状，柱头头状。果实倒卵状圆锥形，具 10 条肋，被疏柔毛，顶端有数层钩刺，幼时直立，成熟时靠合，连钩刺长 7~8 mm，最宽处直径 3~4 mm。花果期 5~12 月。

【生境分布】生于溪边、路旁、草地、灌木丛、林缘及疏林下。广西主要分布于阳朔、桂林、兴安、苍梧、贵港、北流、凌云、隆林、南丹等地，其他省区均有分布。

【壮医药用】

药用部位　地上部分。

性味　苦、涩，平。

功用　调龙路、火路，利谷道、水道，止血，杀虫。用于胴西咪暖（肠道寄生虫病），水蛊（肝硬化腹水），屙泻（泄泻），渗裂（血证），屙意勒（便血），兵白带（带下病）肉裂（尿血），陆裂（咳血），吐血，兵淋勒（崩漏），胃出血，屙意咪（痢疾），笃瘴（疟疾），隆白呆（带下），渗裆相（烧烫伤），林得叮相（跌打损伤），呗（无名肿毒），呗脓（痈肿），劳伤过度，乏力。

附方　（1）胃出血：仙鹤草、牛甘果根各 15 g，水煎服。

（2）渗裂（血证），屙意勒（便血）：仙鹤草、山栀炭、石油菜各 12 g，生地、侧柏叶、不出林、地稔各 15 g，卷柏 10 g，水煎服。

（3）兵白带（带下病）：仙鹤草、白背桐、土人参各 15 g，苦参 10 g，鸡肉花根 10 g，土茯苓 20 g，水煎服。

（4）劳伤过度，乏力：仙鹤草 30 g，土人参、山海螺各 15 g，五指毛桃 12 g，煲猪脚食。

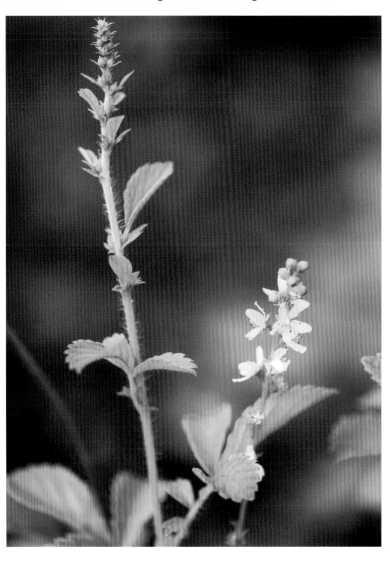

Nyacaijmaj

【Cohyw】 Nyacaijmaj.

【Coh'wnq】 Go'nywjdozliz.

【Goekgaen】 Dwg nyacaijmaj doenghgo ciengzveihgoh.

【Yienghceij Daegdiemj】 Go'nywj maj lai bi，sang ndaej daengz 1 mij. Ganj saekheu roxnaeuz daiq saekhoengz，miz bwn'unq. Mbaw maj doxca，lumj bwnroeg dansoq，baeznaengz miz mbawlwg 3~4 doiq，doxhwnj gemjnoix daengz 3 mbawlwg；mbawlwg mbouj miz gaenq roxnaeuz miz gaenqdinj，yiengh lumj gyaeq dauqdingq、luenzbomj lumj gyaeq dauqdingq roxnaeuz laj gaeb gwnz luenz lumj gyaeq dauqdingq，raez 1.5~5.0 lizmij，gvangq 1.0~2.5 lizmij，henzbien miz heujgawq，mienhgwnz miz bwn'unq mbang，mienhlaj miz aensienq yienhda. Foengqva baenzbyoz maj youq gwnzdingj，ganj foengqva、ganjva cungj miz bwn'unq；va cizging 6~9 hauzmij；iemjva 5 diuz；limqva saekhenj，luenzraez；simboux 5~8 dug；saeuva 2 dug，lumj diuzsei，gyaeujsaeu lumj gyaeuj. Aenmak luenzsoem lumj gyaeq dauqdingq，miz 10 diuz sej，miz bwn'unq mbang，gwnzdingj miz geij caengz oenngaeu，mwh lij iq sohdaengj，mwh cingzsug doxdep，lienz oenngaeu raez 7~8 hauzmij，giz ceiq gvangq cizging 3~4 hauzmij. 5~12 nyied haiva dawzmak.

【Diegmaj Faenbouh】 Maj youq henz rij、henz roen、diegnywj、byozfaex、henz ndoeng caeuq laj ndoeng faexmbang. Guengjsae cujyau youq Yangzsoz、Linzgvei、Hingh'anh、Canghvuz、Gveigangj、Bwzliuz、Lingzyinz、Lungzlinz、Nanzdanh daengj dieg maj miz，guek raeuz gizyawz sengj gih caemh miz.

【Gij Guhyw Ywcuengh】

Giz guhyw　Dingz gwnz dieg.

Singqfeih　Haemz、saep、bingz.

Goeng'yungh　Diuz lohlungz、lohhuj，lieh roenhaeux、roenraemx，dingz lwed，gaj non. Aeu daeuj yw dungxsaej miz non，binghduzdeh，oksiq，iemqlwed，okhaexlwed，nyouhlwed，binghbegdaiq，rueglwed，binghhloemqlwed，dungxoklwed，okhaexmug，fatnit，roengzbegdaiq，coemh log sieng，laemx doek deng sieng，baez，baeznong，dwgrengz gvaqbouh，naetnaiq.

Danyw　（1）Dungxoklwed：Nyacaijmaj、rag makyid gak aeu 15 gwz，cienq raemx gwn.

（2）Yaemqlwed，okhaexlwed：Nyacaijmaj、danq vuengzgae、gosizyouzcai gak 12 gwz，swnghdi、mbaw gobekbenj、bucuzlinz、godeihnim gak 15 gwz，gogienjbwz 10 gwz，cienq raemx gwn.

（3）Binghbegdaiq：Nyacaijmaj、godungzhau、gocaenghnaengh gak 15 gwz，gujsinh、rag gihyuzvah gak 10 gwz，gaeulanghauh 20 gwz，cienq raemx gwn.

（4）Dwgrengz gvaqbouh，naetnaiq：Nyacaijmaj 30 gwz，gocaenghnaengh、sanhhaijloz gak 15 gwz，maknguh 12 gwz，aeuq gamou gwn.

055

五
画

龙吐珠

【药 材 名】龙吐珠。

【别　　名】九龙吐珠。

【来　　源】马鞭草科植物龙吐珠 *Clerodendrum thomsonae* Balf.。

【形态特征】攀缘状灌木，高可达 5 m。幼枝四棱形，被短茸毛，老时无毛；小枝髓部嫩时疏松，老后中空。叶片狭卵形或卵状长圆形，长 4~10 cm，宽 1.5~4.0 cm，顶端渐尖，表面被小疣毛；基出脉 3 条；叶柄长 1~2 cm。聚伞花序腋生或假顶生，二歧分枝；花萼白色，基部合生，顶端 5 深裂，外被细毛，裂片三角状卵形；花冠深红色，外被细腺毛，裂片椭圆形，长约 9 mm，花冠筒与花萼近等长；雄蕊 4 枚，与花柱同伸出花冠外；柱头 2 浅裂。核果近球形，直径约 1.4 cm，内有分核 2~4 颗，外果皮光亮，棕黑色；宿萼红紫色。花期 3~5 月。

【生境分布】栽培。广西部分地区有栽培，其他省区也有栽培。

【壮医药用】

药用部位　全株。

性味　淡，平。

功用　调龙路、火路，清热毒，散瘀肿。用于林得叮相（跌打损伤），呗叮（疔），狠尹（疖肿），惹脓（中耳炎）。

附方　（1）林得叮相（跌打损伤）：鲜龙吐珠适量，捣烂，加米酒少许稍炒热敷患处。

（2）惹脓（中耳炎）：龙吐珠 30 g，白花丹 10 g，磨盘草 60 g，水煎服。

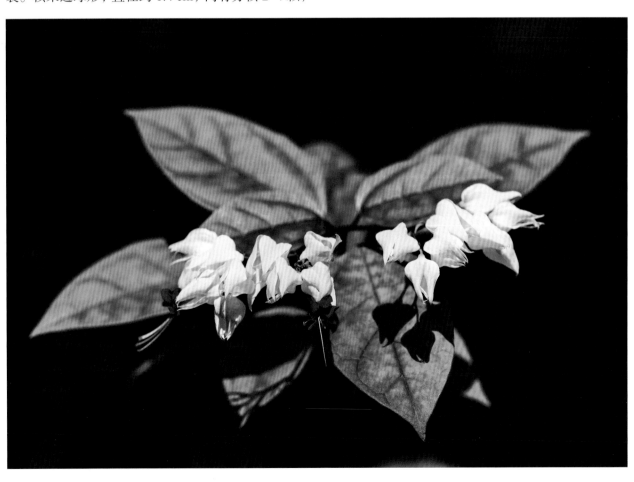

Lungzhaizcaw

【 Cohyw 】 Lungzhaizcaw.

【 Coh'wnq 】 Lungzhaizcaw.

【 Goekgaen 】 Dwg golungzhaizcaw doenghgo majbenhcaujgoh.

【 Yienghceij Daegdiemj 】 Dwg gofaexcaz benzraih，ndaej sang daengz 5 mij. Nyeoiq yiengh seiqlimq，miz bwnyungz dinj，geq le mbouj miz bwn；seizoiq giz ngviz ndaw nye mboeng，geq le baihndaw gyoeng. Mbaw yiengh lumj aen'gyaeq geb roxnaeuz yiengh lumj aen'gyaeq yiengh luenzraez，raez 4~10 lizmij，gvangq 1.5~4.0 lizmij，gwnzdingj menhmenh bienq soem，baihrog miz bwngyak saeq；lajgoek ok 3 diuz meg；gaenzmbaw raez 1~2 lizmij. Vahsi comzliengj maj laj goek mbaw roxnaeuz mbouj lumj maj gwnzdingj，faen baenz song nye；iemjva saekhau，goekmbaw gyoebmaj，gwnzdingj miz 5 veuqlaeg，baihrog miz bwnsaeq，limqveuq iemjva yiengh samgak yiengh luenz；mauhva saek hoengzndaem，baihrog miz bwnsenq saeq，limqveuq mauhva yienghbomj，raez daihgaiq 9 hauzmij，doengzmauhva caeuq iemjva ca mbouj lai doengz raez；sim vaboux 4 diuz，caeuq saeuva doengzcaez iet ok rog mauhva；gyaeujsaeu 2 veuqfeuh. Ngveihmak ca mbouj lai luenz baenz aen'giuz，cizging daihgaiq 1.4 lizmij，baihndaw miz ngveihsaeq 2~4 aen，rog naengmak wenj，saek henjndaem；iemj lw saek aeujhoengz. 3~5 nyied haiva.

【 Diegmaj Faenbouh 】 Ndaem aeu. Guengjsae miz dingz deihfueng miz ndaem，guek raeuz gizyawz sengj gih wnq hix miz ndaem aeu.

【 Gij Guhyw Ywcuengh 】

Giz guhyw　Daengx go.

Singqfeih　Damh，bingz.

Goeng'yungh　Diuz lohlungz、lohhuj，cing doeghuj，siu foeg. Yungh daeuj yw laemx doek deng sieng，baezding，nwnjin，rwznong.

Danyw　（1）Laemx doek deng sieng：Lungzhaizcaw ndip dingz ndeu，dub yungz，gya dingz noix laeujhaeux ndeu cauj ndat oep giz bingh.

（2）Rwznong：Lungzhaizcaw 30 gwz，godonhhau 10 gwz，gomakmuh 60 gwz，cienq raemx gwn.

五画

龙须藤

【药 材 名】九龙藤。

【别　　名】羊蹄叉、燕子尾、黑梅花藤、羊蹄藤、元江羊蹄甲、燕尾藤。

【来　　源】苏木科植物龙须藤 Bauhinia championii（Benth.）Benth.。

【形态特征】常绿攀缘木质大藤本，长数米，具卷须。嫩枝、叶背和花序均被短柔毛。叶互生，叶片卵形或心形，长 3~10 cm，宽 2.5~6.5 cm，先端锐渐尖，微凹或 2 裂呈羊蹄形，基部截形、微凹或心形，基出脉 5~7 条；叶柄长 1.0~2.5 cm，略被毛。花两性，总状花序顶生或腋生，多花，长 7~20 cm；花梗纤细，长 1.0~1.5 cm；花托漏斗形，长约 2 mm；萼杯状，裂片 5 枚，披针形；花瓣 5 枚，白色，瓣片匙形，长约 4 mm；能育雄蕊 3 枚，退化雄蕊 2 枚；子房被毛，具短柄。荚果扁平，长 7~12 cm，宽 2.5~3.0 cm；种子 2~5 粒。花期 6~10 月，果期 7~12 月。

【生境分布】生于石灰岩山上、土山的山谷，或山坡疏林下和灌木丛中。广西各地均有分布，浙江、台湾、福建、广东、江西、湖南、湖北、贵州等省区也有分布。

【壮医药用】

药用部位　藤茎、叶。

性味　苦、涩，平。

功用　调龙路、火路，利谷道，祛风毒，除湿毒。用于发旺（痹病），夺扼（骨折），林得叮相（跌打损伤），胴尹（胃痛）。

附方　（1）发旺（痹病）：九龙藤茎、过江龙、藤杜仲各 30 g，买麻藤、鸭脚木、鸡血藤各 15 g，甘草 9 g，水煎服。

（2）胴尹（胃痛）：九龙藤茎 20 g，万年芭根 10 g，水煎服。

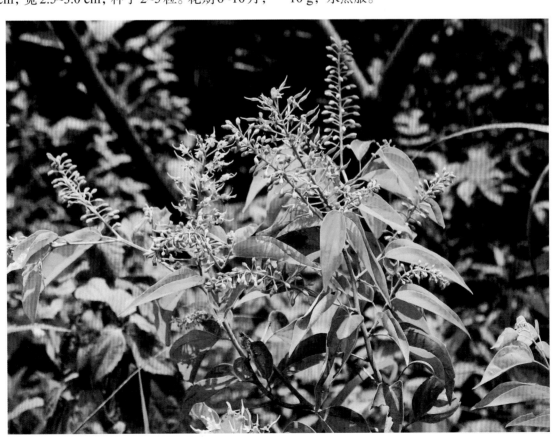

Gaeu'enq

【Cohyw】 Gaeu'enq.

【Coh'wnq】 Goyangzdizcah、gorieng'enq、gaeuhwzmeizvah、gaeuyangzdiz、gaeuyenzgyangh yangzdizgyaz、gaeurieng'enq.

【Goekgaen】 Dwg gaeu'enq doenghgo soqmoeggoh.

【Yienghceij Daegdiemj】 Gogaeu faex hung raih ciengz heu，raez geij mij，miz mumh gienj. Nyeoiq、laengmbaw caeuq foengqva cungj miz bwn'unq dinj. Mbaw maj doxca，mbaw luenz lumj gyaeq roxnaeuz lumj aensim，raez 3~10 lizmij，gvangq 2.5~6.5 lizmij，byai iq ciemh soem，loq mboep roxnaeuz 2 seg lumj caujdin duzyiengz，goek lumj gatbingz，loq mboep roxnaeuz lumj aensim，nyinz daj goek ok 5~7 diuz；gaenqmbaw raez 1~2.5 lizmij，mizdi bwn. Vaboux vameh song singq，foengqva baenzroix maj gwnzdingj roxnaeuz lajeiq，va lai，raez 7~20 lizmij；ganjva saeqset，raez 1.0~1.5 lizmij；dakva lumj laeuhdouj，raez daihgaiq 2 hauzmij；iemjva lumj boi，seg 5 diuz，laj gvangq gwnz gaeb；limqva 5 diuz，saekhau，yiengh lumj beuzgeng，raez daihgaiq 4 hauzmij；sim vaboux ndaej dok 3 diuz，sim vaboux doiqvaq 2 diuz；fuengzlwg miz bwn，miz gaenq dinj. Faekmak benjbingz，raez 7~12 lizmij，gvangq 2.5~3.0 lizmij；ceh 2~5 naed. 6~10 nyied haiva，7~12 nyied dawzmak.

【Diegmaj Faenbouh】 Maj youq gwnz bya、cauzlueg，roxnaeuz laj ndoeng faex mbang caeuq byoz faexcaz. Guengjsae gak dieg cungj maj miz，guek raeuz Cezgyangh、Daizvanh、Fuzgen、Guengjdoeng、Gyanghsih、Huznanz、Huzbwz、Gveicouh daengj sengj gih caemh maj miz.

【Gij Guhyw Ywcuengh】

Giz guhyw　Ganjgaeu、mbaw.

Singqfeih　Haemz、saep、bingz.

Goeng'yungh　Diuz lohlungz、lohhuj，lieh roenhaeux，siu fungdoeg，cawz doegcumx. Aeu daeu yw fatvangh，ndokraek，laemx doek deng sieng，dungx in.

Danyw　（1）Fatvangh：Ganj gaeu'enq、go'gyanghlungz、gaeuducung gak aeu 30 gwz，gaeumaijmaz、yazgyozmuz、gaeulwedgaeq gak aeu 15 gwz，gamcauj 9 gwz，cienq raemx gwn.

（2）Dungx in：Ganj gaeu'enq 20 gwz，rag vannenzbah 10 gwz，cienq raemx gwn.

五画

龙珠果

【药 材 名】龙珠果。

【别　　名】香瓜子、山木必、龙枝果。

【来　　源】西番莲科植物龙珠果 *Passiflora foetida* L.。

【形态特征】草质藤本，长数米，有臭味。茎具条纹并被柔毛。叶膜质，宽卵形至长圆状卵形，长 4.5~13.0 cm，宽 4~12 cm，先端 3 浅裂，基部心形，边缘呈不规则波状，通常具头状缘毛，两面被毛，下面有较多小腺体，叶脉羽状，侧脉 4~5 对，网脉横出；叶柄长 2~6 cm，密被毛，无腺体。聚伞花序退化仅存 1 花，与卷须对生。花白色或淡紫色，具白斑，直径 2~3 cm；苞片 3 枚，一至三回羽状分裂，裂片丝状，顶端具腺毛；萼片和花瓣 5 枚，两者等长；外副花冠裂片 3~5 轮；雄蕊 5 枚。浆果卵圆球形，直径 2~3 cm；种子多数，椭圆形，草黄色。花期 7~8 月，果期翌年 4~5 月。

【生境分布】生于草坡路边。广西主要分布于桂东南、桂南、桂西等地，广东、云南、台湾等省区也有栽培。

【壮医药用】

药用部位　果实、全株。

性味　辣、微苦，凉。

功用　通气道、水道，清热毒。用于埃病（咳嗽），肉扭（淋证），呗脓（痈肿），笨浮（水肿），渗裆相（烧烫伤）。

附方　（1）埃病（咳嗽）：龙珠果果实、百部、鱼腥草各 15 g，水煎服。

（2）肉扭（淋证）：龙珠果全株 12 g，金钱草 15 g，石韦 12 g，三白草 15 g，水煎服。

（3）笨浮（水肿）：龙珠果全株、木防己、叶下珠、葫芦茶各 12 g，水煎服。

（4）渗裆相（烧烫伤）：龙珠果全株、白及各适量，水煎湿敷患处。

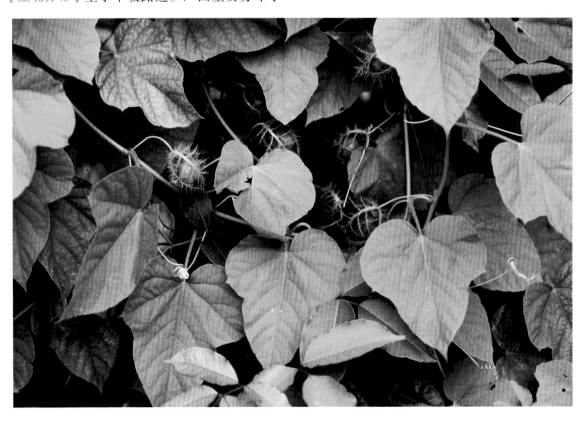

Go'gyazbengj

【Cohyw】Maklungzcuh.

【Coh'wnq】Goyanghgvahswj、gosanhmuzbiz、maklunghcih.

【Goekgaen】Dwg maklungzcuh doenghgo sihfanhlenzgoh.

【Yienghceij Daegdiemj】Dwg go'nywj maj baenz gaeu，miz geij mij raez，miz heiqhaeu. Ganj miz raiz baenz diuz caemhcaiq miz bwn'unq. Mbaw mbang youh unq，yiengh lumj aen'gyaeq gvangq daengz yiengh luenzraez lumj aen'gyaeq，raez 4.5~13.0 lizmij，gvangq 4~12 lizmij，byaimbaw 3 veuq feuz，goekyw baenz yiengh aensim，bien mbaw baenz yiengh raemxlangh mbouj gveihcwz，ciengzciengz miz bwn bienmbaw lumj aengyaeuj，song mbiengj miz bwn，baihlaj miz haemqlai diemjdu iq，megmbaw lumj fwed，meg henz 4~5 doiq，megmuengx vang doxok；gaenqmbaw raez 2~6 lizmij，miz bwn deihdub，mbouj miz diemjdu. Vahsi comzliengj doiqvaq baenz dan lw duj va ndeu，caeuq mumhgienj doxdoiq maj. Va saekhau roxnaeuz saek aeujmong，miz banqhau，cizging 2~3 lizmij；limqva 3 diuz，mbaw dog roxnaeuz sam mbaw veuq lumj fwed，dipvengq lumj sei，gwnzdingj miz bwndu；iemjva caeuq limqva gak miz 5 diuz，song yiengh doengz raez；baihrog mauhva dipvengq caengz daihngeih 3~5 lwnz；sim vaboux 5 diuz. Maknoh luenz baenz aen gyaeq luenz lumj aen'giuz，cizging 2~3 lizmij；ceh miz dingzlai，yiengh luenzgyaeq，saekhenj lumj nywj. 7~8 nyied haiva，bi daihngeih 4~5 nyied dawzmak.

【Diegmaj Faenbouh】Maj youq gwnz bo henz roen. Guengjsae cujyau faenbouh youq Gveidoengnanz、Gveinanz、Gveisih daengj dieg，guek raeuz Guengjdoeng、Yinznanz、Daizvanh daengj sengj gih hix miz ndaem.

【Gij Guhyw Ywcuengh】

Giz guhyw　Mak、daengx go.

Singqfeih　Manh、loq haemz，liengz.

Goeng'yungh　Doeng roenheiq、roenraemx，cing doeghuj. Aeu daeuj yw baenzae，nyouhniuj，baeznong，baenzfouz，coemh log sieng.

Danyw　（1）Baenzae：Gij mak maklungzcuh、gobwzbu、byaekvaeh gak 15 gwz，cienq raemx gwn.

（2）Nyouhniuj：Daengx go maklungzcuh 12 gwz，duhnamhfangz 15 gwz，fouxdinh 12 gwz，govuengzngoh 15 gwz，cienq raemx gwn.

（3）Baenzfouz：Daengx go maklungzcuh、gomuzfangzgij、nyagvanjdouj、gocazso gak 12 gwz，cienq raemx gwn.

（4）Coemh log sieng：Daengx go maklungzcuh、gobwzgiz gak dingz ndeu，cienq raemx oep giz bingh.

五画

龙船花

【药 材 名】龙船花。

【别　　名】卖子木、百日红、罗伞木。

【来　　源】茜草科植物龙船花 *Ixora chinensis* Lam.。

【形态特征】小灌木，高可达 2 m，无毛。单叶对生，或几成 4 枚轮生，披针形、长圆状披针形至长圆状倒披针形，长 6~13 cm，宽 3~4 cm；叶柄极短或无；托叶长 5~7 mm，基部合生成鞘形，顶端长渐尖。伞房花序顶生，花序梗长 5~15 mm；萼管长 1.5~2.0 mm，萼檐 4 裂；花冠红色或红黄色，盛开时长 2.5~3.0 cm，顶部 4 裂，裂片倒卵形或近圆形；雄蕊 4 枚；子房下位。浆果近球形，双生，中间具 1 沟，成熟时红黑色。花期 5~7 月，果期 9~10 月。

【生境分布】生于山坡、路旁和疏林下，也有栽培。广西主要分布于南宁、柳州、苍梧、岑溪、合浦、防城港、东兴、博白、凌云等地，福建、广东、香港等省区也有分布。

【壮医药用】

药用部位　全株。

性味　甘，凉。

功用　调龙路、火路，清热毒，消肿痛，续筋骨。用于钵痨（肺结核），陆裂（咳血），约经乱（月经不调），京瑟（闭经），血压嗓（高血压），林得叮相（跌打损伤），夺扼（骨折），呗脓（痈肿），胴尹（胃痛），发旺（痹病）。

附方　（1）林得叮相（跌打损伤）：鲜龙船花根 60 g，鲜透骨消、鲜大黄根、鲜黑心姜各 30 g，共捣烂加酒糟小半碗调敷患处。

（2）血压嗓（高血压）：龙船花根、夏枯草各 30 g，萝芙木根 15 g，水煎服。

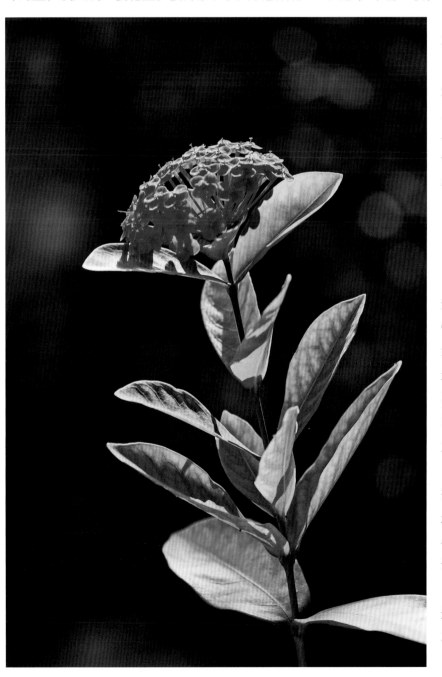

Yoeklungzcenz

【Cohyw】Yoeklungzcenz.

【Coh'wnq】Faexmaijswj、hoengzbakngoenz、faexlozsanj.

【Goekgaen】Dwg goyoeklungzcenz doenghgo sihcaujgoh.

【Yienghceij Daegdiemj】Go faexcaz iq，sang rdaej daengz 2 mij mbouj miz bwn. Mbaw dog majdoiq，roxnaeuz cengmboujgeij baenz 4 mbaw majloek，byai menh soem、raezluenz byai menh soem daengz raezluenz byai menh soem dauqbyonj，raez 6~13 lizmij，gvangq 3~4 lizmij；gaenqmbaw dinjdinj roxnaeuz mbouj miz；dakmbaw raez 5~7 hauzmij，gock gvangq，habmaj baenz faek，byai raez menh oem. Gyaeujva comliengj majbyai，gaen vahsi raez 5~15 hauzmij guenjiemj raez 1.5~2 hauzmij，yiemhiemj 4 lig；mauhva hoengz roxnaeuz hoengzhenj，mwh hailangh raez 2.5~3.0 lizmij，byai 4 lig，mbawseg luenzgyaeq dauqbyonj roxnaeuz gaenh luenz，mbegvangq roxnaeuz byonj doxok；sim vaboux 4 diuz，maj giz hoz mauhva；buenzva unqnoh；rugceh youqlaj. Makraemx gaenh giuz，suengseng，gyang miz 1 lueng，geq le hoengzndaem. 5~7 nyied haiva，9~10 nyied dawzmak.

【Diegmaj Faenbouh】Hwnj gwnz ndoi、bangx roen caeuq ndaw ndoeng faex mbang，caemh miz vunz ndaem. Guengjsae dingzlai hwnj laeng Nanzningz、Liujcouh、Canghvuz、Cwnzhih、Hozbuj、Fangzcwngzgangj、Dunghhingh、Bozbwz、Lingzyinz daengj dieg neix，guek raeuz Fuzgen、Guengjdoeng、Yanghgangj daengj sengj gih neix caemh miz.

【Gij Guhyw Ywcuengh】

Giz guhyw　Daengx go.

Singqfeih　Gam，liengz.

Goeng'yungh　Diuz lohlungz、lohhuj，siu ndatdoeg，siu foegin，ciep nyinzndok. Ndaej yw bwtlauz，rueglwed，dawzsaeg luenh，dawzsaeg gaz，hezyazsang，laemx doek deng sieng，ndokraek，baeznong，dungx in，fatvangh.

Danyw　（1）Laemx doek deng sieng：Rag yoeklungzcenz ndip 60 gwz，douguzsiuh ndip、davangzgwnh ndip、hingsimndaem ndip gak 30 gwz，caez dub yungz gya laeujndwq gyang vanjiq ndeu diuz oep mwnqsien.

（2）Hezyazsang：Rag yoeklungzcenz、yaguhcauj gak 30 gwz，rag lozfuhmuz 15 gwz，cienq raemx gwn.

五
画

龙脷叶

【药材名】龙脷叶。

【别　名】龙利叶、龙舌叶、龙味叶、牛耳叶。

【来　源】大戟科植物龙脷叶 *Sauropus spatulifolius* Beille。

【形态特征】常绿小灌木，高可达 50 cm。茎枝条圆柱状，蜿蜒状弯曲，幼时被柔毛，老渐无毛。叶通常聚生于小枝上部，鲜时近肉质，匙形、倒卵状长圆形或卵形，长 4.5~16.5 cm，宽 2.5~6.3 cm，无毛或幼时有微毛，上面近叶脉处有白斑；叶柄长 2~5 mm。花红色或紫红色，雌雄同株，2~5 朵簇生于落叶的枝条中部或下部，或茎花；花序梗短而粗壮，着生有许多披针形的苞片。雄花花梗长 3~5 mm；萼片 6 枚，2 轮；花盘腺体 6 枚，与萼片对生；雄蕊 3 枚。雌花花梗长 2~3 mm；萼片与雄花的相同；无花盘；子房 3 室，花柱 3 枚，顶端 2 裂。蒴果有短梗，为宿存萼筒所包藏。花期 2~10 月。

【生境分布】栽培。广西主要栽培于南宁、桂林、梧州、贵港等地，福建、广东等省也有栽培。

【壮医药用】

药用部位　全株。

性味　甜，平。

功用　调气道，补肺阴，化痰毒，止咳喘。用于埃病（咳嗽），埃病百银（百日咳），墨病（气喘），钵痨（肺结核）。

附方　（1）埃病（咳嗽）：龙脷叶、红景天各 15 g，扶芳藤 30 g，罗汉果 1 个，水煎服。

（2）埃病百银（百日咳）：龙脷叶 60 g，山药、冰糖各 15 g，鸭脚板 10 g，瘦猪肉 50 g，水炖，食肉喝汤。

（3）墨病（气喘）：龙脷叶 20 g，生姜、红糖适量，水煎代茶饮。

（4）钵痨（肺结核）：龙脷叶、九龙藤各 10 g，川贝、麦冬各 6 g，十大功劳、不出林各 15 g，猪肺 250 g，水炖，食肉喝汤。

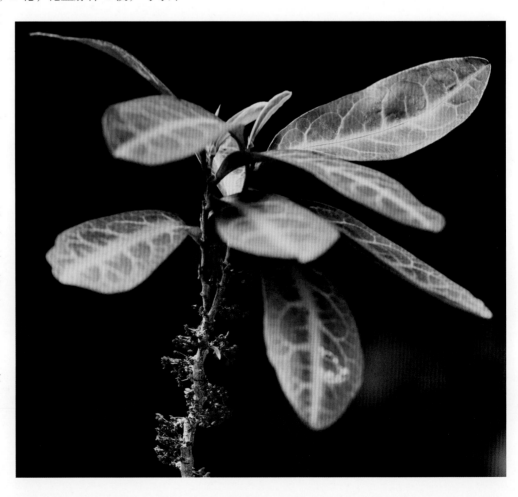

Mbawlinxlungz

【 Cohyw 】 Mbawlinxlungz.

【 Coh'wnq 】 Mbawleihlungz、mbawfeihlungz、mbawrwzvaiz.

【 Goekgaen 】 Dwg mbawlinxlungz doenghgo dagizgoh.

【 Yienghceij Daegdiemj 】 Faexcaz iq seiqseiz heu，sang ndaej daengz 50 lizmij. Ganj nye baenz luenzsaeu，van ngutngut nyeujnyeuj，mwh oiq de hwnj bwn'unq，geq le ciemh mbouj miz bwn. Mbaw seiqseiz comzmaj youq gwnzdingj nye iq；mwh ndip de nohnwdnwd，yienghbeuz、lumj gyaeq dingjbyonj luenzraez roxnaeuz yienghgyaeq，raez 4.5~16.5 lizmij，gvangq 2.5~6.3 lizmij，mbouj miz bwn roxnacuz mwh oiq miz di bwn，baihgwnz giz gaenh eiqmbaw miz raiz hau；gaenzmbaw raez 2~5 hauzmij. Va saekhoengz roxnaeuz saek hoengzaeuj，meh boux doengz go，2~5 duj comzmaj youq diuznye mbaw loenq cungqgyang roxnaeuz baihlaj，roxnaeuz vaganj；ganj gyaeujva dinj cix conoengq，maj miz haujlai mbawlup byai menh soem. Vaboux ganjva raez 3~5 hauzmij；mbawiemj 6 mbaw，song gvaengh；buenzva miz diemjdu 6 naed，caeuq mbawiemj doxdoiq maj；simva boux 3 diuz. Gaenqva simva boux raez 2~3 hauzmij. iemjva caeuq vaboux doxdoengz；mbouj miz buenzva；fuengzlwg 3 fungh，saeuva 3 diuz，dingjbyai 2 seg. Mak miz ganj dinj，deng dungziemj gouq dukyo dawz. 2~10 nyied langhva.

【 Diegmaj Faenbouh 】 Vunz ndaem. Guengjsae dingzlai ndaem youq Nanzningz、Gveilinz、Vuzcouh、Gveigangj daengj dieg，guek raeuz Fuzgen、Guengjdoeng daengj sengj caemh miz vunz ndaem.

【 Gij Guhyw Ywcuengh 】

Giz guhyw　　Daengx go.

Singqfeih　　Van，bingz.

Goeng'yungh　　Diuz roenheiq，bouj bwtyaem，vaq myaizdoeg，dingz ae'ngab. Yungh youq baenzae，baenzae bakngoenz，ngaebheiq，bwtlauz.

Danyw　（1）Baenzae：Mbawlinxlungz、hoengzgingjdenh gak 15 gwz，gaeundaux 30 gwz，lozhangoj 1 aen，cienq raemx gwn.

（2）Baenzae bakngoenz：Mbawlinxlungz 60 gwz，maenzcienz、dangzrin gak 15 gwz，gocaujbit 10 gwz，nohmou cing 50 gwz，cienq raemx，gwn noh gwn dang.

（3）Ngaebheiq：Mbawlinxlungz 20 gwz，hing ndip、dangznding aenqliengh，cienq raemx dang caz ndoet.

（4）Bwtlauz：Mbawlinxlungz、gaeugoujlungz gak 10 gwz，conhbei、gyazcij gak 6 gwz，faexvuengzlienz、bucuzlinz gak 15 gwz，bwt mou 250 gwz，cienq raemx，gwn noh gwn dang.

五
画

东风草

【药材名】白花九里明。

【别　名】生刀药、花艾纳香、管芽、大头艾纳香。

【来　源】菊科植物东风草 Blumea megacephala（Randeria）Chang et Tseng。

【形态特征】攀缘状草质藤本或基部木质，长 1~3 m 或更长。茎多分枝，小枝被短柔毛后脱落。茎下部和中部叶片卵形、卵状长圆形或长椭圆形，长 7~10 cm，宽 2.5~4.0 cm，顶端短尖，基部圆形，边缘有细齿或点状突起，两面被毛或无毛；小枝上部的叶较小，椭圆形或卵状长圆形。头状花序 1~7 个在小枝顶端腋生或顶生，排列成圆锥花序；头状花序直径 1.5~2.0 cm，花序柄长 1~3 cm；总苞半球形；总苞片 5~6 层；花托平，直径 8~11 mm，被短毛。雌花多数，细管状，长约 8 mm，檐部 2~4 齿裂；两性花，黄色，花冠管状，连伸出花冠的花药长约 1 cm，檐部 5 齿裂，裂片三角形。瘦果圆柱形，长约 1.5 mm，具棱 10 条，被疏毛；冠毛白色，糙毛状。花期 8~12 月。

【生境分布】生于林缘或灌木丛中，或山坡、丘陵向阳处，极为常见。广西各地均有分布，云南、四川、贵州、广东、湖南、江西、福建、台湾等省区也有分布。

【壮医药用】

药用部位　全草。

性味　微苦、淡，微温。

功用　通龙路，祛风毒，除湿毒，调月经。用于发旺（痹病），林得叮相（跌打损伤），产呱兵淋勒（产后崩漏），约经乱（月经不调），呗脓（痈肿），火眼（急性结膜炎），贫痧（感冒），能啥能累（湿疹）。

附方　（1）发旺（痹病）：白花九里明、过江龙各 10 g，买麻藤 12 g，水煎服。

（2）产呱兵淋勒（产后崩漏），约经乱（月经不调）：白花九里明、旱莲草、白及各 12 g，鸡血藤 15 g，水煎服。

（3）贫痧（感冒）：白花九里明、三姐妹各 10 g，淡竹叶 12 g，水煎服。

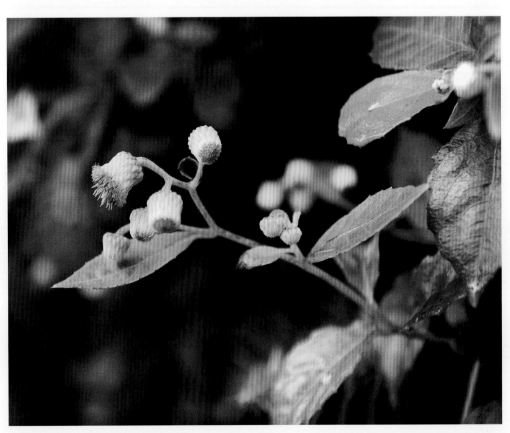

Gyiujlijmingz

〔Cohyw〕Gyiujlijmingz.

〔Coh'wnq〕Ywcaxseng、va'ngaihnaprang、guenjyaz、ngaihnaprang gyaeujhung.

〔Goekgaen〕Dwg gogyiujlijmingz doenghgo gizgoh.

〔Yienghceij Daegdiemj〕Gogaeu dangq rum duenghbenz roxnaeuz laj goek baenz faex，raez 1~3 mij roxnaeuz lai raez. Ganj dok nye lai，nyelwg miz bwn'unq din，doeklaeng loenq. Baihlaj caeuq cungqgyang ganj gij mbaw lumj gyaeq、lumj gyaeq raezluenz roxnaeuz raezbenjluenz，raez 7~10 lizmij，gvangq 2.5~4.0 lizmij，byai dinj soem，goek luenz，henzbien miz yazgawq saeq roxnaeuz diemj doed hwnjdaeuj，song mbiengj miz bwn roxnaeuz mbouj miz bwn；mbaw caek gwnz nyelwg lai iq，luenzbenj roxnaeuz lumj gyaeq raezluenz. Gyaeujva baenz gyaeuz 1~7 aen youq byai nyelwg maj eiq roxnaeuz majbyai baizled baenz gyaeujva luenzsaeu soem；gyaeujva baenzgyaeu cizging 1.5~2.0 lizmij，ganjfoengqva raez 1~3 lizmij；byakhung buenqgiuz；mbawlupmeh 5~6 caengz；dakva bingz，hunggvangq 8~11 hauzmij，miz bwn dinj. Vameh lai duj，lumj guenjsaeq，raez daihgaiq 8 hauzmij，yiemh 2~4 heujleg；va suengsingq saekhenj，mauhva baenz guenj，lienz gyaeujmbava ietok mauhva raez daihgaiq 1 lizmij，yiemh 5 heujleg，mbawseg samgak. Makceh saeumwnz，raez daihgaiq 1.5 hauzmij，miz limqgak 10 diuz，miz bwn mbang；bwn mauhva hau，lumj bwnco. 8~12 nyied haiva.

〔Diegmaj Faenbouh〕Hwnj henz ndoeng roxnaeuz ndaw faexcaz，roxnaeuz gwnz ndoi、diegndoi mwnq coh ndit de. Guengjsae gak dieg cungj miz，guek raeuz Yinznanz、Swconh、Gveicouh、Guengjdoeng、Huznanz、Gyanghsih、Fuzgen、Daizvanh daenj sengj gih neix caemh miz.

〔Gij Guhyw Ywcuengh〕

Giz guhyw   Daengx go.

Singqfeih   Loq haemz、damh，loq raeuj.

Goeng'yungh   Doeng lohlungz，siu fungdoeg，cawz caepdoeg，diuz dawzsaeg. Ndaej yw fatvangh，laemx doek deng sieng，mizlwg le binghhloemqlwed，dawzsaeg luenh，baeznong，dahuj，baenzsa，naenghumz naenglot.

Danyw （1）Fatvangh：Gyiujlijmingz、gogyanghlungz gak 10 gwz，maijmazdwngz 12 gwz，cienq raemx gwn.

（2）Mizlwg le binghhloemqlwed，dawzsaeg luenh：Gyiujlijmingz、hanlenzcauj、bwzgiz gak 12 gwz，gaeulwedgaeq 15 gwz，cienq raemx gwn.

（3）Baenzsa：Gyiulijmingz、samcejnuengx gak 10 gwz，dancuzyez 12 gwz，cienq raemx gwn.

067
五画

东兴金花茶

【药　材　名】金花茶。

【别　　　名】金茶花。

【来　　　源】山茶科植物东兴金花茶 *Camellia indochinensis* Merr. var. *tunghinensis*（H. T. Chang）T. L. Ming et W. J. Zhang。

【形态特征】常绿灌木或小乔木，高可达 5 m。嫩枝纤细。叶薄革质，椭圆形，长 5.0~10.5 cm，宽 2.5~4.5 cm，先端急尖，下面具黑腺点，边缘上半部具钝锯齿；叶柄长 8~15 mm。花单生或 2 朵簇生，淡黄色，腋生或顶生，花径 3.5~4.0 cm，花柄长 9~13 mm；苞片 6~7 枚；萼片 5 枚，近圆形，长 2~5 mm，背具毛或具睫毛；花瓣 8~9 枚，基部连合 2~4 mm，倒卵形，长 1~2 cm；雄蕊多数，4~5 列，外轮花丝基部连生 5~6 mm，内轮花丝离生；子房 3~4 室，花柱 3 枚。蒴果球形或扁三角形，直径 2.0~3.9 cm，果爿极薄。花期 3~4 月。

【生境分布】生于山谷林下，或栽培。广西主要分布于防城港。

【壮医药用】

药用部位　叶、花。

性味　叶：微苦、涩，平。花：涩，平。

功用　叶：调龙路，调谷道、水道，清热毒，除湿毒。用于货烟妈（咽痛），屙意咪（痢疾），屙意勒（便血），笨浮（水肿），肉扭（淋证），黄标（黄疸），血压嗓（高血压），高脂血，呗脓（痈肿），水蛊（肝硬化腹水），预防癌症。

花：调龙路，止血。用于月经过多，血压嗓（高血压），高脂血，屙意勒（便血），兵淋勒（崩漏）。

附方　（1）月经过多：金花茶花、元宝草、牛膝各 10 g，水煎服。

（2）屙意勒（便血）：金花茶花 10 g，五月艾、毛葱各 15 g，水煎服。

（3）高脂血：金花茶叶（或花）、大果山楂叶各 6 g，热开水泡当茶饮。

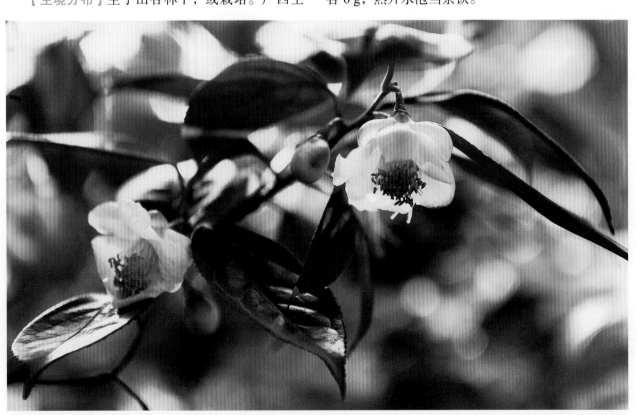

Dunghhingh Cazvahenj

【Cohyw】 Cazvahenj.

【Coh'wnq】 Cazvahenj.

【Goekgaen】 Dwg cazvahenj dunghhingh doenghgo cazvahgoh.

【Yienghceij Daegdiemj】 Dwg faexgvanmuz ciengz heu roxnaeuz faexgyauzmuz iq，sang ndaej daengz 5 mij. Nyeoiq saeqset. Mbaw mbang hix wenq，yiengh luenzgyaeq，raez 5.0~10.5 lizmij，gvangq 2.5~4.5 lizmij，byai mbaw soemset，baihlaj miz diemj doed ndaem，henz bien buenq gwnz dwg yazgawq bumx；gaenqmbaw raez 8~15 lizmij. Va dwg dan hai roxnaeuz 2 duj dep hai，saek henjmyox，hai youq geh nye mbaw roxnaeuz gwnzdingj，va gvangq 3.5~4.0 lizmij，gaenqva raez 9~13 hauzmij；dip bauva 6~7 dip；dakva 5 diuz，yiengh loq luenz，raez 2~5 hauzmij，baihlaeng miz bwn；dipva miz 8~9 diuz，giz goek lienzhab 2~4 hauzmij，yiengh lumj gyaeq daujdingj，raez 1~2 lizmij，dingzlai vaboux，4~5 lied，hop rog vasei giz goek lienzseng 5~6 hauzmij，hop ndaw vasei liz seng；ranzceh 3~4 congh，simva 3 diuz. Gij mak yiengh luenz lumj giuz roxnaeuz lumj samgak bej，cizging 2.0~3.9 lizmij，dip mak gig mbang. 3~4 nyied haiva.

【Diegmaj Faenbouh】 Hwnj youq laj faex ndaw lueg，roxnaeuz ndaem. Guengjsae cujyau faenbouh youq Fangzcwngzgangj.

【Gij Guhyw Ywcuengh】

Giz guhyw　Mbaw、va.

Singqfeih　Mbaw：Loq haemz、saep，bingz. Va：Saep，bingz.

Goeng'yungh　Mbaw：Diuz lohlungz，diuz roenhaeux、roenzraemx，siu ndatdoeg，cawz cumxdoeg. Yungh youq conghhoz in，okhaexmug，okhaexlwed，baenzfouz，nyouhniuj，vuengzbiu，hezyazsang，hezcihsang，baeznong，dungxraengx，yawhfuengz binghngaiz.

Va：Diuz lohlungz，dingz lwed. Yungh youq dawzsaeg daiq lai，hezyazsang，hezcihsang，okhaexlwed，binghloemqlwed.

Danyw　（1）Dawzsaeg daiq lai：Va cazvahenj、nyadoixmbawx、govaetdauq gak 10 gwz，cienq raemx gwn.

（2）Okhaexlwed：Va cazvahenj 10 gwz、ngaih nguxnyied、gonap gak 15 gwz，cienq raemx gwn.

（3）Hezcihsang：Mbaw cazvahenj（roxnaeuz va）、mbaw sanhcah mak hung gak 6 gwz，aeu raemxgoenj cimq dang caz gwn.

069

五画

东京银背藤

【药 材 名】白花银背藤。

【别　　名】牛白藤、个吉芸。

【来　　源】旋花科植物东京银背藤 *Argyreia pierreana* Boiss.。

【形态特征】缠绕木质藤本。幼枝、叶背面、叶柄、总花梗、苞片外面、萼片外面、花冠外面均被毛。单叶互生，卵形，长12~17 cm，宽8.0~13.5 cm，先端锐尖，基部大多近圆形至楔形；叶柄长5~12 cm。复聚伞花序腋生，具总花梗，有花1~4束；苞片很大，形如总苞状，宽卵形，内面苞片很小，花柄与次级总梗等长；萼片披针形，玫瑰红色；花冠漏斗状，顶端5裂，紫红色、淡红色或白色；雄蕊及花柱内藏；柱头头状2裂。浆果球形，红色，被增大的萼片包围；种子4粒。花期夏、秋季。

【生境分布】生于路边灌木丛中。广西主要分布于桂林、南宁、扶绥、宁明、大新、龙州、那坡、隆林、百色、靖西等地，广东、贵州、云南等省也有分布。

【壮医药用】

药用部位　全株。

性味　辣、微苦，平。

功用　散瘀肿，止血，除湿毒，止咳。用于林得叮相（跌打损伤），外伤出血，发旺（痹病），兵淋勒（崩漏），埃病（咳嗽），能啥能累（湿疹），呗脓（痈肿），呗（无名肿毒），呗嘻（乳痈）。

附方　（1）林得叮相（跌打损伤）：鲜白花银背藤20 g，鲜小驳骨、鲜泽兰叶各30 g，共捣烂，加适量白酒炒热敷患处（无伤口）。

（2）发旺（痹病）：白花银背藤、两面针、牡荆根各30 g，小钻10 g，水煎熏洗患处。

（3）呗嘻（乳痈）：白花银背藤、香附各10 g，黎头草20 g，蒲公英、金银花、连翘各15 g，水煎服；药渣水煎第2次，药液洗患处。

（4）呗（无名肿毒）：鲜白花银背藤适量，捣烂敷患处。

（5）埃病（咳嗽）：白花银背藤15 g，水煎服。

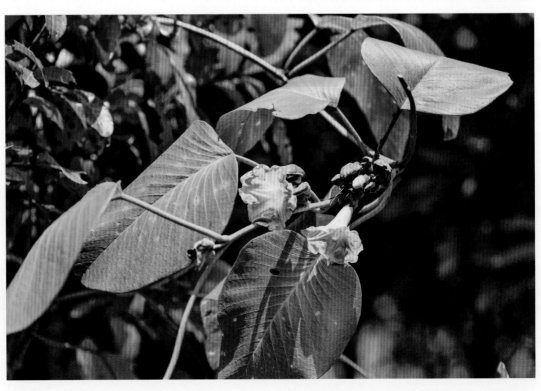

Gaeucenj

【Cohyw】Gaeucenj.

【Coh'wnq】Goniuzbwzdwngz、gogizyinz.

【Goekgaen】Dwg gogaeucenj doenghgo senzvahgoh.

【Yienghceij Daegdiemj】Dwg cungj gaeu geng lumj faex rox geujheux. Nyeoiq、laeng mbaw、gaenzmbaw、gaenzvahung、limqva baihrog、mbawiemj baihrog、rog mauhva cungj miz bwn. Mbaw dog maj doxciep，lumj aen'gyaeq，raez 12~17 lizmij，gvangq 8.0~13.5 lizmij，byaimbaw soemset，goek mbaw dingzlai ca mbouj lai luenz daengzyienghseb；gaenzmbaw raez 5~12 lizmij. Lai aen vahsi comz liengz maj goekmbaw，miz gaenzva hung，miz va 1~4 foengq；limqva haem hung，yiengh lumj dujlup，lumj gyaeq gvangq，mbiengj baihndaw limqva haemq iq，gaenzva caeuq diuz ganj caengz daihngeih doengz raez；mbawiemj yiengh longzcim，hoengz lumj vameizgvei；mauhva lumj aenlaeuh，gwnzdingj miz 5 veuq，saek aeujhoengz、saek hoengzmaeq roxnaeuz saekhau；sim vaboux caeuq saeuva yo youq baihndaw；gyaeujsaeu yiengh gyaeuj 2 veuq. Makieng lumj aen'giuz，saekhoengz，deng gij mbawiemj majhung humx dwk；ceh 4 naed. Cawzhah、cawzcou haiva.

【Diegmaj Faenbouh】Maj youq ndaw faexcaz henz roen. Guengjsae cujyau faenbouh youq Gveilinz、Nanzningz、Fuzsuih、Ningzmingz、Dasinh、Lungzcouh、Nazboh、Lungzlinz、Bwzswz、Cingsih daengj dieg，guek raeuz Guengjdoeng、Gveicouh、Yinznanz daengj sengj hix miz faenbouh.

【Gij Guhyw Ywcuengh】

Giz guhyw　Daengx go.

Singqfeih　Manh、loq haemz，bingz.

Goeng'yungh　Siu foeg，dingz lwed，cawz doegcumx，dingz ae. Yungh daeuj yw laemx doek deng sieng，rog sieng oklwed，fatvangh，binghhloemqlwed，baenzae，naenghumz naenglot，baeznong，baez、baezcij.

Danyw　（1）Laemx doek deng sieng：Gaeucenj ndip 20 gwz，ciepndokiq ndip、mbaw caeglamz ndip gak 30 gwz，caez dub yungz，gya dingz laeujhau cauj ndat oep giz bingh（mbouj miz bak sieng）.

（2）Fatvangh：Gaeucenj、gocaengloj、rag foed'aemj gak 30 gwz，siujcuenq 10 gwz，cienq raemx oen swiq giz bingh.

（3）Baezcij：Gaeucenj、rumcid gak 10 gwz，gobakcae 20 gwz，golinxgaeq、vagimngaenz、golenzgyauz gak 15 gwz，cienq raemx gwn；nyaqyw caiq cienq baez daihngeih，raemxyw swiq giz bingh.

（4）Baez：Gaeucenj ndip dingz ndeu，dub yungz oep giz bingh.

（5）Baenzae：Gaeucenj 15 gwz，cienq raemx gwn.

五画

卡开芦

【药材名】大芦。

【别　名】山芦荻竹、芦荻竹。

【来　源】禾本科植物卡开芦 *Phragmites karka*（Retz.）Trin.。

【形态特征】多年生苇状草本，高可达 6 m。根状茎粗而短，节间长 1~2 cm，节具多数不定根。

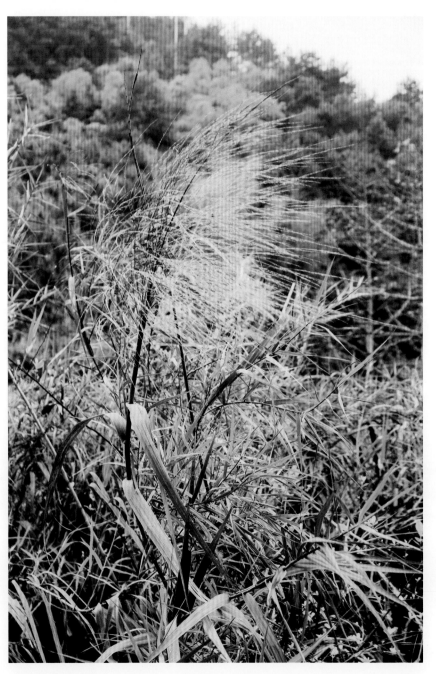

秆高大直立，不具分枝，直径 1.5~2.5 cm。叶鞘平滑，具横脉；叶舌长约 1 mm；叶片扁平宽广，长 20~45 cm，宽 1~3 cm，顶端长渐尖成丝形。大型圆锥花序长 40~60 cm；主轴直立，长约 25 cm，分枝多数轮生于主轴各节；小穗柄长约 5 mm，无毛；小穗长 8~11 mm，含 4~6 朵小花；颖片窄椭圆形，具 1~3 脉，顶端渐尖，第 1 颖长约 3 mm，第 2 颖长约 5 mm；第 1 外稃长 6~9 mm，不孕，第 2 外稃长约 8 mm；基盘疏生长 5~7 mm 的丝状柔毛。花果期 8~12 月。

【生境分布】生于江河湖岸与溪旁湿地。广西主要分布于南宁、横县、柳州、桂林、靖西、隆林、金秀等地，海南、广东、台湾、福建、云南等省区也有分布。

【壮医药用】

药用部位　全草。

性味　苦，寒。

功用　清热毒，通水道。用于发得（发热），屙泻（泄泻），屙意咪（痢疾），笨浮（水肿）。

附方　（1）笨浮（水肿）：大芦、白茅根各 30 g，益母草 15 g，泽兰 10 g，水煎服。

（2）屙意咪（痢疾）：大芦 20 g，车前草、鬼针草、骨碎补各 30 g，百部 10 g，石菖蒲 6 g，水煎服。

（3）发得（发热）：大芦、三叉苦各 30 g，马鞭草 20 g，淡竹叶 15 g，夏枯草 10 g，水煎服。

Go'ngoxhung

【Cohyw】Go'ngoxhung.

【Coh'wnq】Go'ngox、goluzdizcuz.

【Goekgaen】Dwg go'ngoxhung doenghgo hozbwnj.

【Yienghceij Daegdiemj】Go'nywj lumj gongox maj lai bi，ndaej sang daengz 6 mij. Ganj lumj rag co youh dinj，ndaw hoh raez 1~2 lizmij，hoh miz dingzlai rag mbouj dingh. Ganj hungsang daengjsoh，mbouj miz faen nye，cizging 1.5~2.5 lizmij. Faekmbaw bingz raeuz，miz megvang；linxmbaw raez daihgaiq 1 hauzmij；mbaw benjbingz gvangq，raez 20~45 lizmij，gvangq 1~3 lizmij，gwnzdingj raez loq soem baenz yiengh sei. Vahsi luenzsoem hung raez 40~60 lizmij；ganjfaex daengjsoh，raez daihgaiq 25 lizmij，faen nye dingzlai doxlunz maj youq gak hoh gwnz ganjfaex；riengziq gaenz raez daihgaiq 5 hauzmij，mbouj miz bwn；riengz iq raez 8~11 hauzmij，miz 4~6 duj va'iq；iemjmeg yienghbomjgeb，miz 1~3 diuz meg，gwnzdingj menhmenh bienq soem，iemj daih'it raez daihgaiq 3 hauzmij，iemj daihngeih raez daihgaiq 5 hauzmij；rog iemjmeg daih'it raez 6~9 hauzmij，maen，rog iemjmeg daihngeih raez daihgaiq 8 hauzmij；laj goek miz bwn'unq lumj sei raez 5~7 hauzmij. 8~12 nyied haiva dawzmak.

【Diegmaj Faenbouh】Maj youq diegcumx henz dah henz huz. Guengjsae cujyau faenbouh youq Nanzningz、Hwngzyen、Liujcouh、Gveilinz、Cingsih、Lungzlinz、Ginhsiu daengj dieg，guek raeuz Haijnanz、Guengjdoeng、Daizvanh、Fuzgen、Yinznanz daengj sengj gihhix miz faenbouh.

【Gij Guhyw Ywcuengh】

Giz guhyw　Daengx go.

Singqfeih　Haemz，hanz.

Goeng'yungh　Cing doeghuj，doeng roenraemx. Yungh daeuj yw fatndat，oksiq，okhaexmug，baenzfouz.

Danyw　（1）Baenzfouz：Go'ngoxhung、rag go'em gak 30 gwz，samvengqlueg 15 gwz，caeglamz 10 gwz，cienq raemx gwn.

（2）Okhaexmug：Go'ngoxhung 20 gwz，gomaxdaez、gogemzgungq、gofwngzmaxlaeuz gak 30 gwz，maenzraeulaux 10 gwz，goyiengzfuz 6 gwz，cienq raemx gwn.

（3）Fatndat：Go'ngoxhung、gosamnga gak 30 gwz，gobienmax 20 gwz，gogaekboux 15 gwz，nyayazgyae 10 gwz，cienq raemx gwn.

073

五画

北越钩藤

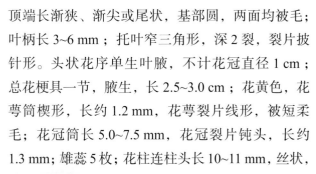

【药 材 名】北越钩藤。

【别　　名】印支钩藤、钩藤、双钩藤。

【来　　源】茜草科植物北越钩藤 *Uncaria homomalla* Miq.。

【形态特征】藤本，长 10~25 m。嫩枝方柱形，微被锈色短柔毛。叶片纸质，椭圆形至椭圆状披针形或卵状披针形，长 8.5~10.0 cm，宽 3.5~5.5 cm，顶端长渐狭、渐尖或尾状，基部圆，两面均被毛；叶柄长 3~6 mm；托叶窄三角形，深 2 裂，裂片披针形。头状花序单生叶腋，不计花冠直径 1 cm；总花梗具一节，腋生，长 2.5~3.0 cm；花黄色，花萼筒楔形，长约 1.2 mm，花萼裂片线形，被短柔毛；花冠筒长 5.0~7.5 mm，花冠裂片钝头，长约 1.3 mm；雄蕊 5 枚；花柱连柱头长 10~11 mm，丝状，柱头棒形。小蒴果无梗，倒卵形，长约 4 mm，宽约 2 mm，2 片开裂。花期 5 月。

【生境分布】生于热带丛林溪边阴湿处。广西主要分布于隆安、德保、那坡、隆林、东兰、河池、宁明、龙州等地，云南省也有分布。

【壮医药用】

药用部位　根、带钩茎枝、地上部分。

性味　涩、甜，微寒。

功用　调龙路、火路，清热毒，祛风毒，除湿毒。根用于坐骨神经痛，发旺（痹病），林得叮相（跌打损伤）；带钩茎枝及地上部分用于兰喯（眩晕），血压嗓（高血压），巧尹（头痛），黄标（黄疸），发旺（痹病）。

附方　（1）血压嗓（高血压）：北越钩藤带钩茎枝、皂角刺、罗布麻各 10 g，香蕉皮 15 g，银杏叶、决明子各 6 g，水煎服。

（2）黄标（黄疸）：北越钩藤 15 g，石菖蒲花、山栀子花各 6 g，田基黄、鸡骨草各 10 g，水煎服。

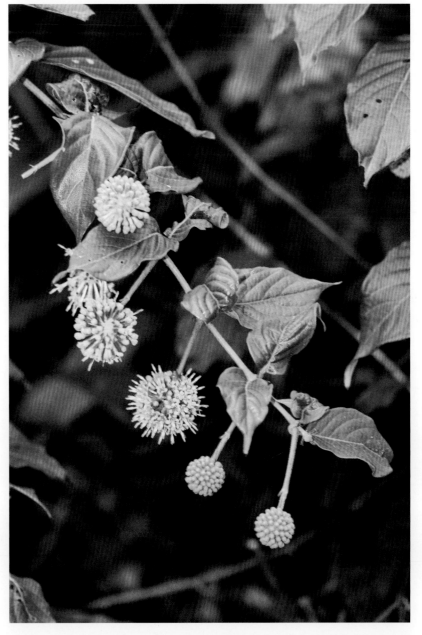

Gaeungaeucih

【Cohyw】 Gaeungaeucih.

【Coh'wnq】 Gaeugvaqngaeuyincih、gaeugvaqngaeu、gaeusongngaeu.

【Goekgaen】 Dwg gogaeungaeucih doenghgo gencaujgoh.

【Yienghceij Daegdiemj】 Cungj gaeu ndeu，raez 10~25 mij. Nyeoiq yiengh saeu seiqfueng，loq miz di bwn'unq dinj saekmyaex. Mbaw mbang youh oiq，yienghbomj daengz yienghbomj yiengh longzcim roxnaeuz lumj aen'gyaeq yiengh longzcim，raez 8.5~10.0 lizmij，gvangq 3.5~5.5 lizmij，gwnzdingj raez menhmenh bienq geb、menhmenh bienq soem roxnaeuz lumj rieng，goekmbaw luenz，song mbiengj cungj miz bwn ； Gaenmbaw raez 3~6 hauzmij ；mbawdak yienghsamgak geb，laeg 2 veuq，mbawveuq yiengh longzcim. Vahsi lumj aen'gyaeuj dan maj goekmbaw，mbouj suenq mauhva cigging 1 lizmij ；gaenzva hung miz hoh ndeu maj goekmbaw，raez 2.5~3.0 lizmij ；va saekhenj，doeng ziemjva yienghseb，raez daihgaiq 1.2 hauzmij，mbawveuq iemjva lumj diuz sienq，miz bwn'unq dinj ；doengz mauhva raez 5.0~7.5 hauzmij，limqveuq mauhva gyaeuj mwt，raez daihgaiq 1.3 hauzmij ；simva boux 5 diuz ；saeuva daiq gyaeujsaeu raez 10~11 hauzmij，lumj sei，gyaeujsaeu yiengh faexgyaengh. Makdek iq mbouj miz nye，yiengh aen'gyaeq dauqdingq，raez daihgaiq 4 hauzmij，gvangq daihgaiq 2 hauzmij，2 limq veuq hai. 5 nyied haiva.

【Diegmaj Faenbouh】 Maj youq ndaw ndoeng yezdai giz cumx henz rij. Guengjsae cujyau faenbouh youq Lungzanh、Dwzbauj、Nazboh、Lungzlinz、Dunghlanz、Hozciz、Ningzmingz、Lungzcouh daengj dieg，guek raeuz Yinznanz sengj hix miz faenbouh.

【Gij Guhyw Ywcuengh】

Giz guhyw　Rag、ganjnye daiq ngaeu、dingz gwnz dieg.

Singqfeih　Saep、van，loq hanz.

Goeng'yungh　Diuz lohlungz、lohhuj，cing doeghuj，cawz doegfung，cawz doegcumx. Rag aeu daeuj yw sinzgingh ndokbuenz in，fatvangh，laemx doek deng sieng ；ganjnye daiq ngaeu caeuq dingz gwnz dieg aeu daeuj yw ranzbaenq，hezyazsang，gyaeujin，vuengzbiu，fatvangh.

Danyw　（1）Hezyazsang：Ganjnye gaeungaeucih daiq ngaeu、oenceugoeg、lozbumaz gak 10 gwz，naenggyoijhom 15 gwz，mbawyinzhing、duhmbej gak 6 gwz，cienq raemx gwn.

（2）Vuengzbiu：Gaeungaeucih 15 gwz，vayiengzfuz、vavuengzgae gak 6 gwz，go'iemgaeq、gogukgaeq gak 10 gwz，cienq raemx gwn.

075

五画

北越紫堇

【药 材 名】北越紫堇。

【别　　名】水黄连、中越紫堇。

【来　　源】紫堇科植物北越紫堇 *Corydalis balansae* Prain。

【形态特征】丛生草本，高可达 50 cm。全株无毛，具主根。茎具棱，疏散分枝。叶常对生，基生叶早枯；下部茎生叶具长柄，叶片上面绿色、下面具白粉，长 7.5~15.0 cm，宽 6~10 cm，二回羽状全裂；一回羽片 3~5 对，具短柄；二回羽片常 1~2 对，近无柄，长 2.0~2.5 cm，宽 1.2~2.0 cm，卵圆形，约二回 3 裂至具 3~5 圆齿状裂片。总状花序多花而疏离，花黄色至黄白色；萼片卵圆形，边缘具小齿；外花瓣勺状，上花瓣长 1.5~2.0 cm，距短囊状，下花瓣长约 1.3 cm，内花瓣长约 1.2 cm，爪长于瓣片；雄蕊束披针形，具 3 条纵脉；柱头横向伸出 2 臂，各臂顶端具 3 乳突。蒴果线状长圆形，长约 3 cm，宽约 3 mm；具种子 1 列，黑亮，扁圆形。

【生境分布】生于山谷或沟边湿地。广西各地均有分布，云南、贵州、湖南、广东、香港、福建、台湾、湖北、江西、安徽、浙江、江苏、山东等省区也有分布。

【壮医药用】

药用部位　全草。

性味　苦，凉。

功用　清热毒，除湿毒，杀虫。用于胆囊炎，淋巴炎，林得叮相（跌打损伤），呗脓（痈肿），皮肤顽癣。

附方　（1）淋巴炎：北越紫堇、金樱根、大力王各 10 g，七叶一枝花 6 g，金刚藤、鸡血藤各 15 g，水煎服；药渣复煎，药液洗患处。

（2）呗脓（痈肿），皮肤顽癣：北越紫堇适量，研末。药粉调醋适量涂患处。

（3）皮肤顽癣：北越紫堇 15 g，上柳下莲、百部、三白草各 10 g，水煎洗患处。

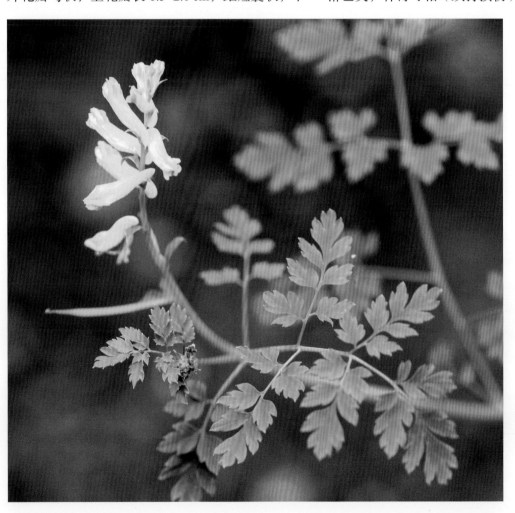

Vuengzlienzraemx

【 Cohyw 】 Vuengzlienzraemx.

【 Coh'wnq 】 Suijvangzlenz、swjginj Cunghgoz Yeznamz.

【 Goekgaen 】 Dwg govuengzlienzraemx doenghgo swjginjgoh.

【 Yienghceij Daegdiemj 】 Gorum majcumh，sang ndaej daengz 50 lizmij. Baenz go mij bwn，miz ragmeh. Ganj miz gak，faen nye mbangsanq. Mbaw dingzlai maj doxdoiq，mbawgoek roz vaiq；mbawgoek baihlaj miz gaenq raez，mbaw baihgwnz heu、baihlaj miz mbahau，raez 7.5~15.0 lizmij，gvangq 6~10 lizmij，song hoiz lumj bwnroeg leg liux；hoiz ndeu mbawbwn 3~5 doiq，miz gaenq dinj；song hoiz mbawbwn dingzlai 1~2 doiq，gaenh mij gaenq，raez 2.0~2.5 lizmij，gvangq 1.2~2.0 lizmij，luenzgyaeq，yaek song hoiz 3 leg daengz miz 3~5 mbawleg lumj heujluenz. Gyaeujva va lai cix mbang，va henj daengz henjhau；mbawlinx luenzgyaeq，henzbien miz heujlwg；mbawva rog lumj haeuq，mbawva gwnz raez 1.5~2.0 lizmij，nda baenz daeh dinj，mbawva laj raez yaek 1.3 lizmj，mbawva ndaw raez yaek 1.2 lizmij，cauj raez gvaq mbawva；yumq sim vaboux byai menh soem，miz 3 diuz meg daengj；gyaeujsaeu cohvang ietok 2 gen，gak gen byai miz 3 doedcij. Mak ndangjngaeuz luenzraez baenz diuzmae，raez yaek 3 lizmij，gvangq yaek 3 hauzmij；miz ceh 1 coij，ndaemngaeuz，luenzbenj.

【 Diegmaj Faenbouh 】 Hwnj ndaw lueg roxnaeuz hamq mieng dieg cumx. Guengjsae gak dieg cungj hwnj miz，guek raeuz Yinznanz、Gveicouh、Huznanz、Guengjdoeng、Yanghgangj、Fuzgen、Daizvanh、Huzbwz、Gyanghsih、Anhveih、Cezgyangh、Gyanghsuh、Sanhdungh daenj sengj gih neix caemh miz.

【 Gij Guhyw Ywcuengh 】

Giz guhyw　Daengx go.

Singqfeih　Haemz，liengz.

Goeng'yungh　Siu doeghuj，cawz caepdoeg，gaj non. Aeu daeuj yw danjnangzyenz，linzbahyenz，laemx doek deng sieng，baeznong，naengnoh baenz nyan geq.

Danyw　（1）Linzbahyenz：Vuengzlienzraemx、ragvengj、dalizvangz gak 10 gwz，caet mbaw dujva ndeu 6 gwz，gaeuginhgangh、gaeulwedgaeq gak 15 gwz，cienq raemx gwn；nyaqyw dauq goen，raemxyw cat mwnq bingh.

（2）Baeznong，naengnoh baenz nyan geq：Vuengzlienzraemx aenqliengh，nienj mba. Mbayw gyaux meiq aenqliengh duz mwnq bingh.

（3）Naengnoh baenz nyan geq：Vuengzlienzraemx 15 gwz，gwnz laeux laj lienz、bakbouh、rumsamhau gak 10 gwz，cienq raemx swiq mwnq bingh.

077

五画

北江十大功劳

【药 材 名】功劳木。

【别　　名】十大功劳。

【来　　源】小檗科植物北江十大功劳 *Mahonia fordii* C. K. Schneid.。

【形态特征】灌木，高可达 1.5 m。叶长圆形至狭长圆形，长 20~35 cm，宽 7~11 cm，小叶 3~9片，长 3.5~8.0 cm，宽 1.5~2.7 cm，基部钝、钝圆；最下一对小叶距叶柄基部 1.0~1.5 cm；边缘每边具 2~9 枚锯齿，先端渐尖；顶生小叶稍大，具小叶柄，长 1.5~2.0 cm。总状花序 5~7 个簇生，长6~15 cm；花梗长 2.5~4.0 mm；外萼片卵形，中萼片椭圆形，内萼片倒卵状椭圆形；花瓣椭圆形，长约 4 mm，基部腺体显著；雄蕊长 2.6 mm；胚珠 2 枚。浆果长约 7 mm，直径约 5 mm，宿存花柱很短。花期 7~9 月，果期 10~12 月。

【生境分布】生于林下或灌木丛中。广西主要分布于龙胜、全州等地，四川、广东等省也有分布。

【壮医药用】

药用部位　根、茎。

性味　苦，寒。

功用　通气道，调火路，清热毒，除湿毒。用于埃病（咳嗽），奔墨（哮病），黄标（黄疸），屙泻（泄泻），屙尿甜（糖尿病），贫痧（感冒），屙意咪（痢疾），发旺（痹病），诺嚎尹（牙痛），能啥能累（湿疹），渗裆相（烧烫伤）。

附方　（1）黄标（黄疸）：功劳木根或茎、不出林各 15 g，板蓝根、三姐妹各 10 g，水煎服。

（2）埃病（咳嗽）：功劳木、枇杷叶各 10 g，百部 15 g，甘草 5 g，水煎服。

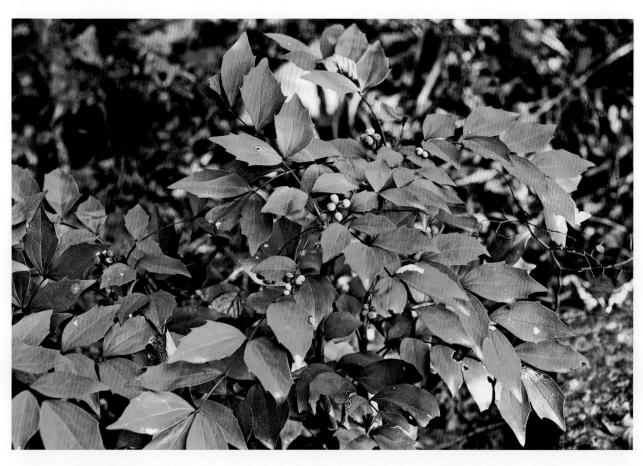

Faexgoenglauz

【 Cohyw 】 Faexgoenglauz.

【 Coh'wnq 】 Cibdaih goenglauz.

【 Goekgaen 】 Dwg gofaexgoenglauz doenghgo gohsiujbo.

【 Yienghceij Daegdiemj 】 Go faexcaz，ndaej sang daengz 1.5 mij. Mbaw luenz raez daengz gaeb luenz raez，raez 20~35 lizmij，gvangq 7~11 lizmij，mbaw iq 3~9 mbaw，raez 3.5~8.0 lizmij，gvangq 1.5~2.7 lizmij，goek bumj、luenzbumj；doiq mbaw iq ceiq dauqlaj de liz laj goek gaenqmbaw de 1.0~1.5 lizmij，gij bien de moix bien miz 2~9 nyaz heujgawq iq，byai ciemh soem；mbaw iq did dingjbyai de lai hung，miz gaenqmbaw iq，raez 1.5~2.0 lizmij. Foengq va de miz 5~7 nyumq baenznyumq maj，raez 6~15 lizmij；gaenqva raez 2.5~4.0 hauzmij；mbawbyak dauqrog lumj gyaeq，mbawbyak cungqgyang luenzbomj，mbawbyak dauqndaw luenzbomj lumj gyaeq dauqdingq，limqva luenzbomj，raez daihgaiq 4 hauzmij，diemjraiz laj goek yienh；sim vaboux raez 2.6 hauzmij；naedngaz 2 naed. Mak raez daihgaiq 7 hauzmij，hung daihgaiq 5 hauzmij，gij saeuva sukyouq de dinjdet. 7~9 nyied haiva，10~12 nyied dawzmak.

【 Diegmaj Faenbouh 】 Hwnj laj faex roxnaeuz ndaw faexcaz. Guengjsae dingzlai hwnj laeng Lungzswng、Cenzcouh daengj dieg neix，guek raeuz Swconh、Guengjdoeng daengj sengj neix caemh miz.

【 Gij Guhyw Ywcuengh 】

Giz guhyw Rag、ganj.

Singqfeih Haemz，hanz.

Goeng'yungh Doeng roenheiq，diuz lohhuj，siu ndatdoeg，cawz doegcumx. Yungh youq baenzae，baenzngab，vuengzbiu，oksiq，oknyouhdiemz，baenzsa，okhaexmug，fatvangh，heujin，naenghumz naenglot，coemh log sieng.

Danyw （1）Vuengzbiu：Rag roxnaeuz ganj faexgoenglauz、cazdeih gak 15 gwz，banjlanzgwnh、samcejnuengx gak 10 gwz，cienq raemx gwn.

（2）Baenzae：Faexgoenglauz、mbawbizbaz gak 10 gwz，bakbouh 15 gwz，gamcauj 5 gwz，cienq raemx gwn.

079

五画

叶下珠

【药 材 名】叶下珠。

【别　　名】鱼蛋草、夜关门、叶后珠、珍珠草。

【来　　源】大戟科植物叶下珠 *Phyllanthus urinaria* L.。

【形态特征】一年生草本，高可达60 cm。茎直立，基部多分枝，有棱。单叶互生，排成2列；叶片长圆形或倒卵形，长4~10 mm，宽2~5 mm，先端有小尖头，背面近边缘处有毛；叶柄极短。花小，单性，雌雄同株。雄花2~4朵簇生于叶腋，萼片6枚，倒卵形；雄蕊3枚，花丝全部合生成柱状；花盘腺体6枚，分离。雌花单生于叶腋，萼片6枚，卵状披针形；花盘圆盘状；花柱顶端2裂。蒴果扁球状，排列于叶下，近无柄，表面具小凸点。花期4~6月，果期7~11月。

【生境分布】生于山坡草地、旷野平地、旱田、山地路旁或林缘。广西各地均有分布，国内东部、中部、南部、西南部各省区，以及河北、山西、陕西等省也有分布。

【壮医药用】

药用部位　全草。

性味　微苦、甜，凉。

功用　清肝明目，利谷道，通水道，祛湿毒。用于黄标（黄疸），喯疳（疳积），笨浮（水肿），尿路感染，贫痧（感冒），发得（发热），屙泻（泄泻），屙意咪（痢疾），目赤肿痛，夜盲，额哈（毒蛇咬伤），呗脓（痈肿），痂（癣）。

附方　（1）痂（癣）：叶下珠、苦参、木槿叶各30 g，白鲜皮20 g，水煎，取温药液泡足。

（2）黄标（黄疸）：叶下珠、太子参、白马骨各15 g，板蓝根10 g，水煎代茶饮。

（3）笨浮（水肿）：叶下珠、白花蛇舌草各10 g，紫珠草、石韦各25 g，水煎服。

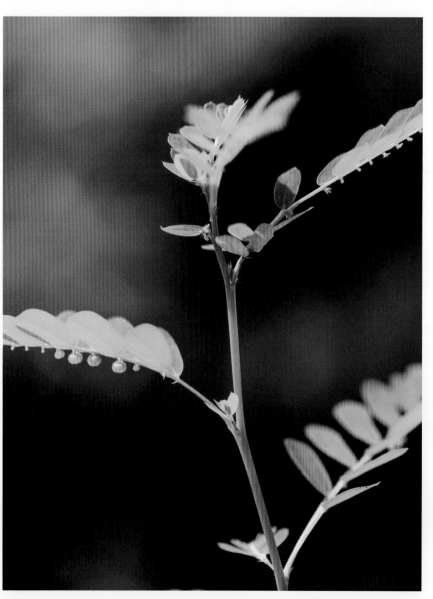

Nya'gvanjdouj

【Cohyw】 Nya'gvanjdouj.

【Coh'wnq】 Rumgyaeqbya、haemhgvendou、cawmbawlaeng、rumlwgcaw.

【Goekgaen】 Dwg gonya'gvanjdouj doenghgo dagijgoh.

【Yienghceij Daegdiemj】 Gorum maj bi ndeu, sang ndaej daengz 60 lizmij. Ganj daengjsoh, gizgoek doek nye lai, miz limq. Mbaw doeg maj doxcah, baiz baenz song coij ; mbaw yiengh luenzraez roxnaeuz yiengh gyaeq dingjbyonj, raez 4~10 hauzmij, gvangq 2~5 hauzmij, byai miz gyaeuj soem, baihlaeng gaenh henzbien miz bwn ; gaenzmbaw dinjdetdet. Va iq, dansingq, meh boux doengz go. Vaboux 2~4 duj comzmaj youq eiqmbaw, mbawiemj 6 mbaw, yiengh gyaeq dingjbyonj ; simvabou 3 diuz, seiva cienzbouh majhob baenzsaeu ; buenzva sieqdij 6 aen, doxfaen. Vameh danmaj youq eiqmbaw, iemjmbaw 6 limq, yiengh gyaeq byai menh soem ; vabuenz lumj aenbuenz luenzluenz ; saeuva dingjbyai 2 seg. Mak yiengh luenzbej, baiz youq lajmbaw, ceng di mboujmiz gaenz, biujmienh miz diemj doed iq. 4~6 nyied haiva, 7~11 nyied dawzmak.

【Diegmaj Faenbouh】 Maj youq byandoi diegnywj、rogndoi diegbing、nazrengx、henzroen diegbya roxnaeuz henzndoeng. Guengjsae gak dieg cungj hwnj miz, guek raeuz baihdoeng、cungqgyang、baihnamz、baihsaenamz gak sengj gih, caeuq Hozbwz、Sanhsih daengj sengj caemh hwnj miz.

【Gij Guhyw Ywcuengh】

Giz guhyw Daengx go.

Singqfeih Loq haemz、van、liengz.

Goeng'yungh Cing daep rog da, leih roenhaeux, doeng roenhaeux, cawz caepdoeg. Yungh youq vuengzbiu, baenzgam, baenzfouz, roennyouh binghlah, baenzsa, fatndat, oksiq, okhaexmug, dahoengz foegin, damengzgaeq, ngwz haeb, baeznong, gyak.

Danyw （1） Gyak : Nya'gvanjdouj、caemhgumh、mbaw godanhbeiz 20 gwz, cienq raemx, aeu raemxyw raeuj cimq ga.

（2） Vuengzbiu : Nya'gvanjdouj、ndokmaxhau gak 10 gwz, cienq raemx dang caz ndoet.

（3） Baenzfouz : Nya'gvanjdouj、golinxngwz gak 10 gwz, rumcawaeuj、fouxdinh gak 25 gwz, cienq raemx gwn.

五画

凹叶厚朴

【药 材 名】厚朴。

【别 名】庐山厚朴。

【来 源】木兰科植物凹叶厚朴 *Houpoëa officinalis*（Rehder et E. H. Wilson）N. H. Xia et C. Y. Wu。

【形态特征】落叶乔木，高可达 15 m。树皮紫褐色，枝上叶痕和托叶痕大而明显，顶生冬芽卵状圆锥形。叶 7~9 簇生于新枝上端，长圆状倒卵形，长 20~30 cm，宽 10~15 cm，先端 2 浅裂（幼苗之叶先端钝圆），下面被灰色柔毛。叶柄长 2.5~4.0 cm。花单生，芳香，直径 10~15 cm，花被片 9~12 枚或更多，外轮 3 枚，绿色，盛开时向外反卷，内 2 枚白色，倒卵状匙形；雄蕊多数，花丝红色；雌蕊多数，分离。聚合果长圆形，基部较窄，长 9~15 cm。蓇葖果椭圆状长圆形；种子三角状倒卵形，外种皮红色。花期 4~5 月，果期 10 月。

【生境分布】生于林中，多栽培于山麓和村舍附近。广西主要栽培于资源、兴安等地，安徽、浙江、江西、福建、湖南、广东也有分布。

【壮医药用】

药用部位 树皮。

性味 苦、辣，温。

功用 调谷道、气道，除湿毒。用于鹿（呕吐），屙泻（泄泻），屙意咪（痢疾），厌食，东郎（食滞），腹胀，胸腹胀闷，屙意囊（便秘），埃病（咳嗽），奔墨（哮病）。

附方 （1）屙意囊（便秘）：厚朴 50 g，通草根 100 g，水煎 20 分钟，再将蓖麻子 3 粒捣碎，加入煎 5 分钟，分 3 次服。通便后，去蓖麻子，加酒饼 15 g 煎服。

（2）埃病（咳嗽），胸腹胀闷：厚朴、九层皮、橙果皮各 15 g，杏仁 10 g（研碎），量天尺 12 g（焙干），水煎服。

（3）东郎（食滞），腹胀：厚朴 24 g，山苍子、花椒子、茶辣子各 6 g。先将厚朴烤焦后，再与其余三味药共研为细末，每次取 6 g 药末调酒服，每日 2~3 次；另取 6 g 调姜汁敷肚脐上，至腹气消为止。

（4）厌食：厚朴 20 g，九层皮 60 g，鸡内金 6 g，苍术 15 g，神曲 9 g。先将九层皮烘干，再与其余四味药共研为末，每次用姜汤送服 6 g，小孩用量减半。

（5）屙意咪（痢疾）：烤厚朴、黑老虎各 60 g，制首乌 24 g，凤尾草 30 g，共研为粗末，每次取 25 g，水煎服。

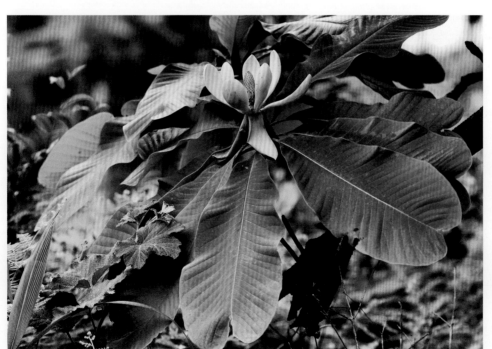

Gohoubuj

【Cohyw】 Gohoubuj.

【Coh'wnq】 Luzsanh houbuj.

【Goekgaen】 Dwg gohoubuj doenghgo gohmuzlanz.

【Yienghceij Daegdiemj】 Gofaex sang loenq mbaw de，ndaej sang daengz 15 mij. Naengfaex saek henjgeq，gwnz nye gij riz mbaw caeuq gij riz dak mbaw hung cix yienh，nyoddoeng majbyai luenzsoem lumj gyaeq. Mbaw 7~9 nyup did youq gwnz nye moq de，lumj gyaeq dauqdingq luenz raez，raez 20~30 lizmij，gvangq 10~15 lizmij，byai miz 2 di leg（mbawnyod de byai luenzbumj），baihlaj miz bwnyungz sack mong. Ganj mbaw raez 2.5~4.0 lizmij. Va gag maj，rangfwt，cizging 10~15 lizmij，iemjva mauhva 9~12 naed roxnaeuz gengq lai，gvaengx rog miz 3 limq，saek heu，haiva seiz gienjbyonj okrog，baihndaw 2 gvaengx saek bieg，lum aen geng yiengh gyaeq dauqdingq；sim vaboux miz lai dug，seiva saek hoengz；sim vameh lai dug，dox gek. Mak doxcomz luenzraez，gij goenq de haemq gaeb，raez 9~15 lizmij. Mak luenzbumj luenz raez；gij ceh de samgak lumj gyaeq dauqdingq，naengceh baihrog saek hoengz. 4~5 nyied haiva，10 nied dawzmak.

【Diegmaj Faenbouh】 Hwnj youq ndawndoeng，haujlai ndaem youq laj dinbya caeuq henzmbanj. Guengjsae dingzlai youq Swhyenz、Hingh'anh daengj dieg neix ndaem miz，guek raeuz Anhveih、Cezgyangh、Gyanghsih、Fuzgen、Huznanz、Guengjdoeng rangh neix caemh miz.

【Gij Guhyw Ywcuengh】

Giz guhyw　Naengfaex.

Singqfeih　Haemz、manh，raeuj.

Goeng'yungh　Diuz roenhaeux、roenheiq，cawz doegcumx. Yunghhyouq rueg，oksiq，okhaexmug，mbwqgwn，dungx raeng，dungxciengq，aekbongq，okhaexndangj，baenzae，ngaebheiq.

Danyw （1） Okhaexndangj：Gohoubuj 50 gwz，dunghcaujgwnh 100 gwz，cienq raemx 20 faen cung，caiq aeu 3 naed bimazswj dub mienz gyaux roengbae goen 5 faencung，faen 3 baez gwn. Ok ndaej le，mbouj cuengq bimazswj la，gya go laeujndo 15 gwz goen gwn.

（2） Baenzae，aekmwnh dungxrem：Gohoubuj、makvangh、naeng makdoengj gak 15 gwz，hingyinz 10 gwz nu mienz，liengzdenhciz 12 gwz gangqhawq，cienq raemx gwn.

（3） Dungx raeng，dungxciengq：Gohoubuj 24 gwz，lwgrang、vaceu、cazlad gak 6 gwz. Sien dawz go houbuj dangq byot bae，caiq caeuq sam cungj yw haenx itheij numienz，moix baez aeu 6 gwz daeuj gyaux laeuj gwn，ngoenz gwn 2~3 baez. Lingh aeu 6 gwz gyaux raemxhing oep gwnz saindw，itcig daengz gij dungxrem siu bae.

（4） Mbwqgwn：Gohoubuj 20 gwz，makvangh 60 gwz，i dawgaeq 6 gwz，sanghsuz 15 gwz，saenzgiz 9 gwz. Sien dawz makvangh gangq hawq，caiq caeuq 4 cungj yw haenx itheij numienz，moix baez aeu 6 gwz daeuj gyaux raemxdang hing gwn，lwgnyez gemj dingz he.

（5） Okhaexmug：Gohoubuj gangq、gaeucuenqhung gak 60 gwz，cisoujvuh 24 gwz，go riengroeggaeq 30 gwz，itheij nu loqmienz，moix baez aeu 25 gwz daeuj、cienq raemx gwn.

五画

凹叶景天

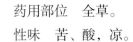

【药 材 名】凹叶景天。

【别　　名】打不死、水辣椒。

【来　　源】景天科植物凹叶景天 *Sedum emarginatum* Migo。

【形态特征】多年生匍匐肉质草本，高可达 15 cm。茎下部平卧，上部直立，节上生不定根。单叶对生，匙状倒卵形至宽卵形，长 1~2 cm，宽 5~10 mm，先端圆有微凹，基部渐狭有短距。聚伞状花序顶生，宽 3~6 mm，有 3 个分枝；花无梗；萼片 5 枚，披针形至狭长圆形；基部有短距；花瓣 5 枚，黄色，线状披针形至披针形，长 6~8 mm；鳞片和心皮均 5 枚，均长圆形。蓇葖略叉开，腹面有浅囊状隆起；种子褐色。花期 5~6 月，果期 6 月。

【生境分布】生于山坡阴湿处。广西主要分布于融水、桂林、龙胜等地，云南、四川、湖北、湖南、江西、安徽、浙江、江苏、甘肃、陕西等省也有分布。

【壮医药用】

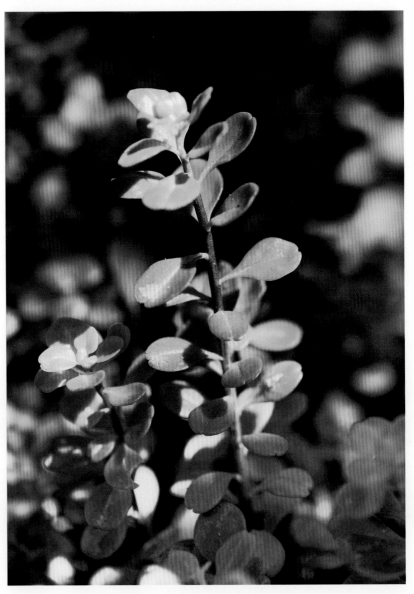

药用部位　全草。

性味　苦、酸，凉。

功用　调龙路、火路，清热毒，除湿毒，止血。用于黄标（黄疸），喯呗郎（带状疱疹），呗奴（瘰疬），埃病（咳嗽），唉勒（咯血），鹿勒（呕血），楞屙勒（鼻出血），屙意勒（便血），屙意咪（痢疾），林得叮相（跌打损伤），呗脓（痈肿）。

附方　（1）黄标（黄疸）：凹叶景天 20 g，金钱草、叶下珠各 15 g，水煎服。

（2）呗奴（瘰疬）：鲜凹叶景天适量，捣烂敷患处。

（3）埃病（咳嗽）：凹叶景天、龙脷叶各 15 g，射干 10 g，水煎服。

（4）呗脓（痈肿）：鲜凹叶景天、鲜木芙蓉各 20 g，共捣烂敷患处。

（5）鹿勒（呕血）：凹叶景天、大蓟、五月艾各 15 g，水煎服。

（6）屙意咪（痢疾）：凹叶景天、人苋（鸟踏麻）、木棉花各 15 g，水煎服。

Go'mboujrai

【 Cohyw 】 Go'mboujrai.

【 Coh'wnq 】 Dwkmbouj dai、lwgmanhraemx.

【 Goekgaen 】 Dug go'mboujrai doenghgo gingjdenhgoh.

【 Yienghceij Daegdiemj 】 Gorum unqnoh boemzbemq maj geij bi，sang ndaej daengz 15 lizmij. Ganj baihlaj ninz bingz，baihgwnz daengjsoh，gwnz hoh miz rag mbouj dingh. Mbaw dog maj doxdoiq，lumj gyaeq daujdingq dangq beuzgeng daengz gyaeq gvangq，raez 1~2 lizmij，gvangq 5~10 hauzmij，byailuenz miz di mboep，goek ciemh gaeb miz nda dinj. Gyacujva comzliengj maj gwnz byai，gvangq 3~6 hauzmij，miz 3 nye faennye；va mij gaenq；linxva 5 mbaw，byai menh soem daengz luenzraez gaeb；goek miz nda dinj；mbawva 5 mbaw，henj，lumj mae byai menh soem daengz byai menh soem，raez 6~8 hauzmij；gyaep caeuq sinhbiz cungj 5 mbaw，cungj luenzraez. Mak loq ajhai，najdungx miz mojhwnj lumj nangz feuh；ceh henjgeq. 5~6 nyied haiva，6 nyied dawzmak.

【 Diegmaj Faenbouh 】 Hwnj gwnz ndoi mbiengj raemh cumx de. Guengjsae dingzlai hwnj laeng Yungzsuij、Gveilinz、Lungzswng daengj dieg neix，guek raeuz Yinznanz、Swconh、Huzbwz、Huznanz、Gyanghsih、Anhveih、Cezgyangh、Gyanghsih、Ganhsuz、Sanjsih daengj sengj neix caemh miz.

【 Gij Guhyw Ywcuengh 】

Giz guhyw　Daeagx go.

Singqfeih　Haemz、soemj、liengz.

Goeng'yungh　Diuz lohlungz、lohhuj，siu doeghuj，cawz caepdoeg，dingz lwed. Ndaej yw vuengzbiu，baezngwz，baeznou，baenzzae，aelwed，rueglwed，ndaeng oklwed，okedlwed，okhaexmug，laemx doek deng sieng，baeznong.

Danyw　（1）Vuengzbiu：Go'mboujrai 20 gwz，ginhcenzcauj、cawlajmbaw gak 15 gwz，cienq raemx gwn.

（2）Baeznou：Go'mboujrai ndip aenqliengh，dub yungz oep mwnq baez.

（3）Baenzzae：Go'mboujrai、mbawlungzliq gak 15 gwz，seqganh 10 gwz，cienq raemx gwn.

（4）Baeznong：Go'mboujrai ndip、fuzyungzfaex ndip gak 20 gwz，caez dub yungz oep mwnq baez.

（5）Rueglwed：Go'mboujrai、daciz、ngaihhajnyied gak 15 gwz，cienq raemx gwn.

（6）Okhaexmug：Go'mboujrai、yinzgenq、vaminz gak 15 gwz，cienq raemx gwn.

085

五画

凹萼木鳖

【药 材 名】野苦瓜。

【别　　名】山苦瓜、山水瓜。

【来　　源】葫芦科植物凹萼木鳖 *Momordica subangulata* Bl.。

【形态特征】纤细攀缘草本。茎、枝具纵向沟纹，无毛或在节处具柔毛。卷须不分歧叶卵状心形或宽卵状心形，长6~13 cm，宽4~9 cm，边缘有小齿或有角，不分裂（稀3~5浅裂），先端急尖或渐尖，基部心形，弯缺近方形；叶柄长3~7 cm，无腺体。雌雄异株，单生于叶腋，花梗纤细。雄花花梗长5~10 cm，被短柔毛，顶端生1枚圆肾形的苞片；花萼裂片卵状长圆形，被柔毛，顶端钝微凹；花冠黄色，裂片倒卵形，长约2 cm，内面有疣状突起，具5脉；雄蕊5枚。雌花花梗长5~6 cm，在基部有1枚小苞片。果梗长4~5 cm；果实卵球形或卵状长圆形，长约6 cm，外面密被柔软的长刺；种子灰色。花期6~8月，果期8~10月。

【生境分布】生于山坡、路旁荫处。广西主要分布于南宁、宁明、龙州、平果、凌云、田林、凤山、天峨、罗城、河池、南丹、都安、来宾、藤县等地，云南、贵州、广东等省也有分布。

【壮医药用】

药用部位　全草。

性味　苦，凉。

功用　清热毒，调龙路、火路。用于航靠谋（痄腮），货烟妈（咽痛），呗奴（瘰疬），火眼（急性结膜炎），呗脓（痈肿），血压嗓（高血压），啊肉甜（消渴），肿瘤。

附方　（1）血压嗓（高血压）：野苦瓜、多花勾儿茶各10 g，鬼针草15 g，水煎服。

（2）啊肉甜（消渴）：野苦瓜、拐枣子、葛根各10 g，水煎服。

（3）航靠谋（痄腮），货烟妈（咽痛）：野苦瓜15 g，水煎服。

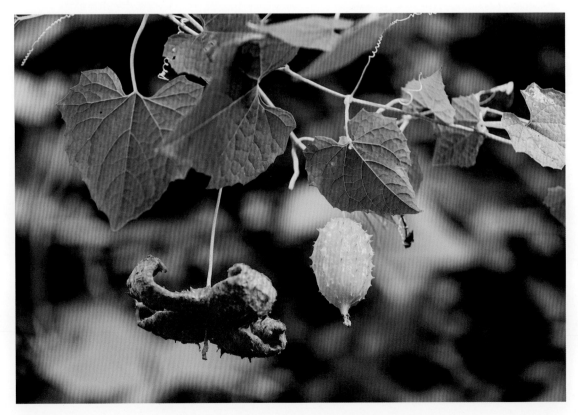

Moegbiethung

【Cohyw】Moegbiethung.

【Coh'wnq】Gve'ndiqbya、gveraemxbya.

【Goekgaen】Dwg moegbiethung doenghgo huzluzgoh.

【Yienghceij Daegdiemj】Gorum duenghbenz saeqiq. Ganj、nye miz vaenxlueng daengjsoh, miz bwn roxnaeuz giz dahoh miz bwn'unq. Mumhgienj mbouj faennga mbaw lumj gyaeq dangq mbi roxnaeuz lumj gyaeq gvangq dangq mbi, raez 6~13 lizmij, gvangq 4~9 lizmij, henzbien miz heujlwg roxnaeuz miz gok, mbouj faenleg（noix 3~5 legfeuz）, byai socm gaenj roxnaeuz menh soem, goek lumj mbi, vanveuq gaenh seiqfueng；gaenqmbaw raez 3~7 lizmij, mij diemjhanh. Boux meh gag go, gag maj eiqmbaw, gaenqva saeqsaeq. Gaenqva vaboux raez 5~10 lizmij, miz bwn'unq dinj, byai 1 mbaw byak lumj mak luenz；mbawleg linxva lumj gyaeq raezluenz, miz bwn'unq, byai bumx mizdi mboep；dujva henj, mbawleg dujva lumj gyaeq dauqbyonj, raez yaek 2 lizmij, baihndaw miz rengq doedhwnj, miz 5 meg；sim vaboux 5 diuz. Gaenqva vameh raez 5~6 lizmij, youq lajgoek miz 1 mbaw byaklwg. Gaenqmak raez 4~5 lizmij；aen mak luenzgyaeq roxnaeuz lumj gyaeq raezluenz, raez yaek 6 lizmij, baihrog miz haujlai oen raez unq；ceh mong. 6~8 nyied haiva, 8~10 nyied dawzmak.

【Diegmaj Faenbouh】Hwnj gwnz ndoi、bangx roen mwnq raemh. Guengjsae dingzlai hwnj laeng Nanzningz、Ningzmingz、Lungzcouh、Bingzgoj、Lingzyinz、Denzlinz、Fungsanh、Denhngoz、Lozcwngz、Hozciz、Nanzdanh、Duh'anh、Laizbinh、Dwngzyen daengj dieg neix, guek raeuz Yinznanz、Gveicouh、Guengjdoeng daengj sengj neix caemh miz.

【Gij Guhyw Ywcuengh】

Giz guhyw　　Daengx go.

Singqfeih　　Haemz, liengz.

Goeng'yungh　　Siu doeghuj, diuz lohlungz、lohhuj. Ndaej yw hangzgauqmou, conghhoz in, baeznou, dahuj, baeznong, hezyazsang, oknyouhdiemz, cungjliuz.

Danyw　（1）Hezyazsang：Moegbiethung、cazngaeulwg va lai gak 10 gwz, gocimfangz 15 gwz, cienq raemx gwn.

（2）Oknyouhdiemz：Moegbiethung、gvaijcaujswj、gozgwnh gak 10 gwz, cienq raemx gwn.

（3）Hangzgauqmou, conghhoz in：Moegbiethung 15 gwz, cienq raemx gwn.

五画

凹脉金花茶

【药 材 名】金花茶。

【别　　名】金茶花。

【来　　源】山茶科植物凹脉金花茶 *Camellia impressinervis* H. T. Chang et S. Y. Liang。

【形态特征】灌木。嫩枝有短粗毛，老枝变秃。叶革质，椭圆形，长 12~22 cm，宽 5.5~8.5 cm，先端急尖，上面深绿色，干后橄榄绿色，有光泽，下面黄褐色，被柔毛，具黑腺点，侧脉 10~14 对，与中脉在上面凹下，在下面强烈突起，边缘具细锯齿；叶柄长 1 cm。花 1~2 朵腋生，花柄长 6~7 cm；苞片 5 枚，新月形，散生；萼片 5 枚，半圆形至圆形，长 4~8 mm，花瓣 12 枚；雄蕊近离生；花柱 2~3 枚。蒴果扁圆形，三角扁球形或哑铃形，高 1.8 cm，宽 3 cm，2~3 室，每室有种子 1~2 粒，种子球形。花期 1 月。

【生境分布】生于山谷林下。广西主要分布于龙州、大新等地。

【壮医药用】

药用部位　叶、花。

性味　叶：微苦、涩，平。花：涩，平。

功用　叶：调龙路，调谷道、水道，清热毒，除湿毒。用于货烟妈（咽痛），屙意咪（痢疾），笨浮（水肿），肉扭（淋证），黄标（黄疸），血压嗓（高血压），高脂血，呗脓（痈肿），水蛊（肝硬化腹水），预防癌症。

花：调龙路，止血。用于血压嗓（高血压），月经过多，高脂血，屙意勒（便血），兵淋勒（崩漏）。

附方　（1）月经过多：金花茶花、元宝草、牛膝各 10 g，水煎服。

（2）屙意勒（便血）：金花茶花 10 g，五月艾、毛葱各 15 g，水煎服。

（3）高脂血：金花茶叶（或花）、大果山楂叶各 6 g，热开水泡当茶饮。

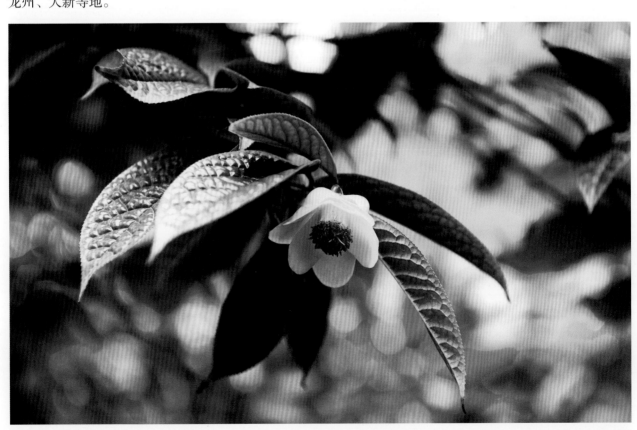

Cazvahenj

〔Cohyw〕Cazvahenj.

〔Coh'wnq〕Cazvahenj.

〔Goekgaen〕Dwg cazvahenj doenghgo cazvahgoh.

〔Yienghceij Daegdiemj〕Faexgvanmuz. Nyeoiq miz bwn dinj co，nye geq bienq ndoq. Gij mbaw na youh wenq，yiengh luenzgyaeq，raez 12~22 lizmij，gvangq 5.5~8.5 lizmij，byai mbaw soemset，baihgwnz saek heu laeg，hawq le saek heugyamj，amq，baihlaj saek henjgeq，miz bwnyungz，miz diemjdoed ndaem，nyinz henz 10~14 doiq，nyinz gyang youq baihgwnz mboep laj，youq baihlaj doed hwnj yienhda，henz bien miz yazgawq saeq；gaenqmbaw raez lizmij ndeu. Va youq geh nye mbaw hai 1~2 duj，gaenqva raez 6~7 lizmi；vabau 5 dip，yiengh lumj ronghndwen limq iq，sanq hai；dakva 5 dip，yiengh buenq luenz daengz luenz，raez 4~8 hauzmi，dipva 12 dip；vaboux loq lizseng；simva 2~3 dip. Gij mak yiengh luenz bej，miz 2~3 congh ranzceh，yiengh lumj giuz bej samgak roxnaeuz lumj yajlingz，sang 1.8 lizmij，gvangq 3 lizmij，moix congh ranzceh miz ceh 1~2 naed，naedceh lumj giuz. 1 nyied haiva.

〔Diegmaj Faenbouh〕Hwnj youq laj faex ndaw lueg. Guengjsae cujyau faenbouh youq Lungzcouh、Dasinh daengj dieg.

〔Gij Guhyw Ywcuengh〕

Giz guhyw　Mbaw、va.

Singqfeih　Mbaw：Loq haemz、saep，bingz. Va：Saep，bingz.

Goeng'yungh　Mbaw：Diuz lohlungz，diuz diuzhaeux、diuzraemx，siu ndatdoeg，cawz cumxdoeg. Yungh youq conghhoz in，okhaexmug，baenzfouz，nyouhniuj，vuengzbiu，hezyazsang，hezcihsang，baeznong，dungxraengx，yawhfuengz binghngaiz.

Va：Diuz lohlungz，dingz lwed. Yungh youq hezyazsang，dawzsaeg daiq lai，hezcihsang，okhaexlwed，binghloemqlwed.

Danyw　（1）Dawzsaeg daiq lai：Va cazvahenj、nyadoixmbawx、govaetdauq gak 10 gwz，cienq raemx gwn.

（2）Okhaexlwed：Va cazvahenj 10 gwz、ngaih nguxnyied、gonap gak 15 gwz，cienq raemx gwn.

（3）Hezcihsang：Mbaw cazvahenj（roxnaeuz va）、mbaw sanhcah mak hung gak 6 gwz，aeu raemxgoenj cimq dang caz gwn.

089

五画

凹脉紫金牛

【药 材 名】凹脉紫金牛。

【别　　名】石凉伞、石狮子、棕紫金牛。

【来　　源】紫金牛科植物凹脉紫金牛 *Ardisia brunnescens* E. Walker。

【形态特征】灌木，高可达 1 m。小枝灰褐色，略肉质。叶片椭圆状卵形或椭圆形，长 8~14 cm，宽 3.5~6.0 cm，叶面中脉和侧脉均下凹；叶柄长 7~12 mm。复伞形花序或圆锥状聚伞花序，着生于侧生特殊花枝顶端，花枝长 5~9 cm，近顶端具 1~2 片多少退化的叶；花梗长约 1 cm，微弯；萼片广卵形，具腺点及缘毛；花瓣粉红色，仅基部连合，卵形，具腺点，内面近基部具细乳头状突起；雄蕊较花瓣略短；雌蕊与花瓣等长，子房卵珠形。果球形，直径 6~7 mm，深红色，具不明显腺点。果期 10 月至翌年 1 月。

【生境分布】生于山谷疏、密林下或灌木丛中，或石灰岩山坡的林下。广西主要分布于昭平、浦北、灵山、宁明、龙州、大新、隆安、巴马、河池等地，广东省也有分布。

【壮医药用】

药用部位　根。

性味　甜，平。

功用　补虚，益精血，消肿痛。用于各种虚证，黄标（黄疸），货烟妈（咽痛），林得叮相（跌打损伤）。

附方　（1）黄标（黄疸）：凹脉紫金牛、葫芦茶各 20 g，田基黄、半枝莲各 15 g，白马骨 12 g，满天星 10 g，水煎服。

（2）林得叮相（跌打损伤）：鲜凹脉紫金牛根皮、鲜松树二层皮、鲜水泽兰叶各适量，捣烂炒热，温敷患处。

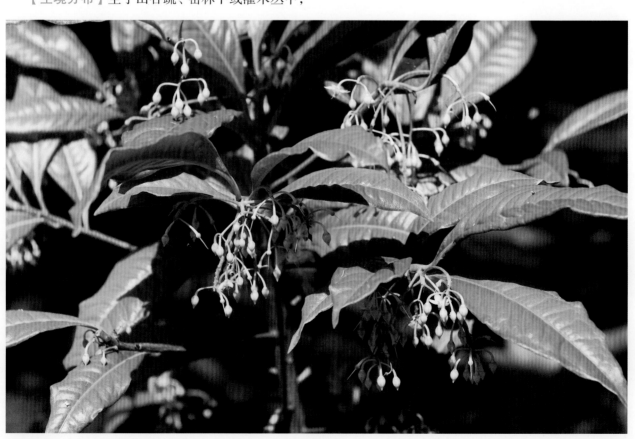

Goliengjrin

【Cohyw】 Goliengjrin.

【Coh'wnq】 Liengjliengzrin、Saeceijrin、Vaizgim moenqaeuj.

【Goekgaen】 Dwg goliengjrin doenghgo swjginhniuzgoh.

【Yienghceij Daegdiemj】 Faexcaz，sang ndaej daengz 1 mij. Nyelwg henjgeq mong，loq noh. Mbaw bomj lumj gyaeq roxnaeuz bomj，raez 8~14 lizmij，gvangq 3.5~6.0 lizmij，meggyang caeuq meghez gwnz mbaw cungj mbup doxroengz;gaenqmbaw raez 7~12 hauzmij.Gyaeujva lumj liengj coxdaeb roxnaeuz gyaeujva comzliengj yiengh luenzsoem，maj youq gwnzdingj nyeva daegbied henzbengx haenx，nyeva raez 5~9 lizmij，gaenh byai miz 1~2 limq mbaw lainoix doiqvaq; gaenqva raez daihgaiq 1 lizmij，loq goz; mbawiemj yiengh gyaeq gvangq，miz diemjraiz caeuq bwn'unq;limqva hoengzmaeq，gag gizgoek doxnem，lumj gyaeq，miz diemjraiz，baihndaw gaenh gizgoek miz gyaeujcij iq doed hwnjdaeuj; simva boux loq dinj gvaq limqva; sim vameh caeuq limqva doengzraez，rugceh lumj gyaeqcaw. Mak lumj giuz，cizging 6~7 hauzmij，hoengzgeq，miz diemjraiz mbouj yienhda. 10 nyied daengz bi daihngeih 1 nyied dawzmak.

【Diegmaj Faenbouh】 Hwnj ndaw faexcaz roxnaeuz laj faexndaet、faexmbang ndaw lueg，roxnaeuz laj faex ndaw ndoeng gwnz ndoi byarinhoi. Guengjsae dingzlai hwnj laeng Cauhbingz、Bozbwz、Lingzsanh、Ningzmingz、Lungzcouh、Dasinh、Lungzanh、Bahmaj、Hozciz daenj dieg neix，guek raeuz Guengjdoeng Sengj caemh hwnj miz.

【Gij Guhyw Ywcuengh】

Giz guhyw　Rag.

Singqfeih　Van，bingz.

Goeng'yungh　Boujhaw，ik cinglwed，siu foegin. Ndaej yw gak cungj binghhaw，vuengzbiu，conghhoz in，laemx dock deng sieng.

Danyw　（1）Vuengzbiu：Goliengjrin、huzluzcaz gak 20 gwz，denzgihvangz、nomjsoemzsaeh gak 15 gwz，bwzmajguz 12 gwz，manjdenhsingh 10 gwz，cienq raemx gwn.

（2）Laemx doek deng sieng：Rag goliengjrin ndip、naengndaw faexcoengz ndip、mbaw suijswzlanz ndip gak habliengh，dub yungz ceuj ndat，oep raeuj mwnqsien.

091

五画

四棱草

【药 材 名】四棱草。

【别　　名】四方草。

【来　　源】唇形科植物四棱草 *Schnabelia oligophylla* Hand. -Mazz.。

【形态特征】多年生草本，高可达 1 m。幼枝、叶柄、叶片两面、苞片、花梗、花萼、花冠、花丝下端、子房和果均有毛。根茎短且膨大，逐节生根，根细长。茎直立，四棱形，棱边有刺。叶稀疏，对生；叶片纸质，卵形或卵状披针形，稀掌状 3 裂，长 10~30 mm，宽 5~17 mm，先端锐尖或短渐尖，边缘全缘具锯齿；叶柄长 3~9 mm，纤细。花单生于茎上部叶腋，连同花梗长 7~18 mm，花梗长 5~7 mm；小苞片 2 枚，微小钻状；花萼钟状，5 裂，裂片线状披针形；花冠长 14~18 mm，淡紫蓝色或紫红色，花冠筒长约 12 mm，冠檐二唇形，上唇 2 裂，下唇 3 裂；雄蕊 4 枚，伸出花冠筒外；花柱顶端 2 裂。小坚果倒卵圆形，橄榄色，长约 5 mm，直径约 2.8 mm。花期 4~5 月，果期 5~6 月。

【生境分布】生于路边、山坡石缝中。广西主要分布于柳城、融安、环江、贵港、贺州、南丹、罗城等地，长江以南各省区均有分布。

【壮医药用】

药用部位　地上部分。

性味　微辣、微酸，温。

功用　通火路、龙路，调经，消肿痛。用于京瑟（闭经），贫痧（感冒），脑瘫，渗裆相（烧烫伤），呗脓（痈肿），林得叮相（跌打损伤）。

注　孕妇慎服。

附方　（1）渗裆相（烧烫伤），呗脓（痈肿）：鲜四棱草适量，捣烂取汁，调食盐少许涂患处。

（2）脑瘫：四棱草、黄桷树叶各 15 g，钩藤 30 g，水煎服。

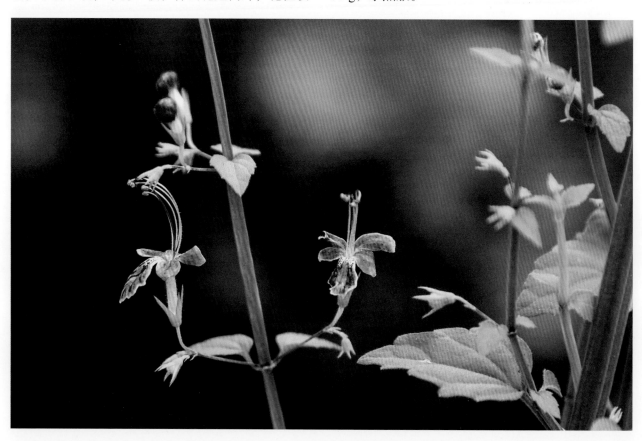

Goseiqlimq

【 Cohyw 】 Goseiqlimq.

【 Coh'wnq 】 Nywjseiqfueng.

【 Goekgaen 】 Dwg goseiqlimq doenghgo cwnzhingzgoh.

【 Yienghceij Daegdiemj 】 Dwg go'nywj maj lai bi， ndaej sang daengz 1 mij. Nyeoiq、gaenzmbaw、song mbiengj mbaw、limqva、gaenzva、iemjva、mauhva、gyaeujlaj seiva、fuengzlwg caeuq mak cungj miz bwn. Ganjrag dinj caemhcaiq bongz， baenz hoh baenz hoh maj rag， rag saeqraez. Ganj daengj soh， yiengh seiqlimq， henz limq miz oen. Mbaw cax， maj doxdoiq ; mbaw mbang youh oiq， yiengh lumj aen'gyaeq roxnaeuz lumj aen'gyaeq yiengh longzcim， aiq lumj fajfwngz 3 veuq， raez 10~30 hauzmij， gvangq 5~17 hauzmij， byaimbaw soemset roxnaeuz dinj menhmenh bienq soem， bienmbaw bingzraeuz miz heujgawq ; gaenzmbaw raez 3~9 hauzmij， saeqset. Va dan maj gockmbaw gwnz ganj， daiq gaenqva raez 7~18 hauzmij， gaenqva raez 5~7 hauzmij ; limqva iq 2 limq， loq lumj cuenqsaeq ; iemjva lumj aencung， 5 veuq， mbawveuq yiengh lumj sienq yienghlongzcim ; mauhva raez 14~18 hauzmij， saek oaeuj mong roxnaeuz saek aeujhoengz， doengz mauhva raez daihgaiq 12 hanzmij， yiemh mauhva yiengh song naengbak， naengbak gwnz veuq guh song， naengbak laj veuq guh sam ; sim vaboux 4 diuz， ietok rog doengz mauhva ; dingj saeuva veuq guh song. Makgenq iq yiengh luenzgyaeq dauqdingq， saek maknamj， raez daihgaiq 5 hauzmij， cizging daihgaiq 2.8 hauzmij. 4~5 nyied haiva， 5~6 nyied dawzmak.

【 Diegmaj Faenbouh 】 Maj youq henz roen、ndaw geh rin gwnz bo. Guengjsae cujyau faenbouh youq Liujcwngz、Yungzanh、Vanzgyangh、Gveigangj、Hocouh、Nanzdanh、Lozcwngz daengj dieg， guek raeuz Dahcangzgyangh baihnamz gak sengj gih hix miz faenbouh.

【 Gij Guhyw Ywcuengh 】

Giz guhyw   Dingz gwnz dieg.

Singqfeih   Loq manh、loq soemj， raeuj.

Goeng'yungh   Doeng lohhuj、lohlungz， diuz meg， siu foegin. Yungh daeuj yw dawzsaeg gaz， baenzsa， ukgyad， coemh log sieng， baeznong， laemx doek deng sieng.

Cawq   Mehmizndang siujsim gwn.

Danyw （1） Coemh log sieng， baeznong : Goseiqlimq ndip dingz ndeu， dub yungz aeu raemx， dwk dingznoix gyu cat giz bingh.

（2） Ukgyad : Goseiqlimq、mbaw gorungz gak 15 gwz， gaeugvaqngaeu 30 gwz， cienq raemx gwn.

五画

四川溲疏

【药 材 名】川溲疏。

【别 名】长齿溲疏。

【来 源】绣球花科植物四川溲疏 Deutzia setchuenensis Franch.。

【形态特征】灌木，高约2 m。老枝表皮常片状脱落。叶两面、叶柄、花枝、花序梗、花萼均被星状毛。叶对生；叶片卵形、卵状长圆形或卵状披针形，长 2.0~9.5 cm，宽 1~3 cm，先端渐尖或尾尖，边缘具细锯齿；叶柄长 1~2 mm。伞房状聚伞花序；花梗长 3~10 mm；萼筒杯状，裂片阔三角形；花瓣5枚，白色，卵状长圆形，长约 7 mm；花蕾时内向镊合状排列；雄蕊10枚，外轮的长 5~6 mm 且花丝先端具 2 齿，内轮的较短且花丝先端 2 浅裂；花柱3枚。蒴果球形，直径 4~5 mm；宿存萼裂片内弯。花期 4~7 月，果期 6~9 月。

【生境分布】生于山地灌木丛中。广西主要分布于南宁、上林、上思、南丹等地，江西、福建、湖北、湖南、广东、贵州、四川、云南等省也有分布。

【壮医药用】

药用部位　枝叶、果。

性味　苦，微寒。

功用　清热毒，除湿毒，调水道、谷道。用于外感暑热，身热烦渴，肉扭（淋证），喯疳（疳积），发旺（痹病），呗脓（痈肿），额哈（毒蛇咬伤）。

附方　（1）肉扭（淋证）：川溲疏、白茅根、土牛膝各 15 g，水煎服。

（2）发旺（痹病）：川溲疏 15 g，活血丹 10 g，姜黄 20 g，骨碎补 30 g，水田七 6 g，水煎服。

（3）喯疳（疳积）：川溲疏、麦冬、石斛各 10 g，水煎代茶饮。

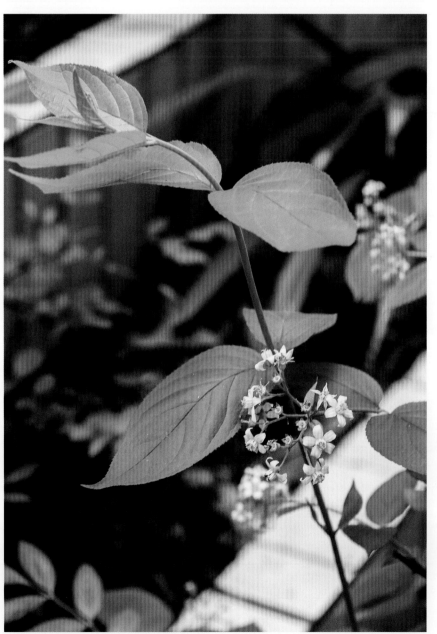

Conhcouhcuh

【Cohyw】 Conhcouhcuh.

【Coh'wnq】 Cangzcijcouhcuh.

【Goekgaen】 Dwg goconhcouhcuh doenghgo siugiuzvahgoh.

【Yienghceij Daegdiemj】 Faexcaz，sang aiq 2 mij. Nye geq baeng baihrog ciengzseiz baenzbenq baenzbenq laehdoek. Mbaw song mbiengj、gaenzmbaw、gaenzgyaeujva、iemjva cungj hwnj bwn lumj ndaundeiq. Bwn maj doxdoiq；mbaw yienghgyaeq、lumj gyaeq yiengh luenz raez roxnaeuz lumj gyaeq byai menh soem，raez 2.0~9.5 lizmij，gvangq 1~3 lizmij，byai ciemh soem roxnaeuz byai soem，henzbien miz heujgawq saeq；gaenqmbaw raez 1~2 hauzmij. Gyaeujva comz liengj lumj fuengzliengj；ganjva raez 3~10 hauzmij；doengziemj lumj cenj，limqseg yiengh samgak gvangq；limqva 5 diuz，saekhau，lumj gyaeq yiengh luenzraez，aiq raez 7 hauzmij；mwh valup yiengq baihndaw baiz lumj nep hob nei；sim vaboux 10 diuz，gvaengx baihrog raez 5~6 hauzmij caemhcaiq byai seiva miz 2 heuj，gvaengx baihndaw haemq dinj caemhcaiq byai seiva 2 seg dinj；saeuva 3 diuz. Makndangj luenzluenz，cizging 4~5 hauzmij；mbawseg gouq van doxhaeuj. 4~7 nyied langhva，6~9 dawzmak.

【Diegmaj Faenbouh】 Maj youq diegbya ndawcumh faexcaz. Guengjsae dingzlai hwnj laeng Nanzningz、Sanglinz、Sangswh、Nanzdanh daengj dieg，guek raeuz Gyanghsih、Fuzgen、Huzbwz、Huznanz、Guengjdoeng、Gveicouh、Swconh、Yinznanz daengj sengj caemh hwnj miz.

【Gij Guhyw Ywcuengh】

Giz guhyw　Nye mbaw、mak.

Singqfeih　Haemz，loq hanz.

Goeng'yungh　Cing hujdoeg，cawz caepdoeg，diuz roenraemx、roenhaeux. Yungh youq roggamj hujhwngq，ndang ndat simfan hozhawq，nyouhjniuj，baenzgam，fatvangh，baeznong，ngwz haeb.

Danyw　（1）Nyouhniuj：Conhcouhcuh、rag hazranz、godauqrod gak 15 gwz，cienq raemx gwn.

（2）Fatvangh：Conhcouhcuh 15 gwz，byaeknu 10 gwz，hinghenj 20 gwz，gofwngzmaxlauz 30 gwz，dienzcaetraemx 6 gwz，cienq raemx gwn.

（3）Baenzgam：Conhcouhcuh、gyazcij、davangzcauj gak 10 gwz，cienq raemx dang caz ndoet.

四数九里香

【药 材 名】四数九里香。

【别　　名】满山香、满天香。

【来　　源】芸香科植物四数九里香 *Murraya tetramera* Huang。

【形态特征】小乔木，高可达 7 m。当年生枝、新叶的叶轴及花梗均被稀疏微柔毛，后变无毛。叶有小叶 5~11 片；小叶狭长披针形，长 2~5 cm，宽 0.8~2.0 cm，先端渐狭长尖；小叶柄长 2~4 mm。伞房状聚伞花序，多花，花白色；萼片和花瓣均为 4 枚；萼片基部合生，卵形；花瓣白色，长椭圆形，长 4~5 mm，有油点；雄蕊 8 枚，花丝长约 4 mm；子房椭圆形，长约 1 mm，花柱长约 2 mm。果球形，直径 1.0~1.2 cm，淡红色，油点甚多，干后变为褐色；种子 1~3 粒。花期 3~4 月，果期 7~8 月。

【生境分布】生于石灰岩山地的山顶部光照充足的地方。广西主要分布于百色、德保、隆安、靖西、龙州等地，云南等省也有分布。

【壮医药用】

药用部位　全株。

性味　辣、微苦，微温。

功用　祛风毒，调气道，止疼痛，散瘀血。用于贫痧（感冒），埃病（咳嗽），墨病（气喘），胴尹（胃痛），发旺（痹病），林得叮相（跌打损伤），皮肤瘙痒，能啥能累（湿疹），痂（癣）。

附方　（1）墨病（气喘）：四数九里香、射干各 15 g，磨盘草、扶芳藤各 30 g，玄参 10 g，砂仁 6 g，水煎服。

（2）痂（癣）：四数九里香、土茯苓各 30 g，百部、苦参各 15 g，水煎洗患处。

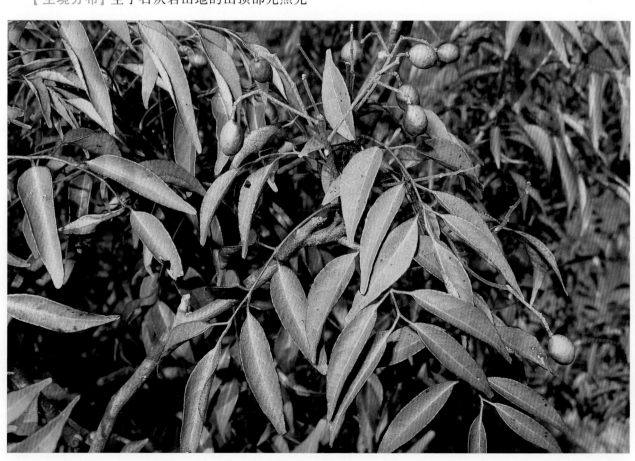

Gocazgyag

【 Cohyw 】 Gocazgyag.

【 Coh'wnq 】 Rangbaenzbya、rangdaengxmbwn.

【 Goekgaen 】 Gocazgyag doenghgo yinzyanghgoh.

【 Yienghceij Daegdiemj 】 Go faexsang iq，sang ndaej daengz 7 mij. Nye bi de maj、mbaw moq ndokmbaw dem gaenqva cungj miz bwn'unq mbangmbang，doeklaeng fat mij bwn. Mbaw miz mbawlwg 5~11 mbaw；mbawlwg gaebraez byai menh soem，raez 2~5 lizmij，gvangq 0.8~2.0 lizmij，byai menh gaeb raez soem；gaenq mbawlwg raez 2~4 hauzmij. Gyaeujva comzliengj lumj ranzliengj，va lai，va hau；linxva caeuq mbawva cungj dwg 4 mbaw；goek linxva doxnem，lumj gyaeq；mbaw hau，raez luenzbenj，raez 4~5 hauzmij，miz diemjyouz；sim vaboux 8 diuz，seiva raez yaek 4 hauzmij；rugva luenzbenj，raez yaek 1 hauzmij，saeuva raez yaek 2 hauzmij. Mak luenzgiuz，hung 1.0~1.2 lizmij，hoengzdamh，diemjyouz lailai，hawq le bienq henjgeq；ceh 1~3 naed. 3~4 nyied haiva，7~8 nyied dawzmak.

【 Diegmaj Faenbouh 】 Hwnj gwnzdingj bya mwnq nditndat cukgaeuq de. Guengjsae dingzlai hwnj laeng Bwzswz、Dwzbauj、Lungzanh、Cingsih、Lungzcouh daengj dieg neix，guek raeuz Yinznanz daengj sengj neix caemh hwnj miz.

【 Gij Guhyw Ywcuengh 】

Giz guhyw　Daengx go.

Singqfeih　Manh、loq haemz，loq raeuj.

Goeng'yungh　Cawz fungdoeg，diuz roenheiq，dingz in dot，sanq cwklwed. Ndaej yw baenzsa，ngaebheiq，dungx in，fatvangh，laemx doek deng sieng，naengnoh humzgaet，naenghumz naenglot，gyak.

Danyw　（1）Ngaebheiq：Gocazgyag、seqganh gak 15 gwz，gobuenzmuh、gaeufuzfangh gak 30 gwz，senzcinh 10 gwz，sahyinz 6 gwz，cienq raemx gwn.

（2）Gyak：Gocazgyag、dujfuzlingz gak 30 gwz，bakbouh、guhcinh gak 15 gwz，cienq raemx swiq mwnq bingh.

097

五画

生海盐

【药 材 名】生盐。

【别 名】盐、盐巴。

【来 源】由海水中直接获取未经过加工的原始盐。主要成分为氯化钠（NaCl）。

【性状特征】本品为不规则的颗粒状或块状，大小不等，通常呈淡白色或灰白色，半透明；体较重，质硬。气微，味咸。

【生境分布】广西沿海各地均有出产，辽宁、河北、山东、江苏、浙江、福建、广东、台湾等省区也有出产。

【壮医药用】

性味 咸，寒。

功用 泻火毒，利水道，凉血，软坚，杀虫止痒。用于货烟妈（咽痛），诺嚎尹（牙痛），肝病引起的笨浮（水肿），肝胆结石，腰椎间盘突出，呗脓（痈肿），毒虫蜇伤。

注 埃病（咳嗽）、口渴者慎服；笨浮（水肿）者禁服。

附方 （1）货烟妈（咽痛）：①生盐 60 g，两面针 25 g，野菊花 60 g，水煎，取药液泡足。②生盐 6 g，加温开水 200 mL 搅溶，饮用。

（2）各种痛证：生盐 1500 g，桂枝、艾叶、吴茱萸、川椒各 30 g，共炒干，装布袋内焙热敷患处。

（3）呗脓（痈肿）：生盐、鲜黄花败酱叶各适量，共捣烂敷患处。

（4）腰椎间盘突出：生盐、鲜野芭蕉根各适量，共捣烂，炒热敷患处。

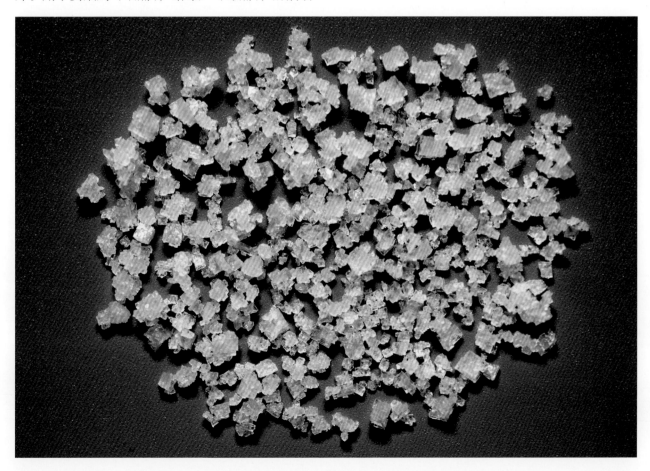

Gyuhaijndip

【 Cohyw 】 Gyuhaijndip.

【 Coh'wnq 】 Gyundip、gyuhaij.

【 Goekgaen 】 Dwg gvu'ndip daj ndaw raemxhaij cigcieb aeu daeuj mbouj ginggvaq gyagoeng. Cujyau singzfaenh dwg luzvaznaz.

【 Singqyiengh Daegdiemj 】 Cungj yw neix dwg baenznaed roxnaeuz baenzgaiq mbouj gveihcwz, hung iq mbouj doxdoengz, itbuen dwg saek hauoiq roxnaeuz saek monghau, buenq ronghcingx ; ndang haemq naek, geng. Heiqnoix, feih hamz.

【 Diegmaj Faenbouh 】 Guengjsae henzhaij gak dieg cungj miz, guek raeuz Liuzningz、Hozbwz、Sanhdungh、Gyanghsuh、Cezgyangh、Fuzgen、Guengjdoeng、Daizvanh daengj sengj gih hix miz.

【 Gij Guhyw Ywcuengh 】

Singqfeih　Hamz, hanz.

Goeng'yungh　Seq doeghuj, leih roenraemx, liengz lwed, unq gij geng, gaj non dingz haenz. Ndaej yw conghhoz in, heujin, daepbingh yinxhwnj baenzfouz, daep mbei gietrin, yauhcuih genhbanz duzcuz, baeznong, non doeg ndet sieng.

Cawq　Baenzae、boux hozhat siujsim gwn ; boux baenzfouz gimq gwn.

Danyw　（1）Conghhoz in：① Gyuhaijndip 60 gwz, gocaengloj 25 gwz, vagut ndoi 60 gwz, cienq raemx, aeu raemxyw cimq din. ② Gyuhaijndip 6 gwz, gya raemxraeujrumh 200 hauzswng gyaux yungz, ndoet gwn.

（2）Gak cungj in：Gyuhaijndip 1500 gwz, gogviq、mbawngaih、cazlad、conhceuh gak 30 gwz, caez cauj rem, caeng youq ndaw daehbaengz gangq ndat oep dieg in.

（3）Baeznong：Gyuhaijndip、mbaw go'haeunaeuhvahenj ndip gak habliengh, caez dub yungz ob dieg in.

（4）Yauhcuih genhbanz duzcuz：Gyuhaijndip、rag lwggyoijndoi ndip gak habliengh, caez dub yungz, cauj ndat oep dieg in.

五画

禾串树

【药材名】禾串树。

【别　　名】鸡踢木、禾串土密树。

【来　　源】大戟科植物禾串树 *Bridelia balansae* Tutcher。

【形态特征】乔木，高可达 17 m。树皮黄褐色，近平滑。小枝具凸起皮孔，无毛。叶片椭圆形或长椭圆形，长 5~25 cm，宽 1.5~7.5 cm，上面无毛，背面疏被微柔毛，边缘反卷；叶柄长 4~14 mm。花雌雄同序，密集成腋生的团伞花序；除萼片及花瓣被黄色柔毛外，其余均无毛；花 5 数；雄花直径 3~4 mm，萼片三角形，花瓣匙形，花丝基部合生；退化雌蕊卵状锥形；雌花直径 4~5 mm，萼片宿存，花柱 2 枚，比花瓣长，顶端 2 裂。核果长卵形，直径约 1 cm，成熟时紫黑色。花期 3~8 月，果期 9~11 月。

【生境分布】生于山地疏林或山谷密林中。广西主要分布于南宁、全州、防城港、上思、百色、靖西、那坡、凌云、田林、天峨、东兰、巴马、都安、金秀、宁明、龙州等地，福建、台湾、广东、海南、四川、贵州、云南等省区也有分布。

【壮医药用】

药用部位　根、叶。

功用　根：调火路，消肿痛。用于夺扼（骨折），林得叮相（跌打损伤）。

叶：调气道，化痰毒。用于埃病（咳嗽）。

附方　（1）夺扼（骨折）：鲜禾串树根、鲜大驳骨、鲜黄毛豆腐柴各 25 g，捣烂外敷患处。

（2）埃病（咳嗽）：禾串树叶、石斛、麦冬各 12 g，水煎服。

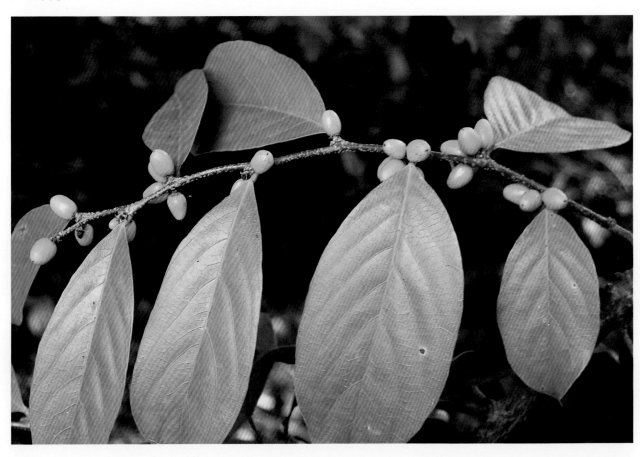

Faexcuen

【Cohyw】Faexcuen.

【Coh'wnq】Faexgaeqdik、faexcuendujmiz.

【Goekgaen】Dwg go faexcuen doenghgo dagizgoh.

【Yienghceij Daegdiemj】Faexgyauzmuz，sang ndaej daengz 17 mij. Naengfaex saek henjgeq，loq wenq. Nye iq doedhwnj miz congh naeng，mbouj miz bwn. Dip mbaw yiengh luenzgyaeq roxnaeuz luenzraez，raez 5~25 lizmij，gvangq 1.5~7.5 lizmij，baihgwnz mbouj miz bwn，baihlaeng loq miz di bwnyungz，henz bien fanjgienj；gaenqmbaw raez 4~14 hauzmij. Vaboux vameh doengz vahsi，vahsi comzliengj maed hai youq geh nye mbaw；cawz dakva caeuq dipva miz bwnyungz saekhenj le，gizyawz cungj mbouj miz bwn；va miz 5 duj；vaboux cizging 3~4 hauzmij，dip dakva yiengh sam gak，dipva yiengh lumj fagseiz，vasei giz goek habdid；vameh doiqvaq haenx yiengh lumj gyaeq sam gak；vameh cizging 4~5 hauzmij，dakva mbouj loenq，simva 2 dip，beij dipva raez，gwnzdingj miz 2 dip. Ngveihmak yiengh lumj gyaeq raez，cizging daihgaiq lizmij ndeu，baenzsug seiz saek ndaem'aeuj. 3~8 nyied haiva，9~11 nyied dawzmak.

【Diegmaj Faenbouh】Hwnj youq diegbya ndaw faex caxcang roxnaeuz ndaw faex mwncup ndaw lueg. Guengjsae cujyau faenbouh youq Nanzningz、Cenzcouh、Fangzcwngzgangj、Sangswh、Bwzswz、Cingsih、Nazboh、Lingzyinz、Denzlinz、Denhngoz、Dunghlanz、Bahmaj、Duh'anh、Ginhsiu、Ningzmingz、Lungzcouh daengj dieg，guek raeuz Fuzgen、Daizvanh、Guengjdoeng、Haijnanz、Swconh、Gveicouh、Yinznanz daengj sengj gih hix miz faenbouh.

【Gij Guhyw Ywcuengh】

Giz guhyw　Rag、mbaw.

Goeng'yungh　Rag：Diuz lohhuj，siu foegin. Yungh youq ndokraek，laemx doek deng sieng.

Mbaw：Diuz diuzheiq，vaq myaizdoeg. Yungh youq baenzae.

Danyw （1）Ndokraek：Rag faexcuen ndipsien、gociepndok hung、vangzmauz doufucaiz gak 25 gwz，dub yungz rog oem giz in.

（2）Baenzae：Rag faexcuen、sizhuz ndipsien、mwzmwnzdungh ndipsien gak 12 gwz，cienq raemx gwn.

五
画

仙人掌

【药 材 名】仙人掌。

【别　　名】仙巴掌、霸王树。

【来　　源】仙人掌科植物仙人掌 Opuntia dillenii（Ker Gawl.）Haw.。

【形态特征】肉质灌木，高可达 3 m。茎下部稍木质，近圆柱形，上部肉质，扁平，绿色，具节；每节卵形至矩圆形，长 15~30 cm，光亮，散生多数瘤体，每一小瘤体上密生黄褐色卷曲的柔毛，并有长 1~3 cm 的刺。叶肉质细小，披针形，先端尖细，早落。花黄色，直径 2~8 cm，单生或数朵丛生于扁化茎顶部边缘；瓣状花被片多数，花瓣广呈倒卵形；雄蕊多数，数轮排列；雌蕊 1 枚，花柱白色，柱头 6 裂。浆果肉质，卵圆形或梨形，长 5~8 cm，黄色或紫红色，被细硬毛；种子多数。

【生境分布】野生或栽培。广西各地均有栽培，云南、四川、贵州、广东、福建等省也有分布。

【壮医药用】

药用部位　根、茎。

性味　苦，寒。

功用　调龙路、火路，通气道，清热毒，除湿毒，止血。用于货烟妈（咽痛），埃病（咳嗽），渗裂（血证），年闹诺（失眠），航靠谋（痄腮），胴尹（胃痛），能啥能累（湿疹），屙意咪（痢疾），钵农（肺痈），呗嘻（乳痈），呗脓（痈肿），仲嘿喯尹（痔疮），痂（癣），额哈（毒蛇咬伤），渗裆相（烧烫伤），唉唠北（冻伤）。

附方　（1）航靠谋（痄腮），呗嘻（乳痈），呗脓（痈肿），渗裆相（烧烫伤）：鲜仙人掌（去皮、刺）适量，捣烂外敷患处。

（2）呗嘻（乳痈）初起结核，疼痛红肿：仙人掌茎（去皮、刺），焙热熨之。

（3）胴尹（胃痛）：①仙人掌根 50~100 g，与猪肚半个炖服。②仙人掌茎（去皮、刺）50 g，切细，牛肉 100 g，炒熟食用。

（4）屙意咪（痢疾）：仙人掌茎（去皮、刺）、火炭母、白头翁、马齿苋各 15 g，水煎服。

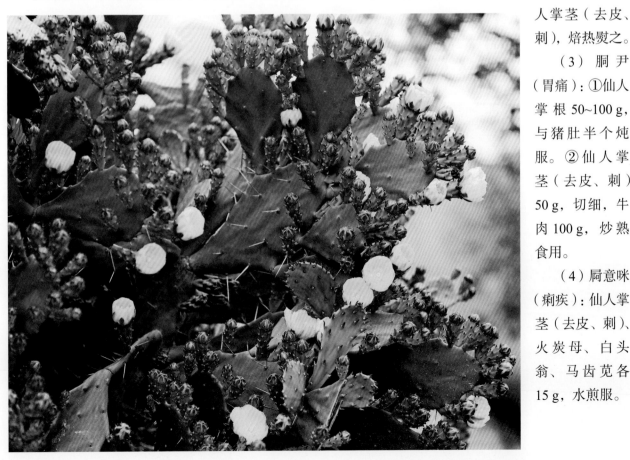

Golinxvaiz

〖Cohyw〗Golinxvaiz.

〖Coh'wnq〗Bajfwngzsien、faexbavangz.

〖Goekgaen〗Dwg golinxvaiz doenghgo senhyincangjgoh.

〖Yienghceij Daegdiemj〗Dwg faexgvanmuz noh'unq, sang ndaej daengz 3 mij. Gijganj baihlaj loq lumj faex, gijyiengh loq lumj donghfaex, baihgwnz dwg nohfaex, yiengh bejbingz, saekheu, miz hoh; moix hoh yiengh lumj gyaeq roxnaeuz luenzcingq, raez 15~30 mij, wenqngaeuz, miz haujlai aen rengq, baihgwnz moix aen rengq miz haujlai bwn yungzyed gienjgut saek henjgeq, caiqlix miz oen raez 1~3 lizmij. Gij mbaw nohna saeqsit, yiengh longzcim, gizbyai soemsit, loenq mbaw caeux. Gijva saekhenj, cizging 2~8 lizmij, dan hai roxnaeuz lai duj hai youq giz ganj bej henz gwnzdingj; dingzlai miz dip va goemq, dipva yiengh lumj gyaeq daujdingj gvangq; dingzlai dwg vaboux, lai hop baizlied; vameh duj ndeu, simva saekhau, simva dek hai roek dip. Gijmak dwg noh, yiengh luenz gyaeq roxnaeuz lumj makleiz, raez 5~8 lizmij, saekhenj roxnaeuz hoengzaeuj, rog miz bwn geng saeq; dingzlai miz ceh.

〖Diegmaj Faenbouh〗Gag hwnj roxnaeuz ndaem. Guengjsae gak dieg cungj ndaem miz, guek raeuz Yinznanz、Swconh、Gveicouh、Guengjdoeng、Fuzgen daengj sengj hix miz faenbouh.

〖Gij Guhyw Ywcuengh〗

Giz guhyw　Rag、ganj.

Singqfeih　Haemz, hanz.

Goeng'yungh　Diuz lohlungz、lohhuj, doeng roenheiq, siu ndatdoeg, cawz cumxdoeg, dingz lwed. Yungh youq conghhoz in、baenzae, iemqlwed, ninz mbouj ndaek, hangzgauqmou, dungx in, naenghumz naenglot, okhaexmug, bwtnong, baezcij, baeznong, baezhangx, gyak, ngwz haeb, coemh log sieng, aenlauxbaeg.

Danyw　（1）Hangzgauqmou, baezcij, baeznong, coemh log sieng：Aeu golinxvaiz ndipsien（dat naeng、oen bae）habliengh, dub yungz rog oep giz in.

（2）Baezcij ngamq baenz gietaen, indot hoengzfoeg：Aeu ganj golinxvaiz（dat naeng、oen bae）, cik ndat daeuj log de.

（3）Dungx in：① Rag golinxvaiz 50~100 gwz, caeuq buenq aen dungxmou aeuq gwn. ② Ganj golinxvaiz（dat naeng、oen bae）50 gwz, ronq saeq, nohvaiz 100 gwz, cauj cug gwn.

（4）Okhaexmug：Ganj golinxvaiz（dat naeng、oen bae）、gaeumei、go'mbajmbiengq、byaekiemjsae gak 15 gwz, raemx aeuq gwn.

103

五画

仪花

【药 材 名】铁罗伞。

【别　　名】单刀根、广檀木、麻乸木。

【来　　源】苏木科植物仪花 *Lysidice rhodoste-gia* Hance。

【形态特征】常绿灌木或乔木，高可达 20 m。根圆柱形，淡红色。叶互生，偶数羽状复叶；小叶 3~5 对，小叶片长椭圆形或卵状披针形，长 5~16 cm，宽 2.0~6.5 cm，小叶柄长 2~3 mm。圆锥花序长 20~40 cm，总轴、苞片、小苞片均被短疏柔毛；苞片、小苞片粉红色，卵状长圆形或椭圆形；花萼管状，萼筒长 1.2~1.5 cm，裂片 4 枚，暗紫红色；花瓣 5 枚，紫红色，阔倒卵形，连梗长约 1.2 cm；能育雄蕊 2 枚，退化雄蕊 4 枚，钻状；子房被毛，胚珠 6~9 颗。荚果长矩圆形，扁平，长 12~20 cm，顶部有喙；种子 2~7 粒，褐红色，种皮薄，内面无

胶质层。花期 6~8 月，果期 9~11 月。

【生境分布】生于河边或杂木林中。广西主要分布于容县、百色、乐业、田林、隆林、都安、龙州等地，台湾、广东、贵州、云南等省区也有分布。

【壮医药用】

药用部位　根、叶。

性味　苦、辣，温；有小毒。

功用　调龙路、火路，散瘀血，消肿痛。用于林得叮相（跌打损伤），发旺（痹病），外伤出血，陈旧内伤。

附方　（1）发旺（痹病）：铁罗伞 30 g，水煎服。

（2）外伤出血：鲜铁罗伞叶 15 g，鲜昌感秋海棠 30 g，共捣烂敷患处。

（3）陈旧内伤：铁罗伞根、苏木各 10 g，田七 6 g，虎杖 15 g，土人参 20 g，水煎服。

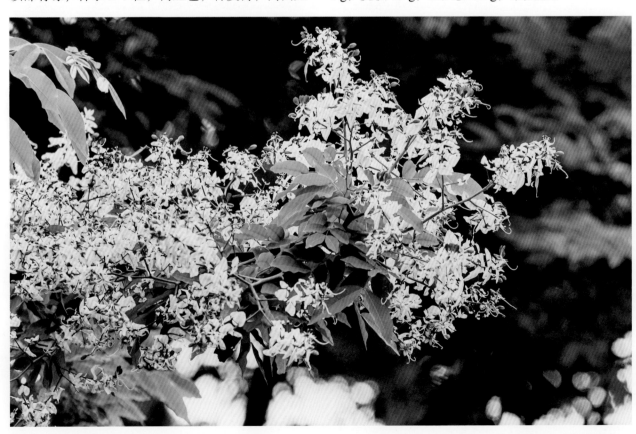

Maexbin

【Cohyw】 Maexbin.

【Coh'wnq】 Rag danhdauh、go'gvangjdanzmuz、gomazmuz.

【Goekgaen】 Dwg maexbin doenghgo suhmuzgoh.

【Yienghceij Daegdiemj】 Faexcaz seiqseiz heu roxnaeuz gofaex，sang ndaej daengz 20 mij. Rag luenzsaeu, saek hoengzmaeq. Mbaw maj doxcah，fuzyez lumj bwn suengsoq；mbaw'iq 3~5 doiq，mbaw'iq raez mwnzgyaeq roxnaeuz lumj gyaeq menh soem，raez 5~16 lizmijgvangq 2.0~6.5 lizmij，gaenz mbaw'iq raez 2~3 hauzmij. Gyaeujva luenzsaeusoem raez 20~40 lizmij，sugdaeuz、mbawlup、mbawlupiq cungj hwnj bwn'unq dinj；mbawlup、mbawlupiq hoengzmaeq，lumj gyaeq luenzraez roxnaeuz mwnzgyaeq；iemjva lumj guenj, doengzguenj raez 1.2~1.5 lizmij，mbawseg 4 limq，hoengzaeujlaep；limqva 5 mbaw，saek hoengzaeuj, yiengh gvangq gyaeq dingjbyonj，lienz ganj aiq raez 1.2 lizmij；ndaej maj sim vaboux 2 diuz，doiqvaq simva boux 4 diuz，lumj cuenq；fuengzlwg hwnj bwn，beihcuh 6~9 naed. Faekmak raez luenz seiqfueng，benjbingz, raez 12~20 lizmij，gwnzdingj miz bak；ceh 2~7 naed，saek hoengzgeq，naengceh mbang，baihndaw mbouj miz caengz lumj gyauh. 6~8 nyied haiva，9~11 nyied dawzmak.

【Diegmaj Faenbouh】 Hwnj youq henzdah roxnaeuz ndawndoeng faexcab. Guengjsae dingzlai hwnj laeng Yungzyen、Bwzswz、Lozyez、Denzlinz、Lungzlinz、Duh'anh、Lungzcouh daengj dieg，guek raeuz Daizvanh、Guengjdoeng、Gveicouh、Yinznanz daengj sengj gih caemh hwnj miz.

【Gij Guhyw Ywcuengh】

Giz guhyw　Rag、mbaw.

Singqfeih　Haemz、manh，raeuj；miz di doeg.

Goeng'yungh　Diuz lohlungz、lohhuj，sanq lwedgux，siu foegin. Yungh youq laemx doek deng sieng, fatvangh，rog sieng oklwed，sienggaeuq baihndaw.

Danyw　（1）Fatvangh：Maexbin 30 gwz，cienq raemx gwn.

（2）Rog sieng oklwed：Mbaw maexbin ndip 15 gwz，gomomj ndip 30 gwz，doxgyaux dub yungz oep giz in.

（3）Sienggaeuq baihndaw：Rag maexbin、gosoqmoeg gak 10 gwz，samcaet 6 gwz，hujcang 15 gwz, yinzsinhdoj 20 gwz，cienq raemx gwn.

105

五画

白及

【药 材 名】白及。

【别　　名】白芨、连及草。

【来　　源】兰科植物白及 *Bletilla striata*（Thunb. ex A. Murray）Rchb. f.。

【形态特征】多年生宿根草本，高可达 60 cm。假鳞茎扁球形，白色，肉质，直径约 2 cm，有多数须根。茎直立。叶 4~6 枚，狭长圆形或披针形，长 8~30 cm，宽 1.5~4.0 cm，先端渐尖，基部收狭成鞘并抱茎。花序具 3~10 朵花，常不分枝或极罕分枝；花序轴呈"之"字状曲折；花大，紫红色或粉红色；萼片和花瓣近等长，狭长圆形，长 25~30 mm；花瓣较萼片稍宽，唇瓣倒卵状椭圆形，长 23~28 mm，3 裂，中裂片边缘具波状齿，先端中部凹缺，唇盘上的 5 枚纵脊状褶片仅在中裂片上面为波状。蒴果纺锤形，长 3.5 cm，直径 1 cm，具纵棱 6 条。花期 4~5 月。

【生境分布】生于山坡草丛中及疏林下，也有栽培。广西主要分布于融水、桂林、全州、永福、资源、玉林、那坡、凌云、乐业、隆林、环江等地，陕西、甘肃、江苏、安徽、浙江、江西、福建、湖北、湖南、广东、四川、贵州等省也有分布。

【壮医药用】

药用部位　块茎。

性味　苦、甜、涩，微寒。

功用　调龙路、火路，生肌止血。用于陆裂（咳血），林得叮相（跌打损伤），金枪出血，呗叮（疗）。

附方　（1）陆裂（咳血）：白及、沙参、麦冬、五指毛桃、百合各 10 g，百部 12 g，黄花倒水莲 15 g，水煎服。

（2）金枪出血：白及、当归、红花、紫草各 10 g，犁头草 15 g，田七 6 g，研末外敷患处。

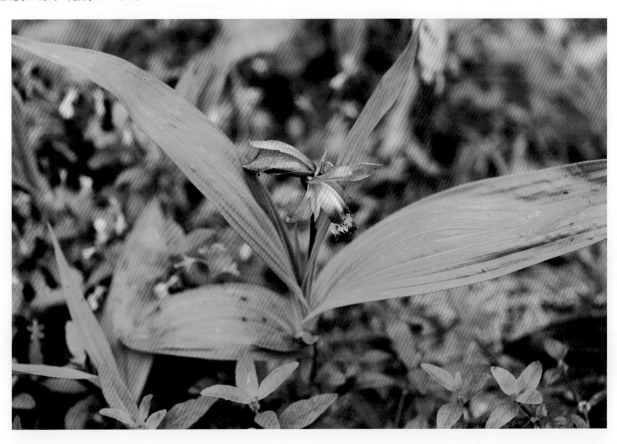

Gobwzgiz

【Cohyw】 Gobwzgiz.

【Coh'wnq】 Bwzgiz、lenzgizcauj.

【Goekgaen】 Dwg gobwzgiz doenghgoz lanzgoh.

【Yienghceij Daegdiemj】 Lai bi louz rag maj gorum，sang ndaej daengz 60 lizmij. Ngauqganj lumj gyaep yiengh giuzbej，saekhau，nohnwd，cizging daihgaiq 2 lizmij，miz ragsei lailai. Ganj daengjsoh. mbaw 4~6 vengq，gaemh raez luenz roxnaeuz luenz raez byai menh soem，raez 8~30 lizmij，gvangq 1.5~4.0 lizmij，byai ciemh soem，goek sou gaeb baenz byuk le goj ganj. Gyaeujva miz 3~10 duj va，ciengzseiz mbouj faen nga roxnaeuz gig noix faen nga；sug gyaeujva baenz cihsaw "之" ngutngeuj；va hung，saek hoengzaeuj roxnaeuz hoengzmaeq；limqiemj caeuq limqva raez doxdoengz，yiengh gaeb raez luenz，raez 25~30 hauzmij；limqva haemq gvangq gvaq limqiemj，limq naengbak lumj gyaeq dingjbyonj yiengh bomj，raez 23~28 hauzmij，3 seg，mbawseg cungqgyang henzbien miz huj lumj raemxlaengh，byai cungqgyang mboepvauq，5 diuz mbawnyaeuq lumj gizlungz daengj gwnz buenz naengbak de gag youq mbawseg cungqgyang baihgwnz de baenz yiengh raemxlangh. Mak lumj lumj lwgrok，raez 3.5 lizmij，cizging 1 lizmij，miz limqcig 6 diuz. 4~5 nyied haiva.

【Diegmaj Faenbouh】 Maj youq ndawnyaengq byozrum gwnzbo roxnaeuz ndawndoeng lajfaex，caemh miz vunz ndaem. Guengjsae dingzlai maj laeng Yungzsuij、Gveilinz、Cenzcouh、Yungjfuz、Swhyenz、Yilinz、Nazboh、Lingzyinz、Lozyez、Lungzlinz、Vanzgyangh daengj dieg，guek raeuz Sanjsih、Ganhsuz、Gyanghsuh、Anhveih、Cezgyangh、Gyanghsih、Fuzgen、Huzbwz、Huznanz、Guengjdoeng、Swconh、Gveicouh daengj sengj caemh maj miz.

【Gij Guhyw Ywcuengh】

Giz guhyw　　Ngauqganj.

Singqfeih　　Haemz、van、saep，loq hanz.

Goeng'yungh　　Diuz lohlungz、lohhuj，majnoh dingzlwed. Yungh youg rueglwed，laemx doek deng sieng，ceuq oklwed，baezding.

Danyw （1）Rueglwed：Gobwzgiz、sahcinh、mwzdungh、vujcij niuznaij、baekhop gak 10 gwz，begboiq 12 gwz，vangzvah swnjgyaeujhen 15 gwz，cienq raemx gwn.

（2）Ceuq oklwed：Gobwzgiz、danghgveih、vahoengz、nywjaeuj gak 10 gwz，gobakcae 15 gwz，denzsanhciz 6 gwz，nu mienz oemj giz sieng.

五画

白芷

【药 材 名】白芷。

【别　　名】指心草。

【来　　源】伞形科植物白芷 Angelica dahurica（Fisch. ex Hoffm.）Benth. et Hook. f. ex Franch. et Sav.。

【形态特征】多年生大形草本，高可达 2.5 m。根圆柱形，具分枝，外表皮黄褐色至褐色，具浓烈的气味。茎基部直径 2~9 cm，茎中空，具纵长沟纹，呈紫红色。基生叶一回羽状分裂，具长柄；茎上部叶二至三回羽状分裂，叶片卵形至三角形，长 15~30 cm，宽 10~25 cm；叶柄长至 15 cm，下部为囊状膨大的膜质叶鞘；末回裂片长圆形、卵形或线状披针形，多无柄，长 2.5~7.0 cm，宽 1.0~2.5 cm，急尖，边缘具粗锯齿，基部两侧常不等大，沿叶轴下延成翅状；花序下方的叶简化成膨大的囊状叶鞘。复伞形花序顶生或侧生，花序梗、伞辐和花柄均具短糙毛；伞辐 18~40 条；总苞片通常缺或具 1~2 枚；小总苞片 5~10 枚，线状披针形；花白色；无萼齿；花瓣倒卵形，顶端内凹。双悬果呈扁椭圆形，黄棕色或带紫色，长 4~7 mm，分果具 5 棱，侧棱具宽翅。花期 7~8 月，果期 8~9 月。

【生境分布】生于林下、林缘、溪旁、灌木丛及山谷草地，也有栽培。广西各地均有栽培，江苏、安徽、浙江、江西、湖北、湖南、四川等省也有分布。

【壮医药用】

药用部位　根。

性味　辣，温。

功用　通气道、调龙路、火路，祛风毒，排脓止痛。用于贫痧（感冒），埃病（咳嗽），巧尹（头痛），诺嚎尹（牙痛），发旺（痹病），呗虽（肠痈），约经乱（月经不调），京尹（痛经），楞涩（鼻炎）。

附方　（1）楞涩（鼻炎）：白芷、麻黄、葛根、桂枝、白芍、生姜、炙甘草、大枣各 10 g，水煎服。

（2）贫痧（感冒）：白芷、丁葵草、九层塔各 10 g，水煎服。

（3）埃病（咳嗽）：白芷、木蝴蝶各 10 g，百部 15 g，水煎服。

（4）发旺（痹病）：白芷、金不换、金纽扣各 15 g，水煎服。

（5）约经乱（月经不调），京尹（痛经）：白芷 10 g，川芎、九里香、七叶莲各 15 g，土田七 5 g，水煎服。

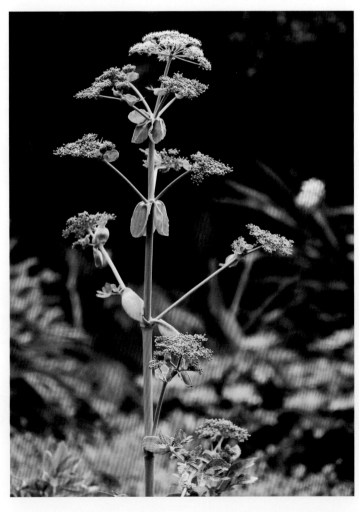

Gobwzcij

【Cohyw】Gobwzcij.

【Coh'wnq】Ceijsimcauj.

【Goekgaen】Dwg gobwzcij doenghgoh sanjhingzgoh.

【Yienghceij Daegdiemj】Gorum hunglaux maj geij bi，sang ndaej daengz 2.5 mij. Rag saeumwnz，miz dok nye，rog naeng saek henjlaeg daengz saekhenjgeq，miz heiq caddigdig. Goek ganj cizging 2~9 lizmij，ndawganj gyoeng，miz vaenxlueng raez daengj，baenz saek hoengzaeuj. Mbaw majgoek hoizndeu faenleg lumj bwnroeg，miz gaenq raez；mbaw gwnz ganj baihgwnz song daengz sam hoiz lumj bwnroeg faenleg，mbawrong lumj gyaeq daengz samgak，raez 15~30 lizmij，gvangq 10~25 lizmij；gaenqmbaw raez daengz 15 lizmij，baihlaj dwg faekmbaw yiengh i bongzhung lumj daeh；mbawseg gatrieng raezluenz、lumj gyaeq roxnaeuz raezmae byai menh soem，dingzlai mij gaenq，raez 2.5~7.0 lizmij，gvangq 1.0~2.5 lizmij，soemgaenj，henzbien miz yazgawq co，goek song henz dingzlai mbouj doengzhung，cix ndokmbaw doxroengz baenz fwed；mbaw baihlaj gyaeujva genjvaq baenz faekmbaw lumj daeh bongzhung. Gyaeujva lumj liengjdaeb majbyai roxnaeuz majhenz，gaenq gyaeujva、sejliengj caeuq gaenqva cungj miz bwnco dinj；sejliengj 18~40 diuz；byak mbawhung dingzlai noix roxnaeuz miz 1~2 diuz；byak mbawlwg 5~10 diuz，raezmae byai menh soem；va hau；mij iemjheuj；mbawva lumj gyaeq daujdingq，byai mboep doxhaeuj. Mak suengvej raen luenzraezbenj，saek henjdaep roxnaeuz cab saekaeuj，raez 4~7 hauzmij，faen mak miz 5~10 gak，gakhenz miz fwed gvangq. 7~8 nyied haiva，8~9 nyied dawzmak.

【Diegmaj Faenbouh】Hwnj laj faex、henz ndoeng、bangx rij、ndaw faexcaz dem diegnywj ndaw lueg，caemh miz vunz ndaem. Guengjsae gak dieg cungj miz vunz ndaem，guek raeuz Gyanghsuh、Anhveih、Cezgyangh、Gyanghsih、Huzbwz、Huznanz、Swconh daengj sengj neix caemh miz.

【Gij Guhyw Ywcuengh】

Giz guhyw　Rag.

Singqfeih　Manh，raeuj.

Goeng'yungh　Doeng roenheiq，diuz lohlungz、lohhuj，siu fungdoeg，baiz nong dingz in. Ndaej yw baenzsa，baenzae，gyaeujin，heujin，fatvangh，baezsaej，dawzsaeg luenh，dawzsaeg in，ndaengsaek.

Danyw　（1）Ndaengsaek：Gobwzcij、raggaeugat、mazvangz、gveicih、bwzsauz、hingndip、gamcujcik、daihcauj gak 10 gwz，cienq raemx gwn.

（2）Baenzsa：Gobwzcij、dinghgveizcauj、goujcaengzdap gak 10 gwz，cienq raemx gwn.

（3）Baenzae：Gobwzcij、duzmbajfaex gak 10 gwz，begboiq 15 gwz，cienq raemx gwn.

（4）Fatvangh：Gobwzcij、gimmbouj vuenh、lwggaetgim gak 15 gwz，cienq raemx gwn.

（5）Dawzsaeg luenh，dawzsaeg in：Gobwzcij 10 gwz，conhgungh、giujlijyangh、lienzcaetmbaw gak 15 gwz，dienzcaetdoj 5 gwz，cienq raemx gwn.

五画

白英

【药材名】白英。

【别　　名】白毛藤、假海茄、千年不烂心。

【来　　源】茄科植物白英 *Solanum lyratum* Thunb.。

【形态特征】多年生草质藤本，长可达 3 m。茎、小枝、叶及总花梗均密被具节长柔毛。叶互生，椭圆形或琴形，长 3~10 cm，宽 2~6 cm，顶端锐尖，基部心形或戟形，全缘或 3~5 裂，裂片全缘；叶柄长 1~3 cm。聚伞花序顶生或腋外生，疏花，总花梗长 2.0~2.5 cm；花梗长 0.8~1.5 cm，被毛，基部具关节；萼齿 5 枚；花冠蓝紫色或白色，直径约 1.1 cm，冠檐长约 6.5 mm，5 深裂；雄蕊 5 枚；雌蕊 1 枚。浆果球状，成熟时红色，直径约 8 mm，果梗疏被柔毛；种子近盘状，扁平。花期夏秋季，果期秋末。

【生境分布】生于山谷草地或路旁、田边。广西分布于桂林、贺州、玉林、贵港、百色等地，甘肃、陕西、山西、河南、山东、江苏、浙江、安徽、江西、福建、台湾、广东、湖南、湖北、四川、云南等省区也有分布。

【壮医药用】

药用部位　全草、叶。

性味　甜、苦，寒；有小毒。

功用　调火路，利水道，清热毒，祛湿毒，除瘴毒。全草用于货咽妈（咽痛），诺嚎尹（牙痛），呗奴（瘰疬），笃瘴（疟疾），黄标（黄疸），笨浮（水肿），肉扭（淋证），食道癌，苯埃（甲状腺肿大），发旺（痹病），隆白呆（带下），阴道炎，呗叮（疔），痂（癣），麦蛮（风疹），呗脓（痈疮肿毒），呗嘻（乳痛），胆囊炎；叶用于惹脓（中耳炎）。

附方　（1）背部生疮：鲜白英适量，捣烂，敷患处 12 小时，每日换药 1~2 次，第三日加鲜金银花 50 g 捣烂，再敷。消肿后用犁头草 100 g，水煎服，连服 3 日。

（2）黄标（黄疸）：白英、车前草各 50 g，大茵陈草 25 g，水煎服。

（3）胆囊炎：白英 50 g，穿心草 25 g，水煎 30 分钟，每次取药汁 100 mL 冲田七粉末 2.5 g 服，每日 2~3 次。

（4）发旺（痹病）：白英、狗脊各 20 g，桂枝、赤芍、甘草、杜仲、牛膝、骨碎补各 10 g，大枣 12 g，生姜 15 g，水煎服。

（5）笨浮（水肿）：白英、田基黄各 15 g，苍术、五指毛桃、车前草、南五加皮、称量木各 10 g，水煎服。

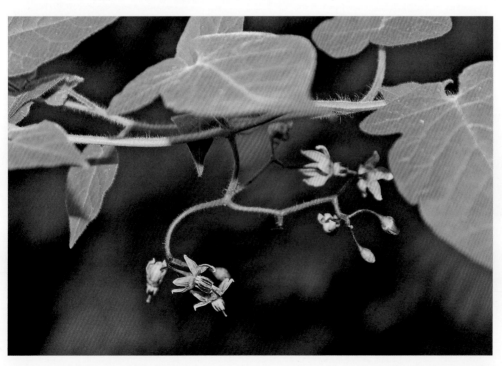

Gaeubwnhgauh

【 Cohyw 】 Gaeubwnhgauh.

【 Coh'wnq 】 Gaeubwnhau、gyajgazhaij、cienbisim mbouj naeuh.

【 Goekgaen 】 Dwg gaeubwnhgauh doenghgo gezgoh.

【 Yienghceij Daegdiemj 】 Gogaeuj lumj rum maj geij bi，raez ndaej daengz 3 mij. Ganj、nyelwg、mbaw caeuq gaenqvameh cungj miz haujlai bwn'unq raez miz hoh. Mbaw maj doxcah，bomj roxnaeuz lumj gimz，raez 3~10 lizmij，gvangq 2~6 lizmij，byai soemset，goek lumj sim roxnaeuz lumj lem，lawx liux roxnaeuz 3~5 leglaeg，mbawseg bien lawx；gaenqmbaw raez 1~3 lizmij. Gyaeujva comzliengj majbyai roxnaeuz maj eiq rog，va mbang，gaenqvalaux raez 2.0~2.5 lizmij；gaenqva raez 0.8~1.5 lizmij，miz bwn，goek miz dahoh；iemjva 5 mbaw；mauhva aeujo roxnaeuz hau，hung yaek 1.1 lizmij，yiemhva raez yaek 6.5 hauzmij，5 leglaeg；sim vaboux 5 diuz；sim vameh 1 diuz. Makraemx luenzgiuz，geq le saekhoengz，cizging daihgai 8 hauzmij，gaenqmak miz bwn'unq mbang；ceh gaenh lumj buenz，benjbingz. Seizhah、cou haiva，rieng cou dawzmak.

【 Diegmaj Faenbouh 】 Hwnj ndaw lueg diegrum roxnaeuz hamq roen、hamq naz. Guengjsae dingzlai hwnj laeng Gveilinz、Hozcouh、Yilinz、Gveigangj、Bwzswz daengj dieg neix，guek raeuz Ganhsuz、Sanjsih、Sanhsih、Hoznanz、Sanhdungh、Gyanghsuh、Cezgyangh、Anhveih、Gyanghsih、Fuzgen、Daizvanh、Guengjdoeng、Huznanz、Huzbwz、Swconh、Yinznanz daengj sengj gih neix caemh miz.

【 Gij Guhyw Ywcuengh 】

Giz guhyw　Daengx go、mbaw.

Singqfeih　Van、haemz，hanz；miz di doeg.

Goeng'yungh　Diuz lohhuj，leih roenraemx，siu ndatdoeg，cawz caepdoeg，cawz ciengdoeg. Daengx go ndaej yw conghhoz in，baeznou，fatnit，vuengzbiu，baenzfouz，nyouhniuj，roenhaeux baenzngaiz，hozai，fatvangh，roengzbegdaiq，conghced humzin，baezding，gyak，fungcimj，baeznong，baezcij，danjnangzyenz；mbaw ndaej ywrwznong.

Danyw　（1）Baihlaeng baenzbaez：Gaeubwnhgauh ndip habliengh，dub yungz，oep mwnqbaez 12 diemjcung，ngoenz vuenh yw 1~2 mbat，ngoenz daihsam gya vagimngaenz ndip 50 gwz dubyungz，dauq oep. Gawh siu le aeu gobakcae 100 gwz，cienq raemx gwn，lienzdaemh gwn 3 ngoenz.

（2）Vuengzbiu：Gaeubwnhgauh、godaezmax gak 50 gwz，dayinhcinz 25 gwz，cienq raemx gwn.

（3）Danjnangzyenz：Gaeubwnhgauh 50 gwz，conhsinhcauj 25 gwz，cienq raemx 30 faencung，mbat aeu raemxyw 100 hauzswngh cung mba samcaet 2.5 gwz gwn，ngoenz 2~3 mbat.

（4）Fatvangh：Gaeubwnhgauh、goujciz gak 20 gwz，gveicih、cizsauz、gamcauj、gaeuseigyau、baihdoh、guzsuibuj gak 10 gwz，hungzcauj 12 gwz，hingndip 15 gwz，cienq raemx gwn.

（5）Baenzfouz：Gaeubwnhgauh、denzgihvangz gak 15 gwz，canghsuz、govijcwz、godaezmax、nanzvujgyahbiz、cwnghliengmuz gak 10 gwz，cienq raemx gwn.

III

五画

白矾

【药 材 名】白矾。

【别　　名】明矾、矾石。

【来　　源】硫酸盐类矿物明矾石经加工提炼而成。主要成分为含水硫酸铝钾［$KAl(SO_4)_2 \cdot 12H_2O$］。

【性状特征】不规则块状或粒状，大小不一。无色或淡黄白色，透明或半透明。表面略平滑或凹凸不平，具细密的纵棱，有玻璃样光泽，质硬而脆。气微，味酸，微甘而极涩。

【生境分布】产于已变化的火山岩中。广西主要分布于南宁、桂林等地，山西、湖北、浙江、安徽等省也有分布。

【壮医药用】

性味　酸、涩，寒。

功用　外用：除湿毒，杀虫，止痒。用于能啥能累（湿疹），疥（癣），脚气，尊寸（脱肛），肛门瘙痒，仲嘿啍尹（痔疮），呗呷郎（带状疱疹），聤耳流脓，血压嗓（高血压）。

内服：止血，止泻，化痰毒。用于屙泻（泄泻），屙意勒（便血），兵淋勒（崩漏），癫痫。

附方　（1）屙泻（泄泻）：白矾 10 g，凉开水冲服。

（2）肛门瘙痒：白矾、苦参、五倍子、土槿皮各 30 g，水煎，洗患处。

（3）呗呷郎（带状疱疹）：白矾、雄黄、血竭各等份，共研末，每次取适量药粉以凉开水调匀（若皮肤化脓渗液，则用香油调匀）涂患处。

（4）血压嗓（高血压）：鬼针草 60 g，水煎，药液加入白矾 60 g，调匀融化后温浸双足。

（5）脚气：白矾、椿树皮、旱莲树皮各 15 g，水煎，洗患处。

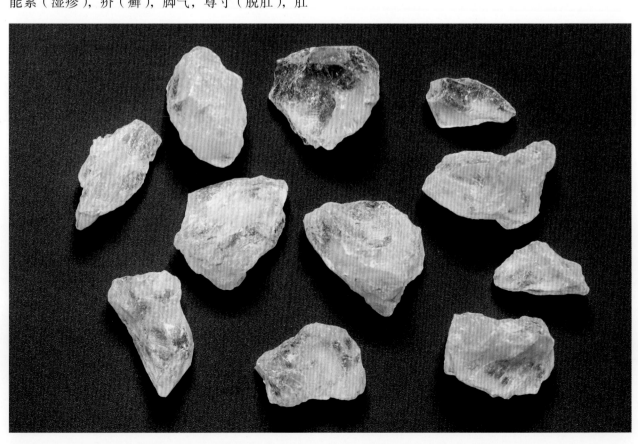

Begfanz

【Cohyw】Begfanz.

【Coh'wnq】Mingzfanz、rinfanz.

【Goekgaen】Dwg liuzsonhyenz loih gvangq mingzfanz ginggvaq gyagoeng daezlienh baenz. Cujyau singzfaenh dwg hamz raemx liuzsonhlijgyaz.

【Singqyiengh Daegdiemj】Baenz gaiq mbouj gveihcwz roxnaeuz baenznaed，hung iq mbouj doxdoengz. Mbouj miz saek roxnaeuz saek henjoiq，ronghcingx roxnaeuz buenq ronghcingx. Baihrog loq bingzwenj roxnaeuz mboep doed mbouj bingz，miz limq vang maedsaed，miz rongh lumj bohliz，geng youh coiq. Loq miz heiq，feih soemj，loq gam youh gig saep.

【Diegmaj Faenbouh】Canj youq ndaw rin hujsanhnganz gaenq bienqvaq. Guengjsae cujyau faenbouh youq Nanzningz、Gveilinz daengj dieg，guek raeuz Sanhsih、Huzbwz、Cezgyangh、Anhveih daengj sengj gih hix miz faenbouh.

【Gij Guhyw Ywcuengh】

Singqfeih　Soemj、saep、hanz.

Goeng'yungh　Yungh youq rog：Cawz bwddoeg，gaj non，dingz haenz. Ndaej yw naenghumz naenglot，gyak、binghgyakga，damhangh conh，conghhaex haenz，baezhangx，baezngwz，rwznengz lae nong，hezyazsang.

Gwn：Dingzlwed，dingz siq，vaq doegmyaiz. Ndaej yw oksiq，okhaexlwed，binghhloemqlwed，fatbag.

Danyw　（1）Oksiq：Begfanz 10 gwz，raemxgoenj gyoet cung gwn.

（2）Conghhaex haenz：Begfanz、gujsinh、vujbeiswj、naengdujginj gak 30 gwz，cienq raemx，swiq giz in.

（3）Baezngwz：Begfanz、yungzvangz、hezceh gak doxdoengz lai，caez muz baenz mba，moix baez aeu habliengh ywmba aeu raemxgoenj gyoet gyaux yinz（langh naengnoh miz nong yamq raemx，cou yungh youzlwgraz gyaux yinz）cat giz in.

（4）Hezyazsang：Gogemzgungq 60 gwz，cienq raemx，raemxyw gy begfanz 60 gwz，gyaux yinz yungz le langh rumh cimq song din.

（5）Binghgyakga：Begfanz、naenggocin、naeng gohanlenz naengfaex gak 15 gwz，cienq raemx，swiq giz in.

五
画

白薇

【药材名】白薇。

【别　　名】百荡草、独角牛、石须。

【来　　源】萝摩科白薇 *Cynanchum atratum* Bunge。

【形态特征】多年生草本，高可达60 cm。根状茎短。不定根须状，灰黄色，有香气。茎直立圆柱形，常不分枝，密被灰白色短柔毛。单叶对生；叶片卵形或卵状长圆形，长5~8 cm，宽3~4 cm，顶端渐尖或急尖，两面均被白色茸毛。伞形状聚伞花序多朵生于茎梢叶腋间，无总花梗；花深紫色，直径约1 cm；花萼外面有茸毛，内面基部有5个小腺体；花冠辐状，外面有短柔毛，并具缘毛；副花冠5裂，裂片盾状，与合蕊柱等长；柱头扁平。蓇葖果单生，角状纺锤形，长约9 cm，直径0.5~1.5 cm；种子扁平，具白色种毛。花期4~8月，果期6~8月。

【生境分布】生于山坡草丛或林缘灌木丛中。广西主要分布于马山、柳州、融水、贺州、灵山、大新、百色、隆林、凌云、乐业、天峨、南丹、金秀、桂林、全州、昭平、贵港、玉林等地，黑龙江、吉林、辽宁、山东、河北、河南、陕西、山西、四川、贵州、云南、广东、湖南、湖北、福建、江西、江苏等省也有分布。

【壮医药用】

药用部位　根、根状茎、全草。

性味　苦、咸，寒；有小毒。

功用　调龙路，通水道，清热毒，消肿痛。用于阴液不足引起的产后虚热，产后心烦，小儿夏季热，小便赤痛，陆裂（咳血），血压嗓（高血压），奔冉（疔疮），阴道炎，附件炎。

附方　（1）产后虚热、心烦：白薇10 g，黄芪、五指毛桃、鸡血藤各30 g，当归6 g，水煎服。

（2）陆裂（咳血）：白薇12 g，不出林、鱼腥草各30 g，水煎服。

（3）血压嗓（高血压）：白薇、竹叶各15 g，田七6 g，水煎服。

（4）奔冉（疔疮）：白薇全草适量，水煎洗患处。

（5）阴道炎，附件炎：白薇根15 g，水煎液内服兼外洗。

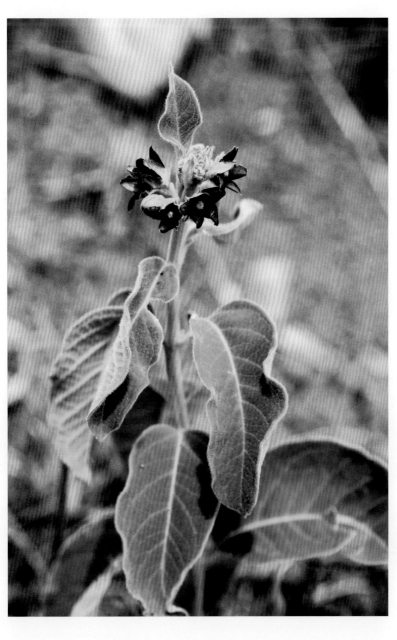

Gaeucijmoz

【Cohyw】Gaeucijmoz.

【Coh'wnq】Gobwzdangcauj、goduzgozniuz、gosizsih.

【Goekgaen】Dwg gogaeucijmoz lozmozgoh.

【Yienghceij Daegdiemj】Dwg go'nywj maj lai bi，sang daengz 60 lizmij. Gij ganj lumj rag de dinj. Rag mbouj dingh lumj mumh，saek henjmong，miz heiqrang. Ganj daengj soh yienghsaeuluenz，ciengz mbouj faen nye，miz bwn'unq dinj saek haumong deihdub. Mbaw dog doxdoiq maj；mbaw yiengh lumj aen'gyaeq roxnaeuz yiengh lumj aen'gyaeq yiengh luenzraez，raez 5~8 lizmij，gvangq 3~4 lizmij，gwnzdingj menhmenh bienq soem roxnaeuz fwt soem，song mbiengj cungj miz bwnyungz saekhau. Miz vahsi comzliengj lumj aenliengj lai duj maj youq ndaw goekmbaw byai ganj，mbouj miz gaenzva hung；va saek aeujndaem，cizging daihgaiq 1 lizmij；iemjva baihrog miz bwnyungz，goekmbaw mbiengj baihndaw miz 5 aen diemjdu saeq；mauhva lumj sejloek，baihrog miz bwn'unq dinj，lij miz bwnbien；aen mauhva daihngeih 5 veuq，limqveuq lumj dunbaiz，caeuq saeu simva doengz raez；gyaeujsaeu benjbingz. makdek dan maj，lumj aengaeu yiengh lumj lwgrok，raez daihgaiq 9 lizmij，cizging 0.5~1.5 lizmij；cehbenjbingz，miz bwnceh saekhau. 4~8 nyied haiva，6~8 nyied dawzmak.

【Diegmaj Faenbouh】Maj youq caz nywj gwnz bo roxnaeuz ndaw faexcaz henz ndoeng. Guengjsae cujyau faenbouh youq Majsanh、Liujcouh、Yungzsuij、Hocouh、Lingzsanh、Dasinh、Bwzswz、Lungzlinz、Lingzyinz、Lozyez、Denhngoz、Nanzdanh、Ginhsiu、Gveilinz、Cenzcouh、Cauhbingz、Gveigangj、Yilinz daengj dieg，guek raeuz Hwzlungzgyangh、Gizlinz、Liuzningz、Sanhdungh、Hozbwz、Hoznanz、Sanjsih、Sanhsih、Swconh、Gveicouh、Yinznanz、Guengjdoeng、Huznanz、Huzbwz、Fuzgen、Gyanghsih、Gyanghsuh daengj sengj hix miz faenbouh.

【Gij Guhyw Ywcuengh】

Giz guhyw　Rag、ganj lumj rag、daengx go.

Singqfeih　Haemz、hamz，hanz；miz di doeg.

Goeng'yungh　Diuz lohlungz，doeng roenraemx，cing doeghuj，siu foegin. Yungh daeuj yw raemxyaem mbouj gaeuq baenz cungj bingh canj gvaq haw huj，canj gvaq simfanz，lwgnding cawzhah huj，oknyouh saepin，rueglwed，hezyazsang，baeznyan，yinhdauyenz，binghfugenyenz.

Danyw　（1）Canj gvaq haw huj、simfanz：Gaeucijmoz 10 gwz，vangzgiz、gocijcwz、gaeulwed gak 30 gwz，godanghgveih 6 gwz，cienq raemx gwn.

（2）Rueglwed：Gaeucijmoz 12 gwz，cazdeih、goraez gak 30 gwz，cienq raemx gwn.

（3）Hezyazsang：Gaeucijmoz、mbawndoek gak 15 gwz，dienzcaet 6 gwz，cienq raemx gwn.

（4）Baeznyan：Daengx go gaeucijmoz dingz ndeu，cienq raemx swiq giz bingh.

（5）Yinhdauyenz，binghfugenyenz：Rag gaeucijmoz 15 gwz，cienq raemx gwn lienz swiq baihrog.

115

五画

白檀

【药 材 名】土常山。

【别　　名】华山矾、狗屎木、猪糠木。

【来　　源】山矾科植物白檀 *Symplocos paniculata*（Thunb.）Miq.。

【形态特征】落叶灌木或小乔木。嫩枝、叶片下面和花序均被柔毛。叶片膜质或薄纸质，阔倒卵形、椭圆状倒卵形或卵形，长 3~11 cm，宽 2~4 cm，先端急尖或渐尖，基部阔楔形或近圆形，边缘具细尖锯齿，上面无毛或有柔毛；叶柄长 3~5 mm。圆锥花序长 5~8 cm；花萼裂片半圆形或卵形，稍长于萼筒，淡黄色，边缘有毛；花冠白色，长 4~5 mm，5 深裂；雄蕊 40~60 枚；子房 2 室；花盘具 5 个突起的腺点。核果卵状球形，熟时蓝色，长 5~8 mm。花期 4~5 月，果期 8~9 月。

【生境分布】生于山坡、路边、疏林或密林中。广西各地均有分布，国内东北部、北部、中部、南部、西南部各省区也有分布。

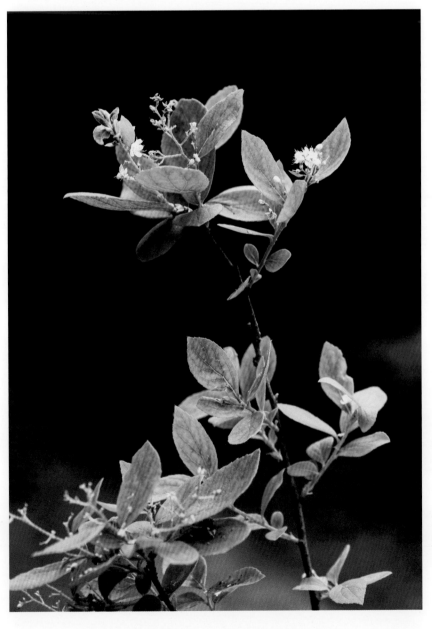

【壮医药用】

药用部位　根、叶或全株。

性味　苦，微寒；有小毒。

功用　清热毒，祛瘴毒，生肌肉。根用于贫痧（感冒），发得（发热），烦渴，笃瘴（疟疾），笨浮（水肿），呗脓（痈肿），落枕；叶用于外伤出血，呗脓（痈肿），落枕；全株用于麦蛮（风疹），呗嘻（乳痈），兵嘿细勒（疝气），肠痈，呗脓（痈肿）。

注　本品有小毒，孕妇禁服。

附方　（1）麦蛮（风疹）：土常山全株 10 g，车前草、马缨丹、千里光各 30 g，水煎外洗。

（2）落枕：土常山根、桂枝、细辛、姜黄、羌活各等量，共研末，取药粉 200 g 用布包好，加白酒适量，置微波炉加热数分钟至温热，烫颈部。

（3）烦渴：土常山根 15 g，石菖蒲、石斛各 10 g，广山药 20 g，百合 30 g，猪心 1 个，水炖，食肉喝汤。

Godanzhau

【 Cohyw 】 Godanzhau.

【 Coh'wnq 】 Godanzhau、gohaexma、gocuhganghmuz.

【 Goekgaen 】 Dwg godanzhau doenghgo sanhfanzgoh.

【 Yienghceij Daegdiemj 】 Dwg go faexcaz roxnaeuz faexiq mbaw loenq. Nyeoiq、laj mbaw caeuq vahsi cungj miz bwn'unq. Mbaw mbaw unq youh mbang roxnaeuz lumj ceijmbang，yiengh aen'gyaeq dauqdingq gvangq、yienghbomj yiengh aen'gyaeq dauqdingq roxnaeuz lumj aen'gyaeq，raez 3~11 lizmij，gvangq 2~4 lizmij，byai mbaw fwt soem roxnaeuz menhmenh bienq soem，goekmbaw yienghseb gvangq roxnaeuz ca mbouj lai yienghluenz，bien mbaw miz heujgawq soemsaeq，baihgwnz mbouj miz bwn roxnaeuz miz bwn'unq ; gaenzmbaw raez 3~5 hauzmij. Vahsi luenzsoem raez 5~8 lizmij ; limqveuq iemjva yiengh buenqluenz roxnaeuz lumj aen'gyaeq，loq raez gvaq doengziemj，saek henjoiq，bienmbaw miz bwn ; mauhva saekhau，racz 4~5 hauzmij，5 veuqlaeg ; sim vaboux 40~60 diuz ; fuengzlwg 2 aen ; buenzva miz 5 naed diemjdu doedhwnj. Makngveih lumj aen'gyaeq yiengh aen'giuz，cug le saeko，raez 5~8 hauzmij. Geiz haiva 4~5 nyied，geiz dawzmak 8~9 nyied.

【 Diegmaj Faenbouh 】 Maj youq gwnz bo、henz roen、ndoeng cax roxnaeuz ndaw ndoeng deih. Guengjsae gak dieg cungj miz faenbouh，guek raeuz baihdoengbaek、baihbaek、cungqbouh、baihnamz、baihsaenamz gak sengj gih hix miz faenbouh.

【 Gij Guhyw Ywcuengh 】

Giz guhyw　Rag、mbaw roxnaeuz daengx go.

Singqfeih　Haemz，loq hanz ; miz di doeg.

Goeng'yungh　Cing doeghuj，cawz doegcieng，maj noh. Rag aeu daeuj yw baenzsa，fatndat，simfanz hozhawq，fatnit，baenzfouz，baeznong，doekswiz ; mbaw aeu daeuj yw rog sieng oklwed，baeznong，doekswiz ; daengx go aeu daeuj yw funghcimj，baezcij，raembongz，baezsaej，baeznong.

Cawq　Cungj yw neix miz di doeg，mehdaiqndang gimq gwn.

Danyw　（1）Funghcimj : Daengx go godanzhau 10 gwz，gomaxdaez、gomajyinghdanh、govahenj gak 30 gwz，cienq raemx swiq baihrog.

（2）Doekswiz : Rag godanzhau、go'gviq、gosisinh、hinghenj、go'gyanghhoz gak daengjliengh，caez nienj baenz mba，aeu mbayw 200 gwz aeu baenggz suek ndei，gya laeujhau dingz ndeu，cuengq ndaw veizbohluz ndat geij faencung daengj raeujrub，dangq gwnzhoz.

（3）Simfanz hozhawq : Rag godanzhau 15 gwz，goyiengzfuz、davangzcauj gak 10 gwz，maenzbya 20 gwz，beghab 30 gwz，simdaeuzmou 1 aen，dumq aeu，gwn noh gwn dang.

117

五画

白簕

【药 材 名】三加皮。

【别　　名】刚毛白簕、三叶五加。

【来　　源】五加科植物白簕 Eleutherococcus trifoliatus（L.）S. Y. Hu。

【形态特征】藤状灌木，高可达7 m，全体无毛。枝软弱铺散，常依托他物上升，疏生钩刺。掌状复叶，互生，常有小叶3片；叶柄长2~6 cm，有刺或无刺；小叶片纸质，椭圆状卵形至椭圆状长圆形，长4~10 cm，宽3.0~6.5 cm，先端尖至渐尖，两侧小叶片基部歪斜，边缘有锯齿；小叶柄长2~8 mm或几无小叶柄。伞形花序3~10个或多至20个组成顶生复伞形花序或圆锥花序，总梗长可达7 cm，花多数，稀少数；花梗细长；花黄绿色；花萼5裂；花瓣5枚，三角状卵形，长约2 mm；雄蕊5枚；子房2室，花柱2枚。浆果扁球形，直径约5 mm，黑色。花期8~11月，果期9~12月。

【生境分布】生于山坡、溪边、石山上的灌木丛中。广西主要分布于隆安、横县、融水、桂林、阳朔、兴安、苍梧、蒙山、岑溪、北海、上思、钦州、灵山、贵港、平南、玉林、博白、北流、平果、德保、靖西、凌云、田林、隆林、贺州、钟山、南丹、都安、金秀、宁明、龙州、大新、天等等地，国内中部、南部各省区广泛分布。

【壮医药用】

药用部位　根、根皮、茎、叶。

性味　苦、辣，寒。

功用　调龙路、火路，通气道，清热毒，祛风毒，消肿痛。用于发旺（痹病），麻抹（肢体麻木），核尹（腰痛），林得叮相（跌打损伤），夺扼（骨折），贫痧（感冒），奔墨（哮病），埃病（咳嗽），兵白带（带下病），约经乱（月经不调），屙泻（泄泻），呗嘻（乳痈），呗叮（疔）。

附方　（1）发旺（痹病）：三加皮根150 g，山苍根皮、山泽兰、大血藤、九龙藤各30 g，牛膝根、茅莓根、两面针各60 g，白酒2500 mL浸泡30天，取药酒饭前每次服50 mL。

（2）呗嘻（乳痈），呗叮（疔）：鲜三加皮叶（或根皮）适量，捣烂外敷患处。

（3）贫痧（感冒）：三加皮50 g，土防风20 g，山芝麻30 g，水煎外洗。

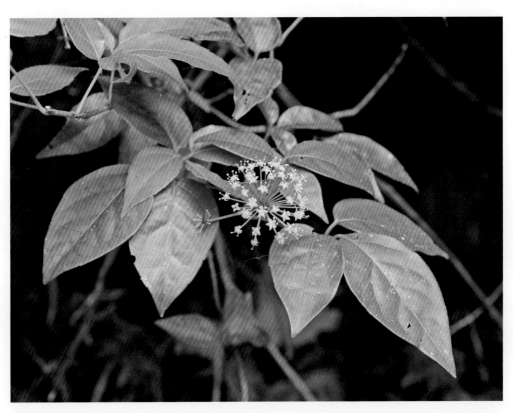

Baeklaeg

【Cohyw】Baeklaeg.

【Coh'wnq】Gangjmauz baeklaeg、Sammbaw vujgyah.

【Goekgaen】Dwg gobaeklaeg doenghgo vujgyahgoh.

【Yienghceij Daegdiemj】Faexcaz lumj gaeu，sang ndaej daengz 7 mij，daengx ga mbouj miz bwn. Nye unqnyied busanq，dingzlai baengh doxgaiq wnq majsang，miz oen ngaeu mbang. Mbaw fuzyez lumj fajfwngz，maj doxcah，ciengzseiz miz mbawlwg 3 mbaw；gaenqmbaw raez 2~6 lizmij，miz oen roxnaeuz mij oen；mbawlwg mbang gyajceij，luenzraez lumj gyaeq daengz luenzbenjraez，raez 4~10 lizmij，gvangq 3.0~6.5 lizmij，byai soem daengz menh soem，goek mbawlwg song henz mbitmbieng，henzbien miz ngazgawq；gaen qmbawlwg raez 2~8 hauzmij，roxnaeuz cengdi mbouj miz gaenq. Gyaeujva lumj liengj 3~10 aen roxnaeuz lai daengz 20 aen comzbaenz majbyai gyaeujva daebliengj roxnaeuz gyaeujva saeumwnz soem，gaenqmeh raez ndaej daengz 7 lizmij，va soq lai，noix soq noix；gaenqva saeqraez；va henjheu，iemjva 5 seg；mbawva 5 mbaw，samgak lumj gyaeq，raez daihgaiq 2 hauzmij；sim vaboux 5 diuz；rongzva 2 rug，vasaeu 2 diuz，goek roxnaeuz cungqgyang baihlaj doxnem. Makraemx benjgiuz，hung yaek 5 hauzmij，ndaem. 8~11 nyied haiva，9~12 nyied dawzmak.

【Diegmaj Faenbouh】Hwnj gwnz ndoi、henz rij、gwnz bya ndaw faexcaz. Guengjsae dingzlai hwnj youq Lungzanh、Hwngzyen、Yungzsuij、Gveilinz、Yangzsoz、Hingh'anh、Canghvuz、Mungzsanh、Cwnzhih、Bwzhaij、Sangswh、Ginhcouh、Lingzsanh、Gveigangj、Bingznanz、Yilinz、Bozbwz、Bwzliuz、Bingzgoj、Dwzbauj、Cingsih、Lingzyinz、Denzlinz、Lungzlinz、Hocouh、Cunghsanh、Nanzdanh、Duh'anh、Ginhsiu、Ningzmingz、Lungzcouh、Dasinh、Denhdwngj daengj dieg neix，guek raeuz cungqbouh、baihnamz gak sengj gak caemh hwnj miz haujlai.

【Gij Guhyw Ywcuengh】

Giz guhyw Rag、naengrag、ganj、mbaw.

Singqfeih Haemz、manh、hanz.

Goeng'yungh Diuz lohlungz、lohhuj，doeng roenheiq，siu ndatdoeg，cawz fungdoeg，siu foegin. Ndaej yw fatvangh，mazmwnh，hwetin，laemx doek deng sieng，ndokraek，baenzsa，baenzngab，baenzae，binghbegdaiq，dawzsaeg luenh，oksiq，baezcij，baezding.

Danyw （1）Fatvangh：Rag baeklaeg 150 gwz，naengrag sanhcangh、sanhswzlanz、gaeulwedhung、giujlungzdwngz gak 30 gwz，rag baihdoh、mauzmeizgwnh、liengjmencinh gak 60 gwz，laeujbieg 2500 hauzswng cimq 30 ngoenz，gwn haeux gonq gwn laeujyw mbat 50 hauzswng.

（2）Baezcij，baezding：Mbaw baeklaeg ndip（roxnaeuz naengrag）habliengh，dub yungz oep mwnq baez.

（3）Baenzsa：Baeklaeg 50 gwz，dujfangzfungh 20 gwz，lwgrazbya 30 gwz，cienq raemx sab.

119

五画

白千层

【药 材 名】白千层。

【别　　名】玉树、白树。

【来　　源】桃金娘科植物白千层 *Melaleuca cajuputi* subsp. *cumingiana*（Turcz.）Barlow。

【形态特征】常绿乔木，高可达 18 m。树皮灰白色，厚而松软，呈薄层状剥落。单叶互生；叶片披针形或椭圆形，长 4~10 cm，宽 1~2 cm，两端尖，多油腺点，香气浓郁；基出脉 3~5 条；叶柄极短。穗状花序顶生，长达 15 cm，花序轴有短毛；花乳白色；萼筒卵形，有毛，萼齿 5 裂；花瓣 5 枚，卵形，长 2~3 mm；雄蕊多数，5~8 枚成束，长约 1 cm；花柱线形。蒴果半球形，直径 5~7 mm，顶端开裂。花期每年多次。

【生境分布】栽培。广西主要栽培于南宁、桂林、梧州等地，广东、台湾、福建等省区也有栽培。

【壮医药用】

药用部位　叶、树皮。

性味　叶：辣，微温。树皮：淡，平。

功用　叶：祛风毒，止痛。用于发旺（痹病），神经痛，屙泻（泄泻），过敏性皮炎，能啥能累（湿疹）。

树皮：安神镇静。用于神经衰弱，年闹诺（失眠）。

附方　（1）美容：白千层叶、白茯苓、白杨树、麦冬、桑白皮各 20 g，水煎洗脸。

（2）年闹诺（失眠）：白千层树皮、合欢皮、含羞草、桑椹各 10 g，水煎服。

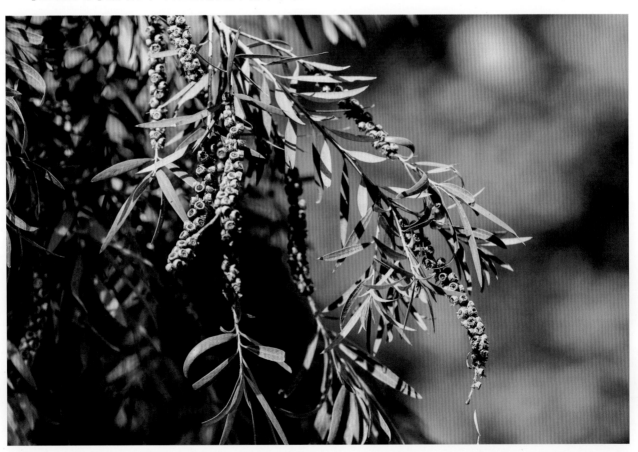

Faexhau

〖Cohyw 〗Faexhau.

〖Coh'wnq 〗Faexnyawh、faexbieg.

〖Goekgaen 〗Dwg faexhau doenghgo dauzginhniengzgoh.

〖Yienghceij Daegdiemj 〗Go faexsang ciengzheu，sang ndaej daengz 18 mij. Naengfaex haumong，na cix unqsoeng，baenz caengz baenz caengz mbang bokdoek. Mbaw dog maj doxcah；mbaw byai menh soem roxnaeuz luenzbenj，raez 4~10 lizmij，gvangq 1~2 lizmij，song gyaeuj soem，diemjyouz lai，heiqrang cadcad；megokgoek 3~5 diuz；gaenqmbaw dinjdinj. Gyaeujva baenz riengz majbyai，raez daengz 15 lizmij，sim gyaeujva miz bwn dinj；va haucij；doengzlinx lumj gyaeq，miz bwn，heujlinx 5 leg；mbawva 5 diuz，lumj gyaeq，raez 2~3 hauzmij；simva boux lai diuz，5~8 diuz baenz yumq，raez yaek 1 lizmij；saeuva baenz diuz. Mak giuzmbiengj，hung 5~7 hauzmij，byai aqceg. Bi'naengz haiva geij mbat.

〖Diegmaj Faenbouh 〗Ndaem aeu. Guengjsae dingzlai ndaem laeng Nanzningz、Gveilinz、Vuzcouh daengj dieg neix，guek raeuz Guengjdoeng、Daizvanh、Fuzgen daengj sengj gih neix caemh miz vunz ndaem.

〖Gij Guhyw Ywcuengh 〗

Giz guhyw Mbaw、naengfaex.

Singqfeih Mbaw：Manh，loq raeuj. Naengfaex：damh，bingz.

Goeng'yungh Mbaw：Siu fungdoeg，dingz in. Ndaej yw fatvangh，sinzgingh in，oksiq，goqminjsingqbizyenz，naenghumz naenglot.

Naengfaex：Onjdingh singj saenz. Ndaej yw sinzgingh saiyoz，ninz mbouj ndaek.

Danyw （1）Meijyungz：Mbaw faexhau、fuzlingzhau、faexyangzhau、mwzdungh、naenghausangh gak 20 gwz，cienq raemx swiq naj.

（2）Ninz mbouj ndaek：Naengfaex faexhau、naeng gogangz、gonywjfuemx、maksangh gak 10 gwz，cienq raemx gwn.

121

五画

白马骨

【药 材 名】白马骨。

【别　　名】天星木、六月雪、凉粉草、细牙家、白点秤、五经风。

【来　　源】茜草科植物白马骨 Serissa serissoides（DC.）Druce。

【形态特征】常绿小灌木，高可达 1 m。枝粗壮，灰色。单叶对生，常聚生于枝顶，叶片倒卵形或倒披针形，长 1.5~4.0 cm，宽 0.5~1.5 cm，先端短尖，叶下面被疏毛。花无梗，丛生于小枝顶或叶腋；苞片 1 枚，近椭圆形，顶端针尖；花萼 5裂，裂片三角状，有睫毛；花冠管状，白色，长约4 mm，花冠筒与萼檐裂片等长，内有茸毛 1 簇，5裂，裂片长圆状披针形；雄蕊 5 枚；雌蕊 1 枚；子房下位，2 室。核果小，近球形。花期 4~6 月，果期 9~11 月。

【生境分布】生于山坡、路边、溪旁、灌木丛中。广西主要分布于全州、富川、阳朔、贺州、金秀、环江、三江、东兰、天峨、隆林等地，国内中部及南部各地也有分布。

【壮医药用】

药用部位　全株。

性味　微苦，平。

功用　调龙路、火路，利谷道，清热毒，除湿毒，消肿痛。用于黄标（黄疸），屙意咪（痢疾），屙泻（泄泻），贫痧（感冒），角膜白斑，呗嘻（乳痈），兵白带（带下病），胴尹（胃痛），喯疳（疳积），发旺（痹病），林得叮相（跌打损伤），雷公藤中毒。

附方　（1）黄标（黄疸）：白马骨、小柴胡各10 g，土茵陈 15 g，小田基黄、鸡骨草各 20 g，水煎服。

（2）胴尹（胃痛）：白马骨、山苍根、三叉苦、小茴香各 10 g，土人参 15 g，小毛蒌 5 g，水煎服。

（3）雷公藤中毒：白马骨茎、叶各适量，水煎当茶饮。

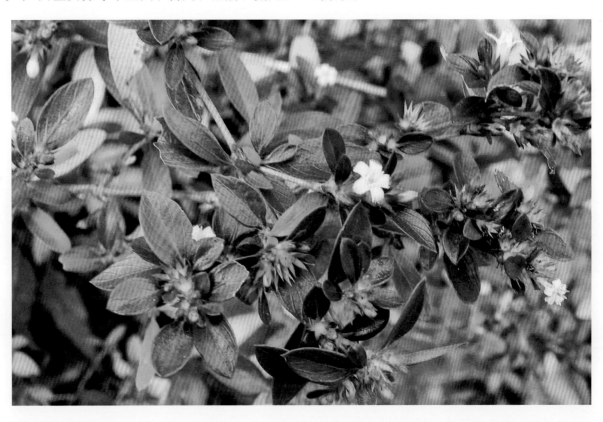

Ndokmaxhau

【Cohyw】Ndokmaxhau.

【Coh'wnq】Denhsinghmuz、roeknyiednae、goliengzfaenj、saeqyazgya、caenghdiemjbieg、vujginghfungh.

【Goekgaen】Dwg ndokmaxhau doenghgo sihcaujgoh.

【Yienghceij Daegdiemj】Go faexcaz sikseiq heu，sang daengz 1 mij. Nye coloet，mong. Mbaw dog majdoiq，dingzlai comz maj byai nye；dakmbaw gyaji，byai miz geij mbaw mbawseg lumj cuenq soem；mbaw lumj gyaeq dauqbyonj roxnaeuz byai menh soem dauqbyonj，raez 1.5~4.0 lizmij，gvangq 0.5~1.5 lizmij，byai dinj soem，goek ciemh gaeb，bien lawx. Va mij gaenq，comzmaj byai nyelwg roxnaeuz eiqmbaw；mbawbyak 1 mbaw，gaenh luenzbenj，byai soem cim；iemjva 5 leg，mbawseg samgak，miz meizdaraemx；mauhva lumj guenj，hau，raez 6~8 hauzmij，ndaw miz bwnyungz 1 yup，5 leg，mbawseg raezluenz byai menh soem；simva boux 5 diuz；sim vameh 1 diuz；rugceh youqlaj，2 rug. Makceh iq，gaenh luenzgiuz. 4~6 nyied haiva，9~11 nyied dawzmak.

【Diegmaj Faenbouh】Hwnj gwn ndoi、bangx roen、hamq rij、ndaw faexcaz. Guengjsae dingzlai hwnj laeng Cenzcouh、Fuconh、Yangzsoz、Hozcouh、Ginhsiu、Vanzgyangh、Sanhgyangh、Dunghlanz、Denhngoz、Lungzlinz daengj dieg neix，guek raeuz cungqbouh dem baihnamz gak dieg caemh miz.

【Gij Guhyw Ywcuengh】

Giz guhyw　Daengx go.

Singqfeih　Loq haemz，bingz.

Goeng'yungh　Diuz lohlungz、lohhuj，leih roenhaeux，siu ndatdoeg，cawz caepdoeg，siu foegin. Ndaej yw vuengzbiu，okhaexmug，oksiq，baenzsa，da'mueg，baezcij，binghbegdaiq，dungx in，baenzgam，fatvangh，laemx doek deng sieng，gaeuleizgungh dengdoeg.

Danyw　（1）Vuengzbiu：Ndokmaxhau、siujcaizhuz gak 10 gwz，dujyinhcinz 15 gwz，siujdenzgihvangz、go'ndokgaeq gak 20 gwz，cienq raemx gwn.

（2）Dungx in：Ndokmaxhau、ragsanhcangh、samngahaemz、siujveizyangh gak 10 gwz，gocaenghnaengh 15 gwz，siujmauzlouz 5 gwz，cienq raemx gwn.

（3）Gaeuleizgungh dengdoeg：Ganj ndokmaxhau、mbaw gak habliengh，cienq raemx guh caz gwn.

五
画

白兰

【药　材　名】白兰花。

【别　　　名】白玉兰、缅桂花。

【来　　　源】木兰科植物白兰 *Michelia alba* DC.。

【形态特征】常绿乔木，高可达 20 m。树皮灰色，揉枝叶有芳香气味。嫩枝及芽均被淡黄白色柔毛。叶互生，长椭圆形或披针状椭圆形，长 10~27 cm，宽 4.0~9.5 cm，先端渐尖，基部楔形，下面疏生微柔毛；叶柄长 1.5~2.0 cm，疏被微柔毛。花白色，极香；花被片 10 枚，条状，长 3~4 cm，宽 3~5 mm；雄蕊的药隔伸出成长尖头；雌蕊群被微柔毛，群柄长约 4 mm，心皮多数，成熟心皮形成蓇葖疏离的聚合果；蓇葖熟时鲜红色。花期 4~9 月，通常不结实。

【生境分布】栽培。广西主要栽培于南宁、柳州、桂林、玉林、百色、龙州、天等、大新等地，广东、福建、云南等省也有栽培。

【壮医药用】

药用部位　花。

性味　苦、辣，微温。

功用　调气道，化痰毒，除湿毒。用于埃病（咳嗽），幽堆（前列腺炎），隆白呆（带下），妇女不孕症。

附方　（1）埃病（咳嗽）：白兰花、泽兰花各 10 g，白花菜 15 g，大尾摇 30 g，水煎服。

（2）幽堆（前列腺炎）：白兰花 10 g，穿破石 30 g，夜交藤、透骨消、千斤拔各 15 g，水煎服。

（3）妇女不孕症：白兰花 5 g，山萸肉、熟地黄各 20 g，当归 10 g，白芍、赤芍各 15 g，水煎服。

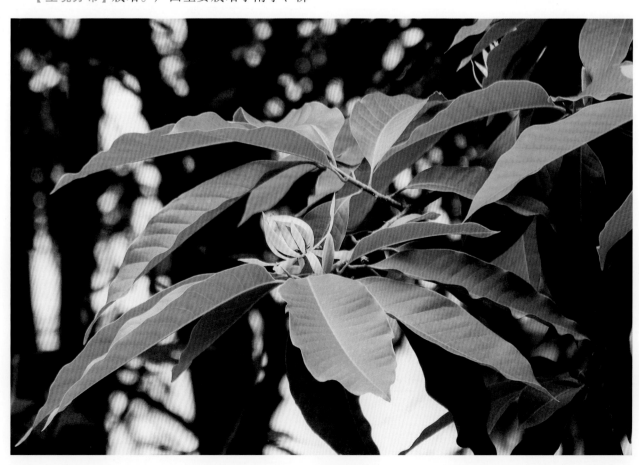

Valanz

【Cohyw】 Valanz.

【Coh'wnq】 Yuglanzhau、va'menjgvei.

【Goekgaen】 Dwg govalan doenghgo muzlanzgoh.

【Yienghceij Daegdiemj】 Go faexsang heu gvaq bi，sang ndaej daengz 20 mij. Naengfaex mong， nu mbawnyez miz heiq homrang. Nyezoiq dem nyod cungj miz bwn'unq hau henjdamh. Mbaw maj doxcah， luenzbenjraez roxnaeuz luenzraez byai menh soem，raez 10-27 lizmij， gvangq 4.0~9.5 lizmij，byai menh soem，goek sot，baihlaj miz di bwn'unq mbang；gaenqmbaw raez 1.5~2.0 lizmij，mizdi bwn'unq mbang. Va hau，rangrang；mbawva 10 mbaw，baenz diuz，raez 3~4 lizmij，gvangq 3~5 hauzmij；diuzsim simva boux ietok baenz gyaeuj soemraez；gij sim vameh miz di bwn'unq，gij gaenq raez yaek 4 hauzmij，naengsim lailai， geq le fat aen makcob doxliz doefduq；doedduq geq le hoengzsien. 4~9 nyied haiva，dingzlai mbouj dawzmak.

【Diegmaj Faenbouh】 Ndaem aeu. Guengjsae dingzlai ndaem laeng Nanzningz、Liujcouh、Gveilinz、 Yilinz、Bwzswz、Lungzcouh、Denhdwngj、Dasinh daengj dieg neix，guek raeuz Guengjdoeng、Fuzgen、 Yinznanz daengj sengj neix caemh ndaem miz.

【Gij Guhyw Ywcuengh】

Giz guhyw　Va.

Singqfeih　Haemz、manh，loq raeuj.

Goeng'yungh　Diuz roenheiq，siu myaizdoeg. Ndaej yw baenzae，nyouhdeih，roengzbegdaiq， mehmbwk maen.

Danyw　（1）Baenzae：Valanz、vaswzlanz gak 10 gwz，gogimzgungq 15 gwz，rienghungngauz 30 gwz， cienq raemx gwn.

（2）Nyouhdeih：Valanz 10 gwz，ndonjrinbyoengq 30 gwz，gaeuhaemhgeuj、douguzsiuh、cenhginhbaz gak 15 gwz，cienq raemx gwn.

（3）Mehmbwk maen：Valanz 5 gwz，nohsanhyiz、suzdivangz gak 20 gwz，danghgveih 10 gwz， bwzsoz、cizsoz gak 15 gwz，cienq raemx gwn.

125

五画

白头婆

【药 材 名】白头婆。

【别　　名】泽兰。

【来　　源】菊科植物白头婆 *Eupatorium japonicum* Thunb.。

【形态特征】多年生草本，高可达 2 m。根状茎短，有多数细长侧根。茎直立，中下部或全部淡紫红色，茎枝被短柔毛，茎下部或全部花期脱毛或疏毛。叶对生；叶柄长 1~2 cm；茎中部叶长椭圆形、卵状长椭圆形或披针形，长 6~20 cm，宽 2.0~6.5 cm；全部叶两面均粗涩，被柔毛及黄色腺点，边缘具锯齿。头状花序在茎顶或枝端组成紧密的伞房花序。总苞钟状，含 5 朵小花；总苞片覆瓦状排列，3 层；花白色带红紫色或粉红色，花冠长约 5 mm，外面有黄色腺点。瘦果淡黑褐色，椭圆状，长约 3.5 mm，具 5 棱，被黄色腺点；冠毛白色。花果期 6~11 月。

【生境分布】生于山坡草地、林下、灌木丛中、水湿地及河岸。广西主要分布于灌阳、岑溪、上林、龙州等地，黑龙江、吉林、辽宁、山东、山西、陕西、河南、江苏、浙江、湖北、湖南、安徽、江西、广东、四川、云南、贵州等省也有分布。

【壮医药用】

药用部位　全草。

性味　辣、苦，平。

功用　清暑毒，祛湿毒，调谷道。用于夏季伤暑，发得（发热），胸闷腹胀，食欲不振，急性胃肠炎，胴尹（胃痛），腊胴尹（腹痛），约经乱（月经不调）。

附方　（1）发得（发热）：白头婆、黄柏、苍术各 10 g，白术 12 g，车前草、薏苡仁各 30 g，水煎服。

（2）约经乱（月经不调）：白头婆、益母草、马鞭草、仙鹤草、鸡血藤、大血藤各 15 g，当归 6 g，黄芪 30 g，水煎服。

（3）腊胴尹（腹痛）：白头婆、三白草根各 3 g，水煎含服。

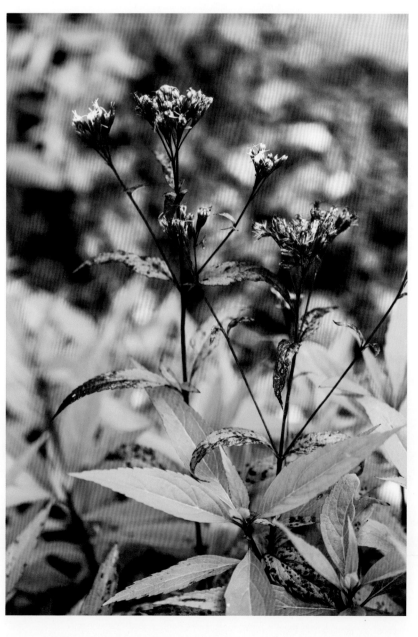

Buzgyaeujhau

〖 Cohyw 〗 Buzgyaeujhau.

〖 Coh'wnq 〗 Caeglamz.

〖 Goekgaen 〗 Dwg gobuzgyaeujhau doenghgo gizgoh.

〖 Yienghceij Daegdiemj 〗 Dwg go'nywj maj lai bi，ndaej sang daengz 2 mij. Gij ganj lumj rag de dinj，miz dingzlai ragvang saeqraez. Ganj daengj soh，diuz ganj roxnaeuz duenh gyangh baihlaj cungj dwg saek aeujhoengz mong，ganj nye miz bwn'unq dinj，diuz ganj roxnaeuz diuz ganj duenh baihlaj geiz haiva bwn loenq roxnaeuz miz bwn cax. Mbaw maj doxdoiq；gaenzmbaw raez 1~2 lizmij；gij mbaw cungqgyang ganj yienghbomj raez、lumj aen'gyaeq yienghbomj raez roxnaeuz yiengh longzcim，raez 6~20 lizmij，gvangq 2.0~6.5 lizmij；gij mbaw song mbiengj cungj co nyap，miz bwn'unq caeuq diemjdu saekhenj，bien mbaw miz heujgawq. Vahsi lumj aen'gyaeuj youq dingj ganj roxnaeuz gyaeuj nye gyoebbaenz vahsi aenliengj deih. Dujlup lumj aencung，miz 5 duj va'iq；mbawvalup baiz lumj goemq ngvax nei，3 caengz；va saekhau mizdi saek aeujhoengz roxnaeuz saek hoengzmaeq，mauhva raez daihgaiq 5 hauzmij，baihrog miz diemjdu saekhenj. Makhaep henjndaem mong，yienghbomj，raez daihgaiq 3.5 hauzmij，miz 5 limq，miz diemjdu saekhenj；bwnmauh saekhenj. 6~11 nyied haiva dawzmak.

〖 Diegmaj Faenbouh 〗 Maj youq diegnywj gwnz bo、laj ndoengfaex、ndaw byoz faexcaz、diegcumx caeuq henz raemx haenzdah. Guengjsae cujyau faenbouh youq Gvanyangz、Cwnzhih、Sanglinz、Lungzcouh daengj dieg，guek raeuz Hwzlungzgyangh、Gizlinz、Liuzningz、Sanhdungh、Sanhsih、Sanjsih、Hoznanz、Gyanghsuh、Cezgyangh、Huzbwz、Huznanz、Anhveih、Gyanghsih、Guengjdoeng、Swconh、Yinznanz、Gveicouh daengj sengj hix miz faenbouh.

〖 Gij Guhyw Ywcuengh 〗

Giz guhyw　Daengx go.

Singqfeih　Manh、haemz，bingz.

Goeng'yungh　Siu doeghuj，cawz doegcumx，diuz roenhaeux. Yungh daeuj yw cawzhah hwngq sieng ndang，fatndat，aekcaet dungx raeng，mbouj siengj gwn doxgaiq，binghdungxsaej singqgaenj，dungx in，laj dungx in，dawzsaeg luenh.

Danyw　（1）Fatndat：Buzgyaeujhau、faexvuengzlienz、gocangsaed gak 10 gwz，gobegsaed 12 gwz，gomaxdaez、haeuxroeg gak 30 gwz，cienq raemx gwn.

（2）Dawzsaeg luenh：Buzgyaeujhau、samvengqlueg、hazgimsei、nyacaijmaj、gaeulwed、gaeuhoengz gak 15 gwz，godanghgveih 6 gwz，vangzgiz 30 gwz，cienq raemx gwn.

（3）Laj dungx in：Buzgyaeujhau、rag govuengzngoh gak 3 gwz，cienq raemx gwn.

127

五画

白花丹

【药 材 名】白花丹。

【别　　名】白雪花、白竹花、铁茉莉、火灵丹、破骨丹、谢三娘、照药。

【来　　源】白花丹科植物白花丹 *Plumbago zeylanica* L.。

【形态特征】多年生亚灌木状草本，高可达 3 m。茎细弱，基部木质，分枝多。单叶互生，叶片卵圆形至卵状椭圆形，长 4~10 cm，宽 2~5 cm，先端尖；叶柄基部扩大呈耳形而抱茎。穗状花序顶生或腋生，长 5~25 cm；苞片短于萼；花萼管状，长约 1 cm，上部 5 裂，具 5 棱，外被腺毛；花冠白色或白而略带蓝白色，高脚碟状，冠筒长约 2 cm，先端 5 裂，扩展；雄蕊 5 枚；花柱无毛，柱头 5 裂。蒴果膜质，盖裂。花期 9~10 月。

【生境分布】生于山间路旁、沟边，也有栽培。广西主要分布于岑溪、恭城、桂平、贵港、博白、陆川、凌云、那坡等地，广东、台湾、福建、四川、云南等省区也有分布。

【壮医药用】

药用部位　全株。

性味　辣、苦，温；有小毒。

功用　调龙路、火路，通谷道，祛风毒，消肿痛。用于发旺（痹病），林得叮相（跌打损伤），胴尹（胃痛），京瑟（闭经），肝脾肿大，笃瘴（疟疾），兵白带（带下病），血压嗓（高血压），额哈（毒蛇咬伤），呗脓（痈肿），妇女乳腺增生，呗嘻（乳痈），痂（癣），渗裆相（烧烫伤）。

注　本品有小毒，孕妇慎服。

附方　（1）京瑟（闭经）：白花丹根 50 g，水煎服。

（2）肝脾肿大：白花丹根 50 g，假烟叶根、牛大力各 25 g，水煎 30 分钟，取药汁一碗与猪肚 150 g 炖服。

（3）呗脓（痈肿），呗嘻（乳痈）：鲜白花丹适量，捣烂，用双层纱布包扎，敷于患处。

（4）兵白带（带下病）：白花丹根 50 g，一匹绸根 25 g，苎麻根 15 g，共装入猪大肠约 10 cm，两头扎紧，加水 500 mL 煮至水干，取出药渣，清晨空腹食肠。

（5）发旺（痹病），林得叮相（跌打损伤）：白花丹、红花、苏木、泽兰各 10 g，红花、大钻、小钻各 10 g，半夏、麻骨风各 12 g，九节风 15 g，加白酒 600 mL 浸泡 30 天，取药酒适量外搽患处。

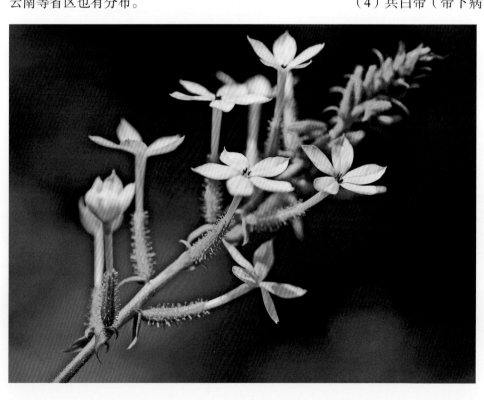

Godonhhau

【Cohyw】 Godonhhau.

【Coh'wnq】 Vasiethau、vacukhau、maedleihdiet、hojlingzdanh、bogujdanh、sesanhniengz、ywciuq、binhlangz.

【Goekgaen】 Dwg godonhhau doenghgo bwzvahdanhgoh.

【Yienghceij Daegdiemj】 Gorum lumj yagvanmuz maj geij bi，sang ndaej daengz 3 mij. Ganj saeqnyieg，goek faex，dok nye lai. Mbaw dog maj doxcah，mbaw luenzgyaeq daengz lumj gyaeq luenzbenj，raez 4~10 lizmij，gvangq 2~5 lizmij，byai soem；goek gaenqmbaw hunggvangq baenz dujrwz cix got ganj. Gyaeujva baenz rieng majbyai roxnaeuz majeiq，raez 5~25 lizmij；mbawbyak dinj gvaq iemj；iemjva lumj guenj，raez yaek 1 lizmij，baihgwnz 5 leg，miz 5 limqgak，rog miz bwnhanh；mauhva hau roxnaeuz hau cix loq daiq di ohau，lumj deb gasang，guenjmauh raez yaek 2 lizmij，byai 5 leg，mbegvangq；simva boux 5 diuz；saeuva mbouj miz bwn，gyaeujsaeu 5 leg. Makceh gyaji，fa leg. 9~10 nyied haiva.

【Diegmaj Faenbouh】 Hwnj hamq roen ndaw bya、hamq mieng，caemh miz vunz ndaem. Guengjsae dingzlai hwnj laeng Ginzhih、Gunghcwngz、Gveibingz、Gveigangj、Bozbwz、Luzconh、Lingzyinz、Nazboh daengj dieg neix，guek raeuz Guengjdoeng、Daizvanh、Fuzgen、Swconh、Yinznanz daengj sengj gih neix caemh miz.

【Gij Guhyw Ywcuengh】

Giz guhyw　 Daengx go.

Singqfeih　 Manh、haemz，raeuj；miz di doeg.

Goeng'yungh　 Diuz lohlungz、lohhuj，doeng roenhaeux，cawz fungdoeg，siu foegin. Ndaej yw fatvangh，laemx doek deng sieng，dungx in，dawzsaeg gaz，daepmamx gawhhung，fatnit，binghbegdaiq，hezyazsang，ngwz haeb，baeznong，mehmbwk aencij demmaj，baezcij，gyak，coemh log sieng.

Cawq　 Cungj yw neix miz di doeg，mehdaiqndang gwn yaek siujsim.

Danyw　 （1）Dawzsaeg gaz：Rag godonhhau 50 gwz，cienq raemx gwn.

（2）Daepmamx gawhhung：Rag godonhhau 20 gwz，rag mbawiengyaj、niuzdaliz gak 25 gwz，cienq raemx 30 faencung，aeu raemxyw vanj ndeu caeuq dungxmou 150 gwz aeuq gwn.

（3）Baeznong，baezcij：Godonhhau ndip habliengh，dubyungz，aeu song caengz baengzsa duk ndei，oep mwnq baez.

（4）Binghbegdaiq：Rag godonhhau 50 gwz，rag itbitcaeuz 25 gwz，ragndaij 15 gwz，caez cuengq haeuj saejlauxmou yaek 10 lizmij，song gyaeuj cug maenh，gya raemx 500 hauzswngh cawj daengz raemx hawq，dawz nyaqyw ok，doengxhaet dungx hoengq gwn saej.

（5）Fatvangh，laemx doek deng sieng：Godonhhau、vahoengz、suhmuz、swzlanz、hoengzva、daihconq、siujconq gak 10 gwz，mazguzfungh、buenqyaq gak 12 gwz，gya laeujbieg 600 hauzswngh cimq 30 ngoenz，giujcezfungh 15 gwz，aeu laeujyw habliengh cat mwnq bingh.

129

五画

白饭树

【药 材 名】白饭树。

【别　　名】白鱼眼、悲当刹、棵拉把、棵三多、美顶、美毒、鱼眼木。

【来　　源】大戟科植物白饭树 *Flueggea virosa*（Roxb. ex Willd.）Voigt。

【形态特征】落叶灌木，高可达 6 m，全株无毛。小枝具条纹，侧枝基部常有软刺状托叶。单叶互生，叶片椭圆形、长圆形、倒卵形和近圆形，长 2~5 cm，宽 1~3 cm，先端圆而具小尖头。花小，直径 2.0~2.5 mm，淡黄色，雌雄异株，多朵簇生于叶腋；苞片鳞片状；花梗极短；萼片圆形或矩圆形；无花瓣；雄蕊 5 枚；花柱 3 枚，2 裂。蒴果浆果状，近圆球形，直径 3~5 mm，成熟时果皮淡白色；种子栗褐色，具光泽。花期 3~8 月，果期 7~12 月。

【生境分布】生于山地灌木丛中、村边、路边。广西各地均有分布，华东、华南及西南各省区均有分布。

【壮医药用】

药用部位　全株。

性味　苦、微涩，凉；有小毒。

功用　清热毒，除湿毒。用于能啥能累（湿疹），头疮，呗脓显（脓疱疮），呗脓（痈肿），发旺（痹病）。

附方　（1）发旺（痹病）：白饭树根、黄荆柴根、九节风、九龙藤各 10 g，麻骨风 12 g，水煎外洗。

（2）头疮，呗脓显（脓疱疮），能啥能累（湿疹）：鲜白饭树全株适量，水煎外洗。

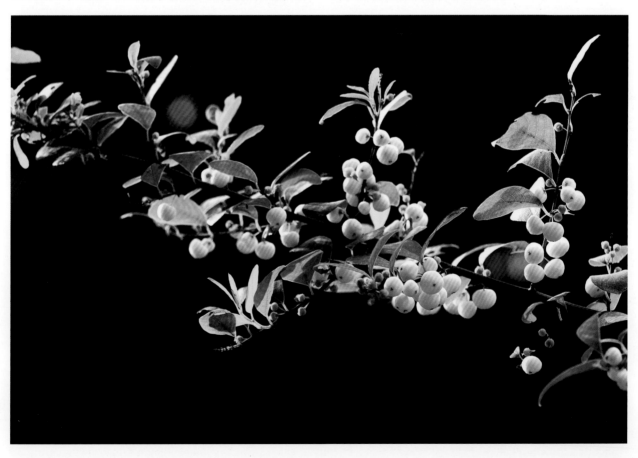

Faexmakdengh

【Cohyw】Faexmakdengh.

【Coh'wnq】Goda'byahau、faexdangjsa、gora'bya、gosamduj、maexdengh、maexdug、faexda'bya.

【Goekgaen】Dwg faexmakdengh doenghgo dagizgoh.

【Yienghceij Daegdiemj】Faexcaz mbaw loenq，sang ndaej daengz 6 mij，daengx go mbouj miz bwn. Nye iq miz diuzraiz，gizgoek nye henz ciengz miz mbawdak lumj oenunq. Mbaw dandog maj doxca，mbaw luenzbomj、luenzraez、luenz lumj gyaeq dauqdingq caeuq loq luenz，raez 2~5 lizmij，gvangq 1~3 lizmij，byai luenz youh miz gyaeujsoem iq. Va iq，cizging 2.0~2.5 hauzmij，saek henjoiq，vameh vaboux gag va gag duj，lai duj comzmaj youq lajeiq；byakva lumj gyaep；ganjva dinjdet；iemj luenz roxnaeuz luenzfueng；mbouj miz limqva；simboux 5 dug；saeuva 3 dug，2 seg. Aenmak lumj makraemx maknoh，loq luenz lumj giuz，cizging 3~5 hauzmij，mwh cingzsug naengmak saekhau damh；ceh saek henjndaem，ngaeuz. 3~8 nyied haiva，7~12 nyied dawzmak.

【Diegmaj Faenbouh】Maj youq gwnzndoi cumh faexcaz、henz mbanj、henz roen. Guengjsae gak dieg cungj maj miz，guek raeuz Vazdungh、Vaznamz caeuq Saenamz gak sengj gih cungj caemh maj miz.

【Gij Guhyw Ywcuengh】

Giz guhyw　Daengx go.

Singqfeih　Haemz、loq saep，liengz；miz di doeg.

Goeng'yungh　Siu doeghuj，cawz doegcumx. Yungh daeuj yw naenghumz naenglot，baezgyaeuj，baeznong'in，baeznong，fatvangh.

Danyw　（1）Fatvangh：Rag faexmakdengh、rag vangzginghcaiz、giujcezfungh、gaeugiujlungz gak 10 gwz，mazguzfungh 12 gwz，cienq raemx sab.

（2）Baezgyaeuj，baeznong'in，naenghumz naenglot：Daengx go faexmakdengh ndip aeu habliengh，cienq raemx sab.

131

五画

白苞蒿

【药 材 名】刘寄奴。

【别　　名】甘菜子、甜菜子、野芹菜、白花艾、鸭脚艾、鸭脚菜、四季菜。

【来　　源】菊科植物白苞蒿 *Artemisia lactiflora* Wall. ex DC.。

【形态特征】多年生草本，高可达 1.5 m，揉碎有香气。主根明显；根状茎短。茎直立，上部多分枝，茎、枝初时有毛，后无毛。单叶互生，叶纸质，基生叶与茎下部叶宽卵形，一至二回羽状全裂，具长叶柄，花期叶多凋谢；中部叶卵圆形或长卵形，长 5.5~14.5 cm，宽 4.5~12.0 cm，一至二回羽状全裂，每侧具裂片 3~5 枚，裂片或小裂片形状变化大，长 2~8 cm，宽 1~3 cm，先端渐尖或钝尖，边缘常具锯齿，叶柄长 2~5 cm；上部叶与苞片叶略小，羽状深裂或全裂，边缘具锯齿。头状花序长圆形，无梗，在分枝的小枝上数枚排成密穗状花序，在分枝上排成复穗状花序，在茎上端组成开展的圆锥花序；总苞片白色或黄白色 3~4 层；雌花 3~6 朵，花冠狭管状；两性花 4~10 朵，花冠管状。花果期 8~11 月。

【生境分布】生于林下、林缘、灌木丛边缘、山谷等湿润或略为干燥的地区。广西各地均有分布，陕西、甘肃、江苏、安徽、浙江、江西、福建、台湾、河南、湖北、湖南、广东、四川、贵州、云南等省区也有分布。

【壮医药用】

药用部位　全草。

性味　微苦、辣，温。

功用　调龙路，利谷道、气道，止疼痛，调月经。用于黄标（黄疸），血蛊（癥瘕），水蛊（肝硬化腹水），屙泻（泄泻），约经乱（月经不调），京瑟（闭经），林得叮相（跌打损伤），夺扼（骨折），渗裆相（烧烫伤），笨浮（水肿），埃病（咳嗽），小儿丹毒，胃肠胀气；外用治林得叮相（跌打损伤），夺扼（骨折），渗裆相（烧烫伤），外伤出血。

附方　（1）黄标（黄疸）：刘寄奴、水石榴根、田基黄各 15 g，虎杖 12 g，水煎服。

（2）血蛊（癥瘕）：刘寄奴 15 g，山菠萝、苏木、三棱、莪术、香附、石见穿各 10 g，红花、九香虫各 6 g，水煎服。

（3）水蛊（肝硬化腹水）：刘寄奴 15 g，香附、水泽兰、柴胡各 10 g，郁金、枳壳、平地木各 12 g，水煎服。

（4）林得叮相（跌打损伤）：鲜刘寄奴适量，捣烂调酒炒热外敷患处。

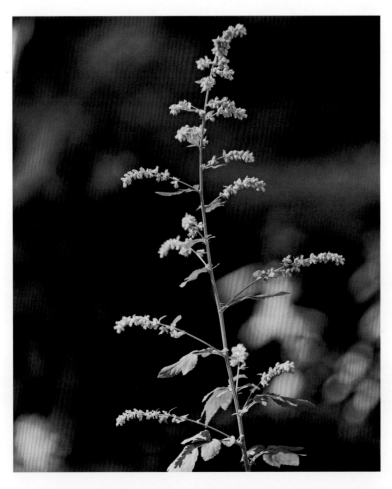

Caekdinbit

【Cohyw】Caekdinbit.

【Coh'wnq】Ganhcaiswj、ginzcaicwx、va'ngaihhau、ngaihdinbit、byaekdinbit、byaekseiqgeiq.

【Goekgaen】Caekdinbit doenghgo gizgoh.

【Yienghceij Daegdiemj】Gorum maj geij bi，sang ndaej daengz 1.5 mij，nu soiq le miz heijraeng. Raghung yienh；ganj dinj dangq rag. Ganj daengjsoh，baihgwnz dok nye lai，ganj、nye laklak maj miz bwn，doenglaeng mbouj miz bwn. Mbaw dog maj doxcah，mbaw gyajceij，mbawmajgoek caeuq mbaw caek laj ganj lumj gyaeq gvangq，1~2 hoiz leg caez lumj bwnroeg，miz gaenqmbaw raez，mwh haiva mbaw dingzlai rozloenq；mbaw cungqgyang luenz gyaeq roxnaeuz lumj gyaeqraez，raez 5.5~14.5 lizmij，gvangq 4.5~12.0 lizmij，1~2 hoiz leg caez lumj bwnroeg，mbiengjmbiengj miz mbawseg 3~5 mbaw，mbawseg roxnaeuz mbawseglwg gij yiengh mwh mbouj doengz mwh，raez 2~8 lizmij，gvangq 1~3 lizmij，byai ciemh soem roxnaeuz bumjsoem，henzbien dingzlai miz yazgawq，gaenqmbaw raez 2~5 lizmij；mbaw caek gwnz caeuq byakmbaw loq iq，leg caez roxnaeuz leg laeg lumj bwnroeg，henzbien miz yazgawq. Gyaeujva raezluenz，mij gaenq，youq gwnz nyelwg dok nye baizbaenz gyaeujva baenz rieng maed，youq gwnz dok nye baizbaenz gyaeujva baenzz riengdoxdaeb，youq caek gwnz ganj comz baenz gyaeujva luensaeusoem mbehai；byakvameh saekhau roxnaeuz saekhauhenj 3~4 caengz；vameh 3~6 duj，mauhva lumj guenjgaeb；va suengsingq 4~10 duj，mauhva lumj guenj. 8~11 nyied haiva dawzmak.

【Diegmaj Faenbouh】Hwnj laj faex、henz ndoeng、henz faexcaz、ndaw lueg daengj dieg wtcumx roxnaeuz haemq hawq de. Guengjsae gak dieg cungj miz，guek raeuz Sanjsih、Ganhsuz、Gyanghsuh、Anhveih、Cezgyangh、Gyanghsih、Fuzgen、Daizvanh、Hoznanz、Huzbwz、Huznanz、Guengjdoeng、Swconh、Gveicouh、Yinznanz daengj sengj gih neix caemh miz.

【Gij Guhyw Ywcuengh】

Giz guhyw　Daengx go.

Singqfeih　Loq haemz、manh、raeuj.

Goeng'yungh　Diuz lohlungz，leih roenhaeux、roenheiq，dingz in'dot，diuz dawzsaeg. Ndaej yw vuengzbiu，yezguj，raemxguj，oksiq，dawzsaeg luenh，dawzsaeg gaz，laemx doek deng sieng，ndokraek，coemh log sieng，baenzfouz，baenzae，lwgnye dandoeg，dungxsaej raeng；rog yungh ndaej yw laemx doek deng sieng，ndokraek，coemh log sieng，rog sieng oklwed.

Danyw　（1）Vuengzbiu：Caekdinbit、ragsiglaeuxraemx、denzgihvangz gak 15 gwz，godonghmboengq 12 gwz，cienq raemx gwn.

（2）Lwedguj：Caekdinbit 15 gwz，bolozbya、somoeg、samlimqgak、ngozsuz、yanghfu、sizgenconh gak 10 gwz，hoengzva、nongiujyangh gak 6 gwz，cienq raemx gwn.

（3）Raemxguj：Caekdinbit 15 gwz，yanghfu、suijzezlanz、caizhuz gak 10 gwz，yuzginh 12 gwz，cizgwz、faexbingzdeih gak 12 gwz，cienq raemx gwn.

（4）Laemx doek deng sieng：Caekdinbit ndip habliengh，dub yungz diuz laeuj ceuj ndat oep mwnqsien.

133

五
画

白背叶

【药 材 名】白背叶。

【别　　名】白背桐、白桐、野桐、白吊粟、白背娘、野小米。

【来　　源】大戟科植物白背叶 *Mallotus apelta*（Lour.）Müll. Arg.。

【形态特征】灌木或小乔木，高可达 4 m。小枝、叶柄和花序均密被淡黄色星状柔毛和散生橙黄色颗粒状腺体。树皮灰白色。单叶互生，叶卵形或阔卵形，长和宽均为 6~25 cm，先端渐尖，基部平截或心形，边缘具疏齿，下面被灰白色星状茸毛，散生橙黄色颗粒状腺体，基部近叶柄处具褐色斑状腺体 2 个；叶柄长 5~15 cm。花雌雄异株，雄花序为开展的圆锥花序或穗状，雄花多朵簇生于苞腋，花萼裂片 4 枚，雄蕊多数；雌花序穗状，花萼裂片 3~5 枚，花柱 3~4 枚。蒴果近球形，密被灰白色星状毛和软刺，长 0.5~1.0 cm；种子近球形，褐色或黑色。花期 6~9 月，果期 8~11 月。

【生境分布】生于山坡或山谷灌木丛中。广西各地均有分布，云南、湖南、江西、福建、广东、海南等省也有分布。

【壮医药用】

药用部位　根、叶。

性味　微苦、涩，平。

功用　通龙路、火路，利水道，清热毒，祛湿毒，止血。用于黄标（黄疸），子宫下垂，尊寸（脱肛），隆白呆（带下），兵嘿细勒（疝气），产后风瘫，胴尹（胃痛），鹿勒（呕血），屙意勒（便血），肉扭（淋证），养脓（中耳炎），贝傍寒（鹅口疮），仲嘿喯尹（痔疮），溃疡，林得叮相（跌打损伤），额哈（毒蛇咬伤）。

附方　（1）胴尹（胃痛）：白背叶根、山苍根、蚤休各 10 g，九里香 12 g，煲猪肚食。

（2）仲嘿喯尹（痔疮），溃疡：白背叶、蒲公英各 12 g，土田七 6 g，大黄 5 g，牡丹皮、秦艽、虎杖各 10 g，煲猪大肠食。

（3）肉扭（淋证）：白背叶根 12 g，土茯苓 15 g，萆薢 13 g，苦参 10 g，水煎服。

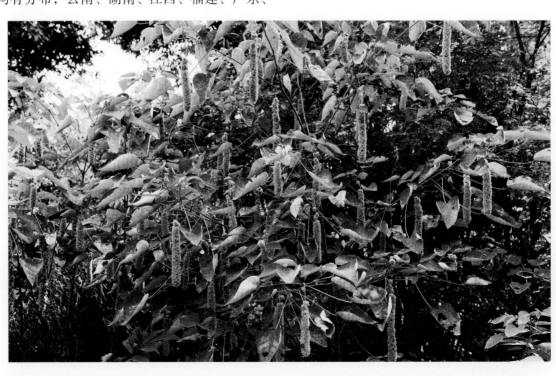

Godungzhau

【Cohyw】Godungzhau.

【Coh'wnq】Godoengzlaenghau、godoengzhau、godoengzcwx、gobwzdiusuz、gobwzbeiniengz、gohaeuxfiengjcwx.

【Goekgaen】Dwg godungzhau doenghgo dagizgoh.

【Yienghceij Daegdiemj】Faexcaz roxnaeuz gofaex iq，sang ndaej daengz 4 mij. Nye saeq、gaenqmbaw caeuq foengqva cungj miz haujlai bwnyungz baenzyeb henjoiq dem maj lengq naed sienq saekhenj. Naengfaex saek monghau. Mbaw dog maj doxca，yiengh luenzgyaeq roxnaeuz luenzgyaeq gvangq，raez caeuq gvangq cungj dwg 6~25 lizmij，byai cugciemh soem，gizgoek lumj gat bingz roxnaeuz lumj simdaeuz，henzbien miz heuj mbang，baihlaj miz bwnyungz baenzyeb saek monghau，maj lengq naed sienq saekhenj，gizgoek gaenh gaenqmbaw miz 2 aen sienq raiz henjgeq；gaenqmbaw raez 5~15 lizmij. Vaboux vameh mbouj caemh duj，foengq vaboux luenzsoem mbe hai roxnaeuz baenzriengz，haujlai duj vaboux comzmaj youq lajeiq mbawgyaj，iemjva seg miz 4 diuz，simboux haemq lai；foengq vameh baenzriengz，iemjva seg miz 3~5 diuz，saeuva miz 3~4 diuz. Makhawq luenz lumj giuz，miz haujlai bwn baenzyeb saekmonghau caeuq oenunq，raez 0.5~1.0 lizmij；ceh loq luenz lumj giuz，saek henjgeq roxnaeuz saekndaem. 6~9 nyied haiva，8~11 nyied dawzmak.

【Diegmaj Faenbouh】Maj youq cumhfaex gwnz ndoi roxnaeuz ndaw lueg. Guengjsae gak dieg cungj maj miz，guek raeuz Yinznanz、Huznanz、Gyanghsih、Fuzgen、Guengjdoeng、Haijnanz daengj sengj caemh maj miz.

【Gij Guhyw Ywcuengh】

Giz guhyw　Rag、mbaw.

Singqfeih　Loq haemz、saep、bingz.

Goeng'yungh　Doeng lohlungz、lohhuj，leih roenraemx，siu doeghuj，cawz doegcumx，dingz lwed. Yungh daeuj yw vuengzbiu，rongzva domx，gyoenjconh，roengzbegdaiq，binghndaenq saejlwg，sengsanj gvaq deng fung gyad，dungx in，rueglwed，okhaexlwed，nyouhniuj，rwznong，baezbakhaenz，baezhangx，siengnaeuh，laemx doek deng sieng，ngwz haeb.

Danyw　（1）Dungx in：Rag godungzhau、rag sanhcangh、caujyouh gak 10 gwz，go'ndukmax 12 gwz，caeuq dungxmou aeuq gwn.

（2）Baezhangx，siengnaeuh：Godungzhau、golinzgaeq gak 12 gwz，godienzcaetdoj 6 gwz，davangz 5 gwz，naengmauxdan、cinzgyauh、godiengangh gak 10 gwz，caeuq saejmou aeuq gwn.

（3）Nyouhniuj：Rag godungzhau 12 gwz，dujfuzlingz 15 gwz，bise 13 gwz，gujsinh 10 gwz，cienq raemx gwn.

五画

白背枫

【药 材 名】驳骨丹。

【别　　名】狭叶醉鱼草、白背风、尖尾风。

【来　　源】马钱科植物白背枫 *Buddleja asiatica* Lour.。

【形态特征】常绿直立灌木，高可达 2 m。幼枝、叶下面、叶柄、花序和花萼外面均密被星状短茸毛或柔毛。单叶对生，叶片狭椭圆形、披针形或长披针形，长 6~30 cm，宽 1~7 cm，顶端渐尖或长

渐尖，基部渐狭而成楔形，全缘或具锯齿；叶柄长 2~15 mm；托叶退化为一线痕介于两叶柄之间。圆锥状穗状花序顶生；花梗长 0.2~2.0 mm；花萼钟状或圆筒状，顶端 4 裂，裂片三角形；花冠管状 4 裂，芳香，白色或淡绿色；雄蕊 4 枚，着生于花冠管喉部；子房 2 室，每室有多颗胚珠。蒴果椭圆状，长 3~5 mm。花期 1~10 月，果期 3~12 月。

【生境分布】生于阳山坡灌木丛中或疏林缘。广西各地均有分布，陕西、江西、福建、台湾、湖北、湖南、广东、海南、四川、贵州、云南、西藏等省区也有分布。

【壮医药用】

药用部位　根、叶、花。

性味　苦、微辣，温；有小毒。

功用　根、叶：调龙路、火路，祛风毒，消肿痛，接骨。用于贫痧（感冒），发得（发热），鹿（呕吐），林得叮相（跌打损伤），夺扼（骨折），发旺（痹病）；外用治呗脓（痈肿），麦蛮（风疹）。

花：通水道、气道。用于笨浮（浮肿），水蛊（肝硬化腹水），埃病（咳嗽），奔墨（哮病）。

附方　（1）发旺（痹病）：驳骨丹根 5 g，两面针根皮 30 g，水煎服。

（2）呗脓（痈肿）：鲜驳骨丹叶、鲜一点红、鲜了哥王各适量，捣烂敷患处。

（3）水蛊（肝硬化腹水）：驳骨丹花、鳖甲各 30 g，水煎服。

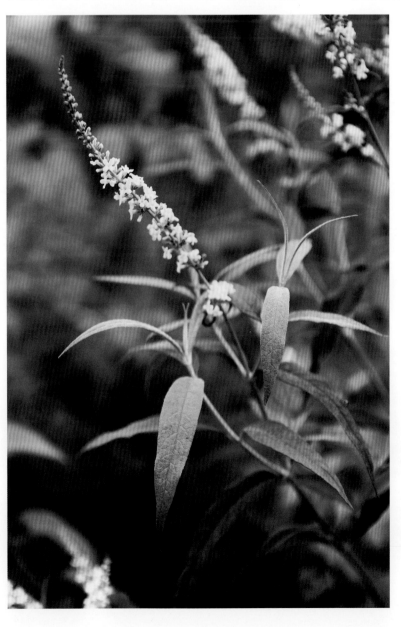

Gociepndok

【Cohyw】 Gociepndok.

【Coh'wnq】 Gofizbya mbawgaeb、rumzlaenghau、rumzriengsoem.

【Goekgaen】 Dwg gociepndok doenghgo majcenzgoh.

【Yienghceij Daegdiemj】 Go faexcaz daengjsoh sikseiq heu，sang daengz 2 mij. Nyeoiq、laj mbaw、gaenqmbaw caeu gij va cungj miz haujlai bwn yungz dinj lumj ndau henjdamh roxnaeuz mong. Mbaw dog maj doxdoiq，mbaw mbang gyaji daengz na gyajceij，gaeb luenzbenj、byai menh soem roxnaeuz raez byai menh soem，raez 6~30 lizmij，gvangq 1~7 lizmij，byai ciemh soem roxnaeuz raez ciemh soem，goek ciemh gaeb le baenz sot，henzbien lawx caez roxnaeuz miz yazgawq；gaenqmbaw raez 2~15 hauzmij. Gyaeujva lumj riengz lumj saeumwnz soem majbyai；gaenqva raez 0.2~2.0 hauzmij；byaklwg baenz diuz，dinj gvaq iemjva；iemjva lumj cung roxnaeuz luenzdoengz，rog miz bwn'unq dinj lumj ndau roxnaeuz bwn yungz dinj，byai 4 leg，mbawseg samgak；mauhva ranghom，hau roxnaeuz heudamh，mauhva lumj guenj 4 leg，mbawseg gaenh luenz；simvanboux 4 diuz，maj giz hoz mauhva；rugceh 2 rug，rugrug miz beihcuh lai ceh. Mak luenzbenj，raez 3~5 hauzmij. 1~10 nyied haiva，3~12 nyied dawzmak.

【Diegmaj Faenbouh】 Hwnj henz ndoeng faex mbang roxnaeuz ndaw faexcaz gwnz ndoi coh ndit. Guengjsae gak dieg cungj hwnj miz，guek raeuz Sanjsih、Gyanghsih、Fuzgen、Daizvanh、Huzbwz、Huznanz、Guengjdoeng、Haijnanz、Swconh、Yinznanz、Sihcang daengj sengj gih neix caemh hwnj miz.

【Gij Guhyw Ywcuengh】

Giz guhyw　Rag、mbaw、va.

Singqfeih　Haemz、loq manh、raeuj；miz di doeg.

Goeng'yungh　Rag、mbaw：Diuz lohlungz、lohhuj，cawz fungdoeg，siu foegin，ciep ndok. Ndaej yw baenzsa，fatndat，rueg，laemx doek deng sieng，ndokraek，fatvangh；rog yungh yw baeznong，funghcimj.

Va：Doeng roenraemx、roenheiq. Ndaej yw baenzfouz，suijguz，baenzae，baenzngab.

Danyw　（1）Fatvangh：Rag gociepndok 5 gwz，naengrag liengjmencimh 30 gwz，cienq raemx gwn.

（2）Baeznong：Mbaw gociepndok ndip、go'iethoh ndip、liujgohvangz ndip gak habliengh，dub yungz oep mwnq baez.

（3）Suijguj：Va gociepndok、behgyaz gak 30 gwz，cienq raemx gwn.

137

五画

白桐树

【药材名】丢了棒。

【别　　名】大叶大青。

【来　　源】大戟科植物白桐树 Claoxylon indi-cum（Reinw. ex Bl.）Hassk.。

【形态特征】小乔木或灌木，高可达 12 m。嫩枝被短茸毛，有明显皮孔。单叶互生；叶片卵形或卵圆形，长 10~22 cm，宽 6~13 cm，顶端钝或急尖，基部楔形或圆钝或稍偏斜，两面均被疏毛，边缘具小齿或锯齿；叶柄长 5~15 cm，顶部具 2 枚腺体。花单性，雌雄异株，花序各部均被茸毛；雄花序长 10~30 cm，雄花 3~7 朵簇生于苞腋，花萼裂片 3~4 枚，雄蕊 15~25 枚；雌花序长 5~20 cm，雌花 1 朵生于苞腋，萼片 3 枚，花柱 3 枚。蒴果球形，直径 7~8 mm，具 3 个分果瓣，有棱，被毛。花果期 3~12 月。

【生境分布】生于山谷、河谷的疏林中或林缘。广西主要分布于梧州、扶绥、宁明、龙州、大新等地，广东、海南、云南等省也有分布。

【壮医药用】

药用部位　根、叶、全株。

性味　苦、辣，平；有小毒。

功用　调龙路、火路，通水道，祛风毒，除湿毒，消肿痛。用于发旺（痹病），林得叮相（跌打损伤），外伤出血，笨浮（水肿）。

注　本品有小毒，体弱患者和孕妇禁服。

附方　（1）外伤出血：鲜丢了棒叶适量，捣烂敷患处。

（2）发旺（痹病）：①丢了棒根、海风藤、清风藤、过山龙各 20 g，水煎服。②丢了棒根 20 g，半枫荷、五指枫根、一刺两嘴、两面针各 30 g，麻骨风 50 g，白酒 100 mL，水煎洗患处。

（3）林得叮相（跌打损伤）：丢了棒根全株、山栀子各 20 g，两面针 30 g，水泽兰 15 g，加米酒 500 mL 浸泡 30 天，取药酒适量擦患处。

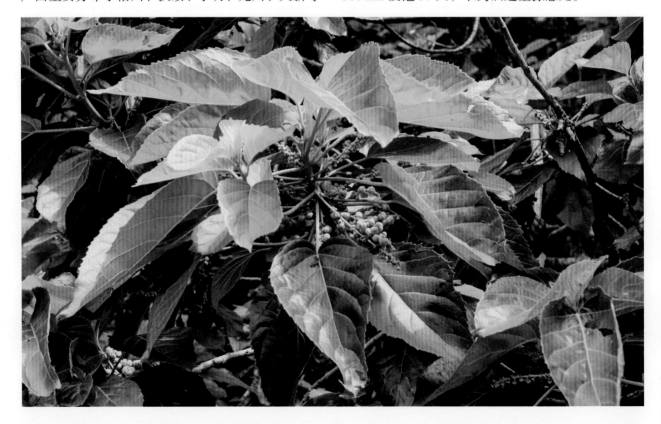

Maexgyaeuqvaiz

【 Cohyw 】 Maexgyaeuqvaiz.

【 Coh'wnq 】 Daihheu mbaw hung.

【 Goekgaen 】 Dwg gomaexgyaeuqvaiz doenghgo dacizgoh.

【 Yienghceij Daegdiemj 】 Gofaexsang iq roxnaeuz faexcaz，sang ndaej daengz 12 mij. Nyeoiq miz bwnyungz dinj，miz conghnaeng yienh. Mbaw dog maj doxcah；mbaw lumj gyaeq roxnaeuz luenzgyaeq，raez 10~22 lizmij，gvangq 6~13 lizmij，byai bumx roxnaeuz soem gaenj，goek sot roxnaeuz luenzbumx roxnaeuz mizdi mbieng，song mbiengj cungj miz bwn mbang，henzbien heujlwg roxnaeuz heujgawq；gaenqmbaw raez 5~15 lizmij，byai miz 2 diemjhanh. Va dan singq，bouxmeh gag go，gyaeujva gak dieg cungj miz bwnyungz； gyaeuj vaboux raez 10~30 lizmij，vaboux 3~7 duj comz maj ndaw eiq byak，linxva mbawleg 3~4 mbaw，simva boux 15~25 diuz gyaeujva vameh raez 5~20 lizmij，vameh 1 duj maj laeng eiq byak，linxva 3 mbaw，saeuva 3 saeu. Mak luenzgiuz，hung 7~8 hauzmij，miz 3 aen limqmak doxfaen，miz gak，miz bwn. 3~12 nyied haiva dawzmak.

【 Diegmaj Faenbouh 】 Hwnj ndaw luegbya、luegdah ndaw ndoeng roxnaeuz henz ndoeng. Guengjsae dingzlai hwnj laeng Vuzcouh、Fuzsuih、Ningzmingz、Lungzcouh、Dasinh daenj dieg neix，guek raeuz Guengjdoeng、Haijnanz、Yinznanz daenj sengj caemh miz.

【 Gij Guhyw Ywcuengh 】

Giz guhyw　Rag、mbaw、daengx go.

Singqfeih　Haemz、manh，bingz；miz di doeg.

Goeng'yungh　Diuz lohlungz、lohhuj，doeng roenraemx，cawz fungdoeg，cawz caepdoeg，siu foegin. Ndaej yw fatvangh，laemx doek deng sieng，rog sieng oklwed，baenzfouz.

Cawq　Go yw neix miz di doeg，boux ndang nyieg dem mehmbwk mizndang gimq gwn.

Danyw　（1）Rog sieng oklwed：Mbaw maexgyaeuqvaiz ndip aenqliengh，dub yungz oep mwnqsien.

（2）Fatvangh：① Rag maexgyaeuqvaiz、gaeuhaijfungh、gaeucinghfungh、lungzgvaqbya gak 20 gwz， cienq raemx gwn. ② Rag maexgyaeuqvaiz 20 gwz，buenqfunghhoz、rag raeuhajceij、itoensongbak、liengjmenqcimh gak 30 gwz，mazguzfungh 50 gwz，laeujbieg 100 hauzswng，cienq raemx swiq mwnq bingh.

（3）Laemx doek deng sieng：Maexgyaeuqvaiz baenz go、nungxnenghbya gak 20 gwz，liengjmenqcimh 30 gwz，caglamz 15 gwz，dwk laeujhaeux 500 hauzswng cimq 30 ngoenz，aeu laeujyw aenqliengh cat mwnqsien.

139

五画

白粉藤

【药　材　名】白粉藤。

【别　　　名】白薯藤、伸筋藤、石灰藤。

【来　　　源】葡萄科植物白粉藤 Cissus repens Lamk.。

【形态特征】草质藤本。小枝圆柱形，常被白粉。卷须二叉分枝，相隔 2 节间断与叶对生。单叶互生；叶片三角形或心状卵圆形，长 5~13 cm，宽 4~9 cm，顶端急尖或渐尖，基部心形，边缘具疏小锯齿；基出脉 3~5 条；叶柄长 2.5~7.0 cm。花序顶生或与叶对生，二级分枝 4~5 聚生成伞形；花序梗长 1~3 cm，无毛；花瓣和雄蕊均 4 枚；子房下部与花盘合生。果倒卵圆形，长 0.8~1.2 cm，宽 0.4~0.8 cm，淡紫色，有种子 1 粒。花期 7~10 月，果期 11 月至翌年 5 月。

【生境分布】生于山谷疏林或山坡灌木丛。广西主要分布于南宁、龙胜、田东、那坡、天峨、东兰、宁明、龙州等地，广东、贵州、云南等省也有分布。

【壮医药用】

药用部位　根、茎、叶。

性味　根：淡、微辣，凉。茎、叶：苦，寒；有小毒。

功用　根：调龙路、火路，清热毒，解蛇毒，消肿痛。用于呗奴（瘰疬），手指、颈椎活动不利，呗脓（痈肿），额哈（毒蛇咬伤），发旺（痹病），腿抽筋。

茎、叶：清热毒，消肿痛，调水道、谷道。用于呗奴（瘰疬），呗脓（痈肿），额哈（毒蛇咬伤），笨浮（水肿），屙意咪（痢疾）。

附方　（1）呗奴（瘰疬），呗脓（痈肿），额哈（毒蛇咬伤）：白粉藤根 15 g，水煎服；并用适量鲜茎叶，捣烂外敷（留伤口）。

（2）手指、颈椎活动不利：白粉藤根 50 g，水煎洗患处。

（3）腿抽筋：白粉藤根 100 g，水煎服。

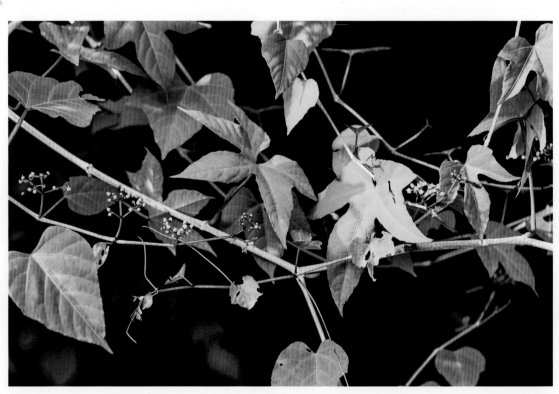

Gaeumbahau

【 Cohyw 】 Gaeumbahau.

【 Coh'wnq 】 Gaeumaenzhau、gaeuietnyinz、gaeuhoi.

【 Goekgaen 】 Dwg gaeumbahau doenghgo buzdauz goh.

【 Yienghceij Daegdiemj 】 Dwg gogaeu lumj rum. Nye iq luenz lumj saeu，ciengz miz mbahau. Mumhgienj miz song ca faen nye，gek 2 hoh dingzduenh caeuq mbaw maj doxdoiq. Mbaw dog maj doxcah；mbaw lumj samgak roxnaeuz luenz lumj simdaeuz，raez 5~13 lizmij，gvangq 4~9 lizmij，byai doq soem roxnaeuz ciemh soem，gizgoek lumj simdaeuz，henzbien miz heujgawq saeq mbang；nyinzgoek miz 3~5 diuz；gaenqmbaw raez 2.5~7.0 lizmij. Foengqva maj gwnzdingj roxnaeuz caeuq mbaw maj doxdoiq，nyeva faen song gaep，4~5 duj comzmaj baenz liengj；ganj foengqva raez 1~3 lizmij，mbouj miz bwn；limqva caeuq simboux cungj miz 4 limq；baihlaj fuengzlwg caeuq buenzva maj doxhab. Mak luenz lumj gyaeq dauqdingq，raez 0.8~1.2 lizmij，gvangq 0.4~0.8 lizmij，saekaeujdamh，ceh miz naed ndeu. 7~10 nyied haiva，11 nyied daengz bi daihngeih 5 nyied dawzmak.

【 Diegmaj Faenbouh 】 Maj youq ndoeng faex mbang ndaw lueg roxnaeuz byoz faexcaz gwnz ndoi. Guengjsae cujyau youq Nanzningz、Lungzswng、Denzdungh、Nazboh、Denhngoz、Dunghlanz、Ningzmingz、Lungzcouh daengj dieg neix miz，guek raeuz Guengjdoeng、Gveicouh、Yinznanz daengj sengj caemh miz.

【 Gij Guhyw Ywcuengh 】

Giz guhyw Rag、ganj、mbaw.

Singqfeih Rag：Damh、loq manh，liengz. Ganj、mbaw：Haemz，hanz；miz di doeg.

Goeng'yungh Rag：Diuz lohlungz lohhuj，siu doegndat，gaij gij doeg duzngwz，siu foegin. Aeu daeuj yw baeznou，lwgfwngz，ndokhoz hozdung mbouj leih，baeznong，ngwz haeb，fatvangh，ga cougaen.

Ganj、mbaw：Siu doegndat，siu foegin，diuz roenraemx、roenhaeux. Aeu daeuj yw baeznou，baeznong，ngwz haeb，baenzfouz，okhaexmug.

Danyw （1）Baeznou，baeznong，ngwz haeb：Rag gaeumbahau 15 gwz，cienq raemx gwn；youh aeu ganj caeuq mbaw ndip habliengh，dub yungz le oep giz bingh（louz baksieng）.

（2）Lwgfwngz、ndokhoz hozdung mbouj leih：Rag gaeumbahau 50 gwz，cienq raemx le sab giz bingh.

（3）Ga cougaen：Rag gaeumbahau 100 gwz，cienq raemx gwn.

141

五画

白蜡树

【药 材 名】秦皮、白蜡树叶、白蜡树蜡。

【别　　名】小叶梣、梣皮。

【来　　源】木犀科植物白蜡树 Fraxinus chinensis Roxb.。

【形态特征】落叶乔木，高可达 13 m。树皮灰白色，纵裂。小枝具细圆皮孔。奇数羽状复叶，对生，长 13~29 cm；叶柄长 4~6 cm；叶轴具浅沟；小叶 3~9 片，卵形、倒卵状长圆形至披针形，长 3~10 cm，宽 1~5 cm，先端锐尖，基部不对称，边缘具锯齿，下面沿脉被毛或无毛；小叶柄长 3~5 mm。圆锥花序顶生或腋生枝梢，长 8~10 cm；花序梗长 2~4 cm。雌雄异株，花与叶同时开放；雄花密集，花萼小，钟形，无花冠；雌花疏离，花萼大，桶状，花柱细长，柱头 2 裂。翅果倒披针形，长 3.0~4.5 cm，宽 0.4~0.6 cm，先端钝、短尖或凹入。花期 4~5 月，果期 7~9 月。

【生境分布】生于山间向阳路旁、河边、沟边，或栽培。广西主要分布于桂林、灵川、全州、兴安、龙胜、资源、凌云、乐业、那坡、南丹、天峨、扶绥等地，其他省区也有分布。

【壮医药用】

药用部位　树皮（秦皮）、叶、蜡（将 8~9 月晨间刮下树上的白霜，熬化，滤过，滤液放入冷水中冷却成的固体）。

性味　树皮、叶：辣，温。蜡：淡，温。

功用　树皮、叶：调龙路、火路，除湿毒。用于京瑟（闭经），唎虽（肠痈），屙意咪（痢疾），兵白带（带下病），痂怀（牛皮癣），呗脓（痈肿）。

蜡：消肿痛，接骨，止血生肌。用于林得叮相（跌打损伤），夺扼（骨折），外伤出血，呗脓（痈肿）。

附方　（1）京瑟（闭经）：秦皮或白蜡树叶 10 g，马鞭草、龙船花各 15 g，水煎服。

（2）林得叮相（跌打损伤），夺扼（骨折）：白蜡树蜡适量，融化或研粉外敷患处。

（3）外伤出血：白蜡树叶 10 g，仙鹤草 15 g，外敷患处。

（4）呗脓（痈肿）：鲜白蜡树叶、鲜木芙蓉各适量，捣烂外敷患处。

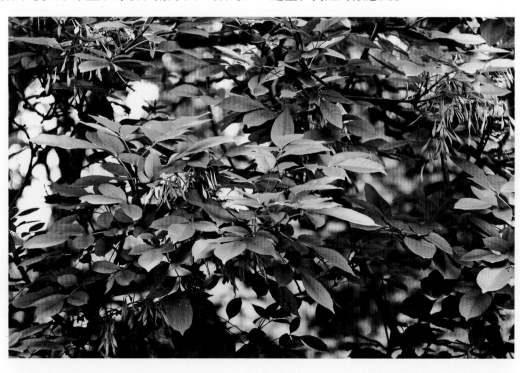

Gobeglab

〖 Cohyw 〗 Gobeglab.

〖 Coh'wnq 〗 Gimzmbawqiq、naenggimz.

〖 Goekgaen 〗 Dwg gobeglab doenghgo muzcihgoh Fraxinus chinensis Roxb..

〖 Yienghceij Daegdiemj 〗 Go faexsang loenqmbaw, sang ndaej daengz 13 mij. Naengfaex moenqmong, legdaengj. Nyod gvangqgyaeq, saeumwnzsoem. Nyelwg henjmoenq, conghnaeng iq. Dan soq fuzyez lumj bwnroeg, majdoiq, raez 13~29 lizmij ; gaenqmbaw raez 4~6 lizmij ; sugmbaw miz miengfeuh ; mbawlwg 3~9 mbaw, ndangj gyajceij, lumj gyaeq、gyaeq dauqbyonj raezluenz daengz byai menh soem, raez 3~10 lizmij, gvangq 1~5 lizmij, byai soemraeh, goek bumxluenz, henzbien miz yazgawq, baihlaj ciz meg miz bwn ; gaenq mbawlwg 3~5 hauzmij. Gyaeujva saeumwnzsoem maj byai roxnaeuz majeiq gwnz byai nye, raez 8~10 lizmij ; gaenqmauhva raez 2~4 lizmij. Bouxmeh gag go, va caeuq mbaw caemhseiz hailangh ; vaboux laimaed, iemjva iq, lumj cung, mij gyaeujva ; vameh mbangbyak, iemjva hung, lumj doengj, saeuva saeqraez, gyaeujsaeu 2 leg. Makfwed byai menh soem dauqbyonj, raez 3.0~4.5 lizmij, gvangq 0.4~0.6 lizmij, byai bumx、dinj soem roxnaeuz mboep haeuj. 4~5 nyied haiva, 7~9 nyied dawzmak.

〖 Diegmaj Faenbouh 〗 Hwnj bangx roen coh ndit ndaw bya、hamq dah、hamq mieng, roxnaeuz vunz ndaem. Guengjsae dingzlai hwnj laeng Gveilinz、Lingzconh、Cenzcouh、Hinghanh、Lungzswng、Swhyenz、Lingzyinz、Lozyez、Nazboh、Nanzdanh、Denhngoz、Fuzsuih daengj dieg neix, guek raeuz gijwnq sengj gih caemh hwnj miz.

〖 Gij Guhyw Ywcuengh 〗

Giz guhyw　Naengfaex（cinzbiz）、mbaw、lab（8~9 nyied doengxhaet gvet aeu gij mwihau gwnz faex, ngauz yungz, daih gvaq, dwk roengz raemxcaep bae caep baenz ndaek）.

Singqfeih　Naengfaex、mbaw : Manh, raeuj. Lab : damh, raeuj.

Goeng'yungh　Naengfaex、mbaw : Diuz lohlungz、lohhuj, cawz caepdoeg. Ndaej yw dawzsaeg gaz, baezsaej, okhaexmug, binghbegdaiq, gyakvaiz, baeznong.

Lab : Siu foegin, ciep ndok, dingz lwed maj noh. Ndaej yw laemx doek deng sieng, ndokraek, rog sieng oklwed, baeznong.

Danyw　（1）Danzsaeg gaz : Naengfaex roxnaeuz mbaw gobeglab 10 gwz, maxbiencauj 15 gwz, varuzlungz 15 gwz, cienq raemx gwn.

（2）Laemx doek deng sieng, ndokraek : Lab gobeglab habliengh, yungz le roxnaeuz nienj mba oep mwnqsieng.

（3）Rog sieng oklwed : Mbaw gobeglab 10 gwz, senhhozcauj 15 gwz, oep mwnqsien.

（4）Baeznong : Mbaw gobeglab、fuzyungzfaex ndip gak habliengh, dub yungz oep mwnq baez.

五
画

白鹤藤

【药 材 名】一匹绸。

【别　　名】绸缎藤、绸缎木叶、银背藤、白面水鸡、棵干蒿、棵噶布、口鸟怀、扣凭剥、套瓜贴。

【来　　源】旋花科植物白鹤藤 *Argyreia acuta* Lour.。

【形态特征】多年生攀缘灌木，小枝、叶柄、叶背面、总花梗、花梗、苞片外面、花萼外面和花冠外面均被白色柔毛。单叶互生，叶椭圆形或卵形，长 5~11 cm，宽 3~11 cm，先端尖或钝；叶柄长 1.5~6.0 cm。聚伞花序腋生或顶生，总花梗长达 3.5~8.0 cm；花梗长 5 mm，苞片长 8~12 mm，宽 4~8 mm；萼片 5 枚，卵形，外轮的长 9~10 mm，内萼的较短；花冠漏斗状，长约 28 mm，白色，冠檐深裂，裂片长圆形，长达 15 mm；雄蕊 5 枚；子房 2 室。浆果球形，直径 8 mm，红色，为增大的萼片包围。种子 2~4 粒，卵状三角形，褐色。花期 6~9 月。

【生境分布】生于疏林下、路边灌木丛、河边。广西主要分布于东部、东南部至西南部地区，广东省也有分布。

【壮医药用】

药用部位　全株。

性味　苦、甜，平。

功用　通水道、气道，调龙路、火路，除湿毒。用于笨浮（水肿），水蛊（肝硬化腹水），埃病（咳嗽），比耐来（咳痰），隆白呆（带下），兵淋勒（崩漏），渗裂（血证），林得叮相（跌打损伤），发旺（痹病），梅毒，能啥能累（湿疹）。

附方　（1）隆白呆（带下）：一匹绸 20 g，香附子 6 g，蝴蝶木根 10 g，水煎服。

（2）比耐来（咳痰）：一匹绸 15 g，白花丹 10 g，水煎服。

（3）渗裂（血证）：一匹绸、茅莓根各 15 g，大蓟 10 g，枫树脂 3 g，水煎服。

（4）能啥能累（湿疹）：一匹绸、大飞扬各 12 g，水煎服。

（5）发旺（痹病）：一匹绸 15 g，八角枫 6 g，金刚头 15 g，水煎服。

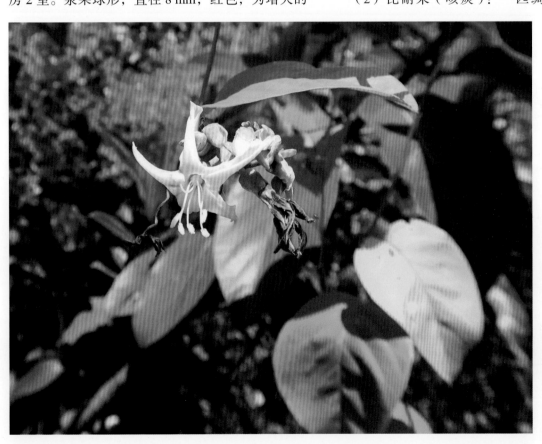

Gaeudahau

【Cohyw】Gaeudahau.

【Coh'wnq】Gaeucaeuzduenh、mbaefaexcaeuzduenh、gaeulaengngaenz、gaeqraemx najhau、goganhhau、gogatbuh、bakroegvaiz、gaeugaenghbok、dauqgvadiep.

【Goekgaen】Dwg gaeudahu doenghgo senzvahgoh.

【Yienghceij Daegdiemj】Go faexcaz duenghbenz maj geij bi、nyelwg、gaenqmbaw、mbaw mbiengjlaeng、gaenqvameh、gaenqva、mbawbyak baihrog、iemjva baihrog caeuq mauhva bairog cungj miz bwn'unq hau. Mbaw dog maj doxcah、mbaw luenzbenj roxnaeuz lumj gyaeq、raez 5~11 lizmij、gvangq 3~11 lizmij、byai soem roxnaeuz bumx；gaenqmbaw raez 1.5~6.0 lizmij. Gyaeujva comzliengj majeiq roxnaeuz majbyai、gaenqvalaux raez daengz 3.5~8.0 lizmij；gaenqva raez 5 hauzmij、mbawbyak raez 8~12 hauzmij、gvangq 4~8 hauzmij；iemjva 5 mbaw、lumj gyaeq、gvaengxrog raez 9~10 hauzmij、iemj ndaw lai dinj；mauhva lumj loujdouj、raez yaek 28 hauzmij、hau、yiemhva leglaeg、mbawseg raezluenz、raez daengz 15 hauzmij；simva boux 5 diuz；rugceh 2 rug. Makraemx luenzgiuz、hung 8 hauzmij、hoeng、deng iemjva lai hung gvaeg dawz. Ceh 2~4 naed、lumj gyaeq samgak、henjgeq. 6~9 nyied haiva.

【Diegmaj Faenbouh】Hwnj laj faex mbang、henz roen ndaw faexcaz、bangx dah. Guengjsae dingzlai hwnj baihdoeng、baih doengnamz daengz baih saenamz daengj dieg neix、guek raeuz Guengjdoeng sengj caemh miz.

【Gij Guhyw Ywcuengh】

Giz guhyw　Daengx go.

Singqfeih　Haemz、van、bingz.

Goeng'yungh　Doeng roenraemx、roenheiq、diuz lohlungz、lohhuj、cawz caepdoeg. Ndaej yw baenzfouz、suijguh、baenzae、biqmyaiz lai、roengzbegdaiq、binghloemqlwed、iemqlwed、laemx doek deng sieng、fatvangh、meizduz、naenghumz naenglot.

Danyw　（1）Roengzbegdaiq：Gaeudahau 20 gwz、cwdmou 6 gwz、rag faexmbaj 10 gwz、cienq raemx gwn.

（2）Biqmyaiz lai：Gaeudahau 15 gwz、bwzvahdanh 10 gwz、cienq raemx gwn.

（3）Iemqlwed：Gaeudahau、ragmauzmeiz gak 15 gwz、daciz 10 gwz、ienggoraeu 3 gwz、cienq raemx gwn.

（4）Naenghumz naenglot：Gaeudahau、dafeihyangz gak 12 gwz、cienq raemx gwn.

（5）Fatvangh：Gaeudahau 15 gwz、bazgozfungh 6 gwz、ginhganghdaeuz 15 gwz、cienq raemx gwn.

145

五画

白薯莨

【药 材 名】白薯莨。

【别　　名】野葛薯、扒赖鸢、棵楼蒿、瘤靠、苟扒、某白、猪沙草。

【来　　源】薯蓣科植物白薯莨 *Dioscorea hispida* Dennst.。

【形态特征】缠绕草质藤本，长达 30 m。块茎大小不一，卵形或不规则形，外皮褐色，有多数细长须根，断面新鲜时白色或微带蓝色。茎粗壮，圆柱形，有三角状皮刺，初有柔毛，后渐变无毛。掌状复叶有 3 小叶，顶生小叶片倒卵状椭圆形，长 6~12 cm，宽 4~12 cm，侧生小叶片较小，斜卵状椭圆形，偏斜，顶端骤尖，表面稍有柔毛或近无毛，背面疏生柔毛；叶柄长达 30 cm，密生柔毛。雄花序长达 50 cm，穗状花序排列成圆锥状，密生茸毛；雄花外轮花被片小，内轮较大而厚；雄蕊 6 枚，有时不全部发育。蒴果三棱状长椭圆形，长 3.5~7.0 cm，宽 2.5~3.0 cm，密生柔毛。花期 4~5 月，果期 7~9 月。

【生境分布】生于沟谷边灌木丛中或林边，野生或栽培。广西主要分布于南宁、横县、苍梧、防城港、博白、百色、钟山、富川、龙州、凭祥等地，福建、广东、云南、西藏等省区也有分布。

【壮医药用】

药用部位　块茎。

性味　苦，寒；有毒。

功用　调龙路、火路，清热毒，消肿痛。用于屙意咪（痢疾）；外用治呗脓（痈肿），呗奴（瘰疬），林得叮相（跌打损伤），外伤出血，痂（癣）。

注　本品有毒，不宜多服、久服，体虚者及孕妇禁用。

附方　（1）呗脓（痈肿）：鲜白薯莨、鲜了哥王各适量，捣烂外敷患处。

（2）痂（癣）：白薯莨、吴茱萸、木槿皮各适量，加入适量 75% 酒精浸泡，取药液适量涂患处。

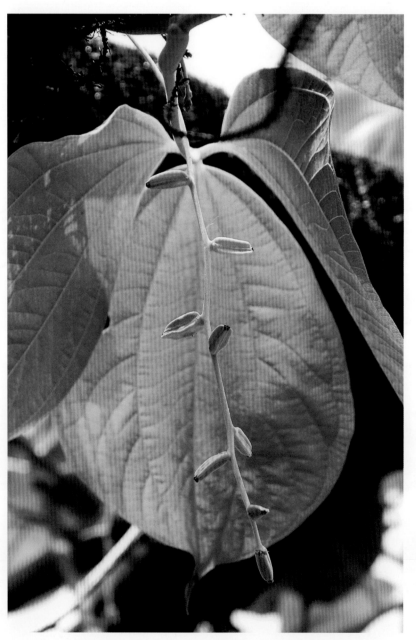

Ndaekndaeuhau

【 Cohyw 】 Ndaekndaeuhau.

【 Coh'wnq 】 Yejgozcuj、balailoenj、golouzhau、louzgauq、gouba、moujhau、mousacauj.

【 Goekgaen 】 Dwg ndaekndaeuhau doenghgo maenzcienzgoh.

【 Yienghceij Daegdiemj 】 Gogaeu duenghgeuj singqcaet lumj gorum，raez daengz 30 mij. Ngauqganj hung iq mbouj doxdoengz，yiengh gyaeq roxnaeuz yiengh mbouj doxdaengh，naeng baihrog saekhenjgeq，miz lai diuz saeq raez seimumh，mienh gat seiz moq saekhau roxnaeuz daiq di saeklamz. Ganj cangqcwt，yiengh saeumwnz，miz oen naeng yiengh samgak，dangqlaj miz bwn'unq，doeklaeng ciemhciemh bienq lawx. Yiengh fajfwngz lai mbaw cujbaenz miz 3 mbaw iq，dingjbyai maj mbaw iq yiengh gyaeq dingjbyonj luenzraez，raez 6~12 lizmij，gvangq 4~12 lizmij. Henz maj mbaw iq haemq iq，yiengh gyaeq mat luenzraez，mat ngeng，dingjbyai gaenj soem，baihrog miz bwn'unq roxnaeuz cengdi mbouj miz bwn，baihlaeng bwn'unq mbangbyag ; gaenqmbaw raez daeng 30 lizmij，bwn'unq yaedyub. Gyaeuj vaboux raez daengz 50 lizmij，gyaeujva lumj riengz baizlied baenz yiengh luenzsoem，bwnyungz yaedyub ; gvaengx vaboux baihrog imjva mauhva iq，gvaengx baihndaw haemq hung cix na ; sim vaboux 6 diuz，mizseiz maj mbouj caezcienz. Mak sanlimq raez luenz，raez 3.5~7.0 lizmij，gvangq 2.5~3.0，bwn'unq yaedyub. 4~5 nyied haiva，7~9 nyied dawzmak.

【 Diegmaj Faenbouh 】 Maj youq henz mieng ndaw cazcumh roxnaeuz henz ndoeng，gag maj roxnaeuz vunz mdaem. Guengjsae dingzlai maj laeng Nanzningz、Hwngzyen、Canghvuz、Fangzcwngzgangj、Bozbwz、Bwzswz、Cunghsanh、Fuconh、Lungzcouh、Bingzsiengz daengj dieg，guek raeuz Fuzgen、Guengjdoeng、Yinznanz、Sihcang daengj sengj gih caemh maj miz.

【 Gij Guhyw Ywcuengh 】

Giz guhyw　Ngauqganj.

Singqfeih　Haemz，hanz ; miz doeg.

Goeng'yungh　Diuz lohlungz、lohhuj，cing huj doeg，siu foegin. Yungh youq okhaexmug ; rog yungh yw baeznong，baeznou，laemx doek deng sieng，rog sieng oklwed，gyak.

Cawq　Cungj yw neix miz doeg，mbouj hab gwn lai、gwn naih，boux ndang nyieg couq boux daiqndang gimq yungh.

Danyw （1）Baeznong : Ndaekndaeuhau ndip、godeizgoek ndip gak aenqliengh，dub yungz oemj giz in.

（2）Gyak : Ndaekndaeuhau、gocazlad、naeng muzginj gak habliengh，gyaux 75% ciujcingh habliengh dumh cimq，aeu raemxyw habliengh led giz hwnj gyak haenx.

147

五画

白花败酱

【药 材 名】败酱草。

【别　　名】攀倒甑、苦菜根、白风草。

【来　　源】败酱科植物白花败酱 *Patrinia villosa*（Thunb.）Juss.。

【形态特征】多年生草本，高可达 1.2 m。地下根状茎长而横走；茎密被白色倒生粗毛或近无毛。基生叶丛生，具长柄；茎生叶对生，叶片卵形、卵状披针形或长圆状披针形，长 5~13 cm，宽 1.5~4.0 cm，先端尾尖、渐尖或急尖，边缘具粗齿或钝齿，被疏毛或近无毛，上部叶较窄小，常不分裂，叶柄长 1~3 cm，上部叶渐近无柄。由聚伞花序组成顶生圆锥花序或伞房花序；花序梗被毛或仅被 2 纵裂糙毛；花萼小，萼齿 5 枚；花冠钟形，白色，裂片卵形或卵状长圆形；雄蕊 4 枚，伸出花冠。瘦果倒卵形，基部与宿存增大苞片贴生。花期 8~10 月，果期 9~11 月。

【生境分布】生于山地林下、林缘或灌木丛中、草丛中。广西各地均有分布，江苏、浙江、江西、安徽、河南、湖北、湖南、广东、贵州、四川等省也有分布。

【壮医药用】

药用部位　全草。

性味　辣、苦，微寒。

功用　调火路，利谷道，清热毒，祛湿毒。用于呗虽（肠痈），屙意咪（痢疾），屙泻（泄泻），黄标（黄疸），结膜炎，宫颈炎，盆腔炎，支气管炎，产后腊胴尹（产后腹痛），呗脓（痈肿），额哈（毒蛇咬伤）。

附方　（1）呗虽（肠痈），屙意咪（痢疾）：败酱草 25 g，牡丹皮、虎杖各 10 g，冬瓜仁、生薏苡仁各 20 g，水煎服。

（2）产后腊胴尹（产后腹痛）：败酱草、桃仁、炙甘草、炮姜各 10 g，红花 6 g，益母草 15 g，水煎服。

（3）宫颈炎，盆腔炎：败酱草 20 g，鸡冠花 10 g，土茯苓 30 g，野菊花 15 g，水煎服。

（4）黄标（黄疸）：败酱草、田基黄各 20 g，虎杖 15 g，六月香 10 g，水煎服。

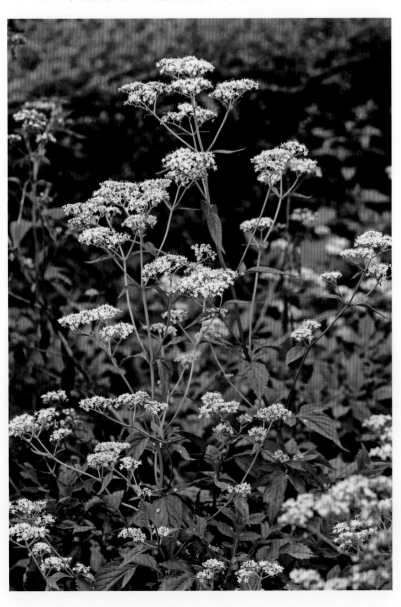

Haeunaeuhhau

【 Cohyw 】 Haeunaeuhhau.

【 Coh'wnq 】 Banhdaujcaengq、Ragbyaekhaemz、Bwzfunghcauj.

【 Goekgaen 】 Dwg haeunaeuhhau doenghgo baiciengcaujgoh.

【 Yienghceij Daegdiemj 】 Gorum maj geij bi，sang 1.2 mij. Ganj lumj rag laj namh raez cix byaij vang ; ganj miz haujlai bwnhau co maj dauqbyonj roxnaeuz gaenh mbouj miz bwn. Mbaw maj goek baenz cumh，miz gaenq raez ; mbaw ganj maj maj doiq，mbaw lumj gyaeq、lumj gyaeq byai menh soem，raez 5~13 lizmij，gvangq 1.5~4.0 lizmij，sat byai soem、ciemh soem roxnaeuz gaenj soem，henzbien miz heuj co roxnaeuz heujbumj，miz bwn mbang roxnaeuz gaenh mbouj miz bwn，baihgwnz mbaw lai gaeb'iq，dingzlai mbouj faenleg ; gaenqmbaw raez 1~3 lizmij，baihgwnz mbaw ciemh gaenh mij gaenq. Gyaeujva comzliengj comzbaenz gyaeujva saeumwnzsoem roxnaeuz gyaeujva fuengzliengj majbyai ; ganj foengqva miz bwn roxnaeuz caenh miz 2 seg daengj bwn co ; iemjva iq，heujiemj 5 aen ; mauhva lumj cung，hau，mbaw seg lumj gyaeq roxnaeuz lumj gyaeq luenzraez ; simva boux 4 diuz，ietok mauhva. Makceh lumj gyaeq dauqbyonj，giz goek caeuq byak gaeuq lai hung doxdep. 8~10 nyied haiva，9~11 nyied dawzmak.

【 Diegmaj Faenbouh 】 Hwnj laj faex ndaw bya、henzz ndoeng roxnaeuz ndaw faexcaz、ndaw rum. Guengjsae gak dieg cungj miz，guek raeuz Gyanghsuh、Cezgyangh、Gyanghsih、Anhveih、Hoznanz、Huzbwz、Huznanz、Guengjdoeng、Gveicouh、Swconh daenj sengj neix caemh miz.

【 Gij Guhyw Ywcuengh 】

Giz guhyw　Daengx go.

Singqfeih　Manh、haemz，loq hanz.

Goeng'yungh　Diuz lohhuj，leih roenhaeux，siu ndatdoeg，cawz caepdoeg. Ndaej yw baezsaej, okhaexmug，oksiq，vuengzbiu，gezmozyenz，gunghgingjyenz，bwnzgyanghyenz，cihgigvanjyenz，mizlwg le laj dungx in，baeznong，ngwz haeb.

Danyw （1）Baezsaej，okhaexmug：Haeunaeuhhau 25 gwz，naengmujdanh、hujcang gak 10 gwz，dunghgvahyinz、haeuxroeg ndip 20 gwz，cienq raemx gwn.

（2）Mizlwg le laj dungx in：Haeunaeuhhau、cehmakdauz、cikgamcauj、bauqgyangh gak 10 gwz，hungzvah 6 gwz，yizmujcauj 15 gwz，cienq raemx gwn.

（3）Gunghgingjyenz，bwnzgyanghyenz：Haeunaeuhhau 20 gwz，gihgvanhvah 10 gwz，faeglingzcwx 30 gwz，vagutcwx 15 gwz，cienq raemx gwn.

（4）Vuengzbiu：Haeunaeuhhau、denzgihvangz gak 20 gwz，hujcang 15 gwz，luzyezyangh 10 gwz，cienq raemx gwn.

149

五画

白花地胆草

【药 材 名】白花地胆草。

【别　　名】苦地胆、牛舌草。

【来　　源】菊科植物白花地胆草 Elephanto-pus tomentosus L.。

【形态特征】多年生草本，高可达 1 m 或更高。茎、叶片两面和果均被柔毛。根状茎粗壮，具纤维状不定根。茎直立，多分枝。叶散生于茎上，基生叶在花期常凋萎；茎下部叶长圆状倒卵形，长 8~20 cm，宽 3~5 cm，基部渐狭成具翅的柄，稍抱茎；茎上部叶椭圆形或长圆状椭圆形，长 7~8 cm，宽 1.5~2.0 cm，近无柄或具短柄，最上部叶极小；全部叶具小而尖的锯齿，下面被腺点。头状花序的花束顶生，复头状花序基部有 3 个卵状心形的叶状苞片，具细长的花序梗；总苞 2 层，外层和内层均各具 4 枚总苞片；花冠白色，漏斗状，长 5~6 mm，花冠裂片披针形。瘦果长圆状线形，长约 3 mm，具 10 条肋，有硬刚毛 5 条。花期 8 月至翌年 5 月。

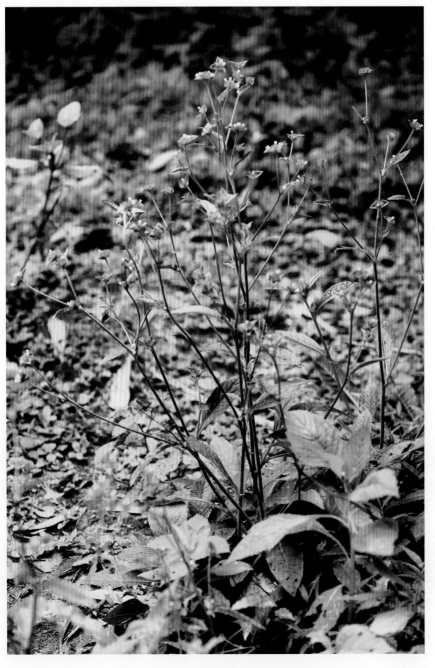

【生境分布】生于山坡旷野、路旁或灌木丛中。广西主要分布于南宁、防城港、上思、东兴等地，福建、台湾、广东、海南等沿海地区也有分布。

【壮医药用】

药用部位　全草。

性味　苦、辣，寒。

功用　清热毒，除湿毒，调气道、水道。用于风热贫痧（感冒），埃病（咳嗽），黄标（黄疸），笨浮（水肿）。

附方　（1）风热贫痧（感冒）：白花地胆草 50 g，水煎服。

（2）黄标（黄疸）：白花地胆草、穿破石各 30 g，麦冬 15 g，水煎服。

（3）笨浮（水肿）：白花地胆草、香茅草各 30 g，水煎服。

Netdeihhau

【 Cohyw 】 Netdeihhau.

【 Coh'wnq 】 Gobudeih、nywjlinxvaiz.

【 Goekgaen 】 Dwg netdeihhau doenghgo gizgoh.

【 Yienghceij Daegdiemj 】 Dwg go'nywj maj lai bi， ndaej sang daengz 1 mij roxnaeuz engq sang. Ganj、 song mbiengj mbaw caeuq mak cungj miz bwn'unq. Gij ganj lumj rag cangqcwt， miz gij rag mbouj dingh lumj cenhveiz. Ganj daengj soh， faen nye lai. Mbaw sanq maj youq gwnz ganj， gij mbaw maj laj goek youq geiz haiva ciengz reuq sangx ； gij mbaw baihlaj ganj yiengh luenzraez yiengh aen'gyaeq dauqdingq， raez 8~20 lizmij， gvangq 3~5 lizmij， goek menhmenh bienq geb baenz gaenz miz fwed， loq got ganj ； gij mbaw gwnz ganj yienghbomj roxnaeuz yiengh luenzraez yienghbomj， raez 7~8 lizmij， gvangq 1.5~2.0 lizmij， ca mbouj lai mbouj miz gaenz roxnaeuz miz gaenq dinj， gij mbaw ceiq doekgwnz haemq iq ； gij mbaw cungj miz heujgawq iq youh soem， baihlaj miz diemjdu. Nyupva vahsi lumj aen'gyaeuj maj gwnzdingj， lajgoek foengq vahsi baenzgyaeuj miz 3 mbaw limqva lumj mbaw luenz lumj simdaeuz， miz gaenzvahsi saeq raez ； mbawva duj lup 2 caengz， caengz ndaw caeuq caengzrog cungj miz 4 mbaw valup ； mauhva saekhau， yiengh lumj aenlaeuh， raez 5~6 hauzmij， limqveuq mauhva yienghlongzcim. Makhaep yienghluenzraez yienghsienq， raez daihgaiq 3 hauzmij， miz 10 diuz ndoksej， miz 5 diuz bwngeng. 8 nyied daengz bi daihngeih 5 nyied haiva.

【 Diegmaj Faenbouh 】 Maj youq dieg gvangqmyang gwnz bo、henz roen roxnaeuz byoz faexcaz. Guengjsae cujyau faenbouh youq Nanzningz、Fangzcwngzgangj、Sangswh、Dunghhingh daengj dieg， guek raeuz Fuzgen、Daizvanh、Guengjdoeng、Haijnanz daengj dieg henz haij hix miz faenbouh.

【 Gij Guhyw Ywcuengh 】

Giz guhyw　Daengx go.

Singqfeih　Haemz、manh、hanz.

Goeng'yungh　Cing doeghuj， cawz doegcumx， diuz roenheiq、roenraemx. Yungh daeuj yw funghuj baenzsa， baenzae， vuengzbiu， baenzfouz.

Danyw 　（ 1 ）Funghuj baenzsa ： Netdeihhau 50 gwz， cienq raemx gwn.

（ 2 ）Vuengzbiu ： Netdeihhau、gooenciq gak 30 gwz， gyazcij 15 gwz， cienq raemx gwn.

（ 3 ）Baenzfouz ： Netdeihhau、gohazhom gak 30 gwz， cienq raemx gwn.

五
画

白花油麻藤

【药　材　名】白花油麻藤。

【别　　　名】大兰布麻、鸡血藤、鹰嘴花。

【来　　　源】蝶形花科植物白花油麻藤 Mucuna birdwoodiana Tutcher。

【形态特征】常绿大型木质藤本。老茎断面淡红褐色，有 3 个或 4 个偏心的同心圆，断面先流白汁、后有血红色汁液形成。羽状复叶具 3 片小叶；顶生小叶椭圆形或卵形，长 9~16 cm，宽 2~6 cm，先端渐尖，侧生小叶偏斜；叶柄长 8~20 cm；小叶柄长 4~8 mm，具稀疏短毛。总状花序生于老枝上，有花 20~30 朵，花大；花萼两面密被伏贴毛，外面被脱落的粗刺毛；花冠白色或绿白色，旗瓣长 3.5~4.5 cm，翼瓣长 6.2~7.1 cm，龙骨瓣长 7.5~8.7 cm，密被短毛。荚果木质，带形，长 30~45 cm，近念珠状，密被红褐色短茸毛，沿背缝线、腹缝线各具 1 对木质翅。花期 4~6 月，果期 6~11 月。

【生境分布】生于山地阳处、路旁、溪边，常攀缘在乔木或灌木上。广西各地均有分布，江西、福建、广东、贵州、四川等省也有分布。

【壮医药用】

药用部位　藤茎。

性味　苦、甜，平。

功用　通调龙路，补血活血，通经活络。用于发旺（痹病），白细胞减少症，贫血，约经乱（月经不调），产呱忍勒卟叮（产后恶露不尽），麻邦（偏瘫），腰腿酸痛。

附方　（1）贫血：白花油麻藤 10 g，鸡冠花 6 g，水煎服。

（2）白细胞减少症：白花油麻藤、鸡血藤、大血藤各 30 g，黄根 20 g，过江龙 15 g，水煎服。

（3）约经乱（月经不调）：白花油麻藤、飞龙掌血各 30 g，大钻、四方藤各 15 g，水煎服。

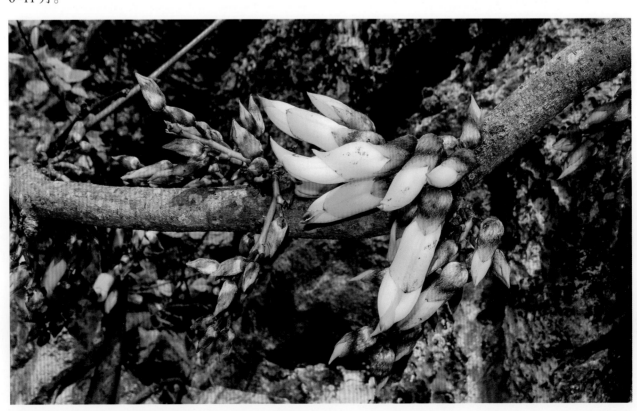

Gaeundeixbyaj

〖Cohyw〗Gaeundeixbyaj.

〖Coh'wnq〗Daihlanz bumaz、gaeulwedgaeq、vabakyiuh.

〖Goekgaen〗Dwg gaeundeixbyaj doenghgo dezhingzvahgoh.

〖Yienghceij Daegdiemj〗Gogaeu hung lumj faex seiqseiz heu. Ganj geq mienoh gat saek henjgeq hoengzoiq，miz 3 aen roxnaeuz 4 aen gvaengxluenz doengzsim mbiengmat，mienhgat riuz ieng hau gonq、doeklaeng miz ieng saek hoengzlwed riuz okdaeuj. Mbaw doxdaeb lumj bwn miz sam limq mbaw'iq；dingj maj mbaw'iq yiengh mwnzgyaeq roxnaeuz lumj gyaeq，raez 9~16 lizmij，gvangq 2~6 lizmij，byai ciemh soem，henz maj mbaw'iq mbat；gaenzmbaw raez 8~20 lizmij；gaenz mbaw'iq raez 4~8 hauzmij，miz bwn dinj mbangbyag. Gyaeujva baeuzgyaeuz maj youq gwnz nyegeq，miz va 20~30 duj，va hung；iemjva song mbiengj hwnj rim bwn boemznem，baihrog hwnj bwn co'ndangj loenqdoek；mauhva saekhau roxnaeuz saek hauheu，mbawgeiz raez 3.5~4.5 lizmij，mbawfwed raez 6.2~7.1 lizmij，mbaw gizlungz raez 7.5~8.7 lizmij，hwnj rim bwndinj. Faek lumj faex，yienghcag，raez 30~45 lizmij，lumj naedcaw，hwnj rim bwnnyungz dinj saekhungzhenjgeq，ndij luenghsienq baihlaeng、luenghsien famhdungx gak miz 1 doiq fwed lumj faex. 4~6 nyied haiva，6~11 nyied dawzmak.

〖Diegmaj Faenbouh〗Maj youq gwnzbya giz dawnzdit、henz roen、henz rij，ciengzseiz benzraih youq gwn gofaex roxnaeuz gwnz faexcaz. Guengjsae gak dieg cungj hwnj miz，guek raeuz Gyanghsih、Fuzgen、Guengjdoeng、Gveicouh、Swconh daengj sengj caemh hwnj miz.

〖Gij Guhyw Ywcuengh〗

Giz guhyw　Gaeuganj.

Singqfeih　Haemz、van、bingz.

Goeng'yungh　Doengdiuz lohlungz，bouj lwed byaij lwed. Yungh youq fatvangh，bingh bwzsibauh gemjnoix，lwednoix，dawzsaeg luenh，senggvaq yaemlwed mbouj dingz，mazmbangj，hwet ga gaeknaet.

Danyw　（1）Lwednoix：Gaeundeixbyaj 10 gwz，valinzgaeq，cienq raemx gwn.

（2）Bingh bwzsibau gemjnoix：Gaeundeixbyaj、gaeulwedgaeq、gaeuhoengz gak 30 gwz，raghenj 20 gwz，gogyanghlungz 15 gwz，cienq raemx gwn.

（3）Dawzsaeg luenh：Gaeundeixbyaj、oenceu gak 30 gwz，daihconq、gaeuseiqfueng gak 15 gwz，cienq raemx gwn.

153

五画

白花鬼针草

【药 材 名】白花鬼针草。

【别　　名】三叶鬼针草。

【来　　源】菊科植物白花鬼针草 Bidens alba（L.）DC.。

【形态特征】一年生直立草本，高可达 1 m。茎钝四棱形。茎下部叶和上部叶均较小，3 裂或不分裂；中部叶叶柄长 1.5~5.0 cm，三出，常为 3 枚小叶，边缘具锯齿，两侧小叶椭圆形或卵状椭圆形，长 2.0~4.5 cm，宽 1.5~2.5 cm，顶生小叶较大，长椭圆形或卵状长圆形，长 3.5~7.0 cm，叶柄长 1~2 cm。头状花序，花序梗长 1~6 cm（果时长 3~10 cm）；总苞片 7 枚或 8 枚，条状匙形；舌状花 5~7 枚，舌片椭圆状倒卵形，白色，长 5~8 mm；盘花筒状，冠檐 5 齿裂。瘦果黑色，条形，长 7~13 mm，先端具芒刺 3 枚或 4 枚，具倒刺毛。

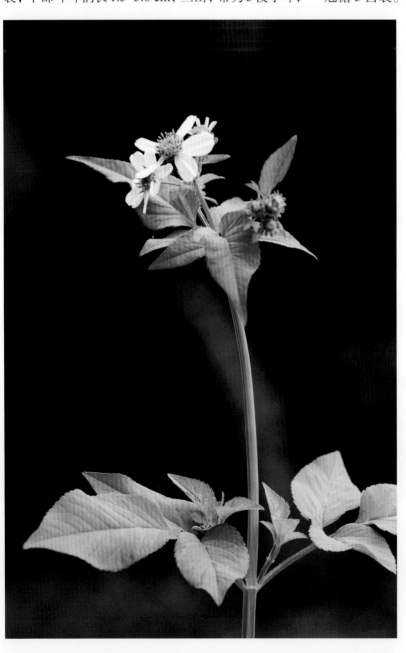

【生境分布】生于村旁、路边及荒地中。广西主要分布于南部、西南部地区，国内东部、中南部、西南部及西藏等省区也有分布。

【壮医药用】

药用部位　全草。

性味　甜、微苦，平。

功用　清热毒，祛湿毒，退黄疸。用于贫痧（感冒），血压嗓（高血压），发得（发热），屙泻（泄泻），发旺（痹病），黄标（黄疸），呗脓（痈肿），痂怀（牛皮癣）。

附方　（1）血压嗓（高血压）：白花鬼针草 50 g，土牛膝 15 g，水煎服。

（2）肠炎：白花鬼针草 30 g，凤尾草 15 g，骨碎补 20 g，水煎服。

（3）发得（发热）：白花鬼针草、木贼各 15 g，水煎服。

（4）屙泻（泄泻）：白花鬼针草 30 g，水煎服。

（5）痂怀（牛皮癣）：白花鬼针草、水龙各 30 g，丹皮、虎杖各 15 g，水煎服。

Gemzbuhhau

【Cohyw】Gemzbuhhau.

【Coh'wnq】Gogemzgungq sam mbaw.

【Goekgaen】Dwg gogemzbuhhau doenghgo gizgoh.

【Yienghceij Daegdiemj】Dwg gogemzbuhhau nywj daengjsoh maj bi ndeu， ndaej sang daengz 1 mij. Ganj yiengh seiqlimq mwt. Gij mbaw ganj baihlaj caeuq ganj baihgwnz cungj iq， 3 veuq roxnaeuz mbouj veuq； gaenqmbaw gij mbaw cungqgyang raez 1.5~5.0 lizmij， ok sam mbaw， ciengz dwg 3 mbaw mbaw'iq， bien mbaw miz heujgawq， song mbiengj mbaw'iq yienghbomj roxnaeuz lumj aen'gyaeq yienghbomj， raez 2.0~4.5 lizmij， gvangq 1.5~2.5 lizmij， gij mbaw'iq maj gwnzdingj haemq hung， raez yienghbomj roxnaeuz yiengh lumj aen'gyaeq yiengh luenzraez， raez 3.5~7.0 lizmij， gaenqmbaw raez 1~2 lizmij. Vahsi lumj aen'gyaeuj， gaenq vahsi raez 1~6 lizmij（dawzmak seiz raez 3~10 lizmij）；mbawvalup 7 mbaw roxnaeuz 8 mbaw， baenz diuz lumj beuzgeng；gij va lumj linx 5~7 duj， limqva yienghbomj yiengh aen'gyaeq dauqdingq， saekhau， raez 5~8 hauzmij；gij va cungqgyang lumj aendoengz， yiemhmauhva 5 heujveuq. Makhaep saekndaem， baenz diuz， raez 7~13 hauzmij， oensoem miz gwnzdingj 3 diuz roxnaeuz 4 diuz， miz bwn'oen dauqdingq.

【Diegmaj Faenbouh】Maj youq henz mbanj、henz roen caeuq ndaw diegfwz. Guengjsae cujyau faenbouh youq dieg baihnamz、baihsaenamz， guek raeuz baihdoeng、baihcunghnanz、baihsaenamz caeuq Sihcang daengj sengj gih hix miz faenbouh.

【Gij Guhyw Ywcuengh】

Giz guhyw　Daengx go.

Singqfeih　Van、loq haemz， bingz.

Goeng'yungh　Cing doeghuj， cawz doegcumx， doiq vuengzbiu. Yungh daeuj yw baenzsa， hezyazsang， dungxnaet， fatndat， oksiq， fatvangh， vuengzbiu， baeznong， gyakvaiz.

Danyw　（1）Hezyazsang：Gemzbuhhau 50 gwz， vaetdauq 15 gwz， cienq raemx gwn.

（2）Dungxnaet：Gemzbuhhau 30 gwz， byaekmaxdaez 15 gwz， gofwngzmaxlaeuz 20 gwz， cienq raemx gwn.

（3）Fatndat：Gemzbuhhau、godaebdoengz gak 15 gwz， cienq raemx gwn.

（4）Oksiq：Gemzbuhhau 30 gwz， cienq raemx gwn.

（5）Gyakvaiz：Gemzbuhhau、byaekmbungjcwx gak 30 gwz， naengmauxdan、godiengangh gak 15 gwz， cienq raemx gwn.

五画

白花蛇舌草

【药 材 名】白花蛇舌草。

【别　　名】蛇舌草、蛇利草、龙利草、鹤舌草、了哥利、丹草。

【来　　源】茜草科植物白花蛇舌草 *Hedyotis diffusa* Willd.。

【形态特征】一年生披散草本，高可达 50 cm。根细长，分枝。茎分枝多，光滑无毛。叶对生，叶片线形至线状披针形，长 1~4 cm，宽 1~4 mm，先端急尖；托叶膜质，基部合生成鞘状，先端芒尖。花单生或成对腋生，花梗长 2~5 mm，少无梗或有长达 10 mm 的花梗；萼筒球形，4 裂，裂片长圆状披针形，边缘具睫毛；花冠白色，漏斗形，长 3.5~4.0 mm，先端 4 深裂，裂片卵状长圆形，长约 2 mm；雄蕊 4 枚；柱头 2 浅裂呈半球形。蒴果扁球形，直径 2.0~2.5 mm，灰褐色，开裂，花萼宿存；种子棕黄色，具 3 个棱角。花果期 5~10 月。

【生境分布】生于山坡、路边、溪畔草丛中。广西主要分布于南宁、横县、柳州、融水、兴安、苍梧、上思、贵港、玉林等地，广东、云南、福建、江苏和安徽等省也有分布。

【壮医药用】

药用部位　全草。

性味　苦、甜、寒。

功用　调火路，利谷道、水道，清热毒，除湿毒，散结消肿。用于癌肿，乙型脑炎，兵西弓（阑尾炎），黄标（黄疸），肉扭（淋证），屙意咪（痢疾），呗奴（瘰疬），喯疳（疳积），货烟妈（咽痛），兵白带（带下病），额哈（毒蛇咬伤），呗脓（痈肿）。

附方　（1）兵西弓（阑尾炎）：白花蛇舌草 30 g，水煎服。

（2）额哈（毒蛇咬伤）：白花蛇舌草 15 g，加白酒 250 g 煮沸 3~5 分钟，去渣，药液 2/3 口服（1 日分 2 次或 3 次服完），另外 1/3 外敷伤口（敷药时先吸出伤口内的毒血，清洗消毒后用消毒棉垫覆盖包扎，然后将药酒浇湿敷料，以保持湿润为度）。若不能饮酒者，可水煎煮，药液加适量白酒调匀内服。

（3）黄标（黄疸）：白花蛇舌草 30 g，六月雪 15 g，虎杖 10 g，水煎服。

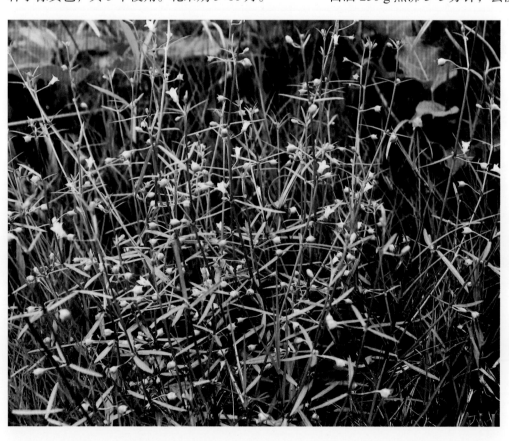

Nyarinngoux

【Cohyw】Nyarinngoux.

【Coh'wnq】Golinxngwz、sezlecauj、lungzlicauj、golinxhag、liujgohli、danhcauj.

【Goekgaen】Dwg nyarinngoux doenghgo sihcaujgoh.

【Yienghceij Daegdiemj】Gorum mbesanq maj bi ndeu, saang ndaej daengz 50 lizmij. Rag saeqraez, dok nye. Ganj loq daiq fueng roxnaeuz benj saeumwnz, ngaeuz mij bwn, daj goek fatok haujlai nye. Mbaw maj doiq, mbaw baenz diuz daengz baenz diuz byai menh soem, raez 1~4 lizmij, gvangq 1~4 hauzmij, byai soemgaenj; dakmbaw mbang'i, goek doxnem baenz faek, byai soemgaiz. Va najdog roxnaeuz baenzdoiq majeiq, gaenzva raez 2~4 hauzmij, seiz iq mbouj miz gaenz roxnaeuz miz 10 hauzmij; doengziemj lumj giuz, 4 leg, mbaw seg raezluenz byai menh soem, henz bien miz meizdaraemx; mauhva hau, lumj louhdouj, raez 3.5~4.0 hauzmij, byai 4 leglaeg, mbaw seg lumj gyaeq raezluenz, raez iek 2 hauzmij; simva boux 4 diuz; gyaeujsaeu 2 legfeuh baenz buenq giuz. Makceh benjgiuz, hung 2.0~2.5 hauzmij, laeng rug haileg, iemjva suplw; ceh henjmoenq, saeqiq, miz 3 aen gaklimq. 7~9 nyied haiva, 8~10 nyied dawzmak.

【Diegmaj Faenbouh】Hwnj gwnz ndoi、bangx roen、hamq rij ndaw rum. Guengjsae dingzlai hwnj laeng Nanzningz、Hwnzgyen、Liujcouh、Yungzsuij、Hingh'anh、Canghvuz、Sangswh、Gveigangj、Yilinz daengj dieg neix, guek raeuz Guengjdoeng、Yinznanz、Fuzgen、Gyanghsuh caeuq Anhveih daengj sengj neix caemh miz.

【Gij Guhyw Ywcuengh】

Giz guhyw   Daengx go.

Singqfeih   Haemz、van, hanz.

Goeng'yungh   Diuz lohhuj, leih roenhaeux、roenraemx, siu ndatdoeg, cawz caepdoeg, sanq giet siu gawh. Ndaej yw binghsaejgungz, vuengzbiu, nyouhniuj, okhaexmug, baeznou, baenzgam, conghhoz in, binghbegdaiq, ngwz haeb, baeznong.

Danyw   （1）Binghsaejgungz：Nyarinngoux 30 gwz, cienq raemx gwn.

（2）Ngwz haeb：Nyarinngoux 15 gwz, gya laeujbieg 250 gwz cawj goenj 3~5 faencung, cawz nyaq, gwn 2/3 raemxyw（ngoenz guh 2 mbat roxnaeuz 3 mbat gwn liux）, lingh 1/3 oep baksieng（sup ok lweddoeg baksieng gonq menh oep yw, swiq seuq siudoeg le aeu siuhduz menzdemh goemq duk ndei, liux le aeu laeujyw rwed mbaet, caenh mbouj hawj de hawq cix ndaej）. Danghnaeuz boux mbouj ndaej gwn laeuj de, ndaej aeu raemx cawj, raemxyw bung di laeujhall ndeu gyaux yinz, gwn.

（3）Vuengzbiu：Nyarinngoux 30 gwz, naeroeknyied 15 gwz, hujcang 10 gwz, cienq raemx gwn.

157

五画

白花鹅掌柴

【药材名】七叶莲。

【别　　名】广西鹅掌柴、广西鸭脚木、汉桃叶、七朵、七爪莲。

【来　　源】五加科植物白花鹅掌柴 Schefflera leucantha R. Viguier。

【形态特征】直立蔓生灌木。小枝无毛。叶互生，小叶 5~7 片；叶柄长 4~8 cm，幼时密生短柔毛；小叶片革质，长圆状披针形，长 5~10 cm，宽 2~4 cm，先端尾尖；小叶柄长 1~3 cm，无毛。圆锥花序顶生，被茸毛或无毛；伞形状排列在极短的主轴上；总花梗长 1.0~1.5 cm，花梗长约 5 mm，均疏生星状茸毛；萼长 1 mm；花瓣 5 枚，长约 2 mm；雄蕊 5 枚；无花柱，柱头 5 枚。果实卵形，具 5 棱，橙红色，直径 5 mm，花盘隆起。花期 4 月，果期 6 月。

【生境分布】生于林下或石山上。广西主要分布于南宁、马山、阳朔、上思、东兴、靖西、扶绥、龙州等地，广东省也有分布。

【壮医药用】

药用部位　全株。

性味　微苦、涩，温。

功用　调龙路、火路，祛风毒，除湿毒，消肿痛。用于胴尹（胃痛），产呱巧尹（产后头痛），发旺（痹病），林得叮相（跌打损伤），夺扼（骨折），外伤出血。

附方　（1）林得叮相（跌打损伤）：七叶莲根、威灵仙、小榕树根、阴阳莲根、小钻根、苏木、竹叶、走马胎、穿破石根各 15 g，加白酒 600 mL 浸泡 30 天，取药酒内服，每次 50 mL。

（2）发旺（痹病）：七叶莲、九节风、小钻、枫荷桂、苍术、秦艽各 10 g，九龙藤 12 g，水煎内服外洗。

（3）产呱巧尹（产后头痛）：七叶莲 50 g，研末，用生姜汁调湿，敷于大椎穴，胶布固定 3 小时后取出，随后用刘寄奴 25 g，水煎服。

（4）胴尹（胃痛）：七叶莲、土人参各 12 g，七叶一枝花、葫芦茶、小钻、黄皮果叶各 10 g，水田七 6 g，水煎服。

（5）外伤出血：鲜七叶莲适量，捣烂敷患处。

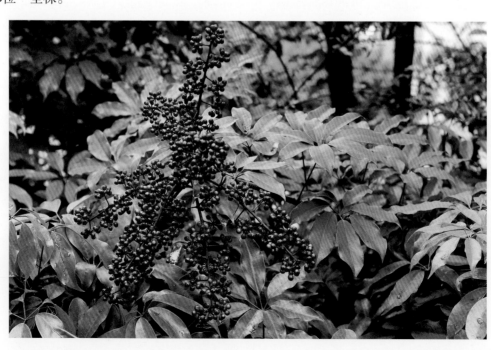

Gocaetdoh

【Cohyw】Gocaetdoh.

【Coh'wnq】Gocaujhanq Guengjsae、faexdinbit Guengjsae、mbawdauzhanq、caetduj、lenzcaetcauj.

【Goekgaen】Dwg gocaetdoh doenghgo vujgyahgoh.

【Yienghceij Daegdiemj】Go faexcaz daengjsoh roxnaeuz raihmaj. Nyelwg mbouj miz bwn. Mbaw maj doxca, mbawlwg 5~7 mbaw ; gaenqmbaw 4~8 lizmij, lij oiq miz haujlai bwn'unq dinj ; mbawlwg na gyajceij, luenzraez byai menh soem, raez 5~10 lizmij, gvangq 2~4 lizmij, byai rieng soem ; gaenq mbawlwg raez 1~3 lizmij, mbouj miz bwn. Foengqva saeumwnzsoem majbyai, miz bwn yungz, roxnaeuz mbouj miz bwn ; lumj liengj baizled youq gwnz sugmeh gig dinj de ; gaenq gyaeujva 1.0~1.5 lizmij, gaenqva raez daihgaiq 5 hauzmij, cungj miz bwnyungz lumj ndau mabng ; iemjva raez 1 hauzmij ; mbawva 5 diuz, raez yiek 2 hauzmij ; simva boux 5 diuz ; mij saeuva, gyaeujsaeu 5 diuz. Mak luenzgyaeq, miz 5 gak, henjhoengzgeq, cizging 5 hauzmij, buenzva moj hwnj daeuj. 4 nyied haiva, 6 nyied dawzmak.

【Diegmaj Faenbouh】Hwnj laj faex roxnaeuz gwnz byarin. Guengjsae dingzlai hwnj laeng Nanzningz、Majsanh、Yangzsoz、Sangswh、Dunghhingh、Cingsih、Fuzsuih、Lungzcouh daengj dieg neix, guek raeuz Guengjdoeng Sengj caemh miz.

【Gij Guhyw Ywcuengh】

Giz guhyw　Daengx go.

Singqfeih　Loq haemz、saep, raeuj.

Goeng'yungh　Diuz lohlungz、lohhuj, cawz fungdoeg, cawz caepdoeg, siu foegin. Ndaej yw dungx in, mizlwg le gyaeujin, fatvangh, laemx doek deng sieng, ndokraek, rog sieng oklwed.

Danyw　（1）Laemx doek deng sieng：Rag gocaetdoh、rag goreiz、rag siujconq、mbaw faexcuk、coujmajdaih、conjveihlingzsenh、rag yinhyangzlienz、sumoeg、ragbosiz gak 15 gwz, gya laeujbieg 600 hauzswngh cimq 30 ngoenz, gwn laeujyw, mbat 50 hauzswngh.

（2）Fatvangh：Gocaetdoh、giujcezfungh、siujconq、funghhozgvei、canghsuz、cinzgiuj gak 10 gwz, gaeugiujlungz 12 gwz, cienq raemx gwn dem swiq.

（3）Mizlwg le gyaeujin：Gocaetdoh 50 gwz, muzmba, aeu raemx hingndip gyaux mbaeq, oep dacuihyez, gyauhbuq dawzdingj 3 aen cungdaeuz le dawz ok, riengzlaeng aeu liuzgiqnuz 25 gwz, cienq raemx gwn.

（4）Dungx in：Gocaetdoh、gocaenghnaengh gak 12 gwz, caekdungxvaj、huzluzcaz、siujconq、mbaw makmoed gak 10 gwz, denzcaetraemx 6 gwz, cienq raemx gwn.

（5）Rog sieng oklwed：Mbaw gocaetdoh ndip habliengh, dub yungz oep mwnqsieng.

159

五画

白花酸藤子

【药 材 名】白花酸藤子根。

【别　　名】白花酸藤果、白花酸果藤。

【来　　源】紫金牛科植物白花酸藤子 Embelia ribes Burm. f.。

【形态特征】攀缘灌木或藤本，长可超过 9 m。老枝有明显的皮孔。叶片坚纸质，倒卵状椭圆形或长圆状椭圆形，长 5~10 cm，宽约 3.5 cm，下面有时被薄粉；叶柄长 5~10 mm，两侧具狭翅。圆锥花序顶生，长 5~15（30）cm，枝条疏被乳头状突起或密被微柔毛；花梗长 1.5 mm 以上；花 5（4）基数；花萼基部连合达萼长的 1/2，萼裂片三角形，外面被柔毛，内面具腺点；花瓣淡绿色或白色，分离，椭圆形或长圆形，长 1.5~2.0 mm，外面被疏微柔毛，边缘和内面被密乳头状突起，具疏腺点；雄蕊在雄花中与花瓣几等长，在雌花中较花瓣短；雌蕊在雄花中退化，较花瓣短，柱头 2 裂，在雌花中与花瓣等长或略短，柱头头状或盾状。果球形或卵形，直径 3~5 mm，红色或深紫色。花期 1~7 月，果期 5~12 月。

【生境分布】生于林内、林缘灌木丛中，或路边、坡边灌木丛中。广西各地均有分布，贵州、云南、广东、福建等省也有分布。

【壮医药用】

药用部位　根。

性味　酸，平。

功用　利谷道。用于东郎（食滞），屙意咪（痢疾），发旺（痹病），狠尹（疮疖）。

附方　（1）屙意咪（痢疾）：白花酸藤子根 30 g，水煎服。

（2）发旺（痹病）：白花酸藤子根、金不换、飞龙掌血、大钻、小钻各 10 g，土三七 6 g，水煎服。

（3）狠尹（疮疖）：白花酸藤子根、扛板归各 20 g，三角泡 15 g，水煎服。

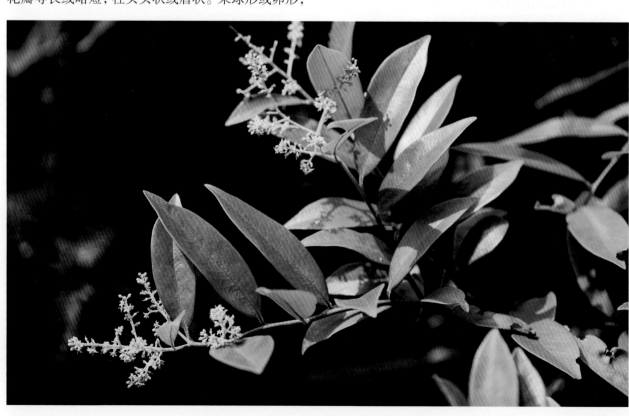

Soemjrumzhau

【Cohyw】 Soemjrumzhau.

【Coh'wnq】 Maksoemjrumzhau、gaeusoemjrumzhau.

【Goekgaen】 Dwg gosoemjrumzhau doenghgo swjginhniuzgoh.

【Yienghceij Daegdiemj】 Dwg go faexcaz roxnaeuz gogaeu rox benz，raez ndaej mauhgvaq 9 mij. Nyegeq miz conghnaeng yienhda. Mbaw geng lumj ceij，yiengh lumj aen'gyaeq dauqdingq yienghbomj roxnaeuz yiengh luenzraez yienghbomj，raez 5~10 lizmij，gvangq daihgaiq 3.5 lizmij，baihlaj mizseiz miz caengz mbambang ndeu；gaenzmbaw raez 5~10 hauzmij，song henz miz fwed geb. Vahsi soemluenz maj gwnzdingj，raez 5~15 （30）lizmij，gij nye miz diemjdoed cax lumj gyaeujcij roxnaeuz miz bwn loq unq deihdub；gaenqva raez 1.5 lizmij doxhwnj；va dwg 5（4）soqgiek；laj goek iemjva doxlienz daengz iemj raez 1/2，limqveuq iemjva yienghsamgak，baihrog miz bwn'unq，baihndaw miz lwgsaq；limqva saekheuoiq roxnaeuz saekhau，doxliz，yienghbomj roxnaeuz yienghluenzraez，raez 1.5~2.0 hauzmij，baihrog miz bwn cax loq unq，bien mbaw caeuq baihndaw miz diemjdoed deih lumj gyaeujcij，miz lwgsaq cax；simva boux youq ndaw vaboux caeuq limqva ca mbouj lai doengz raez，youq ndaw vameh dinj gvaq limqva；sim vameh youq ndaw vaboux doiqvaq，lai dinj gvaq limqva，gyaeujsaeu veuq guh song，youq ndaw vameh caeuq limqva doengz raez roxnaeuz loq dinj，gyaeujsaeu lumj aengyaeuj roxnaeuz aen dun. Mak lumj aen'giuz roxnaeuz lumj aen'gyaeq，cizging 3~5 Hauzmij，saekhoengz roxnaeuz saek aeujndaem. 1~7 nyied haiva，5~12 nyied dawzmak.

【Diegmaj Faenbouh】 Maj youq ndaw ndoeng、faexcaz henz ndoeng，roxnaeuz henz roen、ndaw faexcaz henz bo. Guengjsae gak dieg cungj miz faenbouh，guek raeuz Gveicouh、Yinznanz、Guengjdoeng、Fuzgen daengj sengj hix miz faenbouh.

【Gij Guhyw Ywcuengh】

Giz guhyw　Rag.

Singqfeih　Soemj，bingz.

Goeng'yungh　Leih roenhaeux. Yungh daeuj yw dungx raeng，okhaexmug，fatvangh，Hwnjzin.

Danyw　（1）Okhaexmug：Rag soemjrumzhau 30 gwz，cienq raemx gwn.

（2）Fatvangh：Rag soemjrumzhau、golaeng'aeuj、oenceu、gaeucuenqhung、siujcuenq gak 10 gwz，dienzcaetdoj 6 gwz，cienq raemx gwn.

（3）Hwnjzin：Rag soemjrumzhau、gangzngwd gak 20 gwz，godaengloengz 15 gwz，cienq raemx gwn.

161

五画

瓜馥木

【药材名】瓜馥木。

【别　名】铁钻、笼藤、毛瓜馥木、香藤风。

【来　源】番荔枝科植物瓜馥木 *Fissistigma oldhamii*（Hemsl.）Merr.。

【形态特征】攀缘灌木，长约 8 m。小枝被黄褐色柔毛。叶倒卵状椭圆形或长圆形，长 6.0~12.5 cm，宽 2~5 cm，顶端圆形或微凹，有时急尖，基部阔楔形或圆形，叶背被短柔毛，老渐几无毛；叶柄长约 1 cm，被短柔毛。花 1~3 朵排成密伞花序；总花梗长约 2.5 cm；萼片阔三角形；外轮花瓣卵状长圆形，长约 2.1 cm，宽约 1.2 cm，内轮花瓣长约 2.0 cm，宽约 0.6 cm；雄蕊长约 2 mm；心皮被柔毛，柱头顶端 2 裂，每心皮有胚珠约 10 颗，2 排。果圆球状，直径约 1.8 cm，密被黄棕色茸毛；果梗长不及 2.5 cm；种子球形，直径约 8 mm。花期 4~9 月，果期 7 月至翌年 2 月。

【生境分布】生于低海拔山谷水旁或灌木丛中。广西各地均有分布，浙江、江西、福建、台湾、湖南、广东、云南等省区也有分布。

【壮医药用】

药用部位　根。

性味　微辣，平。

功用　祛风毒，除湿毒，通龙路，止痛。用于发旺（痹病），核尹（腰痛），林得叮相（跌打损伤），血压嗓（高血压），肾结石，埃病（咳嗽）。

附方　（1）发旺（痹病）：①瓜馥木、苏木各 15 g，菝葜、土茯苓各 30 g，水煎服。②瓜馥木、广防风、土牛膝、扛板归各 30 g，艾叶、野菊花各 60 g，水煎洗患处。

（2）核尹（腰痛）：瓜馥木、牛大力、千斤拔、牛膝各 20 g，杜仲 10 g，续断 15 g，猪尾巴 250 g，水炖，食肉喝汤。

（3）血压嗓（高血压）：瓜馥木 15 g，水煎服。

（4）肾结石：瓜馥木 20 g，水煎服。

（5）埃病（咳嗽）：瓜馥木 15 g，水煎服。

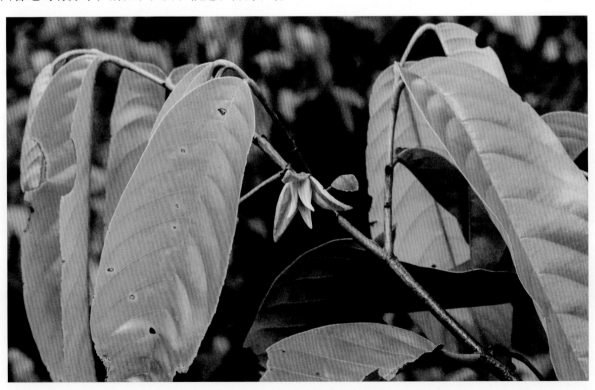

Gaeugyoilingz

〖 Cohyw 〗 Gaeugyoilingz.

〖 Coh'wnq 〗 Dietconq、gaeuroengq、gaeugyoilingzbwn、yanghdwngzfungh.

〖 Goekgaen 〗 Dwg gogaeugyoilingz doenghgo fanhlicihgoh.

〖 Yienghceij Daegdiemj 〗 Go faexcaz duenghbenz，raez yaek 8 mij. Nyezlwg miz bwn'unq henjgeq. Mbaw luenzbenj lumj gyaeq dauqbyonj roxnaeuz luenzraez，raez 6.0~12.5 lizmij，gvangq 2~5 lizmij，byai luenz roxnaeuz miz di mboep，miz mbangj soem gaenj，goek gvangq sot roxnaeuz luenz，baihlaeng mbaw miz bwn'unq dinj，geq le menhmenh gaenh mij bwn；gaenqmbaw raez yaek 1 lizmij，miz bwn'unq dinj. Va 1~3 duj baiz baenz gyaeujva liengjmaed；gaenq gyaeujva meh raez yaek 2.5 lizmij；mbawlinx gvangq samgak；mbawva gvaengxrog luenzraez lumj gyaeq，raez yaek 2.1 lizmij，gvangq yaek 1.2 lizmij，mbawva gvaengxndaw raez yaek 2.0 lizmij，gvangq yaek 0.6 lizmij；simva boux raez yaek 2 hauzmij；naengsim miz bwn'unq，byai gyaeujsaeu 2 leg，aenaen naengsim miz beihcuh yaek 10 naed，2 baiz. Mak luenzgiuz，hung yaek 1.8 hauzmij，miz haujlai bwnyungz henjmong；gaenqmak raez mbouj daengz 2.5 lizmij；ceh lumj giuz，hung yaek 8 hauzmij. 4~9 nyied haiva，7 nyied daengz bi daihngeih 2 nyied dawzmak.

〖 Diegmaj Faenbouh 〗 Hwnj bangx raemx ndaw lueg mwnq haijbaz daemq roxnaeuz ndaw faexcaz. Guengjsae gak dieg cungj miz，guek raeuz Cezgyangh、Gyanghsih、Fuzgen、Daizvanh、Huznanz、Guengjdoeng、Yinznanz daengj sengj gih neix caemh miz.

〖 Gij Guhyw Ywcuengh 〗

Giz guhyw   Rag.

Singqfeih   Loq manh，bingz.

Goeng'yungh   Siu fungdoeg，cawz caepdoeg，doeng lohlungz，dingz in. Ndaej yw fatvangh，hwetin，laemx doek deng sieng，hezyazsang，mak gictrin，baenzae.

Danyw   （1）Fatvangh：① Gaeugyoilingz、somoeg gak 15 gwz，bazgyah、faeglingzdoj gak 30 gwz，cienq raemx gwn. ② Gaeugyoilingz、gvangjfangzfungh、dujniuzcih、gangzbanjgveih gak 30 gwz，mbawngaih、va'gutndoi gak 60 gwz，cienq raemx swiq mwnqbingh.

（2）Hwetin：Gaeugyoilingz、niuzdaliz、cenhginhbaz、niuzcih gak 20 gwz，nyinzhaeux 10 gwz，cuzduenq 15 gwz，riengmou 250 gwz，aeuq aeu，gwn noh gwn dang.

（3）Hezyazsang：Gaeugyoilingz 15 gwz，cienq raemx gwn.

（4）Mak gietrin：Gaeugyoilingz 20 gwz，cienq raemx gwn.

（5）Baenzae：Gaeugyoilingz 15 gwz，cienq raemx gwn.

163

五画

丛枝蓼

【药 材 名】丛枝蓼。

【别　　名】辣蓼、辣蓼草、红辣蓼。

【来　　源】蓼科植物丛枝蓼 *Polygonum posumbu* Buch.-Ham. ex D. Don。

【形态特征】一年生草本，高可达 70 cm。茎丛生，细弱，下部多分枝。单叶互生，叶卵状披针形或卵形，长 3~8 cm，宽 1~3 cm，顶端尾状渐尖，基部宽楔形，两面疏被短糙毛或近无毛，边缘具缘毛；叶柄长 5~7 mm，具硬伏毛，托叶鞘筒状，被疏糙伏毛。总状花序穗状，长 5~12 cm，下部间断，花稀疏；苞片漏斗状，有缘毛，每苞片内含 3 朵或 4 朵花；花梗短；花被 5 深裂，淡红色，花被裂片椭圆形，长 2.0~2.5 mm；雄蕊 8 枚；花柱 3 枚。瘦果卵形，长 2.0~2.5 mm，具 3 棱，黑褐色，有光泽，包于宿存花被内。花期 6~9 月，果期 7~10 月。

【生境分布】生于山坡林下、山谷水边。广西各地均有分布，国内东北部、东部、中部、南部、西南部等地，以及陕西、甘肃也有分布。

【壮医药用】

药用部位　全草。

性味　辣，平。

功用　调谷道，祛风毒，除湿毒，消肿痛。用于屙泻（泄泻），屙意咪（痢疾），发旺（痹病），面神经麻痹，麻抹（肢体麻木），林得叮相（跌打损伤），能啥能累（湿疹），呗脓（痈肿），啊疳（疳积）。

附方　（1）麻抹（肢体麻木）：丛枝蓼 60 g，水煎洗患处。

（2）面神经麻痹：丛枝蓼 15 g，制白附子 6 g，白僵蚕、全蝎各 10 g，水煎服。

（3）啊疳（疳积）：丛枝蓼适量，研末。取药粉 6 g，拌瘦猪肉末 50 g，加食盐少许，蒸熟食用。

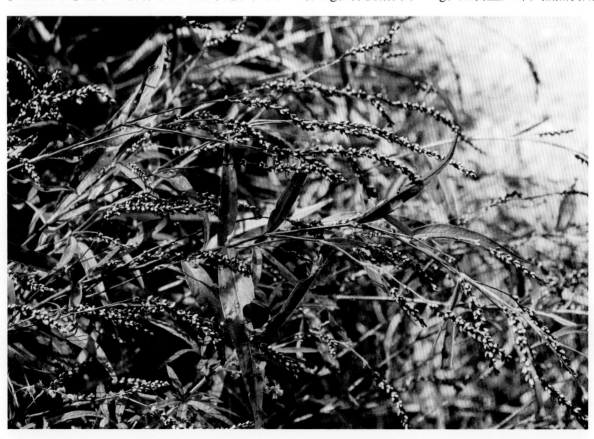

Feqngelai

〖 Cohyw 〗 Feqngelai.

〖 Coh'wnq 〗 Feqmanh、gofeqmanh、feqmanhhoengz.

〖 Goekgaen 〗 Dwg feqngelai doenghgo liugoh.

〖 Yienghceij Daegdiemj 〗 Gorum maj bi ndeu，sang ndaej daengz 70 lizmij. Ganj majcumh，saeqnyieg，baihlaj faen ngez. Mbaw dog maj doxcah，mbaw lumj gyaeq byai menh soem roxnaeuz lumj gyaeq，raez 3~8 lizimij，gvangq 1~3 lizmij，byai lumj rieng menh soem，goek sot gvangq，song mbiengj miz bwnco dinj mbang roxnaeuz gaenh mij bwn，henzbien miz bwn；gaenqmbaw raez 5~7 hauzmij，miz bwn ndangj boemzbemq；dakmbaw lumj doengzfaek，miz bwnco boemzbemq mbang. Gyaeujva baenz riengz，raez 5~12 lizmij，baihlaj gatduenh，va mbangmbang；mbawbyak lum aenlouh，miz bwnhenz，mbawmbaw byak ndaw miz 3 duj roxnaeuz 4 dujva；gaenqva dinj；dujva 5 leglaeg，hoengzdamh，mbawleg luenzraez，raez 2.0~2.5 hauzmij；simva boux 8 diuz；saeuva 3 diuz. Makceh lumj gyaeq，raez 2.0~2.5 hauzmij，miz 3 gak，henjgeqndaem，ngaeuzrongh，duk ndaw dujva supyouq. 6~9 nyied haiva，7~10 nyied dawzmak.

〖 Diegmaj Faenbouh 〗 Hwnj gwnz ndoi laj faex、ndaw lueg bangx raemx. Guengjsae gak dieg cungj miz，guek raeuz baihdoengbaek、baihdoeng、cungqbouh、baihnamz、baihsaenamz daengj dieg neix，dem Sanjsih、Ganhsuz caemh miz.

〖 Gij Guhyw Ywcuengh 〗

Giz guhyw　Daengx go.

Singqfeih　Manh，bingz.

Goeng'yungh　Diuz roenhaeux，cawz fungdoeg，cawz caepdoeg，siu in gawh. Ndaej yw oksiq，okhaexmug，fatvangh，najgyad，mazmwnh，laemx doek deng sieng，naenghumz naenglot，baeznong，baenzgam.

Danyw　（1）Mazmwnh：Feqngelai 60 gwz，cienq raemx swiq mwnq maz.

（2）Najgyad：Feqngelai 15 gwz，ci'bwzfuswj 6 gwz，bwzgyanghsanz、cehswj baenz duz gak 10 gwz，cienq raemx gwn.

（3）Baenzgam：Feqngelai aenqliengh，nienj mba. Aeu mbayw 6 gwz，gyaux nohcingmou mienz 50 gwz，dwk gyu aiq noix，naengj cug gwn.

五画

玄参

【药 材 名】玄参。

【别　　名】元参、黑参。

【来　　源】玄参科植物玄参 *Scrophularia ningpoensis* Hemsl.。

【形态特征】多年生草本，高可达 120 cm。根肉质肥大，近圆柱形，下部常分枝，外皮灰黄色或灰褐色。茎直立，四棱形，光滑或有腺状柔毛。下部叶对生，叶柄长达 4.5 cm，上部叶有时互生，叶柄较短；叶片卵形或椭圆状披针形，长 5~20 cm，宽 3~12 cm，先端渐尖，边缘具细锯齿，

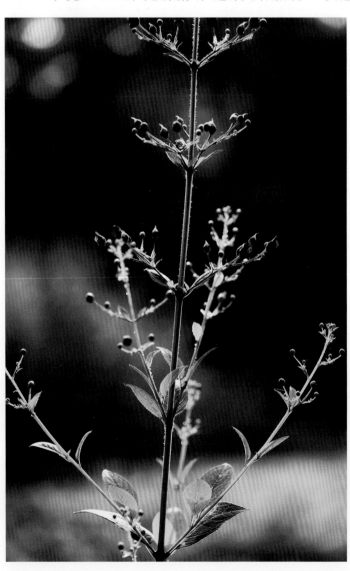

两面散生细毛。聚伞花序组成疏散圆锥花序；花梗长 1~3 cm，花序轴和花梗均被明显腺毛；萼 5 裂，裂片卵圆形；花冠长约 8 mm，暗紫色，管部斜壶状，先端 5 裂；雄蕊 4 枚，退化雄蕊 1 枚；花柱长约 3 mm。蒴果卵圆形，长约 9 mm。花期 6~10 月，果期 9~11 月。

【生境分布】生于较湿润的山林下或沟边，也有栽培。广西主要分布于南宁、马山、宾阳、桂林、全州、钟山、昭平、富川、苍梧、岑溪、北流、贵港、平南、桂平、天峨、金秀、凌云等地，河北、山西、陕西、江苏、安徽、浙江、江西、福建、河南、湖北、湖南、广东、四川、贵州等省也有分布。

【壮医药用】

药用部位　根。

性味　苦、咸，寒。

功用　调龙路、火路，养阴液，清热毒。用于口疮（口腔溃疡），热病烦渴，诸嚎哒（牙周炎），货烟妈（咽痛），扁桃体炎，埃病（咳嗽），呗奴（瘰疬），兵霜火豪（白喉），血压嗓（高血压），屙意囊（便秘），呗奴（瘰疬）。

附方　（1）热病烦渴：玄参、生石膏、党参、玉竹各 10 g，水煎服。

（2）货烟妈（咽痛），口疮（口腔溃疡）：玄参、生石膏、广豆根、桔梗、半夏、夏枯草各 10 g，水煎服。

（3）屙意囊（便秘）：①玄参、当归、熟地、墨旱莲、胡麻子各 10 g，水煎服。②玄参 15 g，火麻仁 12 g，水煎服。

（4）呗奴（瘰疬）：玄参、百部、七叶一枝花各 15 g，水煎服。

（5）血压嗓（高血压）：玄参 15 g，苦丁茶 3 g，泡茶饮。

Caemhmbaemx

〖Cohyw〗 Caemhmbaemx.

〖Coh'wnq〗 Yienzcinh、cinhndaem.

〖Goekgaen〗 Dug caemhmbaemx doenghgo senzcinhgoh.

〖Yienghceij Daegdiemj〗 Gorum maj geij bi，sang ndaej daengz 120 lizmij. Nohrag bizhung，gaenh saeumwnz，baihlaj dingzlai dok nye，naeng rog henjmong roxnaeuz henjgeqmong. Ganj daengjsoh, seiqlimqgak，ngaeuz roxnaeuz miz bwn'unq lumj diemjraiz. Mbaw baihlaj majdoiq，gaenqmbaw raez ndaej daengz 4.5 lizmij，mbaw baihgwnz miz mbangj maj doxcah，gaenqmbaw haemq dinj；mbaw lumj gyaeq roxnaeuz luenzbenj byai menh soem，raez 5~20 lizmij，gvangq 3~12 lizmij，byai menh soem，henzbien miz yazgawq saeq，song mbiengj miz bwnsaeq sanq. Gyaeujva comzliengj comzbaenz soengsanq gyaeujva saeumwnzsoem；gaenqva raez 1~3 lizmij，suggyaeujva caeuq gaenqva cungj miz bwnhanh yienhda；iemjva 5 leg，mbawseg luenzgyaeq；mauhva aiq raez 8 hauzmij，aeujlaep，guenj lumj huz ngeng，byai 5 seg；simva boux 4 diuz，simva boux doiqvaq 1 diuz，saeuva aiq raez 3 hauzmij. Makndangj gyaeqluenz，aiq raez 9 hauzmij. 6~10 nyied haiva，9~11 nyied dawzmak.

〖Diegmaj Faenbouh〗 Hwnj laj faex ndaw ndoeng haemq cumx roxnaeuz hamq mieng，caemh miz vunz ndaem. Guengjsae dingzlai hwnj laeng Nanzningz、Majsanh、Binhyangz、Gveilinz、Cenzcouh、Cunghsanh、Cauhbingz、Fuconh、Canghvuz、Cwnzhih、Bwzliuz、Gveigangj、Bingznanz、Gveibingz、Dehzngoz、Ginhsiu、Lingzyinz daengj dieg neix，guek raeuz Hozbwz、Sanhsih、Sanjsih、Gyanghsuh、Anhveih、Gyanghsih、Fuzgen、Hoznanz、Huzbwz、Huznanz、Guengjdoeng、Swconh、Gveicouh daengj sengj neix caemh miz.

〖Gij Guhyw Ywcuengh〗

Giz guhyw　Rag.

Singqfeih　Haemz、hamz，hanz.

Goeng'yungh　Diuz lohlungz、lohhuj，ciengx raemxyaem，siu ndatdoeg. Ndaej yw baknengz，binghndat nyaq hozhawq，nohheuh ndat，conghhoz in，benjdauzdijyen，baenzae，binghsieng hozhau，hezyazsang, okhaexndangj，baeznou.

Danyw　（1）Binghndat nyap hozhawq：Caemhmbaemx、siggaundip、dangjcinh、yicuz gak 10 gwz, cienq raemx gwn.

（2）Conghhoz in，baknengz：Caemhmbaemx、siggaundip、raggvangjdou、gitgaengq、buenqyaq、rumhahroz gak 10 gwz，cienq raemx gwn.

（3）Okhaexndangj：① Caemhmbaemx、danghgveih、suzdi、hanlienzmaeg、huzmazswj gak 10 gwz, cienq raemx gwn. ② Caemhmbaemx 15 gwz，hojmazyinz 12 gwz，cienq raemx gwn.

（4）Baeznou：Caemhmbaemx、begboiq、caekdungxvaj gak 15 gwz，cienq raemx gwn.

（5）Hezyazsang：Caemhmbaemx 15 gwz，cazdaeng 3 gwz，cimq caz gwn.

167

五画

兰香草

【药材名】兰香草。

【别　名】山薄荷、九层楼、伞托草。

【来　源】马鞭草科植物兰香草 Caryopteris incana（Thunb. ex Houtt.）Miq.。

【形态特征】直立小灌木，高可达 60 cm。叶片两面、叶柄、花萼、花冠均被短柔毛。嫩枝圆柱形，略带紫色。叶对生；叶片披针形、卵形或长圆形，长 2~5 cm，宽 1.5~2.5 cm，顶端钝或尖，基部浑圆，边缘具粗齿，两面具黄色腺点，揉碎后有薄荷香气；叶柄短。聚伞花序紧密，腋生和顶生；花萼杯状；花冠淡紫色或淡蓝色，二唇形，下唇大，先端齿裂；雄蕊 4 枚，伸出花冠筒外；子房顶端被短毛，柱头 2 裂。蒴果倒卵状球形，被粗毛。花果期 6~10 月。

【生境分布】生于山坡、路旁或林边。广西主要分布于南宁、宁明、龙州、宾阳、上林、柳州、桂林、上思、玉林、容县、贵港、平南、藤县、岑溪、贺州、钟山、恭城、靖西、田东等地，江苏、安徽、浙江、江西、湖南、湖北、福建、广东等省也有分布。

【壮医药用】

药用部位　全株。

性味　辣，微温。

功用　祛风毒，散寒毒，消瘀肿，通气道，调火路。用于贫痧（感冒），巧尹（头痛），胴尹（胃痛），埃病（咳嗽），四肢瘫痪，产后淤血腹痛，林得叮相（跌打损伤），发旺（痹病），蜂蜇伤，能啥能累（湿疹），麦蛮（风疹），稻田皮炎。

附方　（1）贫痧（感冒），巧尹（头痛）：兰香草、连翘、三叉苦、土防风、荆芥各 10 g，忍冬叶 20 g，水煎服。

（2）胴尹（胃痛）：兰香草、黄皮果树根、马齿苋、大钻各 10 g，山茅根 5 g，水煎服。

（3）林得叮相（跌打损伤）：鲜兰香草 10 g，鲜麻骨风、鲜水泽兰各 20 g，鲜韭菜根 30 g，共捣烂，加白酒适量炒热敷患处。

（4）能啥能累（湿疹），麦蛮（风疹）：兰香草、蚂蚱刺、蒲公英、山芝麻、马齿苋各 50 g，水煎外洗。

（5）发旺（痹病）：兰香草、红花青藤、大风艾各 30 g，红鱼眼 10 g，水煎服。

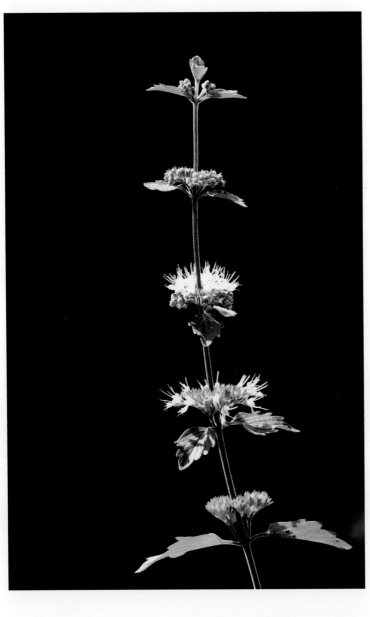

Goujcaengzlaeuz

【Cohyw】 Goujcaengzlaeuz.

【Coh'wnq】 Gobozhoz cwx、gogoujcaengzlaeuz、nywjdakliengj.

【Goekgaen】 Dwg gogoujcaengzlaeuz doenghgo majbenhcaujgoh.

【Yienghceij Daegdiemj】 Dwg gofaexcaz iq daengjsoh，ndaej sang daengz 60 lizmij. Song mbiengj mbaw、gaenqmbaw、iemjva、mauhva cungj miz bwn'unq dinj. Nyeoiq yienghsaeuluenz，loq miz di aeuj. Mbaw maj doxdoiq；mbaw yienghlongzcim、yiengh lumj aen'gyaeq yiengh luenzraez，raez 2~5 lizmij，gvangq 1.5~2.5 lizmij，gwnz idngj mwt roxnaeuz soem，laj goek luenzlu，bien mbaw miz heujco，song mbiengj miz lwgsaq saekhenj，nu soiq le rang gobozhoz；gaenqmbaw dinj. Vahsi comzliengj deihdub，maj goekmbaw roxnaeuz maj gwnzdingj；iemjva lumj aencenj；mauhva saekaeuj mong roxnaeuz saeko mong，yiengh song naengbak，baihlaj naengbak hung，heuj byaimbaw veuq；simva boux 4 diuz，ietok rog doengz mauhva；gwnzdingj fuengzlwg miz bwndinj，gyaeujsaeu veuq guh song. Makhawq yiengh lumj aen'gyaeq dauqdingq yiengh lumj aen'giuz，miz bwnco. 6~10 nyied haiva dawzmak.

【Diegmaj Faenbouh】 Maj youq gwnz bo、henz roen roxnaeuz henz ndoeng. Guengjsae cujyau faenbouh youq Nanzningz、Ningzmingz、Lungzcouh、Binhyangz、Sanglinz、Liujcouh、Gveilinz、Sangswh、Yilinz、Yungzyen、Gveigangj、Bingznanz、Dwngzyen、Cwnzhih、Hocouh、Cunghsanh、Gunghcwngz、Cingsih、Denzdungh daengj dieg，guek raeuz Gyanghsuh、Anhveih、Cezgyangh、Gyanghsih、Huznanz、Huzbwz、Fuzgen、Guengjdoeng daengj sengj hix miz faenbouh.

【Gij Guhyw Ywcuengh】

Giz guhyw　Daengx go.

Singqfeih　Manh，loq raeuj.

Goeng'yungh　Cawz doegfung，sanq doeghanz，siu foeg，doeng roenheiq，diuz lohhuj. Yungh daeuj yw baenzsa、gyaeujin、dungx in、baenzae、dinfwngz gyad，canj gvaq cwk lwed laj dungx in，laemx doek deng sieng、fatvangh、dinz ndat、naenghumz naenglot、raet、gvej haeux deng naenghumz.

Danyw（1）Baenzsa、gyaeujin：Goujcaengzlaeuz、golienzgyauz、gosamnga、lwglazbyaj、goheiqvaiz gak 10 gwz，mbaw vagimngaenz 20 gwz，cienq raemx gwn.

（2）Dungx in：Goujcaengzlaeuz、ragmakmoed、byaekiemjsae、gaeucuenqhung gak 10 gwz，raghazranz 5 gwz，cienq raemx gwn.

（3）Laemx doek deng sieng：Goujcaengzlaeuz ndip 10 gwz，gaeuhohdu ndip、caglamz ndip gak 20 gwz，rag coenggep ndip 30 gwz，caez dub yungz，gya dingz laeujhau cauj ndat oep giz bingh.

（4）Naenghumz naenglot、raet：Goujcaengzlaeuz、gogadaek、golinxgaeq、lwgrazbya、byaekiemjsae gak 50 gwz，cienq raemx swiq baihrog.

（5）Fatvangh：Goujcaengzlaeuz、gaeusammbaw、go'ngaihlaux gak 30 gwz，meixding 10 gwz，cienq raemx gwn.

五画

半夏

【药 材 名】半夏。

【别　　名】野半夏、三叶半夏、旱半夏、地慈姑。

【来　　源】天南星科植物半夏 *Pinellia ternata* (Thunb.) Breitenb.。

【形态特征】多年生草本，高可达 30 cm。块茎球形，直径 0.5~2.0 cm；具须根。叶柄长 15~20 cm，中部以下或同时在顶部有珠芽；幼苗时单叶，卵状心形至戟形；老株叶片 3 全裂，裂片长圆状椭圆形或披针形，两头锐尖，中裂片长 3~10 cm、宽 1~3 cm，侧裂片稍短。花序梗长 25~35 cm；佛焰苞绿色或绿白色，筒部狭圆柱形，长 1.5~2.0 cm；檐部长圆形，绿色，长 4~5 cm；肉穗花序基部一侧与佛焰苞贴生，上生雄花，下生雌花，花序轴先端附属物延伸呈鼠尾状。浆果卵圆形，黄绿色；种子 1 粒。花期 5~7 月，果期 7~9 月。

【生境分布】生于草坡、荒地、玉米地、田边或疏林下。广西分布于柳州、柳城、桂林、阳朔、全州、贵港、凌云、昭平、南丹、东兰、罗城等地，除内蒙古、新疆、青海、西藏外的大部分省区均有分布。

【壮医药用】

药用部位　块茎。

性味　辣，温；有毒。

功用　祛湿毒，化痰毒，和胃止呕。用于痰饮埃病（咳嗽），墨病（气喘），鹿（呕吐），血压嗓（高血压），兰喷（眩晕），呗脓（痈肿），呗（无名肿毒），呗嘻（乳痈），惹脓（中耳炎），额哈（毒蛇咬伤）。

注　本品有毒。不宜与川乌、制川乌、草乌、制草乌、附子同用；生品内服宜慎。

附方　（1）埃病（咳嗽）痰多色黄：姜半夏、白术、陈皮、杏仁、地骨皮、前胡各 10 g，黄芩 12 g，百部、牛尾菜、茯苓各 15 g，水煎服。

（2）鹿（呕吐），兰喷（眩晕）：姜半夏、白术、天竺黄、姜竹茹、钩藤花、神曲、川芎各 10 g，天麻 8 g，太子参 15 g，水煎服。

（3）呗脓（痈肿），呗（无名肿毒）：鲜半夏、鲜野芙蓉、鲜黄花稔各适量，共捣烂敷患处。

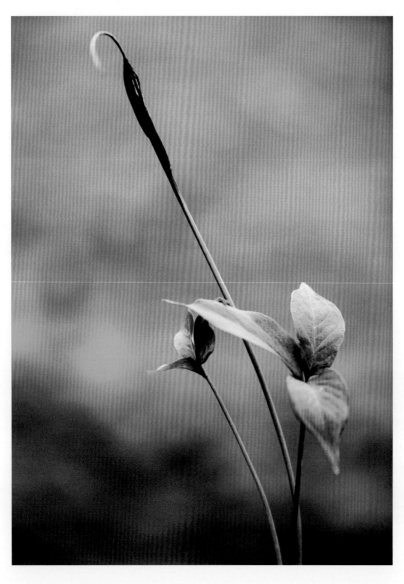

Gobuenqyaq

【 Cohyw 】 Buenqyaq.

【 Coh'wnq 】 Buenqyaq cwx、buenqyaq sam mbaw、buenqyaq reih、lwgheujreih.

【 Goekgaen 】 Dwg gobuenqyaq doenghgo denhnanzsinghgoh.

【 Yienghceij Daegdiemj 】 Dwg go'nywj maj lai bi，ndaej sang daengz 30 lizmij. Ndaekganj lumj aen'giuz，cizging 0.5~2.0 lizmij；miz ragmumh. Gaenzmbaw raez 15~20 lizmij，cungqgyang baihlaj roxnaeuz doengzseiz youq gwnzdingj miz ngazoiq；seiq oiq miz mbaw dog，lumj aen'gyaeq yiengh aensim lumj fag lem；mbawgeq 3 veuq daengz laj，limqveuq yiengh luenzraez yienghbomj roxnaeuz yiengh longzcim，song gyaeuj soemset，mbawveuq cungqgyang raez 3~10 cm、gavngq 1~3 lizmij、mbaw veuq vang loq dinj. Gaenz vahsi raez 25~35 lizmij；lupva lumj feizbaed saekheu roxnaeuz saekhauloeg，aendoengz yienghsaeuluenz geb，raez 1.5~2.0 lizmij；yiemh yienghluenzraez，saekheu，raez 4~5 lizmij；mbiengj lajgoek vahsi bizna caeuq lupva feizbaed nem dwk maj，baihgwnz maj vaboux，baihlaj maj vameh，gij doxgaiq nemmaj youq byaij sug vahsi iet baenz yiengh riengnou. makieng lumj aen'giuz yiengh luenzgyaeq，saek henjloeg；naed ceh ndeu. 5~7 nyied haiva，7~9 nyied dawzmak.

【 Diegmaj Faenbouh 】 Maj youq gwnz bo、diegfwz、reih haeuxyangz、henz naz roxnaeuz laj ndoeng cax. Guengjsae faenbouh youq Liujcouh、Liujcwngz、Gveilinz、Yangzsoz、Cenzcouh、Gveigangj、Lingzyinz、Cauhbingz、Nanzdanh、Dunghlanz、Lozcwngz daengj dieg，guek raeuz cawz Neimungzguj、Sinhgyangh、Cinghhaij、Sihcang caixvaih dingzlai sengj gih cungj hix miz faenbouh.

【 Gij Guhyw Ywcuengh 】

Giz guhyw　Ndaekganj.

Singqfeih　Manh，raeuj；miz doeg.

Goeng'yungh　Cawz doegcumx，siu doegmyaiz，diuzhuz aendungx gaej hawj rueg. Yungh daeuj yw cwk myaiz baenzae，ngaebheiq，rueg，hezyazsang，ranzbaenq，baeznong，baez，baezcij，iwznong，ngwz haeb.

Cawq　Cungj yw neix miz doeg. mbouj hab caeuq conhvuh、conhvuh cauj、gocaujvuh、gocaujvuh cauj、ragvuhdouz doengz yungh；gwn gij ndip aeu siujsim.

Danyw　（1）Baenzae myaiz lai saekhenj：Buenqyaq cawj hing、gobegsaed、naengmakgam、ngveihmakgingq、naenggaeujgij、cienhhu'o gak 10 gwz，govangzginz 12 gwz，maenzraeulaux、Caekdakmox、fuzlingz gak 15 gwz，cienq raemx gwn.

（2）Rueg，ranzbaenq：Buenqyaq cawj hing、gobegsaed、iengfaexcuk、hing cauj naengfaexcuk、vagaeugvaqngaeu、gosinzgiz、ciengoeng gak 10 gwz，denhmaz 8 gwz，caemdaiswjswnh 15 gwz，cienq raemx gwn.

（3）Baeznong，baez：Buenqyaq ndip、vasiunong ndip、go'ndaijbya ndip gak dingz ndeu，caez dub yungz oep gizbingh.

171

五画

半边莲

【药 材 名】半边莲。

【别　　名】蛇利草、急解索。

【来　　源】半边莲科植物半边莲 *Lobelia chinensis* Lour.。

【形态特征】多年生矮小草本，高可达 25 cm。茎细弱，匍匐，节上生根，分枝直立。单叶互生，无柄或近无柄，椭圆状披针形至条形，长 7~27 mm，宽 2~6 mm，先端全缘或顶部具明显的锯齿。花通常 1 朵，生分枝的上部叶腋；花梗细，长 1.5~3.0 cm；花萼筒倒圆锥状，基部渐细，长 3~5 mm，裂片披针形，约与萼筒等长；花冠粉红色或白色，长 10~15 mm，背面裂至基部，裂片 5 枚，全部平展于下方；雄蕊 5 枚，长约 8 mm，花丝中部以上连合。蒴果倒圆锥形，长约 6 mm，2 瓣裂。种子椭圆形，褐色。花果期 5~12 月。

【生境分布】生于水田边、沟边及潮湿草地上。广西各地均有分布，长江中、下游及以南地区均有分布。

【壮医药用】

药用部位　全草。

性味　甘，平。

功用　调火路，清热毒，除湿毒，消肿痛。用于额哈（毒蛇咬伤），呗叮（疔），货烟妈（咽痛），能啥能累（湿疹），痂（癣），林得叮相（跌打损伤），黄标（黄疸），呗虽（肠痈），笨浮（水肿），火眼（急性结膜炎），屙意咪（痢疾），屙泻（泄泻），水蛊（肝硬化腹水），肾炎，多种癌症。

附方　（1）黄标（黄疸），笨浮（水肿）：半边莲 15 g，半枝莲、大腹皮、茯苓皮、倒水莲各 20 g，水石榴、薏苡仁各 10 g，水煎服。

（2）额哈（毒蛇咬伤）：鲜半边莲适量，捣烂，外敷伤口周围肿处（伤口不敷），另取半边莲 30 g，水煎服。

（3）能啥能累（湿疹）：半边莲 50 g，山芝麻、千里光各 30 g，水煎外洗。

（4）货烟妈（咽痛）：鲜半边莲 10 g，加白酒 100 mL，捣烂，绞取药汁，分 3 次口含，每次含 10~20 分钟后吐出。

（5）火眼（急性结膜炎）：半边莲（鲜）适量，捣烂，敷眼皮上，用纱布盖护，1 日换药 2 次。

（6）屙意咪（痢疾）：半边莲 30 g，水煎，药液加入少许黄糖调服。

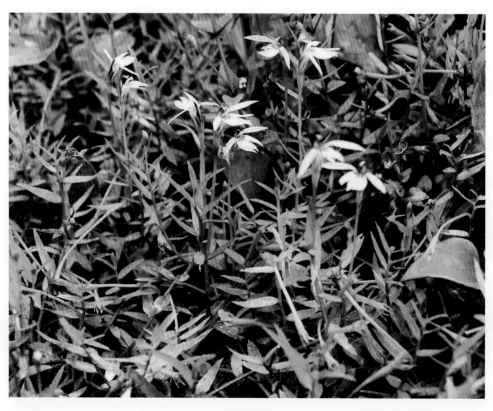

Yw'ngwzhaeb

〖Cohyw〗Yw'ngwzhaeb.

〖Coh'wnq〗Rumngwzli、gaenjgejcag.

〖Goekgaen〗Dwg yw'ngwzhaeb doenghgo banbenhlenzgoh.

〖Yienghceij Daegdiemj〗Gorum daemqiq maj geij bi，sang ndaej daengz 25 lizmij. Ganj saeqnyieg，bomzbemq，gwnz hoh maj rag，dok nye daengjsoh. Mbaw gag maj doxcah，mij gaenq roxnaeuz gaenh mij gaenq，luenzbenj byai menh soem daengz baenz diuz，raez 7~27 hauzmij，gvangq 2~6 hauzmij，byai bien lawx roxnaeuz byai miz heujgawq yienh. Va dingzlai 1 duj，maj eiqmbaw baihgwnz dok nye；gaenqva saeq，raez 1.5~3.0 lizmij；doengz iemjva luenzsaeusoem dauqbyonj，goek menh saeq，raez 3~5 hauzmij，mbaw seg byai menh soem，yaek caeuq iemjdoengz doengz raez；mauhva hoengzmaeq roxnaeuz hau，raez 10~15 hauzmij，baihlaeng leg daengz goek，mbaw seg 5 mbaw cungj mbebingz youq baihlaj；simva boux 5 diuz，raez yaek 8 hauzmij，seiva cungqgyang doxhwnj doxnem. Makceh yiengh luenzsoem dauqbyonj，raez yaek 6 hauzmij，2 mbawseg. Ceh luenzraez saek henjgeq. 5~12 nyied haiva dawzmak.

〖Diegmaj Faenbouh〗Hwnj hamq naz、hamq mieng dem diegrum giz wtcumx de. Guengjsae gak dieg cungj miz，guek raeuz Cangzgyangh cungqgyang、baihlaj dem baihnamz daengj dieg neix caemh miz.

〖Gij Guhyw Ywcuengh〗

Giz guhyw   Daengx go.

Singqfeih   Gam，bingz.

Goeng'yungh   Diuz lohhuj，siu ndatdoeg，cawz caepdoeg，siu foegin. Ndaej yw ngwz haeb，baezding，conghhoz in，naenghumz naenglot，gyak，laemx doek deng sieng，vuengzbiu，baezsaej，baenzfouz，dahuj，okhaexmug，oksiq，raemxguj，cinqyenz，lai cungj ngaizcwng.

Danyw　（1）Vuengzbiu，baenzfouz：Yw'ngwzhaeb 15 gwz，nomjsoemzsaeh、dafuzbiz、nacngfuzlingz、swnjgyaeujhen gak 20 gwz，siglaeuxraemx、haeuxroeg（haeuxlidlu）gak 10 gwz，cienq raemx gwn.

（2）Ngwz haeb：Yw'ngwzhaeb ndip habliengh，dub yungz，oep baksieng seiqhenz（louz baksieng mbouj oep），lingh aeu yw'ngwzhaeb 30 gwz，cienq raemx gwn.

（3）Naenghumz naenglot：Yw'ngwzhaeb 50 gwz，lwgrazbya、cenhlijgvangh gak 30 gwz，cienq raemx sab.

（4）Conghhoz in：Yw'ngwzhaeb ndip 10 gwz，gya laeujbieg 100 hauzswngh，dub yungz，giux aeu raemxyw，guh 3 mbat bakhamz，mbat hamz 10~20 faencung le haizok.

（5）Duhuj：Yw'ngwzhaeb（ndip）habliengh，dub yungz，oep gwnz naengda，aeu baengzsa goemq ndei，ngoenz vuenh yw 2 mbat.

（6）Okhaexmug：Yw'ngwzhaeb 30 gwz，cienq raemx，raemxyw gya vangzdangz noix di diuz gwn.

173

五画

半边旗

【药 材 名】半边旗。

【别　　名】半边蕨、和尚梳、半边梳。

【来　　源】凤尾蕨科植物半边旗 *Pteris semipinnata* L.。

【形态特征】多年生草本，高可达 120 cm。根状茎长而横走，先端及叶柄基部被黑褐色鳞片。叶近生或疏生；叶柄长 15~55 cm，连同叶轴均为栗红色，光滑；叶片二回半边羽状深裂，顶生羽片深裂至叶轴，裂片线形或椭圆形，下部羽片近对生，有短柄，上侧不分裂，下侧羽状深裂，边缘有细锯齿。生孢子囊群的叶全缘，仅顶端不生孢子囊群部分有齿。孢子囊群线形，连续排列于叶缘，囊群盖由叶缘反转而成。

【生境分布】生于溪边、林下和墙上阴处。广西各地均有分布，华南、西南地区及浙江、江西、福建、台湾、湖南等省区也有分布。

【壮医药用】

药用部位　全草。

性味　苦、辣，凉。

功用　利谷道，清热毒，除湿毒，消肿痛。用于屙意咪（痢疾），屙泻（泄泻），黄标（黄疸），火眼（急性结膜炎），诺嚎哒（牙周炎），渗裂（血证），仲嘿喯尹（痔疮），林得叮相（跌打损伤），外伤出血，麦蛮（风疹），呗脓（痈肿），额哈（毒蛇咬伤）。

附方　（1）外伤出血：鲜半边旗适量，捣烂外敷。

（2）屙泻（泄泻）：半边旗 20 g，红糖适量，水煎服。

（3）屙意咪（痢疾）：半边旗、凤尾草各 15 g，红糖适量，水煎服。

（4）黄标（黄疸）：半边旗 15 g，小田基黄 20 g，虎杖 10 g，水石榴 15 g，水煎服。

（5）额哈（毒蛇咬伤）：鲜半边旗适量，捣烂敷伤口周围（留伤口）。

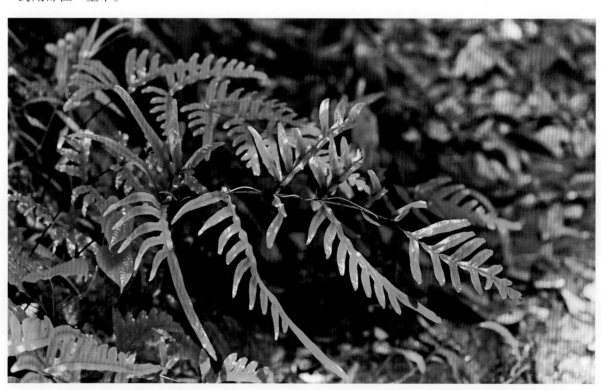

Gutdonj

〖 Cohyw 〗 Gutdonj.

〖 Coh'wnq 〗 Gutmbiengq、roihozsiengh、roimbiengq.

〖 Goekgaen 〗 Dwg gutdonj dwg doenghgo gohgutfungveij.

〖 Yienghceij Daegdiemj 〗 Cungj caujbwnj maj lai bi de， ndaej sang daengz 120 lizmij. Ganj lumj rag raez cix byaij vang， byai caeuq gaenqmbaw cungj dwg saekhoengz naenglaeh；gaenzmbaw raez 15~55 lizmij； mbaw song hop reg laeg luemj buenq mbiengj bwnrog， maj gwnzdingj bwnrog reg laeg daengz sugmbaw， mbaw reg baenzdiuz roxnaeuz luenzmban， baihlaj mbawbwnrog loq lumj maj doxcah， miz gaenq dinj， mbiengj baihgwnz mbouj faen reg， mbiengj baihlaj reg laeg lumj bwnrog， henzbien miz heujgawq iq. Mbaw maj rongz daehlwgsaq lawx， gag gwnzdingj mbouj maj rongz daehlwgsaq mbangj miz heuj. Rongz daehlwgsaq baenz diuz raezgaeb， lienzdaeb baizlied youq henzmbaw， fagoeb rongz daeh dwg henz mbaw fanjcenj baenz.

〖 Diegmaj Faenbouh 〗 Hwnj youq henz rij、laj faex caeuq gwnzciengz dieg raemh. Guengjsae gak dieg cungj hwnj miz， guek raeuz rangh dieg vaznamz、saenamz caeuq Cezgyangh、Gyanghsih、Fuzgen、 Daizvanh、Huznanz daengj sengj gih neix caemh hwnj miz.

〖 Gij Guhyw Ywcuengh 〗

Giz guhyw   Daengx go.

Singqfeih   Haemz、manh， liengz.

Goeng'yungh   Leih roenhaeux， cing hujdoeg， cawz doegcumx， siu foegin. Yungh youq okhaexmug， oksiq， vuengzbiu， dahuj， heujin， iemqlwed， baezhangx， laemx doek deng sieng， rog sieng oklwed， fungcimj， baeznong， ngwz haeb.

Danyw   （1）Rog sieng oklwed：Gutdonj ndip aenqliengh， dub yungz daeuj oep.

（2）Oksiq：Gutdonj 20 gwz， hoengzdangz aenqliengh， cienq raemx gwn.

（3）Okhaexmug：Gutdonj、goriengroeggaeq gak 15 gwz， hoengzdangz aenqliengh， cienq raemx gwn.

（4）Vuengzbiu：Gutdonj 15 gwz， nyavetrwz 20 gwz， godiengangh 10 gwz， makraemxmouh 15 gwz， cienq raemx gwn.

（5）Ngwz haeb：Gutdonj ndip aenqlieng， dub yungz oep seiqhenz dieg sieng（louz baksieng）.

175

五画

半枝莲

【药材名】半枝莲。

【别　名】狭叶韩信草、小韩信、耳挖草。

【来　源】唇形科植物半枝莲 Scutellaria barbata D. Don。

【形态特征】多年生草本，高可达 50 cm。须根多而细长，淡褐色。茎四棱形，无毛或在花序轴上部疏被紧贴小毛，几乎不分枝。叶对生，卵形至披针形，长 1~3 cm，宽 0.4~1.5 cm，先端急尖或稍钝，边缘具疏浅钝齿或全缘；叶柄短或近无柄。花对生，偏向一侧，排列成 4~10 个顶生或腋生的总状花序；花萼外面沿脉有微柔毛，裂片具短缘毛；花冠唇形，蓝紫色，长 1.0~1.4 cm，外被短柔毛，花冠筒基部囊状增大；雄蕊 2 对；子房 4 裂，花柱细长。小坚果褐色，扁球形，直径约 1 mm，具小疣状突起。花期 5~10 月，果期 6~11 月。

【生境分布】生于沟边、田边、荒野湿地。广西各地均有分布，华东、华南、西南地区及河北、陕西、湖南、湖北等省均有分布。

【壮医药用】

药用部位　全草。

性味　辣、苦，凉。

功用　调龙路、火路，通水道，清热毒，除湿毒。用于呗脓（痈肿），货烟妈（咽痛），林得叮相（跌打损伤），癌症，兵西弓（阑尾炎），呗嘻（乳痈），呗（无名肿毒），化脓性骨髓炎，笨浮（水肿），黄标（黄疸），额哈（毒蛇咬伤）。

附方　（1）黄标（黄疸）：半枝莲、三桠苦各 12 g，水煎服。

（2）兵西弓（阑尾炎）：半枝莲、八角莲、八角星各 12 g，水煎服。

（3）额哈（毒蛇咬伤）：鲜半枝莲、鲜鳞花草各 20 g，捣烂外敷伤口周围（留伤口不敷）。

（4）呗嘻（乳痈）：鲜半枝莲、鲜黄花稔各适量，捣烂外敷患处。

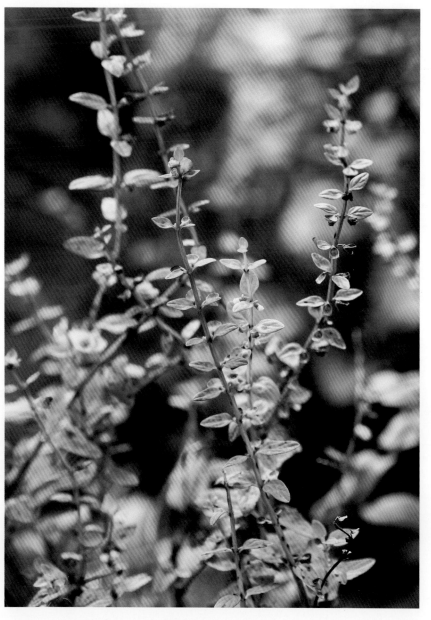

Nomjsoemzsaeh

【Cohyw】 Nomjsoemzsaeh.

【Coh'wnq】 Rumhanzsin mbawgaeb、rumsiujhanzsin、rumyaekrwz.

【Goekgaen】 Dwg nomjsoemzsaeh doenghgo cunzhingzgoh.

【Yienghceij Daegdiemj】 Gorum maj lai bi，sang ndaej daengz 50 lizmij. Ragsei lai ci saeq raez，saek henjgeq mong. Ganj seiqlimq，mbouj miz bwn roxnaeuz youq sug gyaeujva giz baihgwnz de hwnj bwn iq gaenjdwt，cengdi mbouj dok nye. Mbaw maj doxdoiq，yiengh gyaeq daengz luenzraez gaeb byai menh soem，raez 1~3 lizmij，gvangq 0.4~1.5 lizmij，byai gaenj soem roxnaeuz loq bumj，henzbien miz heuj bumj feuz roxnaeuz lawx liux. Va maj doxdoiq，ngeng gvaq mbiengj ndeu，baizlied baenz 4~10 aen cungjcang gyaeujva maj gwnzdingj roxnaeuz maj eiq；iemjva baihrog henz meg miz bwn loq unq，mbaw dek miz bwn feuz；mauhva lumj naengbak，saek lamzaeuj，raez 1.0~1.4 lizmij，baihrog hwnj bwn'unq dinj，gizgoek doengz mauhva gyahung lumj daeh；simva boux 2 doiq；ranzceh 4 dek，saeuva iq raez. Makhawz iq saek henjgeq，yiengh giuzmban，cizging daih'iek 1 hauzmij，miz rengq iq doed hwnjdaeuj. 5~10 nyied haiva，6~11 dawzmak.

【Diegmaj Faenbouh】 Maj youq henz mieng、henz naz、rogndoi diegcumx. Guengjsae gak dieg cungj miz，guek raeuz dieg vazdungh、vaznanz、sihnanz caeuq Hozbwz、Sanjsih、Huznan、Huzbwz daengj sengj cungj caemh maj miz.

【Gij Guhyw Ywcuengh】

Giz guhyw Daengx go.

Singqfeih Manh、haemz，liengz.

Goeng'yungh Diuz lohlungz、lohhuj，doeng roenraemx，cing hujdoeg，cawz caepdoeg. Yungh youq baeznong，conghhoz in，laemx doek deng sieng，binghngamz，binghsaejgungz，baezcij，baenzfouz，baez，guzsuijyenz baeznong，vuengzbiu，ngwz haeb.

Danyw （1）Vuengzbiu：Nomjsoemzsaeh、samveng gak 12 gwz，cienq raemx gwn.

（2）Binghsaejgungz：Nomjsoemzsaeh、bazgozlenz、bazgozsingh gak 12 gwz，cienq raemx gwn.

（3）Ngwz haeb：Nomjsoemzsaeh ndip、linzvahcauj ndip 20 gwz，dub yungz oep giz in seiqhenz.

（4）Baezcij：Nomjsoemzsaeh ndip、go'ndaijbya ndip gak habliengh，dub yungz oep giz in.

177

五画

半枫荷

【药 材 名】金缕半枫荷。

【别　　名】小叶半枫荷。

【来　　源】金缕梅科植物半枫荷 *Semiliquid-ambar cathayensis* H. T. Chang。

【形态特征】常绿或半常绿乔木，高可达 20 m。树皮灰褐色。叶簇生于枝顶；叶片革质，异型，不分裂的叶片卵状椭圆形，长 8~13 cm，宽 3.5~6.0 cm，先端渐尖，基部阔楔形或近圆形；或为掌状 3 裂，中央裂片长 3~5 cm，两侧裂片卵状三角形，长 2.0~2.5 cm，有时为单侧叉状分裂；边缘均具腺锯齿；叶柄长 3~4 cm。花单性同株；雄花头状花序多个排成总状，花被全缺，雄蕊多数；雌花头状花序单生，花序梗长约 4.5 cm，萼齿针形，有短柔毛，花柱长 6~8 mm，先端卷曲。头状果序近球形，直径约 2.5 cm，表面棕褐色，密生软刺。花期春季。

【生境分布】生于低山的杂木林中。广西主要分布于北部、东北部地区，江西、贵州、广东、海南等省也有分布。

【壮医药用】

药用部位　根、树皮、叶。

性味　涩，微温。

功用　通龙路、火路，祛风毒，除湿毒。用于发旺（痹病），核尹（腰痛），林得叮相（跌打损伤），巧尹（头痛），产后风瘫，产呱发旺（产后痹病）。

附方　（1）发旺（痹病）：金缕半枫荷树皮、清风藤、五加皮各 30 g，水煎洗患处。

（2）巧尹（头痛）：金缕半枫荷树皮 15 g，白芷 12 g，川芎 6 g，加 250 mL 白酒浸泡 30 天，取 25 mL 药酒饮用。

（3）产后风瘫：金缕半枫荷根、千斤拔、牛大力各 30 g，猪蹄 300 g，水煲，食肉喝汤。

（4）核尹（腰痛）：金缕半枫荷树皮、山霸王各 10 g，清风藤、麻骨风各 15 g，水煎服。

（5）林得叮相（跌打损伤）：鲜金缕半枫荷叶适量，捣烂，调适量白酒炒热外敷。

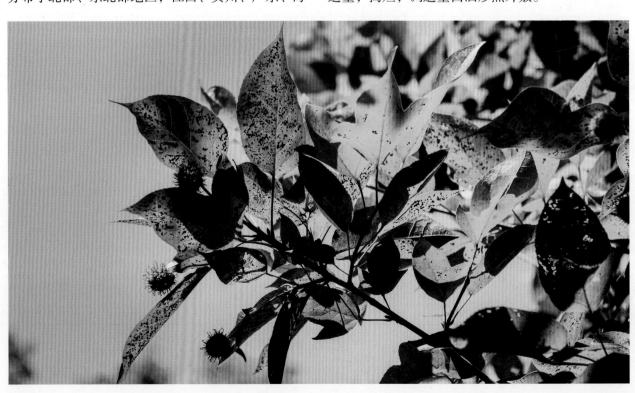

Maexlaeulej

【Cohyw】 Maexlaeulej.

【Coh'wnq】 Maexlaeulej mbaw iq.

【Goekgaen】 Dwg maexlaeulej doenghgo ginhlijmeizgoh.

【Yienghceij Daegdiemj】 Gofaex ciengz heu roxnaeuz buenq ciengz heu，sang ndaej daengz 20 mij. Naengfaex saek monggeq. Mbaw baenznyup maj youq dingj nye；mbaw na，mbouj doengz yiengh，mbaw mbouj seg haenx yiengh luenzbomj lumj gyaeq，raez 8~13 lizmij，gvangq 3.5~6.0 lizmij，byai ciemh soem，gizgoek gvangq sotsoenj roxnaeuz loq luenz；mbaw roxnaeuz lumj fajfwngz 3 seg，vengqseg cungqgyang raez 3~5 lizmij，vengqseg song henz yiengh lumj luenz samgak，raez 2.0~2.5 lizmij，mbangj mbaw dwg mbiengj dog seg lumj fagca；henzbien cungj miz heujgawq sienq；gaenqmbaw raez 3~4 lizmij. Va singq dog caemh duj；vaboux lumj gyaeuj，lai aen baiz baenz foengq，byakva mauhva cungj mbouj miz，simva boux dingzlai；foengq vameh lumj gyaeuj maj dandog，ganj foengqva raez daihgaiq 4.5 lizmij，heuj byak raez saeq lumj fagcim，miz bwn'unq dinj，saeuva raez 6~8 hauzmij，byai gienj. Foengqmak luenz lumj giuz，cizging daihgaiq 2.5 lizmij，baihrog saek henjndaem，miz oen'unq lai. Seizcin haiva.

【Diegmaj Faenbouh】 Maj youq ndaw ndoeng faexcab bya daemq. Guengjsae cujyau youq baihbaek、baihdoengbaek daengj dieg neix miz，guek raeuz Gyanghsih、Gveicouh、Guengjdoeng、Haijnanz daengj sengj caemh miz.

【Gij Guhyw Ywcuengh】

Giz guhyw Rag、naengfaex、mbaw.

Singqfeih Saep，loq raeuj.

Goeng'yungh Doeng lohlungz、lohhuj，cawz doegfung，cawz doegcumx. Yungh daeuj yw fatvangh，hwetin，laemx doek deng sieng，gyaeujin，sengsanj gvaq deng rumz baenz gyad，sengsanj gvaq fatvangh.

Danyw （1）Fatvangh：Naengfaex maexlaeulej、goroetma、go'nguxcauj gak 30 gwz，cienq raemx le sab giz bingh.

（2）Gyaeujin：Naengfaex maexlaeulej 15 gwz，bwzcij 12 gwz，conhgungh 6 gwz，gya laeujhau 250 hauzswng cimq 30 ngoenz，aeu laeujyw 25 hauzswng daeuj gwn.

（3）Sengsanj gvaq deng rumz baenz gyad：Rag maexlaeulej、goragdingh、goniuzdaliz gak 30 gwz，vemou 300 gwz，aeu raemx baek，gwn noh ndoet dang.

（4）Hwetin：Naengfaex maexlaeulej、sanhbavangz gak 10 gwz，goroetma、gomazguzfungh gak 15 gwz，cienq raemx gwn.

（5）Laemx doek deng sieng：Aeu mbaw maexlaeulej ndip habliengh，dub yungz，aeu habliengh laeujhau diuz ndei le cauj ndat oep gizsieng.

五画

半蒴苣苔

【药　材　名】降龙草。

【别　　　名】妈拐菜、大妈拐菜。

【来　　　源】苦苣苔科植物半蒴苣苔 *Hemiboea subcapitata* C. B. Clarke。

【形态特征】多年生草本。茎高可达 40 cm。肉质，不分枝，具 4~7 节。叶对生，椭圆形、卵状披针形或倒卵状披针形，长 3~22 cm，宽 1.4~8.0 cm，全缘或中部以上具浅钝齿，上面散生短柔毛或近无毛，背面无毛或沿脉疏生短柔毛；叶柄长 0.5~5.5 cm。聚伞花序腋生或假顶生，具（1）3 朵至 10 余朵花；花序梗长 2~4（13）cm；花梗短；总苞球形，无毛，开裂后呈船形；花萼 5 枚，长椭圆形；花冠白色，长 3~4 cm，外面疏生短柔毛，筒长 3.0~3.4 cm，口部直径 1.0~1.5 cm，上唇 2 浅裂，下唇长 3 浅裂；发育雄蕊 2 枚，退化雄蕊 3 枚；子房上位，2 室，顶部 1 室。蒴果线状披针形，稍弯，长 2~4 cm。花期 9~12 月，果期 10 月至翌年 1 月。

【生境分布】生于较阴湿的石壁或岩石上。广西主要分布于阳朔、全州、兴安、龙胜、那坡、昭平、富川、南丹、天峨、金秀等地，陕西、江苏、江西、湖北、湖南、四川、贵州省也有分布。

【壮医药用】

药用部位　全草。

性味　微苦、涩，凉；有毒。

功用　清热毒，解蛇毒。用于吐血，蛇咬伤，肺炎。

注　本品有毒，孕妇禁服。

附方　（1）蛇咬伤：鲜降龙草 30 g，半枝莲、土牛膝各 15 g，水煎服。

（2）吐血：降龙草 15 g，不出林、百合各 30 g，白及、灶心土各 6 g，水煎服。

（3）肺炎：降龙草 15 g，野马追 10 g，水煎服。

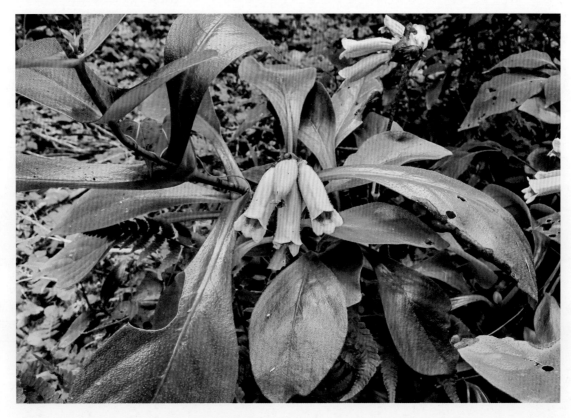

Byaekmajgvaij

【 Cohyw 】 Byaekmajgvaij.

【 Coh'wnq 】 Byaekmajgvaij、byaekmajgvaij hung.

【 Goekgaen 】 Dwg gobyaekmajgvaij doenghgo gujgidaizgoh.

【 Yienghceij Daegdiemj 】 Dwg go'nywj maj lai bi. Ganj ndaej sang daengz 40 lizmij. Nohna raemx lai, mbouj faen nye, miz 4~7 hoh. Mbaw maj doxdoiq, yienghbomj、lumj aen'gyaeq yiengh longzcim roxnaeuz lumj aen'gyaeq dauqdingq yiengh longzcim, raez 3~22 lizmij, gvangq 1.4~8.0 lizmij, bienmbaw bingz raeuz roxnaeuz cungqgyang baihgwnz miz heujmwt feuz, baihgwnz sanq maj miz bwn'unq dinj roxnaeuz ca mbouj lai mbouj miz bwn, baihlaeng mbouj miz bwn roxnaeuz meg maj miz bwn'unq dinj cax；gaenqmbaw raez 0.5~5.5 lizmij. Vahsi comzliengj maj laj goek mbaw roxnaeuz mbouj lumj maj gwnzdingj, miz（1）3 duj daengz 10 lai duj va；gaenq vahsi raez 2~4（13）lizmij；gaenqva dinj；dujlup lumj aen'giuz, mbouj miz bwn, dek le lumj aen ruz；iemjva 5 mbaw, raez yienghbomj；mauhva saekhau, raez 3~4 lizmij, baihrog maj miz bwn'unq dinj cax, doengz raez 3.0~3.4 lizmij, bak cizging 1.0~1.5 lizmij, naengbak gwnz 2 veuqfeuh, naengbak laj raez 3 veuqfeuh；maj baenz simva boux 2 diuz, gij simva boux doiqvaq 3 diuz；fuengzlwg youq baihgwnz, 2 fuengz, gwnzdingj fuengz ndeu. Makdek yiengh lumj sienq yienghlongzcim, loq goz, raez 2~4 lizmij. 9~12 nyied haiva, 10 nyied daengz bi daihngeih 1 nyied dawzmak.

【 Diegmaj Faenbouh 】 Maj youq gwnz dat roxnaeuz gwnz rin giz haemz raemhcumx. Guengjsae cujyau faenbouh youq Yangzsoz、Cenzcouh、Hingh'anh、Lungzswng、Nazboh、Cauhbingz、Fuconh、Nanzdanh、Denhngoz、Ginhsiu daengj dieg, guek raeuz Sanjsih、Gyanghsuh、Gyanghsih、Huzbwz、Huznanz、Swconh、Gveicouh sengj hix miz faenbouh.

【 Gij Guhyw Ywcuengh 】

Giz guhyw   Daengx go.

Singqfeih   Loq haemz、saep, liengz；miz doeg.

Goeng'yungh   Cing doeghuj, gaij gij doegngwz. Yungh daeuj yw rueglwed, ngwz haeb, binghfeiyenz.

Cawq   Cungj yw neix miz doeg, mehdaiqndang gimq gwn.

Danyw （1）Ngwz haeb：Byaekmajgvaij ndip 30 gwz, nomjsoemzsaeh、vaetdauq gak 15 gwz, cienq raemx gwn.

（2）Rueglwed：Byaekmajgvaij 15 gwz, cazdeih、beghab gak 30 gwz, gobwzgiz、namhgik ndaw cauq gak 6 gwz, cienq raemx gwn.

（3）Binghfeiyenz：Byaekmajgvaij 15 gwz, gobeilanz 10 gwz, cienq raemx gwn.

181

五画

头花蓼

【药 材 名】头花蓼。

【别　　名】石莽草、骨虫草、石辣蓼、沙滩子。

【来　　源】蓼科植物头花蓼 Polygonum capitatum Buch. -Ham. ex D. Don。

【形态特征】多年生草本，长可达 25 cm。茎匍匐，丛生，节部生根，多分枝，一年生枝近直立，具纵棱，疏生腺毛。单叶互生，叶卵形或椭圆形，长 1.5~3.0 cm，宽 1.0~2.5 cm，先端急尖，边缘及两面具腺毛，上面有时具黑褐色新月形斑点；叶柄短或近无柄，柄基耳状抱茎。托叶鞘筒状，具腺毛。头状花序单生或成对顶生，直径 6~10 mm，花序梗具腺毛；花梗极短；花被 5 深裂，淡红色；雄蕊 8 枚，花柱 3 枚；柱头头状。瘦果长卵形，具 3 棱，长 1.5~2.0 mm，黑褐色，密生小点，包于宿存花被内。花期 6~9 月，果期 8~10 月。

【生境分布】生于山坡、山谷、沟边、田边湿地。广西主要分布于贺州及西部、北部等地区，江西、湖南、湖北、四川、贵州、广东、云南、西藏等省区也有分布。

【壮医药用】

药用部位　全草。

性味　苦、辣，凉。

功用　调火路，清热毒，除湿毒，消肿痛。内服用于屙意咪（痢疾），肉扭（淋证），尿路结石，发旺（痹病），林得叮相（跌打损伤），航靠谋（痄腮）；外用于呗脓（痈肿），能啥能累（湿疹），麻风溃烂。

附方　（1）能啥能累（湿疹）：头花蓼 500 g，白矾 30 g，水煎洗。

（2）肉扭（淋证）：头花蓼 15 g，枫木果、田螺各 12 个，水煎，空腹服。

（3）尿路结石：头花蓼、茅莓根各 15 g，土牛膝根 9 g，芦根 30 g，水煎，空腹服。

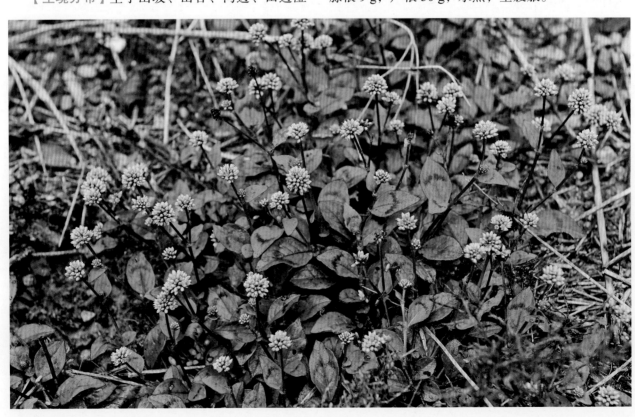

Lazleurin

〔Cohyw〕Lazleurin.

〔Coh'wnq〕Gosizmangjcauj、goguzcungzcauj、gosizlazleu、gosahdanhswj.

〔Goekgaen〕Dwg lazleurin doenghgo liugoh.

〔Yienghceij Daegdiemj〕Dwg go'nywj maj lai bi，raez ndaej daengz 25 lizmij. Ganj banqraih，maj baenz caz，gwnz hoh maj miz rag，lai faen nye，maj baenz bi nye ca mbou lai daengjsoh，miz limqsoh，miz bwndu caz. Mbaw dog maj doxciep，mbaw yiengh lumj aen'gyaeq roxnaeuz yiengh luenzgyaeq，raez 1.5~3 lizmij，gvangq 1.0~2.5 lizmij，byai mbaw fwt bienq soem，bien mbaw caeuq song mbiengj miz bwndu. Baihgwnz saekseiz miz diemjraiz saek henjgeq ndaem lumj aen ronghndwen ndwenco；gaenqmbaw dinj roxnaeuz ca mbouj lai mbouj miz gaenq，goekgaenq lumj duj rwz umj ganj. Faek mbawdak lumj aen doengz，miz bwndu. Vahsi lumj aen gyaeuj aen dog maj roxnaeuz maj baenzdoiq maj gwnzdingj，cizging 6~10 hauzmij，ganj vahsi miz bwndu；gaenqva haemq dinj；iemjva caeuq mauhva 5 veuqlaeg，saek hoengzdamh；simva boux 8 diuz，saeuva 3 diuz；gyaeujsaeu lumj aen'gyaeuj. Makhawq yiengh lumj aen'gyaeq raez，miz 3 limq，raez 1.5~2.0 hauzmij，saek henjgeq ndaem，miz diemj saeq deihdub，bau youq ndaw dujva lw roengz haenx. 6~9 haiva nyied，8~10 nyied dawzmak.

〔Diegmaj Faenbouh〕Maj youq diegcumx gwnz bo、ndaw lueg、henz mieng、henz naz. Guengjsae cujyau faenbouh youq Hozcouh caeuq baihsih、baihbwz daengj dieg，guek raeuz Gyanghsih、Huznanz、Huzbwz、Swconh、Gveicouh、Guengjdoeng、Yinznanz、Sihcang daengj sengj gih hix miz faenbouh.

〔Gij Guhyw Ywcuengh〕

Giz guhyw　Daengx go.

Singqfeih　Haemz、manh、liengz.

Goeng'yungh　Diuz lohhuj，cing doeghuj，cawz doegcumx，siu foegin. Gwn aeu daeuj yw okhaexmug，nyouhniuj，lohnyouh gietrin，fatvangh，laemx doek deng sieng，hangzgauqmou；baihrog aeu daeuj yw baeznong，naenghumz naenglot，binghmazfung naeuhyungz.

Danyw　（1）Naenghumz naenglot：Lazleurin 500 gwz，begfanz 30 gwz，cienq raemx swiq.

（2）Nyouhniuj：Lazleurin 15 gwz，makraeu、sae gak 12 aen，cienq raemx，seiz dungxiek gwn.

（3）Lohnyouh gietrin：Lazleurin、raggodumh gak 15 gwz，ragvaetdauq 9 gwz，ganj go'ngoz 30 gwz，cienq raemx，seiz dungx iek gwn.

183

五画

尼泊尔酸模

【药材名】牛耳大黄。

【别　　名】大叶酸模、土大黄。

【来　　源】蓼科植物尼泊尔酸模 *Rumex nepalensis* Spreng.。

【形态特征】多年生草本，高可达 1 m。根粗壮。茎直立，具沟槽，上部分枝。基生叶长圆状卵形，长 10~15 cm，宽 4~8 cm，顶端急尖，基部心形，茎生叶卵状披针形；叶柄长 3~10 cm；托叶鞘膜质，易破裂。圆锥状花序，花两性；花被裂片 6 枚，排成 2 轮，外轮花被片椭圆形，长约 1.5 mm，内轮的果时增大，宽卵形，长 5~6 cm，边缘每侧具 7 枚或 8 枚刺状齿，具小瘤。瘦果卵形，具 3 锐棱，顶端急尖，长约 3 mm，褐色。花期 4~5 月，果期 6~7 月。

【生境分布】生于山坡路旁、山谷草地。广西主要分布于龙胜、隆林等地，陕西、甘肃、湖北、四川、贵州、云南、西藏等省区也有分布。

【壮医药用】

药用部位　根、叶。

性味　苦、酸，寒。

功用　清热毒，通谷道，止血，杀虫。用于钵痨（肺结核），唉勒（咯血），黄标（黄疸），屙意囊（便秘），屙意勒（便血），兵淋勒（崩漏），痂（癣），呗脓（痈肿），唉唠北（冻疮），林得叮相（跌打损伤）。

附方　（1）痂（癣）：牛耳大黄、百部各 30 g，白花蛇舌草 100 g，七叶一枝花 10 g，水煎洗患处。

（2）唉勒（咯血）：牛耳大黄 20 g，白及 10 g，大尾摇 30 g，水煎服。

（3）唉唠北（冻疮）：牛耳大黄叶 3 片，火烤热敷患处。

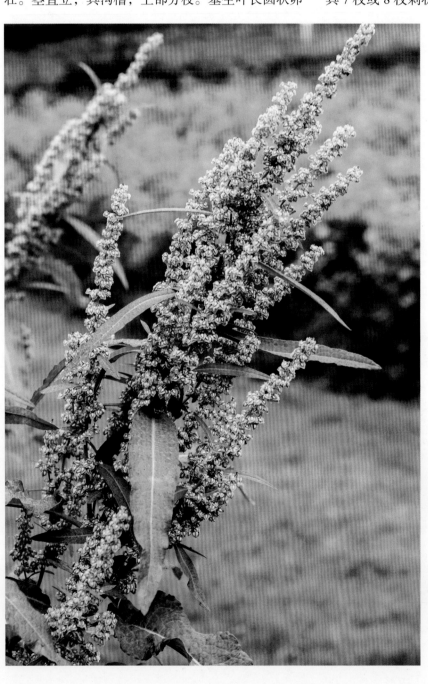

Gosanhcah

【 Cohyw 】 Gosanhcah.

【 Coh'wnq 】 Sanhcah.

【 Goekgaen 】 Dwg gosanhcah doenghgo ciengzveihgoh.

【 Yienghceij Daegdiemj 】 Gofaex，sang ndaej daengz 15 mij. Nyeoiq miz bwn，nye geq saek monglaep roxnaeuz saek ndaem'aeuj，mbouj miz bwn. Mbaw dog maj doxca，mbaw luenzbomj raez daengz laj luenzgvangq gwnz gaeb lumj gyaeq，raez 9~15 lizmij，gvangq 4~6 lizmij，byai ciemh soem，henzbien miz heujgawq mbouj caezcingj；gaenqmbaw raez 1.5~3.0 lizmij；mbaw song mienh caeuq gaenqmbaw mwh oiq miz bwnyungz，cingzsug le loenq. Miz vaboux vameh，foengqva loq lumj aenliengj，va 4~5 duj，ganjva raez 1.5~3.0 lizmij，miz bwnyungz hau；va saekhenjhau；doengziemj lumj aencung dauqdingq，baihrog miz bwnnyungz，limqiemj laj luenzgvangq gwnz gaeb lumj gyaeq；limqva 5 diuz，luenz lumj gyaeq，goek miz nda dinj；simva boux daihgaiq 30 diuz；saeuva 4~5 diuz，gyaeujsaeu luenz buenq ndeu. Mak luenz lumj giuz，cizging 4.0~5.5 lizmij，saek hoengzhenj，gwnzdingj miz doengziemj dinj mbouj loenq caeuq lengq dug simboux. Seizhah、seizcou haiva dawzmak.

【 Diegmaj Faenbouh 】 Maj youq ndaw ndoengfaex mbawgvangq. Guengjsae cujyau youq Cingsih、Lungzswng、Guenyangz、Hingh'anh、Gveilinz、Gunghcwngz、Yangzsoz、Hocouh、Libuj、Cauhbingz、Canghvuz、Yungzyen、Yilinz、Bingznanz、Luzconh、Hozciz、Yungzsuij、Ginhsiu daengj dieg neix maj miz，guek raeuz Daizvanh caemh maj miz.

【 Gij Guhyw Ywcuengh 】

Giz guhyw　Mbaw、mak.

Singqfeih　Mbaw：Loq haemz、loq van，bingz. Mak：Soemj、van、saep，loq raeuj.

Goeng'yungh　Mbaw：Doeng lohlungz，leih roenhaeux. Aeu daeuj yw dungx raeng，mbouj ngah gwn，hezcihsang.

Mak：Doeng lohlungz，diuz roenhaeux，sanq cwkfoeg. Aeu daeuj yw dungx raeng，okhaexmug，dungx in，dawzsaeg gaz，binghheiqsaejlwg，hezcihsang.

Danyw　（1）Okhaexmug：Gosanhcah 10 gwz，goyinzgen、byaekiemjsae、denhyanghluz gak 30 gwz，cienq raemx gwn.

（2）Dungx in：Gosanhcah 10 gwz，gaeudonj 30 gwz，cienq raemx gwn.

（3）Dungx raeng，mbouj ngah gwn：Gosanhcah、gaeubeizhau gak 10 gwz，ngomajvangz 20 gwz，cienq raemx gwn.

（4）Hezcihsang：Mbaw gosanhcah、mbaw gimvacaz gak aeu habliengh，cimq raemxgoenj dangq caz gwn.

193

五画

台湾相思

【药 材 名】台湾相思。

【别　　名】相思树。

【来　　源】含羞草科植物台湾相思 *Acacia confusa* Merr.。

【形态特征】常绿乔木，高可达 15 m。枝灰色或褐色。苗期第 1 片真叶为羽状复叶，长大后小叶退化，叶柄变为叶状柄，叶状柄革质，披针形，长 6~10 cm，宽 5~13 mm，两面无毛。头状花序球形，单生或 2（3）个簇生于叶腋；总花序梗长 8~10 mm；花金黄色，有微香；花萼长约为花冠之半；花瓣淡绿色，长约 2 mm；雄蕊多数，明显超出花冠之外；子房被黄褐色柔毛。荚果扁平，长 4~12 cm，宽 0.7~1.0 cm，有光泽，于种子间微缢缩；

种子 2~8 粒，椭圆形，压扁。花期 3~10 月，果期 8~12 月。

【生境分布】栽培。广西桂林、柳州及南部等地有栽培，广东、台湾、福建、云南等省区也有分布。

【壮医药用】

药用部位　枝、叶。

性味　甜、淡，平。

功用　去腐生肌。用于疮疡溃烂，林得叮相（跌打损伤）。

附方　林得叮相（跌打损伤）：鲜台湾相思枝叶适量，捣烂敷患处。

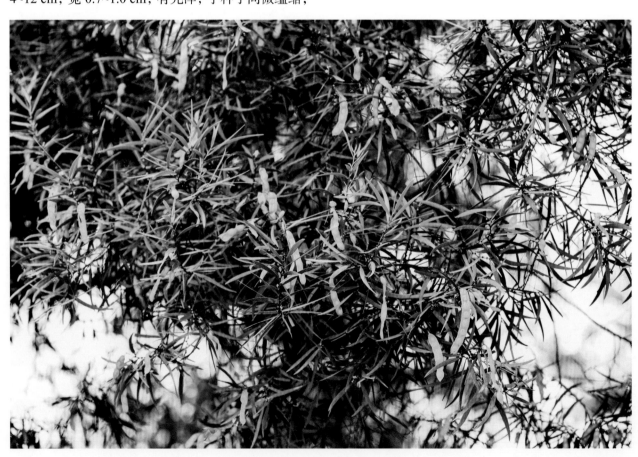

Gosienghsih

【 Cohyw 】 Gosienghsih.

【 Coh'wnq 】 Gogangzlimz.

【 Goekgaen 】 Dwg gosienghsih doenghgo nywjfuemxgoh.

【 Yienghceij Daegdiemj 】 Gofaex seiqseiz heu， sang ndaej daengz 15 mij. Nye saekmong roxnaeuz saek henjgeq. Mwh faexlwg daih 1 mbaw mbawcaen dwg fuzyez lumj bwn， hung le mbaw'iq doiqvaq， gaenzmbaw bienqbaenz gaenz lumj mbaw， gaenz lumj mbaw ndangj lumj naeng， menh soem， raez 6~10 lizmij， gvangq 5~13 hauzmij， song mbiengj bienqbaenz mbouj miz bwn. Gyaeujva lumj gyaeuj yienghgiuz， dan maj roxnaeuz 2（3）aen comzseng youq eiqmbaw；gyaeujva ganj raez 8~10 hauzmij；va saek gimhenj， miz de rang； gijraez iemjva daihgaiq dwg dingz mauhva ndeu；fuengzlwg hwnj bwn'unq saekhenjgeq. Faekmak benjbingz， raez 4~12 lizmij， gvangq 0.7~1.0 lizmij， miz ronghlwenq， ceh caeuq ceh ndawde loq rwt；ceh 2~8 naed， mwnzgyaeq， yaz bej 3~10 nyied haiva， 8~12 nyied dawzmak.

【 Diegmaj Faenbouh 】 Vunz ndaem. Guengjsae Gveilinz、Liujcouh caeuq baihnamz daengj dieg mɪz vunz ndaem， guek raeuz Guengjdoeng、Daizvanh、Fuzgen、Yinznanz daengj sengj gih caemh miz vunz ndaem.

【 Gij Guhyw Ywcuengh 】

Giz guhyw　Nye、mbaw.

Singqfeih　Van、damh、bingz.

Goeng'yungh　Cawz naeuh maj noh. Yungh youq baez nengz naeuhnad， laemx doek deng sieng.

Danyw　Laemx doek deng sieng：Nye mbaw gosienghsih ndip habliengh， dub yungz oep giz in.

195

台湾毛楤木

【药材名】鸟不企。

【别　名】鸡云木、黄毛楤木、葱木、稞费给银、芝练木、大鹰不扑。

【来　源】五加科植物台湾毛楤木 *Aralia decaisneana* Hance。

【形态特征】落叶灌木，高可达 1~5 m。新枝密生黄棕色茸毛，有刺。叶为二回羽状复叶；叶柄粗壮，长 20~40 cm，疏生细刺和黄棕色茸毛；托叶和叶柄基部合生，外面密生锈色茸毛；叶轴有刺，并密生黄棕色茸毛；羽片有小叶 7~13 片；小叶片卵形至长圆状卵形，长 7~14 cm，宽 4~10 cm，两面密生黄棕色茸毛，边缘有细尖锯齿；顶生小叶柄长达 5 cm，其余小叶近无柄圆锥花序大，密生黄棕色茸毛，疏生细刺；伞形花序直径约 2.5 cm，有花 30~50 朵；总花梗长 2~4 cm；花梗长 0.8~1.5 cm，密生细毛。果实球形，直径约 4 mm，黑色，有 5 棱。花期 10 月至翌年 1 月，果期 12 月至翌年 2 月。

【生境分布】生于阳坡或疏林中。广西主要分布于百色、南宁、资源等地，云南、贵州、广东及东南沿海岛屿、江西、安徽、福建、台湾等省区也有分布。

【壮医药用】

药用部位　根、叶。

性味　苦、辣，平。

功用　调龙路、火路，清热毒，除湿毒。用于黄标（黄疸），肉扭（淋证），笨浮（水肿），屙意咪（痢疾），隆白呆（带下），林得叮相（跌打损伤），发旺（痹病），胴尹（胃痛），货烟妈（咽炎），呗脓（痈肿），呗（无名肿毒），呗嘻（乳痈），额哈（毒蛇咬伤）。

附方　（1）发旺（痹病）：鸟不企根 30 g，小钻、大钻、麻骨风、千斤拔、枫荷桂各 15 g，水煎服；药渣再煎外洗。

（2）林得叮相（跌打损伤）：鸟不企根皮、松针、韭菜根各适量，加米酒炒热敷患处。

（3）胴尹（胃痛）：鸟不企 20 g，山苍根、木香各 10 g，黄皮果根 15 g，水煎服。

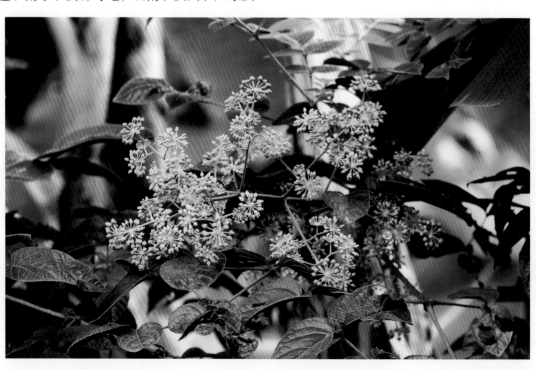

Doenghha

【Cohyw】Doenghha.

【Coh'wnq】Gihyinzmuz、mauzsungjmuzhenj、cunghmuz、gofaexgaejyinz、cihlenmuz、gofaex yiuhmboujcoemj.

【Goekgaen】Dwg doenghha doenghgo vujgyahgoh.

【Yienghceij Daegdiemj】Faexcaz loenq mbaw，sang ndaej daengz 1~5 mij. Nyemoq miz haujlai bwn yungz henjmoenq，miz oen. Mbaw dwg fuzyez lumj bwnroeg songhoiz；gaenqmbaw coloet，raez 20~40 lizmij，miz bwn yungz henjmoenq dem oensaeq mbang；dakmbaw caeuq gaenqmbaw goek doxnem，baihrog miz haujlai bwn yungz saekmyeij；sugmbaw miz oen lij miz haujlai bwn yungz henjmoenq；mbaw lumj bwnroeg miz mbawlwg 7~13 mbaw；mbawlwg lumj gyaeq daengz lumj gyaeq luenzraez，raez 7~14 lizmij，gvangq 4~10 lizmij，song mbiengj miz haujlai bwn yungz henjmoenq，henzbien miz yazgawq saeq soem；gaenq mbawlwg byaimaj raez daengz 5 lizmij，gizyawz，mbawlwg gaenh mij gaenq. Gyaeujva saeumwnzsoem hung，miz haujlai bwn yungz henjmoenq，oensaeq mbang；foengqva lumj liengj cizging 2.5 lizmij，miz va 30~50 duj；gaenq gyaeujva racz 2~4 lizmij；gaenqva raez 0.8~1.5 lizmij，miz haujlai bwnsaeq. Mak luenz lumj giuz，cizging 4 hauzmij，saekndaem，miz 5 limq. 10 nyied daengz bi daihngeih 1 nyied haiva，12 nyied daengz bi daihngeih 2 nyied dawzmak.

【Diegmaj Faenbouh】Hwnj ndaw ndoeng faex mbang roxnaeuz gwnz ndoi coh ndit. Guengjsae dingzlai hwnj laeng Bwzswz、Nanzningz、Swhyenz daengj dieg neix，guek raeuz Yinznanz、Gveicouh、Guengjdoeng dem gwn dauj henzhaij baihdoengnanz、Gyanghsih、Anhveih、Fuzgen、Daizvanh daengj sengj gih neix caemh miz.

【Gij Guhyw Ywcuengh】

Giz guhyw Rag、mbaw.

Singqfeih Haemz、manh、bingz.

Goeng'yungh Diuz lohlungz、lohhuj，siu ndatdoeg，cawz caepdoeg. Ndaej yw vuengzbiu，nyouhniuj，baenzfouz，okhaexmug，roengzbegdaiq，laemx doek deng sieng，fatvangh，dungx in，conghhoz in，baeznong，baez，baezcij，ngwz haeb.

Danyw （1）Fatvangh：Ragdoenghha 30 gwz，siujconq、daconq、mazguzfungh 、cenhginhbaz、funghhozgvei gak 15 gwz，cienq raemx gwn；nyaqyw dauq cienq sab.

（2）Laemx doek deng sieng：Naengrag doenghha、rongcoengz、ragcoenggemq gak habliengh，gya laeujhaeux ceuj ndat oep mwnqsieng.

（3）Dungx in：Doenghha 20 gwz，sanhcanghgwnh、muzyangh gak 10 gwz，rag makmoed 15 gwz，cienq raemx gwn.

197

五画

丝瓜

【药 材 名】丝瓜、丝瓜络、丝瓜子。

【别　　名】水瓜。

【来　　源】葫芦科植物丝瓜 *Luffa cylindrica* Roem.。

【形态特征】一年生攀缘藤本。茎、枝、卷须均粗糙，被柔毛；茎、枝具棱沟；卷须 2~4 歧。叶柄长 10~12 cm；叶片三角形或近圆形，长、宽均 10~20 cm，掌状 5~7 裂，裂片三角形，边缘有锯齿，上面粗糙，下面有短柔毛。花雌雄同株。雄花总状花序，有花 15~20 朵，花序梗被柔毛；花梗长 1~2 cm，花萼筒宽钟形，被短柔毛，花萼裂片卵状披针形或近三角形；花冠黄色，开展时直径 5~9 cm，花冠裂片长圆形，长 2~4 cm，里面基部密被长柔毛；雄蕊 5 枚。雌花单生，花梗长 2~10 cm；子房长圆柱状。果圆柱状，长 15~30 cm，直径 5~8 cm，表面平滑，未熟时肉质，成熟后干燥且里面呈网状纤维；种子多数，黑色。花果期夏秋季。

【生境分布】栽培。广西各地均有栽培，其他省区也有栽培。

【壮医药用】

药用部位　果、果络（丝瓜络）、种子。

性味　甜，平。

功用　清热毒，活血通络，调水道，消水肿。用于胸胁胀闷，肢体酸痛，乳汁不通，笨浮（水肿），楞屙勒（鼻出血），京瑟（闭经），烦渴，肉裂（尿血）。

附方　（1）楞屙勒（鼻出血）：鲜丝瓜 1 个，用菜叶包裹置火盆中煨至半熟，取出食用。

（2）肢体酸痛：丝瓜络、番木瓜、毛算盘各 20 g，黄荆柴根、黄花倒水莲、当归藤各 15 g，九节风 10 g，水煎服；药渣第 2 次水煎洗患处。

（3）乳汁不通：丝瓜络 15 g，五指毛桃 20 g，猪脚 1 只，水炖，食肉喝汤。

（4）肉裂（尿血）：丝瓜、白茅根、仙鹤草、笔筒草各 15 g，墨旱莲 20 g，水煎代茶饮。

（5）京瑟（闭经）：丝瓜络 50 g，水煎服。

（6）烦渴：丝瓜、竹叶、蒲公英各 10 g，生地黄、白点称各 15 g，水煎代茶饮。

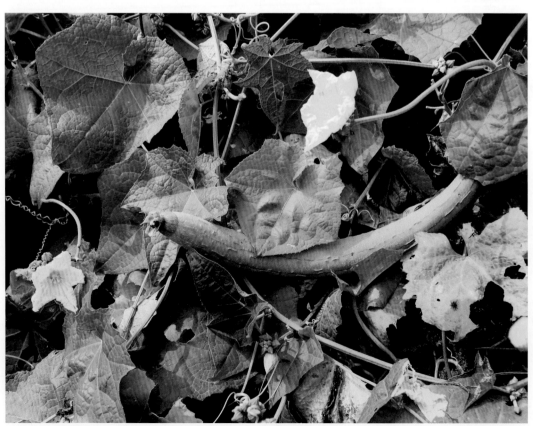

Gvesei

【Cohyw】 Gvesei、nyaqgvesei、cehgvesei.

【Coh'wnq】 Gveraemx.

【Goekgaen】 Dwg gvesei doenghgo huzluzgoh.

【Yienghceij Daegdiemj】 Gogaeu duenghbenz maj bi ndeu. Ganj、nye、mumhgienj cungj cocab, miz bwn'unq；ganj、nye miz luenggak；mumhgienj 2~4 cih. Gaenqmbaw 10~12 lizmij；mbaw samgak roxnaeuz gaenh luenz, raez、gvangq cungj dwg 10~20 lizmij, lumj fajfwngz 5~7 leg, mbawleg samgak, henbien miz yaqgawq, baihgwnz cocab, baihlaj miz bwn'unq dinj. Va boux meh caemh go. Gyaeujva baenz gyaeuz vaboux, miz va 15~20 duj, gaenq gyaeujva miz bwn'unq；gaenqva raez 1~2 lizmij, doengzlinxva lumj cung gvangq, miz bwn'unq dinj, mbawleg linxva lumj gyaeq byai menh soem roxnaeuz gaenh samgak；dujva henj, mbahai gvangq 5~9 lizmij, mbawleg dujva luenzraez, raez 2~4 lizmij, ndawde laj goek miz haujlai bwn'unq raez；simva boux 5 diuz. Vahmeh gag maj, gaenqva raez 2~10 lizmij；rugva luenzsaeu raez. Mak luenzsaeu, raez 15~30 lizmij, hung 5~8 lizmij, baihrog ngaeuzlawj, mwh caengz geq unqnoh, geq le hawqcauj lij baihndaw miz nginzsei lumj muengx；ceh lai, ndaem. Seizhah、seizcou haiva dawzmak.

【Diegmaj Faenbouh】 Ndaem aeu. Guengjsae gak dieg cungj miz vunz ndaem, guek raeuz sengj gih wnq caemh miz vunz ndaem.

【Gij Guhyw Ywcuengh】

Giz guhyw　Mak、nyaqsei、ceh.

Singqfeih　Van, bingz.

Goeng'yungh　Siu doeghuj, doeng lwed doeng meg, diuz roenraemx, siu gawhfouz. Ndaej yw aeksej ndaetcengq, ndangdaej seiqguengq soemjin, raemxcij mbouj doeng, baenzfouz, ndaeng oklwed, dawzsaeg gaz, hozhawq deih, nyouhlwed.

Danyw　（1）Ndaeng oklwed：Gvesei ndip 1 aen, aeu mbawbyaek duk ndei dwk ndaw feiz bae cik daengz buenq cug, aeu okdaeuj gwn.

（2）Ndangdaej seiqguengq soemjin：Nyaqgvesei、fanhmuzgvah、mauzsuenqbuenz gak 20 gwz, vangzginghcaizgwnh、daujsuijlenz vahenj、gaeudanghgveih gak 15 gwz, giujcezfungh 10 gwz, cienq raemx gwn；nyaqyw goen mbatngeih swiq mwnq in.

（3）Raemxcij mbouj doeng：Nyaqgvesei 15 gwz, gocijcwz 20 gwz, gamou 1 ndaek, aeuq, gwn noh gwn dang.

（4）Nyouhlwed：Gvesei、raghazranz、senhhozcauj、godoengzbit gak 15 gwz, hanlienzmaeg 20 gwz, cienq raemx guh caz gwn.

（5）Dawzsaeg gaz：Nyaqgvesei 50 gwz, cienq raemx gwn.

（6）Hozhawq deih：Gvesei、mbawcuk、go'iethoh gak 10 gwz, swnghdivangz、diemjcaenghhau gak 15 gwz, cienq raemx guh caz gwn.

199

五画

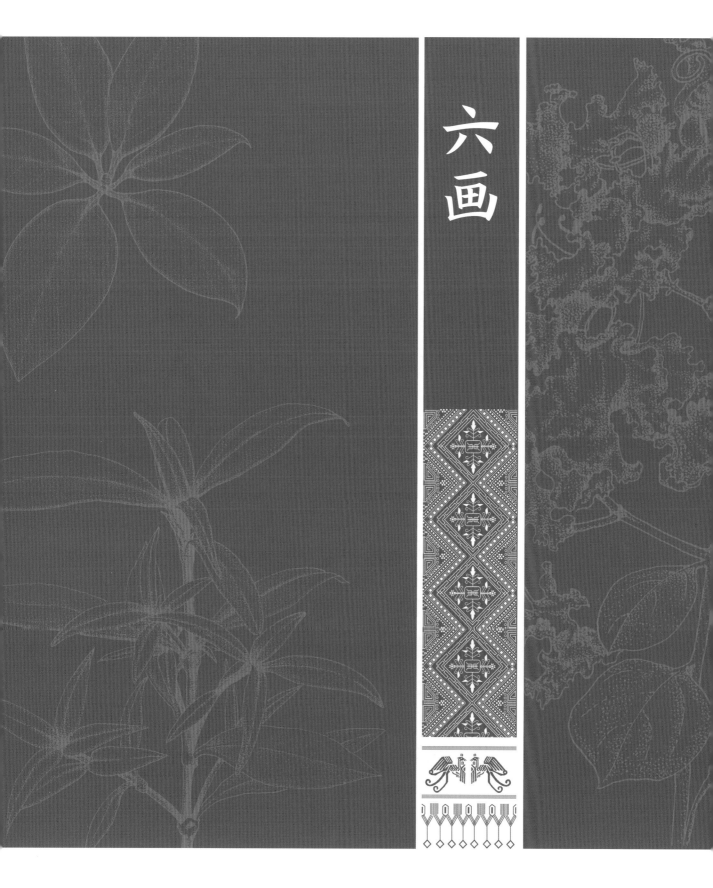

六画

扛板归

【药 材 名】扛板归。

【别　　名】白簕、蚂蚱簕、蛇不过。

【来　　源】蓼科植物扛板归 *Polygonum perfoliatum* L.。

【形态特征】一年生草本，长可达 2 m。全体无毛，茎棱上、叶柄、叶脉和花序柄上均有倒生小钩刺。茎攀缘，中空，多分枝，具纵棱。单叶互生，叶薄纸质，三角形，长 3~7 cm，宽 2~5 cm，先端钝或微尖，基部截形或微心形，全缘或波浪状；叶柄与叶片近等长，盾状着生于叶片的近基部；托叶叶状，圆形，贯茎。总状花序顶生或腋生，呈短穗状，长 1~3 cm；苞片无毛，每苞片内具花 2~4 朵；花被 5 深裂，白色或淡红色，花被片椭圆形，果时增大呈肉质，深蓝色；雄蕊 8 枚；花柱 3 枚；柱头头状。瘦果球形，直径 3~4 mm，初为鲜蓝色，成熟时黑色，被包于宿存花被内。花期 6~8 月，果期 7~10 月。

【生境分布】生于田边、路旁、山谷湿地。广西各地均有分布，黑龙江、吉林、辽宁、河北、山东、河南、陕西、甘肃、江苏、浙江、安徽、江西、湖南、湖北、四川、贵州、福建、台湾、广东、海南、云南等省区也有分布。

【壮医药用】

药用部位　全草。

性味　酸，凉。

功用　通谷道、水道、气道，清热毒，祛湿毒。用于笨浮（水肿），埃病（咳嗽），屙意咪（痢疾），屙泻（泄泻），兵白带（带下病），嘇呗郎（带状疱疹），能啥能累（湿疹），呗脓（痈肿），额哈（毒蛇咬伤）。

附方　（1）笨浮（水肿）：扛板归、大腹皮各 15 g，泽泻 10 g，茯苓皮 30 g，水煎服。

（2）埃病（咳嗽）：扛板归 15 g，桑叶、陈皮、甘草、咳嗽草各 10 g，水煎服。

（3）呗脓（痈肿）：鲜扛板归、鲜野芙蓉、鲜野菊花各 20 g，捣烂外敷患处（中心留孔），每 2 日 1 换。

（4）嘇呗郎（带状疱疹）：鲜扛板归 30 g，鲜板蓝根、鲜菊花叶各 20 g，加盐 3 g，捣烂取汁擦患处。

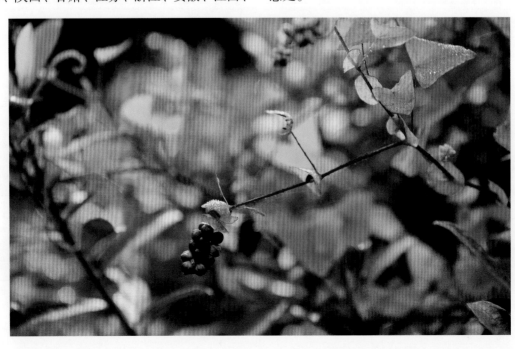

Gangzngwd

【Cohyw】Gangzngwd.

【Coh'wnq】Gobwzlwz、gomajvangzlwz、go ngwzmboujgvaq.

【Goekgaen】Dwg gangzngwd doenghgo liugoh.

【Yienghceij Daegdiemj】Dwg go'nywj maj bi ndeu，raez ndaej daengz 2 mij. Daengx go mbouj miz bwn，gwnz limqganj、gaenqmbaw、megmbaw caeuq gwnz gaenq vahsi cungj miz oenngaeu saeq maj doxdauq. Ganj banqbenz，cungqgyang gyoeng，lai faen nye，miz limqsoh. Mbaw dog maj doxciep，mbaw mbang youh unq，yiengh samgak，raez 3~7 lizmij，gvangq 2~5 lizmij，byaimbaw mwt roxnaeuz loq soem，goek dwg bingz roxnaeuz loq lumj yiengh aensim，bienmbaw bingzraeuz roxnaeuz yiengh raemxlangh；gaenqmbaw caeuq mbaw ca mbouj lai doengz raez，lumj aendun maj gyawj goekmbaw；mbawdak lumj mbaw，luenz，doeng ganj. Vahsi baenz foengq maj gwnzdingj roxnaeuz maj lajgoek mbaw，baenz yiengh fohdinj，raez 1~3 lizmij；limqva mbouj miz bwn，moix diuz limqva baihndaw miz 2~4 duj va；iemjva caeuq mauhva 5 veuqlaeg，saekhau roxnaeuz saek hoengzdamh，mbaw iemjva caeuq mauhva yiengh luenzgyaeq，dawzmak seiz dem hung baenz na youh unq，saeklamzndaem；simva boux 8 diuz；saeuva 3 diuz；gyaeujsaeu lumj aen'gyaeuj. Makhawq luenz lumj aen'giuz，cizging 3~4 hauzmij，codaeuz dwg saeklamzsien，cug seiz saekndaem，bau youq ndaw dujva lw roengz haenx. 6~8 nyied haiva，7~10 nyied dawzmak.

【Diegmaj Faenbouh】Maj youq henz naz、henz loh、diegcumx ndaw lueg. Guengjsae gak dieg cungj miz faenbouh，guek raeuz Hwzlungzgyangh、Gizlinz、Liuzningz、Hozbwz、Sanhdungh、Hoznanz、Sanjsih、Ganhsuz、Gyanghsuh、Cezgyangh、Anhveih、Gyanghsih、Huznanz、Huzbwz、Swconh、Gveicouh、Fuzgen、Daizvanh、Guengjdoeng、Haijnanz、Yinznanz daengj sengj gih hix miz faenbouh.

【Gij Guhyw Ywcuengh】

Giz guhyw　Daengx go.

Singqfeih　Soemj，liengz.

Goeng'yungh　Doeng roenhaeux、roenraemx、roenheiq，cing doeghuj，cawz doegcumx. Aeu daeuj yw baenzfouz，baenzae，okhaexmug，oksiq，binghbegdaiq，baezngwz，naenghumz naenglot，baeznong，ngwz haeb.

Danyw　（1）Baenzfouz：Gangzngwd、naengmaklangz gak 15 gwz，gocagseq 10 gwz，naengfuzlingz 30 gwz，cienq raemx gwn.

（2）Baenzae：Gangzngwd 15 gwz，mbaw gonengznuengx、naengmakgam、gamcauj、goswjsuhgyaj gak 10 gwz，cienq raemx gwn.

（3）Baeznong：Gangzngwd ndip、vasiunong ndip、vagutndoeng ndip gak 20 gwz，dub yungz oep giz bingh baihrog（cungqgyang louz aen congh ndeu），moix 2 ngoenz vuenh baez ndeu.

（4）Baezngwz：Gangzngwd ndip 30 gwz，gohungh ndip、mbaw vagut ndip 20 gwz，gya gyu 3 gwz，dub yungz aeu raemx cat giz bingh.

203

吉祥草

【药材名】吉祥草。

【别　　名】观音兰、竹根七、竹叶青。

【来　　源】百合科植物吉祥草 *Reineckea carnea*（Andrews）Kunth。

【形态特征】多年生常绿草本。根状茎匍匐，明显分节，节上生根。叶 3~8 枚，丛生根状茎的顶端，叶片条形至披针形，长 10~45 cm，宽 0.5~3.5 cm，先端渐尖，向下渐狭成柄，中脉明显。花葶长 5~15 cm；穗状花序，花序有花 5~16 朵；苞片卵状三角形；每苞有花 1 朵，花芳香，粉红色；花被漏斗状，先端 6 裂；雄蕊 6 枚。浆果近圆球形，直径 6~10 mm，成熟时鲜红色。花果期 6~11 月。

【生境分布】生于阴湿山坡、山谷或密林下。广西主要分布于南宁、融水、全州、兴安、龙胜、凌云、乐业、田林、富川等地，江苏、浙江、安徽、江西、湖南、湖北、河南、陕西、四川、云南、贵州、广东等省也有分布。

【壮医药用】

药用部位　全草。

性味　甘，凉。

功用　通气道，调龙路、火路，清肺热，止咳嗽，除湿毒。用于埃病（咳嗽），奔墨（哮病），陆裂（咳血），唉勒（咯血），鹿勒（呕血），黄标（黄疸），肾盂肾炎，漏精（遗精），目赤翳障，呗脓（痈肿），林得叮相（跌打损伤）。

附方　（1）肺热埃病（咳嗽）：吉祥草、土丁桂各 15 g，水煎服。

（2）唉勒（咯血）：吉祥草、大蓟各 15 g，大叶紫珠 12 g，水煎服。

（3）呗脓（痈肿）：吉祥草 12 g，八角莲 15 g，水煎服。

（4）肾盂肾炎，漏精（遗精）：吉祥草 50 g，水煎服。

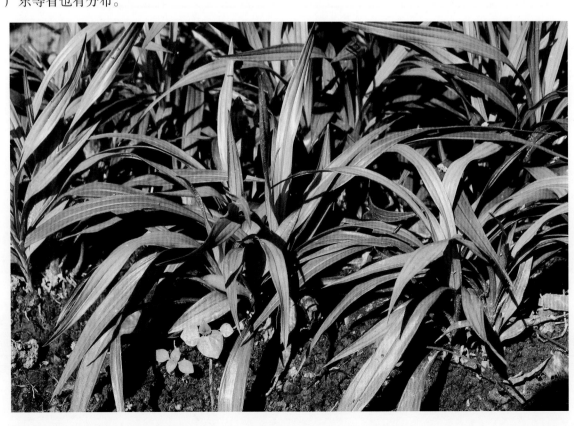

Nyabaehgeuj

【 Cohyw 】 Nyabaehgeuj.

【 Coh'wnq 】 Ganhyinlanz、cuzgaenhciz、cuzyezcingh.

【 Goekgaen 】 Dwg nyabaehgeuj doenghgo bwzhozgoh.

【 Yienghceij Daegdiemj 】 Gorum maj lai bi baenzbi heu. Ganj lumj rag bomzbax， faen hoh yienhda， gwnz duq maj rag. Mbaw 3~8 nbaw， comz maj gwnzdingj ganj lumj rag， mbaw baenzdiuz roxnaeuz byai menh soem， raez 10~45 lizmij， gvangq 0.5~3.5 lizmij， byai ciemh some， yiengq baihlaj baezdi gaeb baenz gaenq， mengh cungqgyang yienhda. Vadingz raez 5~15 lizmij；gyaeujva baenz riengz， gyaeujva miz va 5~16 duj；mbawlup lumj gyaeq yiengh samgak；moix mbaw lup miz va 1 duj， va rangfwt， saekhoengzmaeq；iemjva mauhva lumj aenlaeuh， byai 6 dek；simva boux 6 diuz. Makraemx gaenh giuzluenz， cizging 6~10 hauzmij， mwh geq le hoengzswgswg. 6~11 nyied haiva dawzmak.

【 Diegmaj Faenbouh 】 Maj youq gwnzbo giz raemhcumx、cauzlak roxnaeuz lajfaex ndaw ndoengfaex ndaetfwd de. Guengjsae dingzlai maj youq Nanzningz、Yungzsuij、Cenzcouh、Hingh'anh、Lungzswng、Lingzyinz、Lozyez、Denzlinz、Fuconh daengj dieg， guek raeuz Gyanghsuh、Cezgyangh、Anhveih、Gyanghsih、Huznanz、Huzbwz、Hoznanz、Sanjsih、Swconh、Yinznanz、Gveicouh、Guengjdoeng daengj sengj caemh maj miz.

【 Gij Guhyw Ywcuengh 】

Giz guhyw　　Daengx go.

Singqfeih　　Gam，liengz.

Goeng'yungh　　Doengz roenheiq， diuz lohlungz、lohhuj， cing bwthuj， dingz baenzae， cawz caepdoeg. Yungh daeuj yw baenzae， baenzngab， gaglwed， aelwed， rueglwed， vuengzbiu， makbaenzbingh， louhcing， damiek damoiz， baeznong， laemx doek deng sieng.

Danyw　（1）Bwthuj baenzae：Nyabaehgeuj、dinghgvei doj gak 15 gwz， cienq raemx gwn.

（2）Aelwed：Nyabaehgeuj、dagi gak 15 gwz， godaihfung 12 gwz， cienq raemx gwn.

（3）Baeznong：Nyabaehgeuj 12 gwz， bazgozlenz， cienq raemx gwn.

（4）Makbaenzbingh， louhcing：Nyabaehgeuj 50 gwz， cienq raemx gwn.

老鼠矢

【药 材 名】老鼠矢。

【别　　名】佳崩、老鼠刺。

【来　　源】山矾科植物老鼠矢 Symplocos stellaris Brand。

【形态特征】常绿乔木。芽、嫩枝、嫩叶柄及苞片和小苞片均被红褐色茸毛。小枝粗，髓部中空，具横隔。叶片厚革质，披针状椭圆形或狭长圆状椭圆形，长 6~20 cm，宽 2~5 cm，先端尖，上面有光泽，下面粉褐色；叶柄长 1.5~2.5 cm。团伞花序着生于二年生的枝的叶痕之上；花萼裂片半圆形，有长缘毛；花冠白色，长 7~8 mm，5 深裂几达基部，裂片椭圆形，顶端有缘毛；雄蕊 18~25 枚，花丝基部合生成 5 束；子房 3 室。核果狭卵状圆柱形，长约 1 cm，顶端宿萼裂片直立。花期 4~5 月，果期 6 月。

【生境分布】生于山地、路旁、疏林中。广西主要分布于融水、阳朔、桂林、全州、龙胜、贺州、东兰等地，长江以南其他省区也有分布。

【壮医药用】

药用部位　根。

性味　辣、苦，微温。

功用　调龙路，活血，止血。用于林得叮相（跌打损伤）。

附方　林得叮相（跌打损伤）：老鼠矢根、桃榔、牛膝各 15 g，水煎服。

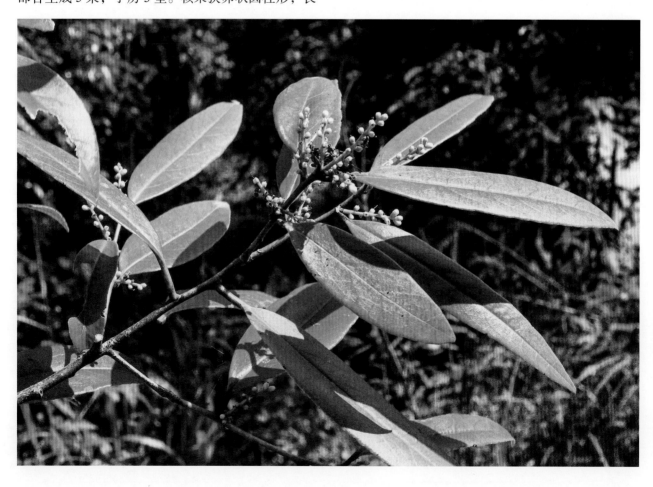

Gooennou

〖 Cohyw 〗 Gooennou.

〖 Coh'wnq 〗 Gogyahbwngh、gooennou.

〖 Goekgaen 〗 Dwg gooennou doenghgo sanhfanzgoh.

〖 Yienghceij Daegdiemj 〗 Gofaex ciengz heu. Ngaz、nyeoiq、gaenq mbawoiq caeuq limqva caeuq limqva iq cungj miz bwnyungz saek henjhoengz. Nye co，ngviz ndaw gyoeng，miz caengz dangjfung. Mbaw na nyangq youh rongh，yiengh longzcim yienghbomj roxnaeuz yiengh luenzraez geb yienghbomj，raez 6~20 lizmij，gvangq 2~5 lizmij，byaimbaw soem，baihgwnz rongh，mba baihlaj saekhenjgeq；gaenqmbaw raez 1.5~2.5 lizmij. Vahsi comzliengj baenz caz maj youq gwnz rizmbaw gij nye maj song bi；limqveuq iemjva yienghbuenqluenz，miz bwnbien raez；mauhva saekhau，raez 7~8 hauzmij，5 veuqlaeg ca mbouj lai daengz goekmbaw，mbawveuq yiengh bomj，gwnzdingj miz bwnbien；simva boux 18~25 diuz，seiva goekmbaw gyoeb maj baenz 5 nyumq；fuengzlwg 3 aen. Makngveih lumj aen'gyaeq geb yienghsaeuluenz，raez daihgaiq 1 lizmij，gwnzdingj limqveuq iemjva daengjsoh. 4~5 nyied haiva，6 nyied dawzmak.

〖 Diegmaj Faenbouh 〗 Maj youq ndaw ndoeng cax dieg bya、henz roen. Guengjsae cujyau faenbouh youq Yungzsuij、Yangzsoz、Gveilinz、Cenzcouh、Lungzswng、Hocouh、Dunghlanz daengj dieg，guek raeuz Dahcangzgyangh baihnamz gizyawz sengj gih wnq hix miz faenbouh.

〖 Gij Guhyw Ywcuengh 〗

Giz guhyw　Rag.

Singqfeih　Manh、haemz，loq raeuj.

Goeng'yungh　Diuz lohlungz，hawj lwed byaij，dingz lwed. Yungh daeuj yw laemx doek deng sieng.

Danyw　Laemx doek deng sieng：Rag gooennou、godau、baihdoh gak 15 gwz，cienq raemx gwn.

六画

地果

【药 材 名】霜坡虎。

【别 名】铺地牛奶、爬地牛奶、爬地风、钻地龙、地枇杷、地瓜果、地瓜榕。

【来 源】桑科植物地果 *Ficus tikoua* Bur.。

【形态特征】匍匐木质藤本。全株含乳汁。茎上生细长不定根，节膨大。单叶互生；叶片倒卵状椭圆形，长 2~8 cm，宽 1.5~4.0 cm，先端急尖，基部圆形至浅心形，边缘具波状疏浅圆锯齿，上面被短刺毛；叶柄长 1~2 cm。榕果生于匍匐茎上，常埋于土中，球形至卵圆形，直径 1~2 cm，成熟时深红色，表面多圆形瘤点。雄花无梗，花被片 2~6 枚，雄蕊 1~3 枚；雌花有短梗，无花被。花期 5~6 月，果期 7 月。

【生境分布】生于荒地、草坡或岩石缝中。广西主要分布于马山、柳城、融水、贵港、百色、乐业、东兰等地，湖南、湖北、贵州、云南、西藏、四川、甘肃、陕西等省区也有分布。

【壮医药用】

药用部位 全株。

性味 苦，平。

功用 利谷道、水道，通调龙路、火路，除湿毒，消肿痛。用于东郎（食滞），黄标（黄疸），埃病（咳嗽），屙意咪（痢疾），笨浮（水肿），发旺（痹病），林得叮相（跌打损伤），外伤出血，京瑟（闭经），隆白呆（带下），仲嘿喯尹（痔疮），呗脓（痈肿）。

附方 （1）埃病（咳嗽）：霜坡虎、钩藤各 15 g，十大功劳 10 g，水煎服。

（2）发旺（痹病），腿软：鲜霜坡虎 100 g，伸筋草 50 g，猪骨头 500 g，水煲，调食盐少许，食肉喝汤。

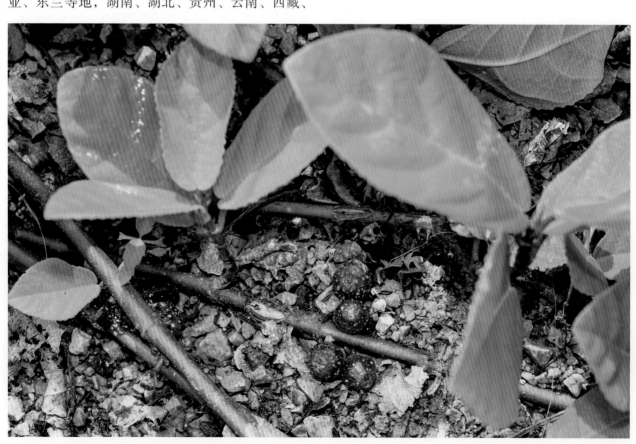

Lagdih

【Cohyw】Lagdih.

【Coh'wnq】Gobuhdiniuznaij、gobazdiniuznaij、gobazdifungh、gocondilungz、godibizbaz、godi'gvahgoj、godi'gvahyungz.

【Goekgaen】Dwg lagdih doenghgo sanghgoh.

【Yienghceij Daegdiemj】Dwg gofaexgaeu raih. Daengx go hamz ieng. Gwnz ganj maj ragcim saeqraez, hoh bongzhung. Mbaw dandog maj doxca；mbaw luenzbomj lumj gyaeq dauqdingq, raez 2~8 lizmij, gvangq 1.5~4.0 lizmij, byai doq soem, gizgoek luenz daengz lumj simdaeuz feuh, henzbien miz heujgawq luenz feuh mbang lumj raemxlangh, mienh gwnz miz bwn'oen dinj；gaenqmbaw raez 1~2 lizmij. Mak maj youq gwnz ganj raih, ciengz haem youq ndaw namh, yiengh luenz lumj giuz daengz luenz lumj gyaeq, cizging 1~2 lizmij, mwh cingzsug saekhoengzgeq, mienhrog miz diemj nok luenz lai. Vaboux mbouj miz ganj, limqva miz 2~6 limq, simboux 1~3 dug；vameh miz ganj dinj, mbouj miz limqva. 5~6 nyied haiva, 7 nyied dawzmak.

【Diegmaj Faenbouh】Maj youq diegfwz、ndoi rum roxnaeuz geh rinbya. Guengjsae cujyau youq Majsanh、Liujcwngz、Yungzsuij、Gveigangj、Bwzswz、Lozyez、Dunghlanz daengj dieg neix miz, guek raeuz Huznanz、Huzbwz、Gveicouh、Yinznanz、Sihcang、Swconh、Ganhsuz、Sanjsih daengj sengj gih caemh miz.

【Gij Guhyw Ywcuengh】

Giz guhyw　Daengx go.

Singqfeih　Haemz, bingz.

Goeng'yungh　Leih roenhaeux、roenraemx, doeng diuz lohlungz、lohhuj, cawz doegcumx, siu infoeg. Yungh daeuj yw dungx raeng, vuengzbiu, baenzae, okhaexmug, baenzfouz, fatvangh, laemx doek deng sieng, rog sieng oklwed, dawzsaeg gaz, roengzbegdaiq, baezhangx, baeznong.

Danyw　（1）Baenzae：Lagdih、gaeuhoh gak 15 gwz, maexvuengzlienz 10 gwz, cienq raemx gwn.

（2）Fatvangh：Lagdih ndip 100 gwz, gogutsae 50 gwz, ndot mou 500 gwz, aeu raemx baek, diuz di gyu, gwn noh ndoet dang.

地肤

【药 材 名】地肤子。

【别　　名】西河柳。

【来　　源】藜科植物地肤 *Kochia scoparia*（L.）Schrad.。

【形态特征】一年生草本，高可达 1.5 m。茎直立，多分枝，被短柔毛。叶互生，无柄；叶片狭披针形或线状披针形，长 2~7 cm，宽 3~7 mm，先端短渐尖，基部楔形；主脉 3 条；茎上部叶较小。花小，两性或雌性，单生或 2 朵生于叶腋，排成稀疏的穗状花序；花下有时有锈色长柔毛；花被片 5 枚，黄绿色，近球形，基部合生，果期背部生三角状横突起或翅，有时近扇形；雄蕊 5 枚；柱头 2 枚，丝状。胞果扁球形，果皮与种子离生，包于花被内；种子 1 粒，扁球形，黑褐色。花期 6~9 月，果期 8~10 月。

【生境分布】生于荒野、田边、路旁，也有栽培。广西主要分布于贵港等地，其他省区也有分布。

【壮医药用】

药用部位　果。

性味　甜、苦，寒。

功用　祛风毒，清热毒，除湿毒。用于荨麻疹，能唅能累（湿疹），麦蛮（风疹），隆白呆（带下），外阴炎，肉扭（淋证）。

附方　（1）能唅能累（湿疹），麦蛮（风疹）：地肤子、苦参各 15 g，土茯苓、千里光各 30 g，萆薢、黄柏各 20 g，水煎洗患处。

（2）隆白呆（带下）：地肤子、蛇床子各 15 g，土茯苓 30 g，萆薢、白背桐各 20 g，水煎服。

（3）荨麻疹：地肤子、大风艾各 25 g，东风桔 20 g，水煎洗患处。

（4）肉扭（淋证）：地肤子、三白草各 15 g，水煎服。

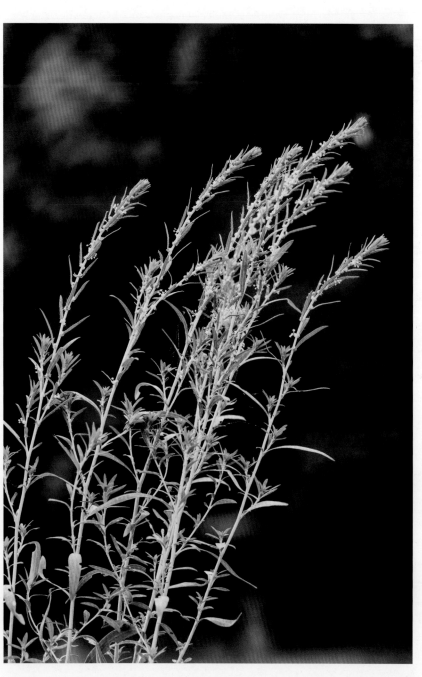

Gosaujbaet

【Cohyw】 Gosaujbaet.

【Coh'wnq】 Laeuxsihhoz.

【Goekgaen】 Dwg gosaujbaet doenghgo lizgoh.

【Yienghceij Daegdiemj】 Gorum maj bi ndeu，sang ndaej daengz 1.5 mij. Ganj daengjsoh，faen nyez lai，miz bwn'unq dinj. Mbaw maj doxca，mij gaenq；mbaw gaeb byai menh soem roxnaeuz baenz diuz byai menh soem，raez 2~7 lizmij，gvangq 3~7 hauzmij，byai dinj menh soem，goek sot；megcawj 3 diuz；mbaw baihgwnz ganj loq saeq. Va iq，song singq roxnaeuz meh，gag maj roxnaeuz 2 duj maj eiqmbaw，baiz baenz gyaeujva baenz riengz mbangmbang；laj va miz mbangj miz bwn'unq raezj saekmyaex；mbawva 5 mbaw，henjheu，gaenh luenzgiuz，goek doxnem，mwh dawzmak baihlaeng miz doedhwnj samgak roxnaeuz fwed，miz mbangj gaenh lumj beiz；simva boux 5 diuz；gyaeujsaeu 2 diuz，lumj sei. Mak benjgiuz，naengmak caeuq ceh mak gek，duk ndaw dujva；ceh 1 naed，benjgiuz，henjgeqndaem. 6~9 nyied haiva，8~10 nyied dawzmak.

【Diegmaj Faenbouh】 Hwnj rog ndoi、hamq naz、bangx roen，caemh miz vunz ndaem. Guengjsae dingzlai hwnj laeng Gveigangj daengj dieg neix，guek raeuz gizyawz sengj gih wnq caemh miz.

【Gij Guhyw Ywcuengh】

Giz guhyw　Mak.

Singqfeih　Van、haemz，hanz.

Goeng'yungh　Cawz fungdoeg，siu doeghuj，cawz caepdoeg. Yungh daeuj yw cimzmazcimj，naenghumz naenglot，funghcimj，roengzbegdaiq，vaiyinhyenz，nyouhniuj.

Danyw　（1） Naenghumz naenglot，funghcimj：Gosaujbaet、caemhgumh gak 15 gwz，faeglingzdoj、cenhlijgvangh gak 30 gwz，bizgaij、vangzbwz gak 20 gwz，cienq raemx swiq mwnq bingh.

（2） Roengzbegdaiq：Gosaujbaet、sezcangzswj gak 15 gwz，faeglingzdoj 30 gwz，bizgaij、bwzbeiqdungz gak 20 gwz，cienq raemx gwn.

（3） Cimzmazcimj：Gosaujbaet、go'ngaihhung gak 25 gwz，dunghfunghgiz 20 gwz，cienq raemx swiq mwnq bingh.

（4） Nyouhniuj：Gosaujbaet、sanhbwzcauj gak 15 gwz，cienq raemx gwn.

六画

地蚕

【药材名】地蚕。

【别　名】土虫草、土冬虫草、白冬虫草、白虫草、肺痨草。

【来　源】唇形科植物地蚕 *Stachys geobombycis* C. Y. Wu。

【形态特征】多年生草本，高可达 50 cm。茎基部有匍匐枝，末端膨大呈螺旋形的灰白色块茎如蚕虫。茎直立，四棱形，具四槽，有倒生长刺毛。叶对生；叶片卵形或长椭圆形，长 3~8 cm，宽 2~3 cm，先端锐尖，基部浅心形或圆形，边缘具粗大锯齿，两面均有毛；有柄。顶生间断的穗状花序，花排成 4~8 轮，每轮有花 3~6 朵；花梗和花萼外面均被微柔毛；花梗长约 1 mm；花萼倒圆锥形，具 10 脉，萼 5 齿；花冠淡紫色至紫蓝色或淡红色，长约 1.1 cm，花冠筒长约 7 mm，外面在上部被微柔毛，冠檐二唇形；雄蕊 4 枚。小坚果黑色。花期 4~5 月。

【生境分布】生于荒地、田地及草丛湿地。广西主要分布于柳州、梧州、桂平、苍梧、陆川、南宁、罗城等地，浙江、福建、湖南、江西、广东等省也有分布。

【壮医药用】

药用部位　根茎、全草。

性味　甜，平。

功用　根茎：调气道、谷道，补阴，补血。用于钵痨（肺结核），埃病（咳嗽），墨病（气喘），鹿勒（呕血），优平（盗汗），贫血，嘀疳（疳积）。

全草：清热毒，消肿痛。用于林得叮相（跌打损伤），呗脓（痈肿）。

附方　（1）钵痨（肺结核），埃病（咳嗽）：地蚕根茎、扶芳藤各 15 g，黄根、牛大力各 20 g，黄花倒水莲 30 g，水煎服。

（2）墨病（气喘）：地蚕根茎 15 g，天冬、麦冬、黄芪、党参各 10 g，白术、茯苓各 12 g，甘草 6 g，水煎服。

（3）嘀疳（疳积）：地蚕根茎 6 g，鸡内金 3 g，瘦猪肉 50 g，拌匀蒸熟食。

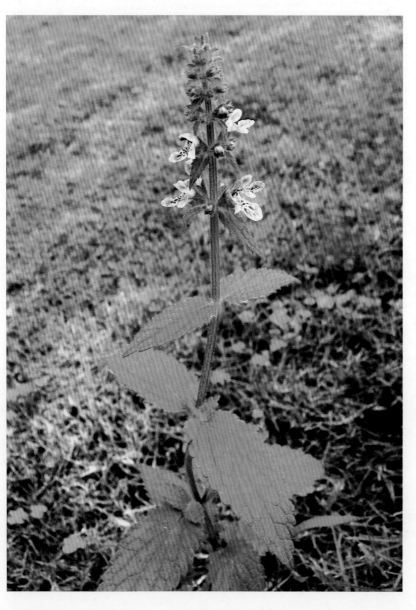

Gyajnonsei

【Cohyw】 Gyajnonsei.

【Coh'wnq】 Godihuzluz、go'nywjdunghcungz、nywjdunghcungzhau、nywjnengzhau、nywjbwtlauz.

【Goekgaen】 Dwg gogyajnonsei doenghgo cwnzhingzgoh.

【Yienghceij Daegdiemj】 Dwg go'nywj maj lai bi， ndaej sang daengz 50 lizmij. Goekganj miz nye bomzbax， byairag ndaekganj haumong lumj nengznuengx baenz yiengh baenqluzsae. Ganj daengj soh， yiengh seiqlimq， miz 4 ruq， miz bwn'oen raez dauqmaj. Mbaw maj doxdoiq；mbaw yiengh lumj aen'gyaeq roxnaeuz yienghbomj raez， raez 3~8 lizmij， gvangq 2~3 lizmij， byai mbaw soemset， goek mbaw yiengh aensim feuh roxnaeuz luenz， bien mbaw miz heujgawq cohung， song mbiengj cungj miz bwn；miz gaenz. Gwnz dingj dingzduenh miz vahsi yiengh riengz， va baiz baenz 4~8 gvaengx， moix gvaengx miz va 3~6 duj；gaenqva caeuq iemjva baihrog cungj miz bwn loq unq；gaenqva raez daihgaiq 1 hauzmij；iemjva yiengh luenzsoem dauqdingq， miz 10 diuz meg， iemjva 5 veuq；mauhva saekaeuj mong daengz saekoaeuj roxnaeuz saek hoengzmaeq， raez daihgaiq 1.1 lizmij， doengz mauhva raez daihgaiq 7 hauzmij， baihgwnz baihrog miz bwn loq unq， yienh mauhva yiengh song naengbak；simva boux 4 diuz. Makgenq iq saekndaem. 4~5 nyied haiva.

【Diegmaj Faenbouh】 Maj youq diegfwz、reihnaz caeuq caznywj diegcumx. Guengjsae cujyau faenbouh youq Liujcouh、Vuzcouh、Gveibingz、Canghvuz、Luzconh、Nanzningz、Lozcwngz daengj dieg， guek raeuz Cezgyangh、Fuzgen、Huznanz、Gyanghsih、Guengjdoeng daengj sengj hix miz faenbouh.

【Gij Guhyw Ywcuengh】

Giz guhyw　Ganjrag、daengx go.

Singqfeih　Van， bingz.

Goeng'yungh　Ganjrag：Diuz roenheiq、roenhaeux， bouj yaem， bouj lwed. Yungh daeuj yw bwtlauz， baenzae， ngaebheiq， rueglwed， doekhanhheu， lwednoix， baenzgam.

Daengx go：Cing doeghuj， siu foeg dingz in. Yungh daeuj yw laemx doek deng sieng， baeznong.

Danyw （1） Bwtlauz， baenzae：Ganjrag go'gyajnonsei、gaeundaux gak 15 gwz， faexndokma、ngaeuxbya gak 20 gwz， swnjgyaeujhen 30 gwz， cienq raemx gwn.

（2） Ngaebheiq：Ganjrag go'gyajnonsei 15 gwz， maenzgutgeuj、gyazcij、vangzgiz、godangjcaem gak 10 gwz， gobegsaed、fuzlingz gak 12 gwz， gamcauj 6 gwz， cienq raemx gwn.

（3） Baenzgam：Ganjrag go'gyajnonsei 6 gwz， naengdawgaeq 3 gwz， nohcing 50 gwz， gyaux yinz naengj cug gwn.

213

六画

【药　材　名】地钱。

【别　　　名】地浮萍、脓痂草、米海苔、地梭罗、神偷草。

【来　　　源】地钱科植物地钱 *Marchantia polymorpha* L.。

【形态特征】叶状体扁平，深绿色，长 3~10 cm，宽 7~15 mm；多回叉状分枝；气孔烟突型；上面鳞片 4~6 列；先端附片宽卵形或宽三角形，边缘具密集齿突；芽孢杯边缘粗齿上具多数齿突。雌雄异株，雄托圆盘形，7 浅裂或 8 浅裂，托柄长 1~3 cm；雌托 6~10 瓣深裂，裂瓣指状，托柄长 3~6 cm。孢子体基部着生于雌托，一端长成蒴，内生孢子；孢子表面具网纹。

【生境分布】生于山坡路边湿润具土岩面。广西主要分布于南宁、上林、大新、德保等地，黑龙江、吉林、陕西、甘肃、安徽、福建、湖北、贵州、四川、云南和西藏等省区也有分布。

【壮医药用】

药用部位　全草。

性味　淡，凉。

功用　解毒，祛瘀，生肌。用于林得叮相（跌打损伤），夺扼（骨折），胆结石，渗裆相（烧烫伤），痂（癣），呗脓（痈肿），褥疮。

附方　（1）痂（癣）：鲜地钱适量，捣烂敷患处。

（2）褥疮：地钱、木耳各 15 g，水煎，药液调适量红糖内服。

（3）胆结石：地钱 20 g，搜山虎 9 g，水煎服。

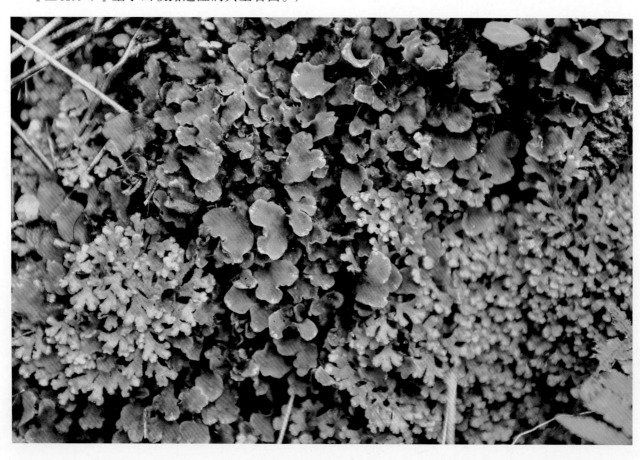

Godalungz

【Cohyw】 Godalungz.

【Coh'wnq】 Gofouzbingzdeih、nywjgyak、gomijhaijdaiz、godisohloz、gosindouhcauj.

【Goekgaen】 Dwg godalungz doenghgo godalungzgoh.

【Yienghceij Daegdiemj】 Mbaw benjbingz，saek heundaem，raez 3~10 lizmij，gvangq 7~15 hauzmij；lai mbaw hai ca faen nye；conghheiq lumj conghheuq；gij gyaep baihgwnz 4~6 mbaw；gij mbaw baihnaj lumj gyaeq gvangq roxnaeuz yiengh samgak gvangq，bien mbaw heujdoed haemq deih；doengh aen cenjsaqngaz gwnz henz heujco miz haemqlai heujdoed. Vaboux vameh maj mbouj doengz nye，dakboux luenz lumj aenbuenz，7 veuqfeuh roxnaeuz 8 veuqfeuh，gaenzdak raez 1~3 lizmij；dakboux 6~10 limq veuqlaeg，limqveuq lumj lwgfwngz，gaenqdak raez 3~6 lizmij. Lwgsaq maj youq goek dakboux，gyaeuj ndeu maj baenz mak，baihndaw baenz lwgsaq；baihrog lwgsaq miz muengx.

【Diegmaj Faenbouh】 Maj youq najgamj miz namh gwnz bo henz roen giz cumx. Guengjsae cujyau faenbouh youq Nanzningz、Sanglinz、Dasinh、Dwzbauj daengj dieg，guek raeuz Hwzlungzgyangh、Gizlinz、Sanjsih、Ganhsuz、Anhveih、Fuzgen、Huzbwz、Gveicouh、Swconh、Yinznanz caeuq Sihcang daengj sengj gih hix miz faenbouh.

【Gij Guhyw Ywcuengh】

Giz guhyw　Daengx go.

Singqfeih　Damh，liengz.

Goeng'yungh　Gaijdoeg，cawz cwk，maj noh. Yungh daeuj yw laemx doek deng sieng，ndokraek，mbei gietrin，coemh log sieng，gyak，baeznong，baezmbinj.

Danyw　（1）Gyak：Godalungz ndip dingz ndeu，dub yungz oep giz bingh.

（2）Baezmbinj：Godalungz、raetmoegngaex gak 15 gwz，cienq raemx，aeu raemxyw diuz dingz dangznding gwn.

（3）Mbei gietrin：Godalungz 20 gwz，gofwngzmaxlaeuz 9 gwz，cienq raemx gwn.

地榆

【药材名】地榆。

【别　名】血箭草、马连鞍。

【来　源】蔷薇科植物地榆 Sanguisorba officinalis L.。

【形态特征】多年生草本，高可达 120 cm。根粗壮，多呈纺锤形，表面棕褐色或紫褐色，有纵皱及横裂纹。茎直立，有棱。基生叶为羽状复叶；小叶 4~6 对，叶柄长约 6.5 cm，无毛或基部有稀疏腺毛，卵形或长圆状卵形，长 1~7 cm，宽 0.5~3.0 cm，顶端圆钝稀急尖，基部心形至浅心形，边缘具锯齿；茎生叶较少，叶柄较短，小叶片有短柄或几无柄，长圆形至长圆状披针形，狭长。穗状花序椭圆形、圆柱形或卵球形，从花序顶端向下开放；花被 4 裂，紫红色，瓣状，长约 3 mm；雄蕊 4 枚；花柱比雄蕊短。瘦果包藏在宿存萼筒内，外面有斗棱。花果期 7~10 月。

【生境分布】生于山坡草地、林缘灌木丛及田边等处。广西主要分布于南宁、贵港、昭平、灌阳等地，其他省区也有分布。

【壮医药用】

药用部位　根。

性味　苦、涩，微寒。

功用　调龙路、火路，清热毒，止血，止泻。用于唉勒（咯血），鹿勒（呕血），屙意勒（便血），肉裂（尿血），兵淋勒（崩漏），屙泻（泄泻），胴尹（胃痛），肝脓肿，仲嘿喯尹（痔疮），渗裆相（烧烫伤），呗脓（痈肿），小儿癫痫。

附方　（1）屙意勒（便血）：地榆、麦冬、大叶紫珠各 10 g，牛膝 15 g，知母 6 g，水煎服。

（2）屙泻（泄泻）：地榆、石榴皮、地锦草、桃金娘根各 20 g，火炭母 10 g，水煎服。

（3）仲嘿喯尹（痔疮），胴尹（腹痛）：地榆、虎杖、丹皮、赤芍、木香各 10 g，鱼腥草 15 g，仙鹤草 20 g，水煎内服并外敷。

（4）渗裆相（烧烫伤）：地榆 12 g，虎杖 10 g，香油煎炸后共研末，取油与药末调匀，涂患处。

（5）胴尹（胃痛），鹿勒（呕血）：地榆、虎杖、九里香各 10 g，白芷 12 g，土黄连 20 g，饿蚂蝗、白及各 15 g，水煎服。

（6）肝脓肿：地榆、白头翁各 15 g，水煎服。

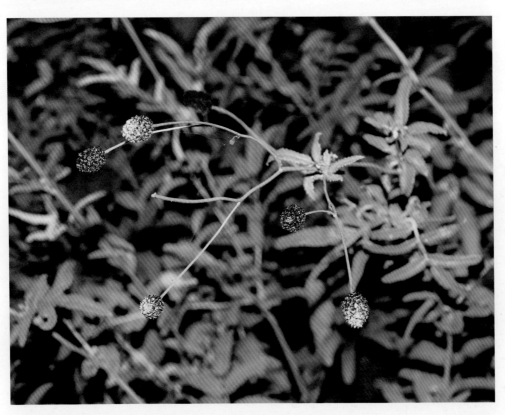

Dizhizndengx

〖 Cohyw 〗Dizhizndengx.

〖 Coh'wnq 〗Hezgencauj、maxlienzan.

〖 Goekgaen 〗Dwg dizhizndengx doenghgo ciengzveizgoh.

〖 Yienghceij Daegdiemj 〗Gorum maj lai bi，sang ndaej daengz 120 lizmij. Rag conoengq，dingzlai baenz yiengh faiqloek，biujmienh saek henjgeq roxnaeuz saekaeujgeq，miz nyaeuqcingq roxnaaeuz gizgoek bwncenq mbangbyag，yiengh gyaeq roxnaeuz luenzraez yienghgyaeq，raez 1~7 lizmij，gvangq 0.5~3.0 lizmij，dingjbyai luenzbumj noix gaenj soem，gizgoek yiengh simdaeuz daengz yiengh simdaeuz dinj，henbien miz heujgawq；ganj hwnj mbaw haemq noix，gaenqmbaw haemq dinj，mbaw'iq miq gaenq dinj roxnaeuz cadi mbouj miz gaenq，luenzraez daengz luenzraez menh soem，gaebraez. Gyaeujva baenzriengz mwnzgyaeq、luenzsaeu roxnaeuz gyaeqluenz，daj dingjbyai gyaeujva doxroengz ajhai；va miz 4 seg，saek hoengzaeuj，yienghlimq，aiq raez 3 hauzmij；simva boux 4 diuz；saeuva dinj gvaq simva boux. Makndangj dukyo youq ndaw doengziemj gaeuq，baihroeg miz limqdaeuj. 7~10 nyied haiva dawzmak.

〖 Diegmaj Faenbouh 〗Maj youq giz byandoi diegnywj、henzndoeng cumhcaz caeuq henznaz daengj. Guengjsae dingzlai hwnj laeng Nanzningz、Gveigangj、Cauhbingz、Gvanyangz daengj dieg，guek raeuz gizyawz sengj gih caemh hwnj miz.

〖 Gij Guhyw Ywcuengh 〗

Giz guhyw　Rag.

Singqfeih　Haemz、saep，loq hanz.

Goeng'yungh　Diuz lohlungz、lohhuj，cing hujdoeg，dingz lwed，dingz siq. Yungh daeuj yw aelwed，ruglwed、okhaexlwed、nyouhlwed、binghloemlwed、oksiq、dungx in、daep nongfoeg、baezhangx、coemh log sieng、baeznong、lwgnyez fatbag.

Danyw　（1）Okhaexlwed：Dizhizndengx、gyazcij、ruklaeujhungz gak 10 gwz，baihdoh 15 gwz，cihmuj 6 gwz，cienq raemx gwn.

（2）Oksiq：Dizhizndengx、naeng sigloux、diginjcauj、rag makniemsaeq gak 20 gwz，gaeumei 10 gwz，cienq raemx gwn.

（3）baezhangx、dungx in：Dizhizndengx、hujcang、danhbiz、cicauz、muzyangh gak 10 gwz，yizsinghcauj 15 gwz，senhhocauj 20 gwz，roen raemx gwn caemhcaiq oep giz in.

（4）Coemh log sieng：Dizhizndengx 12 gwz，hujcang 10 gwz，youz lwgraz ceujcaq le doxgyaux nu mienz，aeu youz caeuq ywfaenj diuzyinz led giz in.

（5）Dungx in、ruglwed：Dizhizndengx、hujcang、giujlijyangh gak 10 gwz，bwzcij 12 gwz，vuengzlienzdoj 20 gwz，nyadaij、bwzgiz gak 15 gwz，cienq raemx gwn.

（6）Daep nongfoeg：Dizhizndengx、bwzdouzvaengh gak 15 gwz，cienq raemx gwn.

217

六画

地锦

【药 材 名】爬山虎。

【别　　名】红风藤、爬树龙、爬墙虎、单吊根、假葡萄藤。

【来　　源】葡萄科植物地锦 *Parthenocissus tricuspidata*（Sieb. et Zucc.）Planch.。

【形态特征】木质攀缘落叶藤本。卷须与叶对生，短而分枝，有吸盘。茎多分枝。单叶，3 浅裂或不裂；叶片倒卵圆形，长 4.5~17.0 cm，宽 4~16 cm，顶端裂片急尖，基部心形，边缘具粗锯齿；基出脉 5 条；叶柄长 4~12 cm。聚伞花序着生于短枝上；花序梗长 1.0~3.5 cm；花梗长 2~3 mm；花蕾倒卵形，长 2~3 mm；花 5 基数；花萼碟形；花瓣绿色；子房椭圆形。浆果球形，成熟时蓝紫色或蓝黑色，直径 1.0~1.5 cm。花期 5~8 月，果期 9~10 月。

【生境分布】生于沟边、村旁或山脚林中，攀附于石上或树上，现多为栽培。广西主要分布于乐业、天峨、南丹、罗城、平南、资源等地，吉林、辽宁、河北、河南、山东、安徽、江苏、浙江、福建、台湾等省区也有分布。

【壮医药用】

药用部位　全株。

性味　酸、涩，平。

功用　通龙路，清热毒，祛风毒，生肌。用于发旺（痹病），呗脓（痈肿），皮肤溃烂，呗嘻（乳痈），隆白呆（带下）。

附方　（1）呗脓（痈肿），皮肤溃烂：爬山虎、虎杖各 10 g，毛冬青、一支箭、红糖各 15 g，木耳 20 g，水煎代茶饮。

（2）发旺（痹病）：爬山虎、侧柏叶各 10 g，豨莶草、土牛七各 15 g，水煎服。

（3）隆白呆（带下）：爬山虎、三白草、白花蛇舌草各 15 g，石上柏 30 g，水煎服。

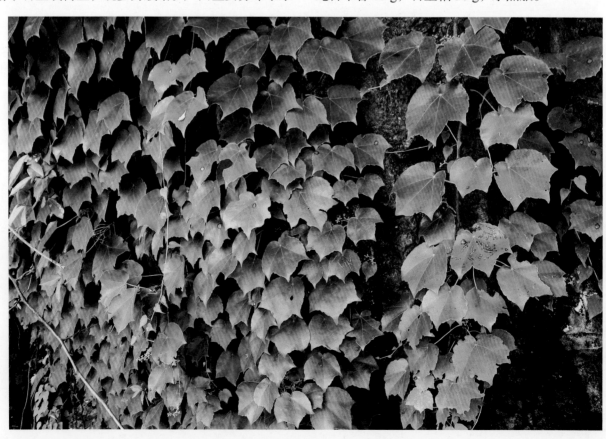

Gaeubenzciengz

【 Cohyw 】 Gaeubenzciengz.

【 Coh'wnq 】 Gaeuhungzfungh、 gobazsulungz、 gaeubinzciengz、 godanhdiugwnh、 gaeugyajbuzdauz.

【 Goekgaen 】 Dwg gaeubenzciengz doenghgo buzdauzgoh.

【 Yienghceij Daegdiemj 】 Dwg go gaeufaex raih mbaw loenq. Mumhgienj caeuq mbaw maj doxdoiq， dinj youh faen nye， miz buenzsup. Ganj faen nye lai. Mbaw dog roxnaeuz byai nye miz sam mbawlwg ； mbaw luenz lumj gyaeq dauqdingq， raez 4.5~17.0 lizmij， gvangq 4~16 lizmij， mbawlwg byai doq soem， gizgoek lumj simdaeuz， henzbien miz heujgawq co ； nyinzgoek miz 5 diuz ； gaenqmbaw raez 4~12 lizmij. Foengqva lumj comzliengj maj youq gwnz nyedinj ； ganj foengqva raez 1.0~3.5 lizmij ； gaenqva raez 2~3 hauzmij ； valup luenz lumj gyaeq dauqdingq， raez 2~3 hauzmij ； gijva gak bouhfaenh soqgoek dwg 5 ； byakva lumj deb ； limqva saekloeg ； fuengzlwg luenzbomj. Makraemx luenz lumj giuz， mwh cingzsug saek lamzaeuj roxnaeuz saek lamzndaem， cizging 1.0~1.5 lizmij. 5~8 nyied haiva， 9~10 nyied dawzmak.

【 Diegmaj Faenbouh 】 Maj youq henz mieng、 henz mbanj roxnaeuz ndaw ndoeng dinbya， raih youq gwnz rin roxnaeuz gwnz faex， seizneix dingzlai dwg ndaem. Guengjsae cujyau youq Lozyez、 Denhngoz、 Nanzdanh、 Lozcwngz、 Bingznanz、 Swhyenz daengj dieg neix miz， guek raeuz Gizlinz、 Liuzningz、 Hozbwz、 Hoznanz、 Sanhdungh、 Anhveih、 Gyanghsuh、 Cezgyangh、 Fuzgen、 Daizvanh daengj sengj gih caemh miz.

【 Gij Guhyw Ywcuengh 】

Giz guhyw　Daengx go.

Singqfeih　Soemj、 saep， bingz.

Goeng'yungh　Doeng lohlungz， siu doegndat， cawz doegfung， maj noh. Aeu daeuj yw fatvangh， baeznong， naengnaeuh， baezcij， roengzbegdaiq.

Danyw 　（1） Baeznong， naengnaeuh：Gaeubenzciengz、 godiengangh gak 10 gwz， ywhozdoeg、 goyizcihgen、 dangznding gak 15 gwz， raetfaex 20 gwz， cienq raemx dang caz ndoet.

（2） Fatvangh：Gaeubenzciengz、 mbawcoengzbek gak 10 gwz， gohihcenh、 godauqrod gak 15 gwz， cienq raemx gwn.

（3） Roengzbegdaiq：Gaeubenzciengz、 rumsambeg、 golinxngwz vahau gak 15 gwz， fouxndoengz 30 gwz， cienq raemx gwn.

219

六画

地菍

【药 材 名】地稔。

【别　　名】铺地锦、地枇杷、铺地稔。

【来　　源】野牡丹科地菍 *Melastoma dodecandrum* Lour.。

【形态特征】亚灌木状草本，高可达 30 cm。茎匍匐而生，上部被糙伏毛，逐节生根。单叶对生，叶片坚纸质，卵形或椭圆形，长 1~4 cm，宽 0.8~3 cm，顶端急尖，全缘或具密浅细锯齿，3 基出脉，叶面近边缘处及下面叶脉疏生粗毛；叶柄不及 5 mm，被粗毛。聚伞花序顶生，具花 1~3 朵，基部具叶状总苞 2 枚；花梗长 2~10 mm，被糙伏毛；花萼管被糙伏毛；花冠紫红色，直径约 1.5 cm，花瓣 5 枚，菱状倒卵形，顶端有 1 束刺毛，被疏缘毛；雄蕊 10 枚，5 枚较大，花药黄色，花丝弯曲如镰刀状。浆果球状，平截，成熟时紫色，肉质，直径约 7 mm；被粗毛。花期 5~7 月，果期 7~9 月。

【生境分布】生于山坡、沟边灌木丛和草丛中。广西各地均有分布，贵州、湖南、广东、浙江、江西、福建等省也有分布。

【壮医药用】

药用部位　根、果实、全草。

性味　甜、涩，平。

功用　调龙路、火路，调谷道，补血止血，祛湿毒。根、全草用于屙意咪（痢疾），屙泻（泄泻），肉扭（淋证），发旺（痹病），兵淋勒（崩漏），喯疳（疳积），额哈（毒蛇咬伤），痂（癣），呗叮（疔）；果实用于贫血，月经过多，兵淋勒（崩漏），胎动不安。

附方　（1）发旺（痹病）：①地稔根 20 g，威灵仙、狗脊、木瓜各 15 g，骨碎补、牛膝、姜黄各 10 g，水煎服。②地稔全草、黑老虎各 20 g，千斤拔 25 g，水煎服。

（2）屙意咪（痢疾）：地稔全草、败酱草、马齿苋各 15 g，水煎服。

（3）兵淋勒（崩漏）：地稔果、当归各 30 g，黄芪 10 g，水煎服。

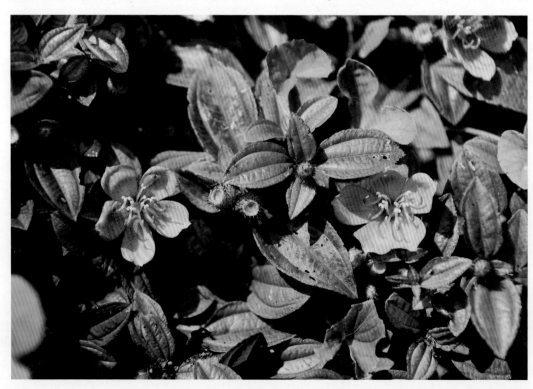

Napdeih

【Cohyw】 Napdeih.

【Coh'wnq】 Buhdiginj、diegbizbaz、budiegnim.

【Goekgaen】 Dwg napdeih doenghgo yejmujdanhgoh.

【Yienghceij Daegdiemj】 Dwg go'nywj yiengh lumj ya'gvanmuz，sang ndaej daengz 30 lizmij. Gij ganj laemxraih maj，baihgwnz ganj miz bwn co，cug hoh did rag. Mbaw dandog doiq did，gij mbaw lumj ceij geng，yiengh lumj gyaeq roxnaeuz luenz raez，raez 1~4 lizmij，gvangq 0.8~3 lizmij，giz byai soemset，daengx diuz bien roxnaeuz miz heujgawq saeq maed feuh，3 giz ok nyinz，gwnz mbaw giz gaenh henz bien caeuq baihlaj nyinz mbaw miz bwn caxcang；gaenqmbaw mbouj daengz 5 hauzmij，miz bwn co goemq. Gwnzdingj hai miz vahsi comzliengj，haiva 1~3 duj，giz goek miz bauva lumj mbaw 2 diuz；gaenqva raez 2~10 hauzmij，miz bwn co goemq；dakva miz bwn co；gyaeujva saek hoengzaeuj，cizging daihgaiq 1.5 lizmij，dipva 5 diuz，yiengh lumj lingzhingz gyaeq daujdingj，giz dingj miz cup bwn oen ndeu，miz bwn henz caxcang；vaboux 10 diuz，5 diuz haemq hung，yw va saek henj，vasei vangut lumj fagliemz. Aenmak yiengh lumj giuz，bingzbwd，baenzsug seiz saek aeuj，miz noh，cizging daihgaiq 7 hauzmij；miz bwn co goemq. 5~7 nyied haiva，7~9 nyied dawzmak.

【Diegmaj Faenbouh】 Hwnj youq ndaw nywj caeuq faex gvanmuz henz mieng、gwnz ndoi. Guengjsae gak dieg cungj miz faenbouh，guek raeuz Gveicou、Huznanz、Guengjdoeng、Cezgyangh、Gyanghsih、Fuzgen daengj sengj hix miz faenbouh.

【Gij Guhyw Ywcuengh】

Giz guhyw　Rag、mak、daengx go.

Singqfeih　Van、saep、bingz.

Goeng'yungh　Diuz lohlungz、lohhuj，diuz diuzhaeux，bouj lwed dingz lwed，cawz doegcumx. Rag、daengx go yungh youq okhaexmug，oksiq，nyouhniuj，fatvangh，binghloemqlwed，baenzgam，ngwz haeb，gyak、baezding；mak yungh youq lwedhaw，dawzsaeg daiq lai，binghloemqlwed，lwgrangj doengh mbouj onj.

Danyw　（1）Fatvangh：① Rag napdeih 20 gwz，raglingzsien、gobwngut、moeggva gak 15 gwz，gofwngzmaxlaeuz、govaetdauq、gienghenj gak 10 gwz，cienq raemx gwn. ② Daengx go napdeih、gaeucuenqhung gak 20 gwz，gosaepndengx 25 gwz，cienq raemx gwn.

（2）Okhaexmug：Napdeih daengx go、go'haeunaeuh、byaekiemjsae gak 15 gwz，cienq raemx gwn.

（3）Binghloemqlwed：Mak napdeih、danghgveih gak 30 gwz，vangzgiz 10 gwz，cienq raemx gwn.

六画

地耳草

【药 材 名】田基黄。

【别 名】小田基黄。

【来 源】金丝桃科植物地耳草 *Hypericum japonicum* Thunb.。

【形态特征】一年生小草本，高可达 40 cm。全株无毛。根须状。茎丛生，直立或斜上，具 4 棱，基部节处生细根。单叶对生，叶片卵形或广卵形，长 3~15 mm，宽 1.5~8.0 mm，先端钝，基部抱茎，上面具微细透明油点；无叶柄。聚伞花序顶生，花小，直径约 6 mm；花梗长 5~10 mm；萼片 5 枚，披针形或椭圆形；花瓣 5 枚，白色或黄色，卵状长椭圆形，长 2~5 mm；雄蕊 5~30 枚，基部连合成 3 束；子房 1 室，花柱 3 枚。蒴果椭圆形，长约 5 mm，棕黄色，成熟时 3 裂，具宿萼；种子多数。花期 5~6 月，果期 9~10 月。

【生境分布】生于向阳的田基、耕地和荒地上。广西各地均有分布，辽宁、山东及长江以南各省区均有分布。

【壮医药用】

药用部位 全草。

性味 甜、辣，平。

功用 通龙路，调谷道，除湿毒，消肿痛。用于黄标（黄疸），兵西弓（阑尾炎），屙泻（泄泻），唉疳（疳积），林得叮相（跌打损伤），额哈（毒蛇咬伤），火眼（急性结膜炎），呗脓（痈肿），呗叮（疔）。

附方 （1）黄标（黄疸）：田基黄、鸡骨草各 20 g，茵陈、薏苡仁各 30 g，溪黄草 15 g，水煎服。

（2）唉疳（疳积）：田基黄、山楂、鸡内金、土人参各 5 g，竹叶 3 g，饿蚂蝗 8 g，水煎服。

（3）额哈（毒蛇咬伤）：鲜田基黄 30~60 g，捣烂取汁，以冷开水送服；另取鲜田基黄适量，捣烂外敷伤口周围（留伤口）。

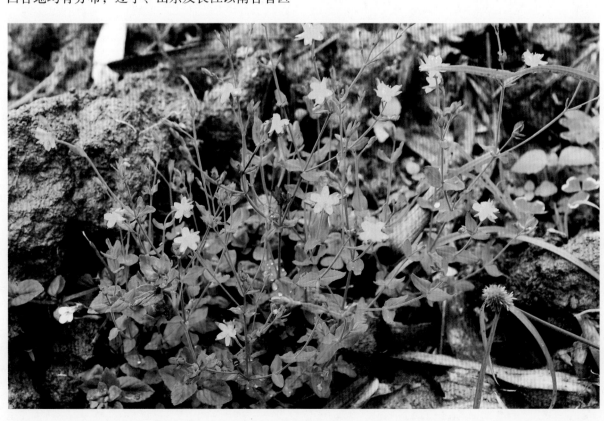

Nyavetrwz

【 Cohyw 】 Nyavetrwz.

【 Coh'wnq 】 Nyavetrwz iq.

【 Goekgaen 】 Dwg gonyavetrwz doenghgo ginhswhdauzgoh.

【 Yienghceij Daegdiemj 】 Dwg go'nywj iq daengx bi hwnj，sang ndaej daengz 40 lizmij. Daengx go mbouj miz bwn. Rag lumj mumh. Gij ganj baenz cumh did，daengj hwnj roxnaeuz nyeng hwnj，miz seiq limq，hoh giz goek miz rag saeq. Mbaw dog doiq did，dip mbaw yiengh luenzgyaeq roxnaeuz luenz gyaeq gvangq，raez 3~15 hauzmij，gvangq 1.5~8.0 hauzmij，giz byai bumx，giz goek got ganj，baihgwnz miz diemj youz sawrongh saeq；mbouj miz gaenqmbaw. Gwnz dingj hai miz vahsi comzliengj，va iq，cizging daihgaiq 6 hauzmij；gaenqva raez 5~10 hauzmij；dakva 5 dip，yiengh longzcim roxnaeuz luenz gyaeq；dipva 5 dip，saekhau roxnaeuz saekhenj，yiengh luenzraez lumj gyaeq，raez 2~5 hauzmij；vaboux 5~30 duj，giz goek lienz baenz 3 cup；ranzceh aen ndeu，congh ranz ndeu，simva 3 dip. Aenmak yiengh luenz raez，raez daihgaiq 5 hauzmij，saek henjndaem，baenzsug seiz miz 3 dip dek，cungj dwg dakva mbouj loenq；dingzlai miz ceh. 5~6 nyied haiva，9~10 nyied dawzmak.

【 Diegmaj Faenbouh 】 Hwnj youq haenznaz yiengq daengngoenz、gwnz diegreih caeuq diegfwz. Guengjsae gak dieg cungj miz faenbouh，guek raeuz Liuzningz、Sanhdungh caeuq Dahcangzgyangh baihnamz gak sengj gih cungj hix miz faenbouh.

【 Gij Guhyw Ywcuengh 】

Giz guhyw　Daengx go.

Singqfeih　Van、manh，bingz.

Goeng'yungh　Doeng lohlungz，diuz diuzhaeux，cawz cumxdoeg，siu foegin. Yungh youq vuengzbiu，binghsaejgungx，oksiq，baenzgam，laemx doek deng sieng，ngwz haeb，dahuj，baeznong，baezding.

Danyw （1） Vuengzbiu：Nyavetrwz、gomijrek gak 20 gwz，goyinhcinz、cehyiyij gak 30 gwz，nywjhihvangz 15 gwz，cienq raemx gwn.

（2） Baenzgam：Nyavetrwz、sanhcah、dawgaeq、gocaenghnaengh gak 5 gwz，mbaw faexcuk 3 gwz，govaiziq 8 gwz，cienq raemx gwn.

（3） Ngwz haeb：Nyavetrwz sien 30~60 gwz，dub yungz aeu raemx，aeu raemxgoenj caep soengq gwn；lingh aeu nyavetrwz sien habliengh，dub yungz oem bak sieng seiqhop（louz bak sieng）.

地枫皮

【药　材　名】地枫皮。

【别　　　名】枫榔、矮顶香、野八角、山八角、高山香。

【来　　　源】八角科植物地枫皮 Illicium difeng-pi K. I. B. et K. I. M. ex B. N. Chang。

【形态特征】常绿灌木，高可达 3 cm，全株均具八角香气。树皮灰褐色，有纵皱纹，质松脆易折断，断面颗粒性。叶常 3~5 片集生于枝顶；叶柄长 1.3~2.5 cm；叶片革质或厚革质，有光泽，倒披针形、长椭圆形和卵状椭圆形，长 10~14 cm，宽 3~6 cm，先端短渐尖。花红色或黄色，腋生或近顶生；花梗长 0.6~1.5 cm；花被片 15~17 枚，偶达 20 枚，肉质；雄蕊常 21~23 枚；心皮常 13 枚，离生，轮状排列。蓇葖果 9~11 枚，先端有弯曲的尖头，长 3~5 mm，果梗长 1~4 cm。花期 4~6 月，果期 7~9 月。

【生境分布】生于石灰岩山地的山顶或石山疏林下。广西主要分布于龙州、马山、都安、巴马、田东、那坡、德保等地。

【壮医药用】

药用部位　树皮。

性味　微辣、涩，热；有小毒。

功用　通龙路、火路，祛风毒，除湿毒，消肿痛。用于发旺（痹病），林得叮相（跌打损伤），核尹（腰痛），额哈（毒蛇咬伤）。

附方　（1）发旺（痹病）：地枫皮、枫树皮、刺五加根各 30 g，八角枫根皮 12 g，九节风 20 g，水煎服。另将药渣敷患处。

（2）林得叮相（跌打损伤）：地枫皮 9 g，大风艾 15 g，水煎服。

（3）核尹（腰痛）：地枫皮 50 g，杜仲藤 20 g，野牛膝 15 g，水煎服。

（4）额哈（毒蛇咬伤）：鲜地枫皮、鲜一枝黄花各适量，捣烂外敷患处（留伤口）。

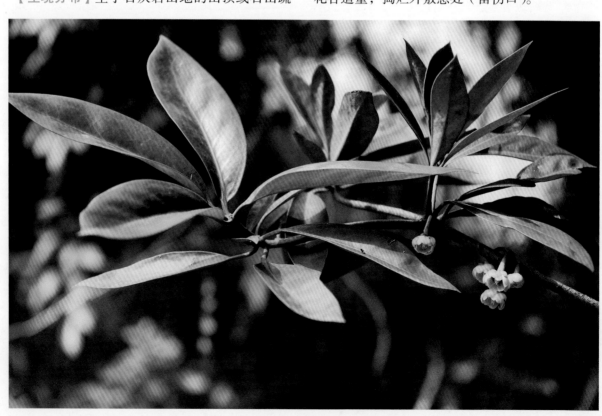

Makgakbya

〖Cohyw〗Makgakbya.

〖Coh'wnq〗Funghlangz、ngaijdingjyangh、batgak cwx、batgakbya、gauhsanhyangh.

〖Goekgaen〗Makgakbya dwg doenghgo batgakgoh.

〖Yienghceij Daegdiemj〗Faecaz sikseiq heu，ndaej sang daengz 3 lizmij，baenzgo cungj rang batgak. Naengfaex henjmong，naengfaex nyaeuq daengj，soengbyot yungzheih raek，mienh duenh de baenznaed baenz naed，gij mbaw de ciengzseiz 3~5 mbaw you byainye comz did；ganj mbaw raez 1.3~2.5 lizmij；mbaw gyajnaeng roxnaeuz gyajnaeng na，ronghndei，byai ciemh soem dauqdingq、luenzbomj raez caeuq luenzbomj lumj gyaeq，raez 10~14 lizmij，gvangq 3~6 lizmij，byai dinj ciemh soem. Va saek hoengz roxnaeuz henj，majeiq roxnaeuz majbyai；ganjva raez 0.6~1.5 lizmij；iemjva mauhva 15~17 diuz，mbangjbaez daengz 20 naed，singqcaet noh；sim vaboux ciengz dwg 21~23 diuz；naeng sim ciengzseiz dwg 13 diuz，gek maj，baenz gvaengx dox baiz. Gij mak 9~11 diuz，gyaeuj byai soem miz di vutvan，raez 3~5 hauzmij，ganj mak raez 1~4 lizmij. 4~6 nyied haiva，7~9 nyied dawzmak.

〖Diegmaj Faenbouh〗Hwnj youq gwnzdingj bya doengh cungj diegbya rinhoi haenx roxnaeuz youq laj faex mbang diegbya. Guengjsae dingzlai youq laeng Lungzcouh、Majsanh、Duh'anh、Bahmaj、Denzdungh、Nazboh、Dwzbauj daengj dieg neix hwnj miz.

〖Gij Guhyw Ywcuengh〗

Giz guhyw　Naengfaex.

Singqfeih　Loq manh、saep，huj；miz di doeg.

Goeng'yungh　Doenglohlungz、lohhuj，cawz fungdoeg，cawz doegcumx，siu foegin. Yungh youq fatvangh，laemx doek deng sieng，hwetin，ngwz haeb.

Danyw （1）Fatvangh：Makgakbya、naeng goraeu、rag swvujgyah gak 30 gwz，giujcezfungh 20 gwz，naeng raggogingz 12 gwz，cienq raemx gwn. Lingh aeu gij nyaq yw daeuj oep mwnq in.

（2）Laemx doek deng sieng：Makgakbya 9 gwz，godaizfung 15 gwz，cienq raemx gwn.

（3）Hwetin：Makgakbya 50 gwz，gaeunyinzhaeux 20 gwz，yejniuzsiz 15 gwz，cienq raemx gwn.

（4）Ngwz haeb：Makgakbya ndip、yizcihvangzvah ndip gak aenqliengh，dub yungz oep mwnq henz sieng （louz bak sieng）.

225

六画

地胆草

【药 材 名】地胆草。

【别　　名】红花地胆草、草鞋根、蒲公英、地胆头。

【来　　源】菊科植物地胆草 *Elephantopus scaber* L.。

【形态特征】多年生宿根草本，高可达 60 cm。全株被长梗毛。根状茎短，具多数须状根。茎多少二歧分枝。基生叶花期生存，莲座状，匙形或倒披针状匙形，长 5~18 cm，宽 2~4 cm，边缘具圆齿状锯齿；茎生叶少而细。头状花序生于枝顶，常被 3 枚叶状苞片所包围；苞片绿色，宽卵形或长圆状卵形，具明显凸起的脉，被长糙毛和腺点；总苞长

8~10 mm，宽约 2 mm；花 4 朵，淡紫色或粉红色，花冠长 7~9 mm，筒部长 4~5 mm。瘦果长圆状线形，长约 4 mm，具棱，被短柔毛，具 5 条或 6 条硬刚毛。花期 7~11 月。

【生境分布】常生于空旷山坡、路旁或山谷林缘。广西各地均有分布，浙江、江西、福建、台湾、湖南、广东、贵州、云南等省区也有分布。

【壮医药用】

药用部位　全草。

性味　苦，凉。

功用　清热毒，解蛇毒，利谷道、水道。用于贫痧（感冒），货烟妈（咽痛），埃病（咳嗽），屙意咪（痢疾），屙泻（泄泻），黄标（黄疸），笨浮（水肿），约经乱（月经不调），隆白呆（带下），呗嘻（乳痈），乳腺增生，幽堆（前列腺炎），肉扭（淋证），尿路结石，小儿阴茎水肿，额哈（毒蛇咬伤），蜈蚣咬伤，呗脓（痈肿），结膜炎。

附方　（1）贫痧（感冒），货烟妈（咽痛）：地胆草 30 g，水煎服。

（2）乳腺增生：地胆草、夏枯草各 20 g，金银花 30 g，水煎服。

（3）屙泻（泄泻）：地胆草、凤尾草各 20 g，人字草 30 g，水煎服。

（4）尿路结石：地胆草 15 g，金钱草、粪箕笃各 30 g，水煎服。

（5）幽堆（前列腺炎）：地胆草 30 g，苍术、黄柏各 15 g，香附、茯苓各 10 g，水煎服。

（6）黄标（黄疸）：地胆草 10 g，田基黄、车前草、水石榴各 15 g，水煎服。

（7）肉扭（淋证）：地胆草 10 g，木贼、海金沙各 15 g，车前草 20 g，水煎服。

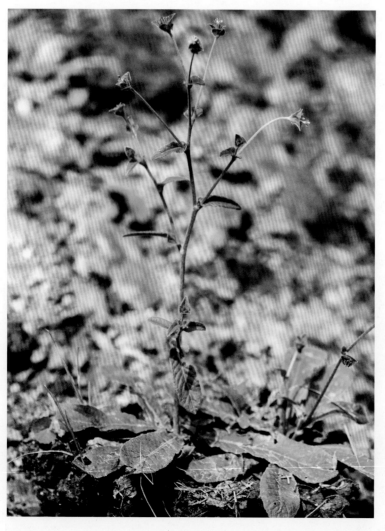

Nyanetdeih

【Cohyw】Nyanetdeih.

【Coh'wnq】Gosiengz nyanetdeih、gobudeih、golinxgaeq、Nyanetdeih.

【Goekgaen】Dwg gonyanetdeih doenghgo gizgoh.

【Yienghceij Daegdiemj】Dwg go'nywj lw rag maj lai bi，ndaej sang daengz 60 lizmij. Daengx go miz bwn ganj raez. Gij ganj lumj rag de dinj，miz dingzlai rag lumj mumh. Ganj lainoix faen baenz song nye. Mbaw maj lajgoek geiz haiva seiz maj，yiengh lumj dakvambu，yiengh lumj beuzgeng roxnaeuz yiengh longzcim dauqdingq lumj beuzgeng，raez 5~18 lizmij，gvangq 2~4 lizmij，bienmbaw miz heujgawq lumj heujluenz；gij mbaw maj gwnz ganj noix caiq saeq. Vahsi lumj aen'gyaeuj maj gwnzdingj nye，ciengz deng 3 mbaw limqva lumj mbaw nei humx dawz；limqva saekheu，lumj gyaeq gvangq roxnaeuz yiengh luenzraez lumj aen'gyaeq，miz gij meg doed hwnj cingcuj，miz bwnco raez caeuq diemjdu；dujlup raez 8~10 hauzmij，gvangq daihgaiq 2 hauzmij；miz 4 duj va，saekaeuj mong roxnaeuz saek hoengzmaeq，mauhva raez 7~9 hauzmij，doengzva raez 4~5 hauzmij. Makhaep yiengh luenzraez yienghsienq，raez daihgaiq 4 hauzmij，miz limq，miz bwn'unq dinj，miz 5 diuz roxnaeuz 6 diuz bwn geng. 7~11 nyied haiva.

【Diegmaj Faenbouh】Maj youq dieg hoengq gwnz bo、henz roen roxnaeuz henz ndoeng ndaw lueg. Guengjsae gak dieg cungj miz faenbouh，guek raeuz Cezgyangh、Gyanghsih、Fuzgen、Daizvanh、Huznanz、Guengjdoeng、Gveicouh、Yinznanz daengj sengj gih hix miz faenbouh.

【Gij Guhyw Ywcuengh】

Giz guhyw　Daengx go.

Singqfeih　Haemz，liengz.

Goeng'yungh　Cing doeghuj，gaij gij doegngwz，leih roenhaeux、roenraemx. Yungh daeuj yw baenzsa，conghhoz in，baenzae，okhaexmug，oksiq，vuengzbiu，baenzfouz，dawzsaeg luenh，roengzbegdaiq，baezcij，yujsen demmaj，nyouhdeih，nyouhniuj，lohnyouh gietrin，lwgnyez ceuq foeg，ngwz haeb，sipndangj haeb sieng，baeznong，dahoengz.

Danyw　（1）Baenzsa，conghhoz in：Nyanetdeih 30 gwz，cienq raemx gwn.

（2）Yujsen demmaj：Nyanetdeih、nyayazgyae gak 20 gwz，vagimngaenz 30 gwz，cienq raemx gwn.

（3）Oksiq：Nyanetdeih、byaekmaxdaez gak 20 gwz，gosaheu 30 gwz，cienq raemx gwn.

（4）Lohnyouh gietrin：Nyanetdeih 15 gwz，duhnamhfangz、gaeuvad gak 30 gwz，cienq raemx gwn.

（5）Nyouhdeih：Nyanetdeih 30 gwz，gocangsaed、faexvuengzlienz gak 15 gwz，rumcid、faeglingz gak 10 gwz，cienq raemx gwn.

（6）Vuengzbiu：Nyanetdeih 10 gwz，go'iemgaeq、gomaxdaez、maklukluk gak 15 gwz，cienq raemx gwn.

（7）Nyouhniuj：Nyanetdeih 10 gwz，godaebdoengz、rumseidiet gak 15 gwz，gomaxdaez 20 gwz，cienq raemx gwn.

227

六画

地桃花

【药 材 名】地桃花。

【别　　名】肖梵天花、痴头婆。

【来　　源】锦葵科植物地桃花 *Urena lobata* L.。

【形态特征】多年生亚灌木状草本，高可达 1 m，全株被粗糙毛。茎直立，多分枝。单叶互生，茎下部的叶近圆形，长 4~5 cm，宽 5~6 cm，先端浅 3 裂，基部圆形或近心形，边缘具锯齿；中部的叶卵形，长 5~7 cm，宽 3.0~6.5 cm；上部的叶长圆形至披针形，长 4~7 cm，宽 1.5~3.0 cm；叶上面被柔毛，下面被星状茸毛；叶柄长 1~4 cm，被星状毛。花腋生、单生或稍丛生，淡红色，直径 15 mm；花梗长 3 mm；小苞片 5 枚，长约 6 mm，基部合生；花萼杯状，裂片 5 枚，与小苞片近等长；花瓣 5 枚，倒卵形，长约 15 mm；雄蕊柱长约 15 mm，无毛；花柱 10 枚。蒴果扁球形，直径约 1 cm，分果瓣 10 个，被星状短柔毛和锚状刺。花期 6~10 月。

【生境分布】喜生于干热的空旷地、草坡和疏林下。广西各地均有分布，长江以南各省区均有分布。

【壮医药用】

药用部位　根、叶或全草。

性味　淡、涩，平。

功用　通气道、谷道、水道，清热毒，祛风毒，除湿毒。用于贫痧（感冒），发得（发热），货烟妈（咽痛），埃病（咳嗽），肉扭（淋证），兵白带（带下病），屙泻（泄泻），屙意咪（痢疾），发旺（痹病），笨浮（水肿）；外用于呗脓（痈肿）。

附方　（1）笨浮（水肿）：地桃花根、何首乌各 18 g，商陆 9 g，瘦猪肉 50 g，水煎 1 小时，食肉喝汤。

（2）发旺（痹病）：地桃花、威灵仙各 10 g，爆牙郎、杉树寄生各 15 g，倒扣草 12 g，煲猪骨头，食肉喝汤。

（3）贫痧（感冒），发得（发热）：地桃花、一点红、称量木各 15 g，黄荆柴 10 g，金银花、连翘各 12 g，水煎服。

（4）肉扭（淋证），兵白带（带下病）：地桃花、白背桐、车前草、鸡仔树各 15 g，三白草、白扁豆各 10 g，水煎服。

（5）呗脓（痈肿）：鲜地桃花叶适量，捣烂外敷患处。

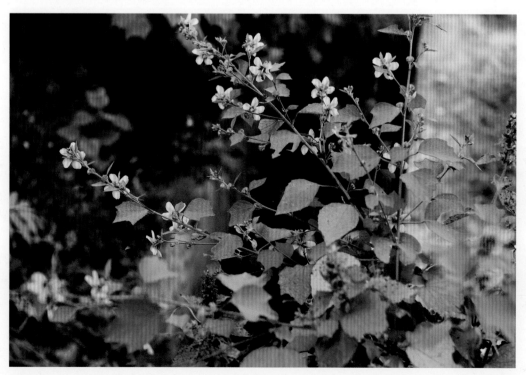

Vadauznamh

【Cohyw】 Vadauznamh.

【Coh'wnq】 Baetmaenzsaeq iq、cihdouzboz.

【Goekgaen】 Dwg govadauznamh doenghgo ginjgveizgoh.

【Yienghceij Daegdiemj】 Dwg go'nywj lumj faexyagvanmuz lai bi hwnj，sang ndaej daengz mij ndeu，daengx go miz bwn cocad. Ganj daengjsoh，faen nye lai. Dan mbaw camca did，gij mbaw ganj laj loq luenz，raez 4~5 lizmij，gvangq 5~6 lizmij，giz byai miz 3 dip dek feuh，giz goek yiengh luenz roxnaeuz loq lumj aensim，henz bien miz yazgawq；gij mbaw cungqgyang yiengh lumj gyaeq，raez 5~7 lizmij，gvangq 3.0~6.5 lizmij；gij mbaw baihgwnz yiengh luenz raez daengz yiengh longzcim，raez 4~7 lizmij，gvangq 1.5~3.0 lizmij；gwnz mbaw miz bwnyungz，laj mbaw miz bwnyungz baenz diemj；gaenqmbaw raez 1~4 lizmij，miz bwn baenz diemj. Va hai youq geh nye mbaw、dan hai roxnaeuz loq baenz cumh hai，saek hoengz oiq，cizging 15 hauzmij；gaenqva raez 3 hauzmij；dipbau iq 5 diuz，raez daihgaiq 6 hauzmij，giz goek hab did；dakva yiengh lumj aenboi，dipdek 5 diuz，raez caeuq dip bauva ca mbouj geijlai；dipva 5 diuz，yiengh lumj gyaeq daujdingj，raez daihgaiq 15 hauzmij；vaboux dipsim raez daihgaiq 15 hauzmij，mbouj miz bwn；simva 10 diuz. Aenmak yiengh lumj giuz bej，cizging daihgaiq lizmij ndeu，faen mak 10 aen，miz bwnyungz dinj baenz diemj caeuq oenngaeu lumj mauz. 6~10 nyied dawzmak.

【Diegmaj Faenbouh】 Haengj hwnj youq giz dieg gvangqlangh hawq ndat、ndoi nyaengq caeuq laj faex caxcang. Guengjsae gak dieg cungj miz faenbouh，guek raeuz Dahcangzgyangh baihnamz gak sengj gih cungj hix miz faenbouh.

【Gij Guhyw Ywcuengh】

Giz guhyw　Rag、mbaw roxnaeuz daengx go.

Singqfeih　Damh、saep、bingz.

Goeng'yungh　Doeng roenheiq、roenhaeux、roenraemx，siu ndatdoeg，cawz rumzdoeg，cawz cumxdoeg. Yungh youq baenzsa，fatndat，conghhoz in，baenzae，nyouhniuj，binghbegdaiq，oksiq，okhaexmug，fatvangh，baenzfouz；rog yungh youq baeznong.

Danyw　（1）Baenzfouz：Rag vadauznamh、maenzgya gak 18 gwz，lwgbaegbya 9 gwz，nohcing mou 50 gwz，cienq raemx diemj cung ndeu，gwn noh gwn dang.

（2）Fatvangh：Vadauznamh、raglingzsien gak 10 gwz，gonap、gosiengz samoeg gak 15 gwz，godauqrod 12 gwz，caeuq ndok mou aeuq，gwn noh gwn dang.

（3）Baenzsa，fatndat：Vadauznamh、goiethoh、faexcaenghrau gak 15 gwz，govangzginghcaiz 10 gwz，vagimngaenz、golenzgyauz 12 gwz，cienq raemx gwn.

（4）Nyouhniuj，binghbegdaiq：Vadauznamh、godongz laenghau、nywjdaezmax、faexgaeqlwg gak 15 gwz，nyasambeg、duhbejhau 10 gwz，cienq raemx gwn.

（5）Baeznong：Mbaw vadauznamh sien habliengh，dub yungz rog oem giz in.

六画

地花细辛

【药 材 名】大块瓦。

【别　　名】一块瓦、圆叶细辛、花叶细辛、土细辛、摘耳根。

【来　　源】马兜铃科植物地花细辛 *Asarum geophilum* Hemsl.。

【形态特征】多年生草本。全株散生柔毛。根状茎横走；不定根细长。叶互生，圆心形、卵状心形，直径6~11 cm，先端钝或急尖，基部心形，叶上面散生短毛或无毛，叶下面初被柔毛，后渐脱落；叶柄长3~15 cm，密被柔毛。花单生于叶腋，紫色，常下垂，有毛，花柄长约1.2 cm；花被筒圆球状，花被裂片卵圆形，两面有毛；雄蕊6枚，花丝比花药稍短；子房下位，花柱合生，短于雄蕊，柱头向外下延成线形。果卵状，棕黄色，具宿存花被。花期4~6月。

【生境分布】生于密林下或山谷湿地。广西主要分布于都安、罗城、忻城、河池、南丹、凤山、东兰、凌云、百色、大新、那坡、宁明、崇左、龙州等地，广东、贵州等省也有分布。

【壮医药用】

药用部位　根。

性味　辣，温。

功用　散风寒，调气道，止咳嗽，解蛇毒。用于小儿气管炎，风寒贫痧（感冒），鼻塞流涕，埃病（咳嗽），墨病（气喘），中风，发旺（痹病），额哈（毒蛇咬伤）。

附方　（1）小儿气管炎：大块瓦2 g，水煎服。

（2）风寒贫痧（感冒），鼻塞流涕：大块瓦3 g，桂枝、防风各6 g，水煎服。

（3）发旺（痹病）：大块瓦、石菖蒲各10 g，樟叶木防己30 g，水煎洗患处。

（4）中风：大块瓦、苦石莲各15 g，水煎服。

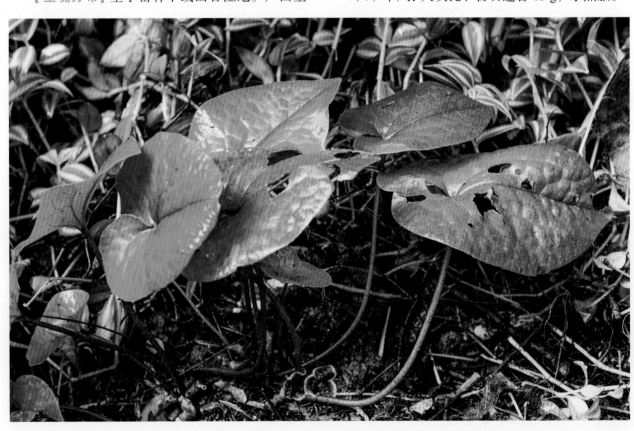

Gogepngvaq

【Cohyw】 Gogepngvaq.

【Coh'wnq】 Gipvaxndeu、siqsinh mbaw luenz、siqsinh mbawqva、siqsinhdoj、caihrwjgaenh.

【Goekgaen】 Dwg Gogepngvaq doenghgo majdouhlingzgoh.

【Yienghceij Daegdiemj】 Gorum maj geij bi. Baenz go miz bwn'unq mbang. Ganjrag majvang ; ragsei saeqraez. Mbaw maj doxca, lumj mbi luenz、lumj mbi luenzgyaeq, hung 6~11 lizmij, byai bumx roxnaeuz gaenjsoem, goek lumj mbi, baihgwnz mbaw miz bwn dinj mbang roxnaeuz mij bwn, baihlaj mbaw hainduj miz bwn'unq, doeklaeng menhmenh doekloenq ; gaenqmbaw raez 3~15 lizmij, miz bwn'unq lailai. Va gag maj laj eiqmbaw, aeuj, dingzlai duiq, miz bwn, gaenqva raez yaek 1.2 lizmij ; doengzva luenzgiuz, mbaw legva luenz gyaeq, song mbiengj miz bwn ; simva boux 6 diuz, seiva lai dinj gvaq mbava ; rugva majlaj, saeuva habseng, dinj gvaq simva boux, gyaeujsaeu coh rog iet laj lumj mae. Mak lumj gyaeq, henjgeqlaep, miz mbawva supyouq. 4~6 nyied haiva.

【Diegmaj Faenbouh】 Hwnj laj faex ndaet roxnaeuz ndaw lueg dieg cumx. Guengjsae dingzlai hwnj laeng Duh'anh、Lozcwngz、Yinhcwngz、Hozciz、Nanzdanh、Fungsanh、Dunghlanz、Lingzyinz、Bwzswz、Dasinh、Nazboh、Ningzmingz、Cungzcoj、Lungzcouh daengj dieg neix, guek raeuz Guengjdoeng、Gveicouh daengj sengj neix caemh hwnj miz.

【Gij Guhyw Ywcuengh】

Giz guhyw   Rag.

Singqfeih   Manh, raeuj.

Goeng'yungh   Diuz roenheiq, dingz baenzae, gaij doegngwz. Aeu daeuj yw lwgngez gigvanjyenz, fatsa, ndaeng caet mug rih, baenzae, ngaebheiq, cungqfungh, fatvangh, ngwz haeb.

Danyw （1）Lwgngez gigvanjyenz : Gogepngvaq 2 gwz, cienq raemx gwn.

（2）Fatsa, ndaeng caet mug rih : Gogepngvaq 3 gwz, gveicih、fangzfungh gak 6 gwz, cienq raemx gwn.

（3）Fatvangh : Gogepngvaq、sizcanghbuz gak 10 gwz, maeqgaujvaiz 30 gwz, cienq raemx swiq mwnq bingh.

（4）Cungqfungh : Gogepngvaq、sizlenzhaemz gak 15 gwz, cienq raemx gwn.

231

六画

耳叶马兜铃

【药　材　名】黑面防己。

【别　　　名】土青木香、青木香、鬼灯笼。

【来　　　源】马兜铃科植物耳叶马兜铃 *Aristolochia tagala* Champ.。

【形态特征】多年生草质藤本。根圆柱形。叶纸质，卵形或长圆状卵形，长 5~15 cm，宽 4~14 cm，先端短渐尖，基部深心形，两侧耳状向内弯；叶柄长 2.5~4.0 cm。总状花序腋生，长 4~8 cm，有花 2~3 朵；花被长 4~6 cm，基部收狭呈柄状，向上急遽收狭成一长管，具脉纹，管口扩大呈漏斗状，一侧极短，另一侧延伸成舌片；舌片初绿色，后暗紫色，具纵脉纹；合蕊柱顶端 6 裂。蒴果倒卵状球形至长圆状倒卵形，长 3.5~5.0 cm，直径 2.0~3.5 cm，具平行纵棱，成熟时褐色，6 瓣开裂；种子近心形或钝三角形。花期 5~8 月，果期 10~12 月。

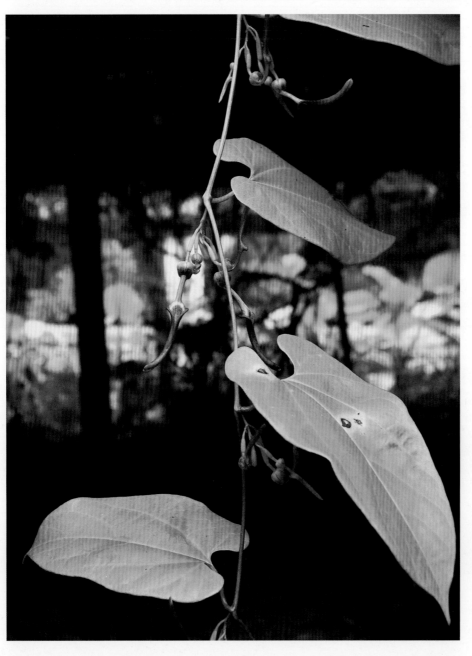

【生境分布】生于阔叶林中。广西主要分布于南宁、梧州、钦州、玉林等地，台湾、广东、云南等省区也有分布。

【壮医药用】

药用部位　根。

性味　微苦、辣，微寒。

功用　调火路，祛风毒，除湿毒，消肿痛。用于呗叮（疔），呗脓（痈肿），呗奴（瘰疬），发旺（痹病），额哈（毒蛇咬伤）。

注　本品儿童及老年人慎用，孕妇、婴幼儿及肾功能不全者禁用。

附方　（1）呗叮（疔）：黑面防己根 6 g，唐菖蒲 12 g，水煎服。

（2）发旺（痹病）：黑面防己根 6 g，水菖蒲 12 g，水煎服。

Daengloengzfangz

【 Cohyw 】 Hwzmenfangzgij.

【 Coh'wnq 】 Cinghmuzyanghdoj、cinghmuzyangh、daengloengzfangz.

【 Goekgaen 】 Dwg godaengloengzfangz doenghgo majdouhlingzgoh.

【 Yienghceij Daegdiemj 】 Go nywj maj baenz gaeu maj lai bi. Mbaw mbang youh oiq, lumj aen'gyaeq roxnaeuz yiengh luenzraez lumj aen'gyaeq, raez 5~15 lizmij, gvangq 4~14 lizmij, gyaeujmbaw dinj soem, goekmbaw laeg baenz yiengh simdaeuz, song mbiengj lumj aenrwz van coh ndaw；gaenqmbaw raez 2.5~4.0 lizmij. Vahsi baenz foengq maj youq goekmbaw, raez 4~8 lizmij, miz 2~3 duj va；dujva raez 4~6 lizmij, goek sou geb baenz yiengh gaenq, coh gwnz fwt sou geb baenz diuz guenjraez, miz raizmeg, bakguenj hai gvangq baenz aenlaeuh, mbiengj ndeu haemq dinj, lingh mbiengj iet ok baenz gep linx；gep linx codaeuz saekheu, doeklaeng bienq saek aeujndaem, miz raizmeg soh；gwnzdingj saeusimva miz 6 diuz. Duhfaek yiengh aen'gyaeq dauqdingq lumjaengiuzdaengz yiengh luenzraez yiengh aen'gyaeq dauqdingq, raez 3.5~5.0 lizmij, cizging 2.0~3.5 lizmij, miz limqsoh bingzbaiz, mak cug le saek henjgeq, veuq baenz 6 limq；ceh ca mbouj lai lumj yiengh simdaeuz roxnaeuz yiengh samgak mwt. 5~8 nyied haiva, 10~12 nyied dawzmak.

【 Diegmaj Faenbouh 】 Maj youq ndawndoeng gofaex mbawhung Guengjsae cujyau faenbouh youq Nanzningz、Vuzcouh、Ginhcouh、Yilinz daengj dieg, guek raeuz Daizvanh、Guengjdoeng、Yinznanz daengj sengj gih hix miz faenbouh.

【 Gij Guhyw Ywcuengh 】

Giz guhyw　Rag.

Singqfeih　Loq haemz、manh, loq hanz.

Goeng'yungh　Diuz lohhuj, cawz doegfung, cawz doegcumx, siu foegin. Aeu daeuj yw baez, baeznong, baeznou, fatvangh, ngwz haeb.

Cawq　Cungj yw neix lwgnyez caeuq bouxlaux siujsim yungh, mehdaiqndang、lwgnding caeuq doengh boux mak goengnaengz mbouj caezcienz gimq yungh.

Danyw 　（1）Baez：Rag hwzmenfangzgij 6 gwz, dangzyiengfuz 12 gwz, cienq raemx gwn.

（2）Fatvangh：Rag hwzmenfangzgij 6 gwz, yiengfuzraemx 12 gwz, cienq raemx gwn.

233

六画

耳叶猕猴桃

【药　材　名】耳叶猕猴桃。

【别　　　名】土羊角。

【来　　　源】猕猴桃科植物耳叶猕猴桃 *Actinidia glaucophylla* F. Chun var. *asymmetrica*（ F. Chun ）C. F. Liang。

【形态特征】落叶或半落叶藤本。小枝干后黑褐色或黄灰色；髓白色，片层状。叶卵形至卵状披针形，不等侧且弯歪，基部耳形，两面无毛，背面霜粉易脱落。花序梗长 4~10 mm ；花梗长 4~5 mm ；花直径约 10 mm ；子房完全无毛或顶部略被柔毛。果圆柱形或卵状圆柱形，灰绿色，长 15~18 mm ；种子长约 1 mm。花期 4~5 月，果期 11 月。

【生境分布】生于山林中。广西主要分布于南宁、上思、防城港、宾阳、横县、宁明、东兰、百色等地，广东等省也有分布。

【壮医药用】

药用部位　茎。

功用　通龙路，舒筋络，调经止痛。用于林得叮相（跌打损伤），夺扼（骨折），京尹（痛经）。

附方　（1）京尹（痛经）：耳叶猕猴桃 10 g，大血藤、枫荷桂各 15 g，水煎服。

（2）林得叮相（跌打损伤）：耳叶猕猴桃、魔芋、万年青、小罗伞各 15 g，共捣烂敷患处。

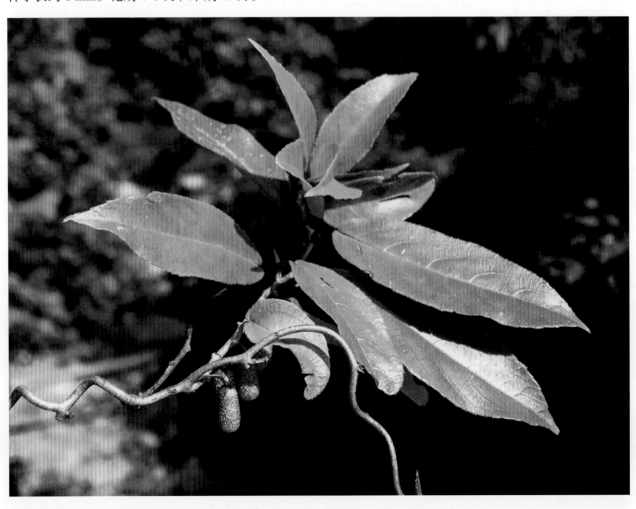

Gaeuyiengzdoj

【Cohyw】 Gaeuyiengzdoj.

【Coh'wnq】 Gokyiengzdoj.

【Goekgaen】 Dwg gaeuyiengzdoj doenghgo mizhouzdauzgoh.

【Yienghceij Daegdiemj】 Gogaeu loenq mbaw roxnaeuz buenq loenq mbaw. Nyez iq hawq le henjgeqndaem roxnaeuz henjmong；ngviz hau，lumj caengz daeb caengz. Mbaw lumj gyaeq daengz lumj gyaeq byai menh soem，mbouj doxdaengh lij mbitmbieng，goek lumj rwz，song mbiengj mij bwn，baihlaeng mbawwi heih loenqdoek. Gaenq gyaeujva raez 4~10 hauzmij；gaenqva raez 4~5 hauzmij；va hung daihgaiq 10 hauzmij； ranzva mij saek dug bwn roxnaeuz byai loq miz di bwn'unq. Mak luenzsaeu roxnaeuz lumj gyaeq luenzsaeu， heumong，raez 15~18 hauzmij；ceh raez yaek 1 hauzmij. 4~5 nyied haiva，11 nyied dawzmak.

【Diegmaj Faenbouh】 Hwnj ndaw ndoeng ndaw bya. Guengjsae dingzlai hwnj laeng Nanzningz、 Sangswh、Fangzcwngzgangj、Binhyangz、Hwngzyen、Ningzmingz、Dunghlanz、Bwzswz daengj dieg neix， guek raeuz Guengjdoeng daengj sengj neix caemh miz.

【Gij Guhyw Ywcuengh】

Giz guhyw　Ganj.

Goeng'yungh　Doeng lohlungz，soeng nginzmeg，diuz ging dingz in. Ndaej yw laemx doek deng sieng， ndokraek，dawzsaeg in.

Danyw （1）Dawzsaeg in：Gaeuyiengzdoj 10 gwz，gaeulwedhung、funghhozgvei gak 15 gwz，cienq raemx gwn.

（2）Laemx doek deng sieng：Gaeuyiengzdoj、biekfangz、heufanhbi、soenqdawiq gak 15 gwz，caez dub yungz oep mwnqsien.

芒萁

【药材名】芒萁。

【别　　名】蕨萁、萌萁。

【来　　源】里白科植物芒萁 *Dicranopteris pedata*（Houtt.）Nakaike。

【形态特征】多年生草本，高可达 90 cm。根状茎横走，粗约 2 mm，密被暗锈色长毛。叶柄长 24~56 cm，棕禾秆色，光滑；叶轴一至二（三）回二叉分枝，各回分叉的腋间有 1 个休眠芽和 1 对叶状苞片，各回分叉处两侧均各有 1 对托叶状羽片，宽披针形；末回羽片长 16.0~23.5 cm，披针形或宽披针形，向顶端变狭，尾状，篦齿状深裂几达羽轴；裂片 35~50 对，线状披针形，长 1.5~2.9 cm，宽 3~4 mm，顶钝，背面灰白色。孢子囊群圆形，1 列，着生于基部上侧或上、下两侧小脉的弯弓处。

【生境分布】生于有强酸性土的荒坡或林缘。广西各地均有分布，江苏、浙江、江西、安徽、湖北、湖南、贵州、四川、福建、台湾、广东、香港、云南等省区也有分布。

【壮医药用】

药用部位　根及根茎、嫩苗、茎心。

性味　苦、涩，平。

功用　清热毒，通水道，消肿痛，止血。根及根茎用于林得叮相（跌打损伤），狂犬咬伤，诺嚎尹（牙痛），屙泻（泄泻）；嫩苗用于外伤出血；茎心用于肉扭（淋证），兵淋勒（崩漏），隆白呆（带下）。

附方　（1）肉扭（淋证）：①芒萁茎心、黄柏各 10 g，水煎服。②芒萁茎心 25 g，水煎服。

（2）外伤出血：芒萁嫩苗适量，捣烂敷患处。

（3）屙泻（泄泻）：芒萁根 15 g，水煎服。

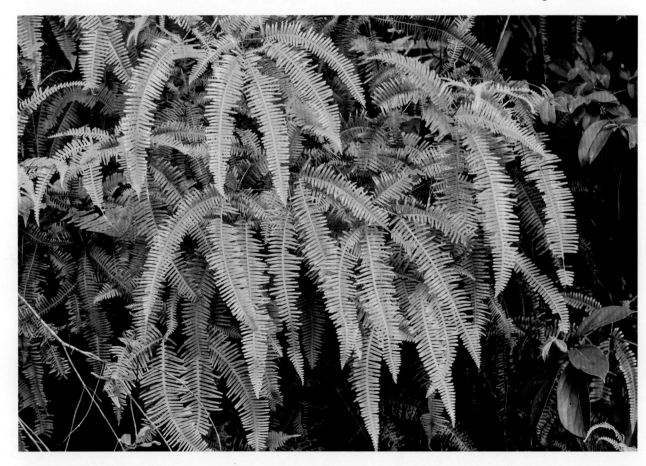

Gogut

【 Cohyw 】 Gogut.

【 Coh'wnq 】 Gogut、gomwngzgih.

【 Goekgaen 】 Dwg gogut doenghgo lijbwzgoh.

【 Yienghceij Daegdiemj 】 Dwg go'nywj maj lai bi， ndaej sang daengz 90 lizmij. Gij ganj lumj rag raih vang， co daihgaiq 2 hauzmij， miz bwnraez lumj saekmyaex deihdub. Gaenqmbaw raze 24~56 lizmij， saek lumj gij saek nyangj henjgeq， wenj；ganjmbaw it daengz song （ sam ） diuz faen song nga， gij mbaw laj nye miz diuz nyod gvaq bi ndeu caeuq doiq limqva lumj mbaw ndeu， song henz gij mbaw giz faen nye cungj miz doiq mbaw ndeu lumj mbawdak， yiengh longzcim gvangq；mbaw doeklaeng raez 16.0~23.5 lizmij， yienghlongzcim roxnaeuz yienghlongzcim gvangq， coh byai mbaw bienq geb， lumj rieng nei， lumj heujbaeh veuqlaeg ca mbouj lai daengz sugmbaw；limqveuq 35~50 doiq， yiengh lumj sienq yienghlongzcim， raez 1.5~2.9 lizmij， gvangq 3~4 hauzmij， gwnz mwt， baihlaeng saekhaumong. Gij daehlwgsaq yienghhluenz， baiz ndeu， maj youq gizvan song henz megsaeq baihgwnz roxnaeuz gwnz、laj goek yw.

【 Diegmaj Faenbouh 】 Maj youq bofwz caeuq henz ndoeng gij namh sonhsingq haemq daih haenx. Guengjsae gak dieg cungj miz faenbouh， guek raeuz Gyanghsuh、Cezgyangh、Gyanghsih、Anhveih、Huzbwz、Huznanz、Gveicouh、Swconh、Fuzgen、Daizvanh、Guengjdoeng、Yanghgangj、Yinznanz daengj sengj gih hix miz faenbouh.

【 Gij Guhyw Ywcuengh 】

Giz guhyw　Rag caeuq ganjrag、nyod'oiq、simganj.

Singqfeih　Haemz、saep， bingz.

Goeng'yungh　Cing doeghuj， doeng roenraemx， siu foeg dingz in， dingz lwed. Rag caeuq ganjrag yungh daeuj yw laemx doek deng sieng， mabag haeb sieng， heujin， oksiq；nyod'oiq yungh daeuj yw rog sieng oklwed；simganj yungh daeuj yw nyouhniuj， binghhloemqlwed， roengzbegdaiq.

Danyw （ 1 ） Nyouhniuj：① Simganj gogut、faexvuengzlienz gak 10 gwz， cienq raemx gwn. ② Simganj gogut 25 gwz， cienq raemx gwn.

（ 2 ） Rog sieng oklwed：Nyod'oiq gogut dingz ndeu， dub yungz oep giz bingh.

（ 3 ） Oksiq：Rag gogut 15 gwz， cienq raemx gwn.

237

六画

芝麻

【药 材 名】芝麻。

【别 名】黑芝麻、胡麻、小胡麻。

【来 源】胡麻科植物芝麻 *Sesamum indicum* L.。

【形态特征】一年生直立草本，高可达 1.5 m。全株被毛。茎方柱形，中空或具白色髓部。叶片矩圆形或卵形，长 3~10 cm，宽 2.5~4.0 cm，茎下部叶常掌状 3 裂，茎中部叶具齿缺，茎上部叶近全缘；叶柄长 1~5 cm。花单生或 2（3）朵同生于叶腋内；花萼 5 裂；花冠长 2.5~3.0 cm，筒状，白色而常有紫红色或黄色的彩晕；雄蕊 4 枚，内藏；子房卵形，柱头二叉状。蒴果矩圆形，长 2~3 cm，具纵棱，被毛；种子有黑白之分。花期夏末秋初。

【生境分布】栽培。广西各地均有栽培，其他省区也有栽培。

【壮医药用】

药用部位　茎、种子。

性味　甜，平。

功用　补肝肾，养精血，润肠道。用于阴虚所致的兰喷（眩晕），惹茸（耳鸣），腰腿萎软，须发早白，屙意囊（便秘），产呱嘻内（产后缺乳），荨麻疹，麻邦（偏瘫）。

附方　（1）惹茸（耳鸣），腰腿萎软，须发早白：黑芝麻、黄精、黑豆各等量，九蒸九晒，共研末，粉末加适量蜂蜜制成药丸（每丸 9 g），每天服 2 次，1 次服 1 丸。

（2）荨麻疹：黑芝麻、火麻仁各 30 g，米酒 60 mL，拌匀，隔水蒸 30 分钟，睡前食用。

（3）屙意囊（便秘）：鲜芝麻、鲜胡桃仁、鲜火麻仁各 15 g，共捣烂，加蜂蜜适量调匀，于早、晚各空服 1 次。

（4）麻邦（偏瘫）：芝麻茎 20 g，水煎服。

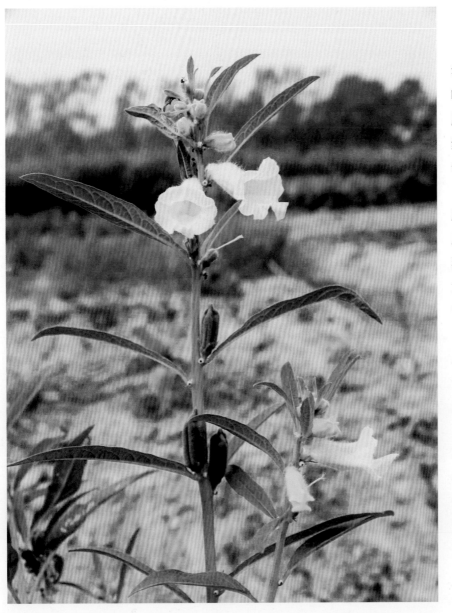

Lwgraz

【Cohyw】Lwgraz.

【Coh'wnq】Lwgrazndaem、gohuzmaz、gohuzmazsaeq.

【Goekgaen】Dwg golwgraz doenghgo huzmazgoh.

【Yienghceij Daegdiemj】Dwg go'nywj daengjsoh maj bi ndeu，ndaej sang daengz 1.5 mij. Daengx go miz bwn. Ganj yienghsaeu seiqfueng，ndaw gyoeng miz simganj saekhau. mbaw yiengh seiqcingq roxnaeuz lumj aen'gyaeq，raez 3~10 lizmij，gvangq 2.5~4.0 lizmij，mbaw laj ganj ciengz lumj faj fwngz nei 3 veuq，gij mbaw cungqgyang ganj miz heujveuq，gij mbaw gwnz ganj ca mbouj lai bingzraeuz；gaenzmbaw raez 1~5 lizmij. Va dan maj roxnaeuz 2（3）duj doengz maj youq ndaw goekmbaw；iemjva 5 limq；mauhva raez 2.5~3.0 lizmij，lumj aendoengz，saekhau caemhcaiq miz gvaenghraiz saekaeujhoengz roxnaeuz saekhenj；simva boux 4 diuz，yo youq baihndaw；simva lumj aen'gyaeq，gyaeujsaeu hai song nga. Makdek yienghseiqcingq，raez 2~3 lizmij，miz limqsoh，miz bwn；ceh miz ndaem miz hau. Daengz seizhah satbyai codaeuz seizcou haiva.

【Diegmaj Faenbouh】Ndaem aeu. Guengjsae gak dieg cungj ndaem miz，guek raeuz gij sengj gih wnq hix ndaem miz.

【Gij Guhyw Ywcuengh】

Giz guhyw　Ganj、ceh.

Singqfeih　Van，bingz.

Goeng'yungh　Bouj daep mak，ciengx cing lwed，nyinh saej. Yungh daeuj yw yaem haw baenz ranzbaenq，rwzokrumz，hwet ga roz unq，bwn mumh hau vaiq，okhaexndangj，canj gvaq cij noix，funghcimj baenz benq，mazmbangj.

Danyw（1）Rwzokrumz，hwet ga roz unq，bwn mumh hau vaiq：Lwgrazndaem，ginghsw、duhndaem gak doengz faenh ndeu，naengj gouj mbat dak gouj mbat，caez nienj baenz mba，mba gya dingz dangzrwi ndeu guhbaenz ywnaed（moix naed 9 gwz），moix ngoenz gwn 2 baez，moix baez gwn naed ndeu.

（2）Funghcimj baenz benq：Lwgrazndaem、lwgrazbag gak 30 gwz，laeujhaeux 60 hauzswngh，gyaux yinz，gek raemx naengj 30 faencung，ninz gonq gwn.

（3）Okhaexndangj：Lwgraz ndip、ngveihhaekdauz ndip、lwgrazbag ndip gak 15 gwz，caez dub yungz，gya dingz dangzrwi ndeu gyaux yinz，haet、haemh seiz dungxiek gwn.

（4）Mazmbangj：Ganj lwgraz 20 gwz，cienq raemx gwn.

朴树

【药 材 名】朴树。

【别　　名】牛尾树、费范。

【来　　源】榆科植物朴树 *Celtis sinensis* Pers.。

【形态特征】落叶乔木，高可达 30 m。一年生枝密被毛，后渐脱落。叶互生；叶片卵形或卵状椭圆形，长 3~10 cm，宽 1.5~4.0 cm，先端急尖至渐尖，基部几乎不偏斜或稍偏斜，中部以上边缘具浅锯齿，下面沿脉及脉腋疏被毛；基出脉 3 条；叶柄长 3~10 mm。花杂性，同株，生于当年枝的叶腋，黄绿色；花被片 4 枚，被毛；雄蕊 4 枚；柱头 2 枚。核果单生或 2 个并生，近球形，直径 5~7 mm，熟时红褐色；果梗与叶柄近等长；果核有凹陷和棱脊。花期 3~4 月，果期 9~10 月。

【生境分布】多生于路旁、山坡、林缘中。广西主要分布于桂林、灵川、龙胜、钟山、柳州、融安、来宾、都安、横县、扶绥、龙州、北海、博白等地，山东、河南、江苏、安徽、浙江、福建、江西、湖南、湖北、四川、贵州、广东、台湾等省区也有分布。

【壮医药用】

药用部位　根皮、果。

性味　苦、涩，平。

功用　根皮：调龙路，消肿痛，利谷道，止泻。用于林得叮相（跌打损伤），仲嘿啋尹（痔疮），东郎（食滞），屙泻（泄泻），屙意咪（痢疾）。

果：通气道，清热毒。用于贫痧（感冒），埃病（咳嗽）。

注　孕妇禁服。

附方　（1）贫痧（感冒），埃病（咳嗽）：朴树果、鱼腥草各 15 g，水煎服。

（2）林得叮相（跌打损伤）：鲜朴树根皮适量，捣烂敷患处。

（3）屙泻（泄泻），屙意咪（痢疾）：朴树根皮 30 g，水煎，调姜汁少许服。

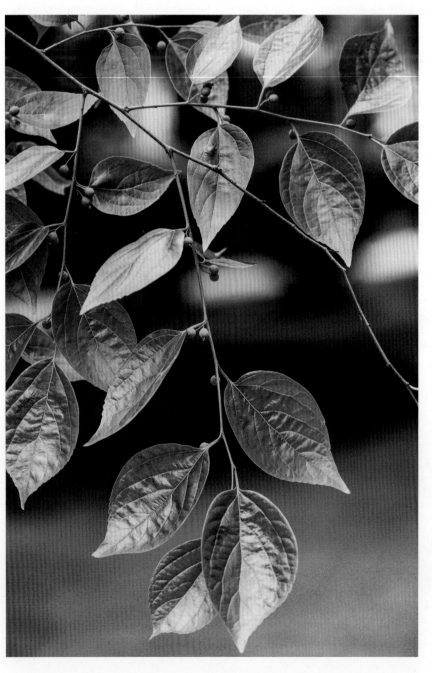

Faexfan

【 Cohyw 】 Faexfan.

【 Coh'wnq 】 Faexniuzveij、gofaexfan.

【 Goekgaen 】 Dwg faexfan doenghgo yizgoh.

【 Yienghceij Daegdiemj 】 Gofaex mbaw loenq，sang ndaej daengz 30 mij. Nye did bi ndeu haenx miz bwn lai，gaenlaeng cugciemh loenq. Mbaw maj doxca ; mbaw luenz lumj gyaeq roxnaeuz luenzbomj lumj gyaeq，raez 3~10 lizmij，gvangq 1.5~4.0 lizmij，byai doq soem daengz ciemh soem，gizgoek ca mbouj geijlai mbouj mat roxnaeuz loq mat，cungqgyang doxhwnj henzbien miz heujgawq feuh，diuznyinz mienhlaeng caeuq sainyinz miz bwn mbang ; nyinzgoek miz 3 diuz ; gaenqmbaw raez 3~10 hauzmij. Vaboux vameh doxcab，caemh duj，maj youq lajeiq mbaw nye bide did，saekhenjheu ; byakva 4 diuz，miz bwn ; simva boux 4 diuz ; gyaeujsaeu 2 diuz. Makceh maj dandog roxnaeuz 2 aen doxnem maj，loq luenz，cizging 5~7 hauzmij，mwh cingzsug saekhoengzhenj ; gaenqmak caeuq gaenqmbaw loq doxdoengz raez ; ceh mak miz mboep caeuq cauz sang. 3~4 nyied haiva，9~10 nyied dawzmak.

【 Diegmaj Faenbouh 】 Cungj faex neix dingzlai maj youq henz loh、gwnz ndoi、henz ndoeng. Guengjsae cujyau maj youq Gveilinz、Lingzconh、Lungzswng、Cunghsanh、Liujcouh、Yungzanh、Laizbinh、Duh'anh、Hwngzyen、Fuzsuij、Lungzcouh、Bwzhaij、Bozbwz daengj dieg neix，guek raeuz Sanhdungh、Hoznanz、Gyanghsuh、Anhveih、Cezgyangh、Fuzgen、Gyanghsih、Huznanz、Huzbwz、Swconh、Gveicouh、Guengjdoeng、Daizvanh daengj sengj gih caemh miz.

【 Gij Guhyw Ywcuengh 】

Giz guhyw Naengrag、mak.

Singqfeih Haemz、saep、bingz.

Goeng'yungh Naengrag : Diuz lohlungz，siu foegin，leihk roenhaeux，dingz siq. Aeu daeuj yw laemx doek deng sieng，baezhangx，dungx raeng，oksiq，okhaexmug.

Mak : Doeng roenheiq，siu doeghuj. Aeu daeuj yw baenzsa，baenzae.

Cawq Mehdaiqndang gimq gwn.

Danyw （1）Baenzsa，baenzae : Mak faexfan、byaekvaeh gak 15 gwz，cienq raemx gwn.

（2）Laemx doek deng sieng : Aeu naengrag faexfan ndip habliengh，dub yungz oep gizsieng.

（3）Oksiq，okhaexmug : Naengrag faexfan 30 gwz，cienq raemx，aeu raemxhing diuz gwn di.

241

六画

百两金

【药　材　名】大罗伞。

【别　　　名】竹叶胎、竹叶走马胎、蛇连天、破郎伞、破凉散、高脚凉伞。

【来　　　源】紫金牛科植物百两金 Ardisia crispa（Thunb.）A. DC.。

【形态特征】常绿半灌木，高可达 100 cm。根浅褐色，断面黄白色。茎纤细，少分枝，表面光滑。单叶互生，叶片椭圆状披针形或狭长圆状披针形，长 7~12 cm，宽 1.5~3.0 cm，先端长渐尖，全缘或略波状，具明显的边缘腺点，背面多少具细鳞片，无腺点或具极疏的腺点；叶柄长 5~8 mm。伞形花序腋生，花枝长 5~10 cm，无叶，长 13~18 cm 者则中部以上具叶或仅近顶端有 2~3 片叶；小花梗长 1~2 cm，被微柔毛；花萼 5 裂；花瓣白色或粉红色，具腺点；雄蕊较花瓣略短；雌蕊与花瓣等长或略长。核果球形，直径 5~6 mm，鲜红色，具腺点。花期 5~6 月，果期 10~12 月，有时上部花枝开花，下部花枝果熟。

【生境分布】生于山谷、山坡，疏、密林下或竹林下。广西南宁、马山、上林、融水、阳朔、全州、兴安、灌阳、龙胜、资源、荔浦、富川、钟山、贺州、平南、容县、德保、靖西、那坡、凌云、乐业、田林、隆林、昭平、天峨、凤山、象州、金秀、凭祥等地有分布，长江流域以南大部分省区均有分布。

【壮医药用】

药用部位　根。

性味　苦、辣，凉。

功用　调龙路、火路，清热毒，除湿毒，化痰毒。用于货烟妈（咽痛），埃病（咳嗽），咯痰不畅，黄标（黄疸），肉扭（淋证），京瑟（闭经），产呱腊胴尹（产后腹痛），发旺（痹病），林得叮相（跌打损伤），呗叮（疔），额哈（毒蛇咬伤）。

附方　（1）林得叮相（跌打损伤）：鲜大罗伞、鲜肿节风各适量，捣烂外敷患处。

（2）肉扭（淋证）：大罗伞、路路通各 10 g，木贼、金钱草各 20 g，鸡内金 15 g，水煎服。

（3）货烟妈（咽痛）：大罗伞 10 g，点称根 30 g，水煎含服。

（4）京瑟（闭经）：大罗伞、水泽兰、红花各 10 g，藤当归、黄花倒水莲各 20 g，丹参 15 g，水煎服。

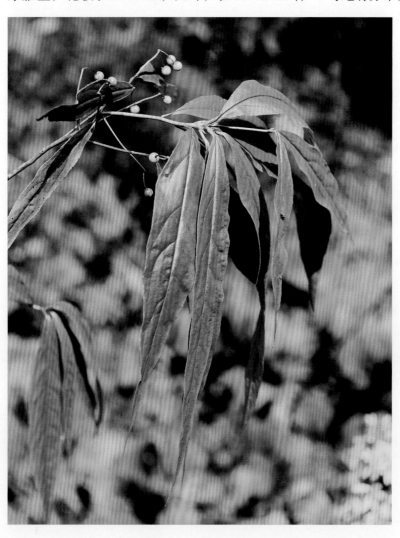

Gomaknaengh

【 Cohyw 】Gomaknaengh.

【 Coh'wnq 】Cuzyezdaih、cuzyez coujmajdaih、sezlenzdenh、bolangzsanj、boliengzsanj.

【 Goekgaen 】Dwg gomaknaengh doenghgo swjginhniuzgoh.

【 Yienghceij Daegdiemj 】Buenq faexcaz sikseiq heu，sang ndaej daengz 100 lizmij. Rag henjgeq mong，mienhgat henjhau. Ganj saeqsaeq，dok nye noix，rog ngaeuzwenq. Mbaw dog maj doxcah，mbaw lumj mwnzgyaeq byai menh soem roxnaeuz gaebluenzraez byai menh soem，raez 7~12 lizmij，gvangq 1.5~3.0 lizmij，byai raez ciemh soem，bien lawx roxnaeuz loq lumj bohlangq，miz diemjraiz henzbien yienhcagcag，baihlaeng lainoix miz gyaepsaeq，mmbouj miz diemjraiz roxnaeuz miz diemjraiz mbangmbang；gaenqmbaw raez 5~8 hauzmij. Gyaeujva lumj liengj majeiq，nye va raez 5~10 lizmij，mbouj miz mbaw，nye raez 13~18 lizmij de cix daj cungqgyang doxhwnj miz mbaw roxnaeuz gag gaenh dingjbyai miz 2~3 limq mbaw；gaenqvalwg raez 1~2 lizmij，miz di bwn'unq；iemjva 5 seg；limqva saekhau roxnaeuz saekhoengzmaeq，miz diemj raiz;simvaboux haemq dinj gvaq limqva;simvaboux caeuq limqva raez doxdoengz roxnaeuz loq raez. Mak lumj giuz，cizging 5~6 hauzmij，hoengzsien，miz diemjraiz. 5~6 nyied haiva，10~12 nyied dawzmak，mizmbangj nyeva baihgwnz haiva，nyevanbaihlaj dawzmak cingzsug.

【 Diegmaj Faenbouh 】Hwnj ndaw ndoengcuk roxnaeuz ndaw ndoeng faex ndaet、mbang，gwnz ndoi、ndaw lueg. Guengjsae Nanzningz、Majsanh、Sanglinz、Yungzsuij、Yangzsoz、Cenzcouh、Hingh'anh、Gvanyangz、Lungzswng、Swhyenz、Libuj、Fuzconh、Cunghsanh、Hocouh、Bingznanz、Yungzyen、Dwzbauj、Cingsih、Nazboh、Lingzyinz、Lozyez、Denzlinz、Lungzlinz、Cauhbingz、Denhngoz、Fungsanh、Siengcouh、Ginhsiu、Bingzsiengz daengj dieg neix cungj hwnj miz，guek raeuz rangdieg Cangzgyangh baihnamz dingzlai sengj gih cungj hwnj miz.

【 Gij Guhyw Ywcuengh 】

Giz guhyw　Rag.

Singqfeih　Haemz、manh、liengz.

Goeng'yungh　Diuz lohlungz、lohhuj，siu ndatdoeg，cawz caepdoeg，vaq myaizdoeg. Ndaej yw conghhoz in，baenzae，gagmyaiz mbouj doeng，vuengzbiu，nyouhniuj，dawzsaeg gaz，mizlwg le laj dungx in，fatvangh，laemx doek deng sieng，baezding，ngwz haeb.

Danyw　（1）Laemx doek deng sieng：Gomaknaengh、cungjcezfungh gak habliengh，dub yungz oep mwnqsieng.

（2）Nyouhniuj：Gomaknaengh 10 gwz，godaebdoengz 20 gwz，ginhcenzcauj 20 gwz，dawgaeq 15 gwz，makraeu 10 gwz，cienq raemx gwn.

（3）Conghhoz in：Gomaknaengh 10 gwz，ragdiemjcaengh 30 gwz，cienq raemx gwn.

（4）Dawzsaeg gaz：Gomaknaengh 10 gwz，gosiglanz 10 gwz，dwngzdanghgveih 20 gwz，swnjgyaeujhen vahenj 20 gwz，hungzvah 10 gwz，danhcinh 15 gwz，cienq raemx gwn.

243

六画

灰毛浆果楝

【药 材 名】假茶辣。

【别　　名】鱼胆木、软柏木、美别、美追巴、榕裂。

【来　　源】楝科植物灰毛浆果楝 *Cipadessa baccifera*（Roth）Miq.。

【形态特征】常绿灌木或小乔木，高可达 4 m，稀达 10 m。全株被灰黄色柔毛。树皮粗糙；嫩枝灰褐色，有棱，散生有灰白色皮孔。奇数羽状复叶，互生；小叶对生，7~17 片，卵形至卵状长圆形，长 5~10 cm，宽 3~5 cm，先端短尖。圆锥花序腋生或顶生，分枝伞房花序式；花直径 3~4 mm，花梗长 1.5~2.0 mm；萼短，外被稀疏的黄色柔毛，裂齿阔三角形；花瓣白色至黄色，线状长椭圆形，长 2~3 mm，外被紧贴的疏柔毛；雄蕊管和花丝里面被疏毛，花药 10 个。核果球形，直径约 5 mm，熟后紫黑色。花期 4~10 月，果期 8~12 月。

【生境分布】生于山地疏林或灌木林中。广西除东北地区外其余各地均有分布，四川、贵州、云南等省也有分布。

【壮医药用】

药用部位　根、叶、全株。

性味　苦、辣，微温。

功用　调气机，祛风毒，除湿毒，止疼痛。用于贫痧（感冒），发得（发热），发旺（痹病），林得叮相（跌打损伤），腊胴尹（腹痛），屙意咪（痢疾），笃瘴（疟疾），诺嚎尹（牙痛），胴尹（胃痛），呗嘻（乳痈），夺扼（骨折）。

附方　（1）贫痧（感冒）：假茶辣 30 g，仙鹤草 15 g，熊胆木皮 10 g，研末调少许生盐布包刮痧。

（2）发旺（痹病）：鲜假茶辣全株、鲜追风藤各 50 g，鲜山泽兰、鲜山霸王各 30 g，共捣烂加酒糟炒热敷患处。

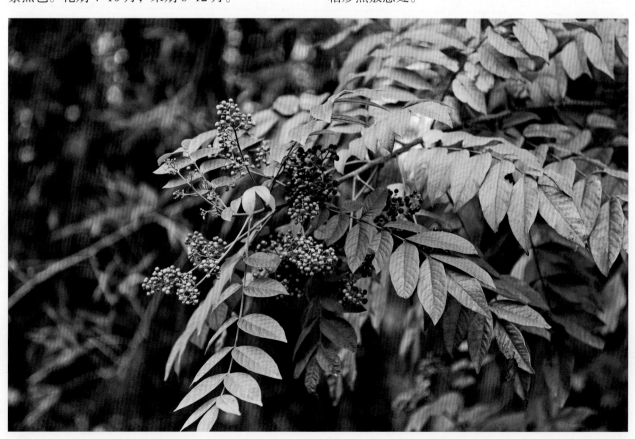

Gyajcazlad

【Cohyw】Gyajcazlad.

【Coh'wnq】Faexmbibya、bwzmuzunq、meijbez、meijcuihbah、rungzlez.

【Goekgaen】Dwg gyacazlad doenghgo lengoh.

【Yienghceij Daegdiemj】Go faexsang iq roxnaeuz faexcaz sikseiq heu，sang ndaej daengz 4 mij，noix daengz 10 mij. Daengx go maj bwn'unq saekhenjmong. Naengfaex cunyabnyab，nyeoiq moenqmong，miz gak，miz conghnaeng haumong mbang. Mbaw fuzyez lumj bwnroeg dansoq，maj doxcah；mbawlwg maj doxdoiq，7~17 mbaw，lumj gyaeq daengz lumj gyaeq luenzraez，raez 5~10 lizmij，gvangq 3~5 lizmij，byai dinjsoem. Va saeumwnzsoem majeiq roxnaeuz majbyai，dok nye yiengh comzliengj；va hunggvangq 3~4 hauzmij，gaenqva raez 1.5~2.0 hauzmij；iemjva dinj，rog miz bwn'unq henj mbangmbang，heujlig gvangq samgak；mbawva saekhau daengz saekhenj，mae raez yiengh bomj raez，raez 2~3 hauzmij，rog miz bwn'unq mbang nemndaet；guenj simva boux caeuq seiva，ndaw miz bwn mbang，gyaeujva 10 aen. Mak lumj giuz，hunggvangq 5 hauzmij，geq le aeujndaem. 4~10 nyied haiva，8~12 nyied dawzmak.

【Diegmaj Faenbouh】Hwnj ndaw doeng faexcaz roxnaeuz ndaw ndoeng ndaw bya. Guengjsae cawz gveidunghbwz le gizyawz gak dieg cungj miz，guek raeuz Swconh、Gveicouh、Yinznanz daengj sengj neix caemh miz.

【Gij Guhyw Ywcuengh】

Giz guhyw　Rag、mbaw、daengx go.

Singqfeih　Haemz、manh，loq raeuj.

Goeng'yungh　Diuz heiqgih，siu fungdoeg，cawz caepdoeg，ding in'dot. Ndaej aeu ma yw baenzsa，fatndat，fatvangh，laemx doek deng sieng，laj dungx in，okhaexmug，fatnit，heujin，dungx in，baezcij，ndokraek.

Danyw　（1）Baenzsa：Gyajcazlad 30 gwz，nyacaijmaj 15 gwz，naengfaex yungzdanj 10 gwz，muzmienz dwk di gyundip aeu baengz duk gvetsa.

（2）Fatvangh：Gyajcazlad daengxgo、cuihfunghdwngz gak 50 gwz，sanhcwzlanz、sanhbavangz gak 30 gwz，caez dub yungz gya ndwqlaeuj ceuj ndat oep mwnq maz.

灰背清风藤

【药 材 名】灰背清风藤。

【别　　名】大发散、广藤根。

【来　　源】清风藤科植物灰背清风藤 *Sabia discolor* Dunn。

【形态特征】常绿攀缘木质藤本。嫩枝具纵条纹，老枝深褐色，具白蜡层。芽鳞阔卵形。叶片纸质，卵形或椭圆状卵形，长 4~7 cm，宽 2~4 cm，先端尖或钝，基部圆形或阔楔形，上面绿色，下面灰白色；叶柄长 0.7~1.5 cm。聚伞花序呈伞状，有花 4 朵或 5 朵；花梗长 4~7 mm；萼片 5 枚，三角状卵形，具缘毛；花瓣 5 枚，卵形或椭圆状卵形，长 2~3 mm；雄蕊 5 枚，长 2.0~2.5 mm，花药外向开裂；花盘杯状；子房无毛。分果瓣红色，倒卵状圆形或倒卵形，长约 5 mm；核中肋显著凸起呈翅状，两侧面有不规则的块状凹穴，腹部凸出。花期 3~4 月，果期 5~8 月。

【生境分布】生于山地灌木林中。广西主要分布于金秀、昭平、桂平等地，浙江、福建、江西、广东、贵州等省也有分布。

【壮医药用】

药用部位　根、茎。

性味　甜、苦，平。

功用　祛风毒，除湿毒，止疼痛。用于发旺（痹病），林得叮相（跌打损伤），隆白呆（带下），黄标（黄疸）。

附方　（1）发旺（痹病）：灰背清风藤、寻骨风各 15 g，五加皮 30 g，米酒和水各半煎浓汁服。

（2）隆白呆（带下）：灰背清风藤、鸡矢藤各 30 g，翻白草 15 g，水煎服。

（3）黄标（黄疸）：灰背清风藤 60 g，茵陈 30 g，虎杖 15 g，石菖蒲 10 g，水煎洗浴。

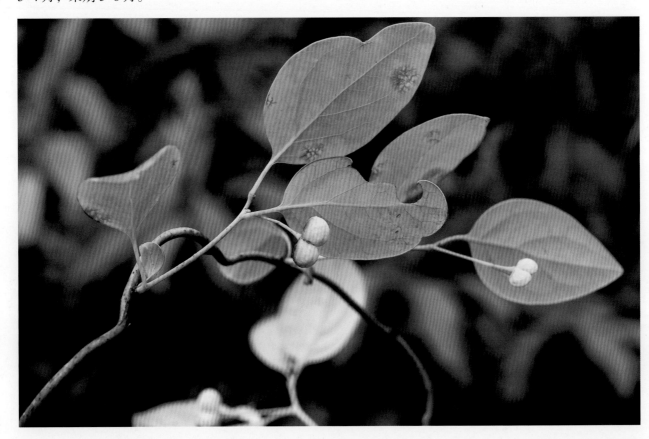

Gaeurumzhau

【 Cohyw 】 Gaeurumzhau.

【 Coh'wnq 】 Daihfatsanq、raggaeugvangq.

【 Goekgaen 】 Dwg gaeurumzhau doenghgo cinghfunghdwngzgoh.

【 Yienghceij Daegdiemj 】 Gogaeu baenz faex duenghbenz heu gvaq bi ndeu. Nyeoiq miz diuzveg daengj, nyegeq henjgeq, miz caengz labhau. Gyaepnyod gvangq gyaeq. Mbaw ndangj na, lumj gyaeq roxnaeuz luenzbenj lumj gyaeq, raez 4~7 lizmij, gvangq 2~4 lizmij, byai soem roxnaeuz bumx, goek luenz roxnaeuz gvangq sot, baihgwnz heu, baihlaj haumong ; gaenqmbaw raez 0.7~1.5 lizmij. Gyaeujva comzliengj lumj liengj, miz va 4 duj roxnaeuz 5 duj ; gaenqva raez 4~7 hauzmij ; linxva 5 diuz, samgak lumj gyaeq, miz bwnhenz ; mbawva 5 diuz, lumj gyaeq roxnaeuz luenzraez lumj gyaeq, raez 2~3 hauzmij ; simva boux 5 diuz, raez 2.0~2.5 hauzmij, ywva aq doxok ; buenzva lumj boi ; rugva mij bwn. Limqmak aq hoengz, luenz lumj gyaeq dauqbyonj roxnaeuz gyaeq dauqbyonj, raez yaek 5 hauzmij ; ceh sej gyang miz doedhwnj yienhda lumj fwed, song henz miz conghmboep baenz ndaek mbouj doxdaengh, naj dungx doedok. 3~4 nyied haiva, 5~8 nyied dawzmak.

【 Diegmaj Faenbouh 】 Hwnj ndaw faexcaz ndaw bya. Guengjsae dingzlai hwnj laeng Ginhsiu、Cauhbingz、Gveibingz daengj dieg neix, guek raeuz Cezgyangh、Fuzgen、Guengjdoeng、Guengjdoeng、Gveicouh daengj sengj neix caemh miz.

【 Gij Guhyw Ywcuengh 】

Giz guhyw　Rag、ganj.

Singqfeih　Van、haemz, bingz.

Goeng'yungh　Cawz fungdoeg, cawz caepdoeg, dingz in'dot. Ndaej yw fatvangh, laemx doek deng sieng, roengzbegdaiq, vuengzbiu.

Danyw　（1）Fatvangh : Gaeurumzhau、cimhndokfung gak 15 gwz, gocijcwz 30 gwz, laeujhaeux caeuq raemx gak dingz cienq gwd gwn.

（2）Roengzbegdaiq : Gaeurumzhau、gaeuhaexgaeq gak 30 gwz, gofanbieg 15 gwz, cienq raemx gwn.

（3）Vuengzbiu : Gaeurumzhau 60 gwz, yinhcinz 30 gwz, dwngxguk 15 gwz, labcukhazrin 10 gwz, cienq raemx swiq ndang.

247

六画

灰毡毛忍冬

【药 材 名】山银花。

【别　　名】大山金银花、银花、双花。

【来　　源】忍冬科植物灰毡毛忍冬 *Lonicera macranthoides* Hand. -Mazz.。

【形态特征】攀缘藤本。幼枝或其顶梢及总花梗有短糙伏毛，或兼有微腺毛，后变栗褐色有光泽而近无毛。叶革质，卵形、卵状披针形、矩圆形至宽披针形，长 6~14 cm，顶端尖或渐尖，下面被灰白色或灰黄色毡毛，网脉凸起而呈明显蜂窝状。花有香味，双花常密集于小枝梢呈圆锥状花序；苞片披针形或条状披针形，连同萼齿外面均有细毡毛和短缘毛；萼筒常具蓝白色粉；花冠白色或黄色，长 3.5~6 cm，外被倒短糙伏毛及腺毛，唇形，筒纤细，内面密生短柔毛；雄蕊生于花冠筒顶端，伸出，无毛。浆果圆形，黑色，常有蓝白色粉，直径 6~10 mm。花期 6~7 月，果期 10~11 月。

【生境分布】生于山谷溪流旁、山坡、山顶混交林内或灌木丛中。广西主要分布于乐业、融水、罗城、龙胜、资源、兴安、全州、灵川、灌阳、富川等地，安徽、浙江、江西、福建、湖北、湖南、广东、四川、贵州等省也有分布。

【壮医药用】

药用部位　花蕾或带初开放的花、茎枝。

性味　甜、苦，寒。

功用　花蕾：调龙路、火路，利谷道、水道，清热毒，除湿毒。用于发得（发热），贫痧（感冒），屙意咪（痢疾），屙泻（泄泻），货烟妈（咽痛），钵痨（肺结核），奔墨（哮病），火眼（急性结膜炎），兵西弓（阑尾炎），陆裂（咳血），兵淋勒（崩漏），屙意勒（便血），笨浮（水肿），呗嘻（乳痈），呗脓（痈肿）。

茎枝：调火路，清热毒，祛湿毒。用于发旺（痹病），麦蛮（风疹），航靠谋（痄腮），发得（发热），呗脓（痈肿），呗叮（疔）。

附方　（1）发得（发热）：山银花、路边菊各 12 g，败酱草、淡竹叶各 10 g，芦根 15 g，水煎服。

（2）货烟妈（咽痛）：山银花、连翘、野甘草各 10 g，水东哥 15 g，水煎服。

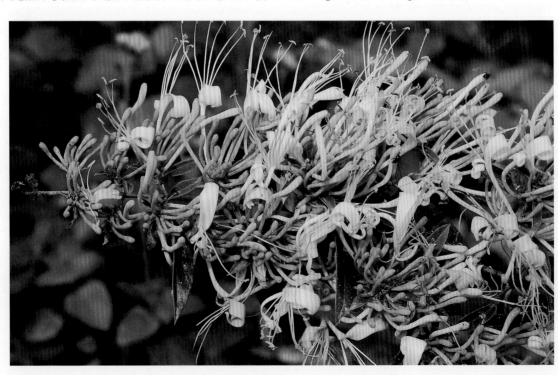

Ngaenzva'bya

【 Cohyw 】 Ngaenzva'bya.

【 Coh'wnq 】 Vagimngaenz dasanh、vangaenz、vasueng.

【 Goekgaen 】 Dwg ngaenzva'bya doenghgo yinjdunghgoh.

【 Yienghceij Daegdiemj 】 Gogaeu duenghbenz. Nyeoiq roxnaeuz gwnz byai dem gaenqvahung miz bwnbomz ci dinj，roxnaeuz caemh mizdi bwnhanh，doeklaeng bienqbaenz henjgeqlaed miz ronghwenq lij gaenh mij bwn. Mbaw lumj naeng，lumj gyaeq、lumj gyaeq byai menh soem、luenzgak daengz gvangq byai menh soem，raez 6~14 lizmij，byai soem roxnaeuz ciemh soem，baihlaj miz bwncien haumong roxnaeuz henjmong，megmuengx doedhwnj baenz rongzrwi yienh. Va miz heiqrang，song va dingzlai comz gwnz byai nyelwg baenz gyaeujva saeumwnzsoem；byakva byai menh soem roxnaeuz baenz diuz byai menh soem，lienzdaiq rog heujiemj cungj miz bwncien saeq dem bwnhenz dinj；doengziemj dingzlai miz mba hauo；mauhva hau，roxnaeuz bienq henj，raez 3.5~6 lizmij，rog miz bwnbomz dij co dauqbyonj dem bwnhanh，lumj naengbak，doengz saeqset，ndaw miz haujlai bwn'unq dinj；simva boux maj gwnz byai doengzva，ietok，mij bwn. Makraemx luenz，ndaem，dingzlai miz mba hauo，hung 6~10 hauzmij. 6~7 nyied haiva，10~11 nyied dawzmak.

【 Diegmaj Faenbouh 】 Hwnj bangx rij ndaw lueg、gwnz ndoi、ndaw faexcaz roxnaeuz ndaw ndoeng faexcab gwnz bya. Guengjsae dingzlai hwnj laeng Lozyez、Yungzsuij、Lozcwngz、Lungzswng、Swhyienz、Hinghanh、Cenzcouh、Lingzconh、Gvanyangz、Fuconh daengj dieg neix，guek raeuz Anhveih、Cezgyangh、Gyanghsih、Fuzgen、Huzbwz、Huznanz、Guengjdoeng、Swconh、Gveicouh daengj sengj neix caemh miz.

【 Gij Guhyw Ywcuengh 】

Giz guhyw　Valup roxnaeuz daiq va ngamq hai、ganjnye.

Singqfeih　Van、haemz、hanz.

Goeng'yungh　Valup：Diuz lohlungz、lohhuj，leih roenhaeux、roenraemx，siu ndatdoeg，cawz caepdoeg. Ndaej yw baenzsa，okhaexmug，oksiq，conghhoz in，bwtlauz，baenzngab，dahuj，binghsaejgungz，rueglwed，binghhloemqlwed，okhaexlwed，baenzfouz，baezcij，baeznongz.

Ganjnye：Diuz lohhuj，siu ndatdoeg，cawz caepdoeg. Ndaej yw fatvangh，funghcimj，hangzgauqmou，fatndat，baeznong，baezding.

Danyw　（1）Fatndat：Ngaenzva'bya、lubenhgiz gak 12 gwz，baicangcauj、dancuzyez gak 10 gwz，luzgwnh 15 gwz，cienq raemx gwn.

（2）Conghhoz in：Ngaenzva'bya、golienzgyauz、yejganhcauj gak 10 gwz，suijdunghgoh 15 gwz，cienq raemx gwn.

六画

尖山橙

【药 材 名】尖山橙。

【别　　名】驳筋树、青竹藤、竹藤。

【来　　源】夹竹桃科植物尖山橙 *Melodinus fusiformis* Champ. ex Benth.。

【形态特征】粗壮木质藤本。植株具乳汁。幼枝、嫩叶、叶柄、花序均被短柔毛，老渐无毛。茎皮灰褐色。单叶对生，椭圆形或椭圆状披针形，长4.5~12.0 cm，宽 1.0~5.3 cm，先端渐尖；叶柄长4~6 mm。聚伞花序生于侧枝的顶端，着花 6~12 朵，花序梗、花梗、苞片、小苞片、花萼和花冠均疏被短柔毛；花梗长 0.5~1.0 cm；花萼裂片卵圆形；花冠白色，花冠裂片长卵圆形或倒披针形，偏斜不正；副花冠裂片顶端稍伸出花冠筒之外；雄蕊着生于花冠筒内壁近基部。浆果椭圆形，橙红色，顶端短尖，长 3.5~6.0 cm，直径 2.2~4.0 cm。花期 4~9 月，果期 6 月至翌年 3 月。

【生境分布】生于山地疏林中或山坡路旁、山谷水沟旁。广西主要分布于南宁、马山、上林、苍梧、岑溪、上思、平南、桂平、容县、靖西、那坡、隆林、昭平、南丹、罗城、忻城、金秀、龙州等地，广东、海南、贵州等省也有分布。

【壮医药用】

药用部位　全株。

性味　苦、辣，平；果有毒。

功用　祛风湿，活血。用于发旺（痹病），林得叮相（跌打损伤）。

注　本品果有毒，内服慎用；孕妇禁服。

附方　（1）发旺（痹病）：尖山橙、藤当归、麻骨风、石菖蒲、香茅草各 15 g，水煎外洗。

（2）林得叮相（跌打损伤）：尖山橙、三棱、莪术各 10 g，飞龙掌血、九龙藤各 15 g，水煎服。

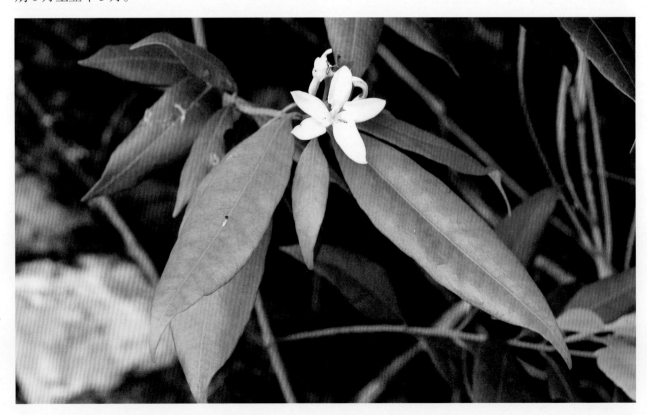

Gaeugaeng

【Cohyw】Gaeugaeng.

【Coh'wnq】Faexboknyinz、gocinghcuzdwngz、gocuzdwngz.

【Goekgaen】Dwg gogaeugaeng doenghgo gyazcuzdauzgoh.

【Yienghceij Daegdiemj】Gogaeu geng cocat. Daengx go miz raemxcij. Nyeoiq、mbawoiq、gaenqmbaw、vahsi cungj miz bwn'unq dinj, geq le menhmenh mbouj miz bwn. Naengganj saek henjgeq mong. Mbaw dog doxdoiq maj, yienghbomj roxnaeuz yienghbomj yiengh longzcim, raez 4.5~12.0 lizmij, gvangq 1.0~5.3 lizmij, byaimbaw menhmenh bienq soem ; gaenqmbaw raez 4~6 hauzmij. Vahsi comzliengj maj youq gwnzdingj nyevang, miz 6~12 duj va, gaenqvahsi、gaenqva、limqva、limqva iq、iemjva caeuq mauhva cungj miz bwn'unq dinj cax ; gaenqva raez 0.5~1.0 lizmij ; mbawveuq iemjva yiengh luenzgyaeq ; mauhva saekhau, limqveuq mauhva yiengh luenzgyaeq raez roxnaeuz yiengh longzcim dauqdingq, ngeng cix mbouj cingq ; gwnzdingj limqveuq mauhva daihngeih loq iet ok rog doengzmauhva ; simva boux maj youq baihndaw doengzmauhva gyawj goekmbaw. Makieng yienghbomj, saekhenjhoengz, gwnzdingj soem dinj, raez 3.5~6.0 lizmij, cizging 2.2~4.0 lizmij. 4~9 nyied haiva, 6 nyied daengz bi daihngeih 3 nyied dawzmak.

【Diegmaj Faenbouh】Maj youq ndaw ndoeng cax diegndoi roxnaeuz henz roen diegbo、henz mieng ndaw lueg. Guengjsae cujyau faenbouh youq Nanzningz、Majsanh、Sanglinz、Canghvuz、Cwnzhih、Sangswh、Bingznanz、Gveibingz、Yungzyen、Cingsih、Nazboh、Lungzlinz、Cauhbingz、Nanzdanh、Lozcwngz、Yinhcwngz、Ginhsiu、Lungzcouh daengj dieg, guek raeuz Guengjdoeng、Haijnanz、Gveicouh daengj sengj hix miz faenbouh.

【Gij Guhyw Ywcuengh】

Giz guhyw　Daengx go.

Singqfeih　Haemz、manh, bingz ; mak miz doeg.

Goeng'yungh　Cawz fungcaep, hawj lwed byaij. Yungh daeuj yw fatvangh, laemx doek deng sieng.

Cawq　Cungj yw neix mak miz doeg, gwn aeu siujsim ; mehdaiqndang gimq gwn.

Danyw　（1）Fatvangh：Gaeugaeng、gaeudanghgveih、gaeuhohdu、goyiengzfuz、gohazhom gak 15 gwz, cienq raemx swiq baihrog.

（2）Laemx doek deng sieng：Gaeugaeng、gosamlimq、ginghgunh gak 10 gwz, oenceu、gaeunoeggouj gak 15 gwz, cienq raemx gwn.

尖子木

【药材名】尖子木。

【别　　名】朝天罐、顶锅树、野山红、果纳。

【来　　源】野牡丹科植物尖子木 *Oxyspora paniculata*（D. Don）DC.。

【形态特征】灌木，高可达 2 m。幼枝、叶背脉、叶柄和花序均被糠秕状星状毛。茎四棱形。叶片卵形或狭椭圆状卵形，长 12~24 cm，宽 4.6~11.0 cm，边缘具小齿，基出脉 7 条；叶柄长 1.0~7.5 cm。聚伞花序组成圆锥花序，顶生；花萼长约 8 mm，狭漏斗形，具 4 条钝棱，有纵脉 8 条，裂片扁三角状卵形，顶端具突起的小尖头；花瓣粉红色或深玫瑰红色，卵形，长约 7 mm；雄蕊紫色或黄色；子房下位。蒴果倒卵形，顶端具胎座轴，长约 8 mm，直径约 6 mm，宿萼漏斗形。花期 7~10 月，果期翌年 1~5 月。

【生境分布】生于山谷及山坡林下、阴湿处或溪边。广西主要分布于南宁、靖西、都安、河池等地，西藏、贵州、云南等省区也有分布。

【壮医药用】

药用部位　叶、根、全株。

性味　甜、微涩，凉。

功用　通龙路，调气道、谷道，清热毒，除湿毒。根用于埃病（咳嗽），唉勒（咯血），月经过多；全株用于屙意咪（痢疾），屙泻（泄泻），呗脓（痈肿）。

附方　（1）月经过多：尖子木根适量，研末。取药粉 10 g 与瘦猪肉 100 g 拌匀，蒸熟，分 2 次食用。

（2）呗脓（痈肿）：尖子木全株 50 g，水田七 6 g，水煎服，并用药渣敷患处。

（3）埃病（咳嗽）：尖子木根 15 g，丽春花的花 10 g，大尾摇 30 g，水煎服。

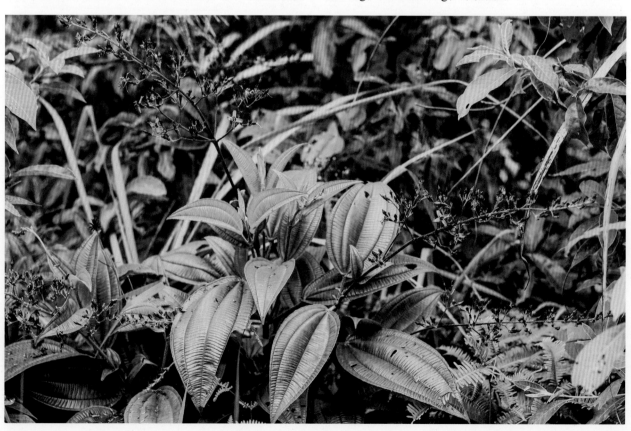

Faexdinggo

【Cohyw】 Faexdinggo.

【Coh'wnq】 Cauzdenhgvanq、faexdingjgoh、yejsanhhungz、go'nat.

【Goekgaen】 Dwg faexdinggo doenghgo yejmujdanhgoh.

【Yienghceij Daegdiemj】 Faexcaz，sang ndaej daengz 2 mij. Nge oiq、meg laeng mbaw、gaenqmbaw caeuq gyaeujva cungj muz bwn lumj ndau dangq raemzreb. Gak seiqgak. Mbaw lumj gyaeq roxnaeuz lumj gyaeq gaeb luenzbenj，raez 12~24 lizmij，gvangq 4.6~11.0 lizmij，henzbien miz heujlwg，megokgoek 7 diuz；gaenqmbaw raez 1.0~7.5 lizmij. Gyaeujva comzliengj comzbaenz ndaek gyaeujva luenzsoem，majbyai；linxva raez yaek 8 hauzmij，gaeb aenlouh，miz 4 diuz gakbumx，miz megdaengj 8 diuz，mbawleg benj samgak lumj gyaeq，byai miz gyaeujsoem iq doedhwnj；mbawva hoengzmaeq roxnaeuz meizgveih hoengzlaep，lumj gyaeq，raez yaek 7 hauzmij；simva boux aeuj roxnaeuz henj；rugva youq laj. Mak lumj gyaeq dauqbyonj，byai miz sosugdaih，raez yaek 8 hauzmij，hung daihgaiq 6 hauzmij，linxsup lumj loujdouj. 7~10 nyied haiva，bi daihngeih 1~5 nyied dawzmak.

【Diegmaj Faenbouh】 Hwnj ndaw lueg dem laj faex gwn ndoi、mwnq wtcumx roxnaeuz hamq rij. Guengjsae dingzlai hwnj laeng Nanzningz、Cingsih、Duh'anh、Hozciz daengj dieg neix，guek raeuz Sihcang、Gveicouh、Yinznanz daengj sengj gih neix caemh miz.

【Gij Guhyw Ywcuengh】

Giz guhyw　Mbaw、rag、daengx go.

Singqfeih　Van、loq saep、liengz.

Goeng'yungh　Doeng lohlungz，diuz roenheiq、roenhaeux，siu doeghuj，cawz caepdoeg. Rag ndaej yw baenzae，aelwed，dawzsaeg daiq lai；daengx go ndaej yw okhaexmug，oksiq，baeznong.

Danyw　（1）Dawzsaeg daiq lai：Rag faexdinggo aenqliengh，nienj mba. Aeu mbayw 10 gwz caeuq nohcingmou 100 gwz gyaux yinz，naengj cug，guh 2 mbat gwn.

（2）Baeznong：Faexdinggo baenz go 50 gwz，denzcaetraemx 6 gwz，cienq raemx gwn，lij aeu nyaqyw oep baez.

（3）Baenzae：Rag faexdinggo 15 gwz，gij va licunhvah 10 gwz，daveijyauz 30 gwz，cienq raemx gwn.

253

六画

尖尾芋

【药 材 名】卜芥。

【别　　名】假海芋、老虎芋、老虎耳、虎耳芋、狼毒、化骨丹、蛇芋、大虫芋。

【来　　源】天南星科植物尖尾芋 *Alocasia cucullata*（Lour.）Schott。

【形态特征】多年生直立草本，高可达 1 m。根茎直立或横卧，长 30~60 cm。地上茎圆柱形，黑褐色，具环形叶痕，常由基部发出多条新枝成丛生状。叶柄长 25~30 cm，由中部至基部强烈扩大成宽鞘；叶片宽卵状心形，稍盾状，长 10~25 cm，宽 7~18 cm，先端长尖，侧脉基出，弧曲。佛焰苞近肉质，淡绿色至深绿色；肉穗花序比佛焰苞短；附属器淡绿色、黄绿色，狭圆锥形。浆果近球形，直径 6~8 mm，朱红色至紫红色，种子 1 粒。花期春、夏季。

【生境分布】生于溪谷湿地或田边，也有栽培于庭院或药圃。广西主要分布于南宁、融水、桂林、阳朔、苍梧、桂平、玉林、百色、靖西、富川、都安、金秀、龙州等地，浙江、福建、广东、四川、贵州、云南等省也有分布。

【壮医药用】

药用部位　根茎。

性味　辣、微苦，寒；有毒。

功用　调火路，清热毒，消肿痛。用于贫痧（感冒），埃病（咳嗽），钩端螺旋体病，呗（无名肿毒），呗奴（瘰疬），额哈（毒蛇咬伤），毒蜂蜇伤。

注　本品有毒，不宜多服、久服；儿童及老年人慎用，孕妇禁用。

附方　（1）呗（无名肿毒），额哈（毒蛇咬伤）：鲜卜芥适量，捣烂敷伤口周围（伤口不敷）。

（2）贫痧（感冒）：鲜卜芥适量，切片，沿头顶百会穴往下搓背部至发红。

（3）呗奴（瘰疬）：鲜卜芥适量，切片，文火烘黄，每次 6 片，煲猪肺吃。

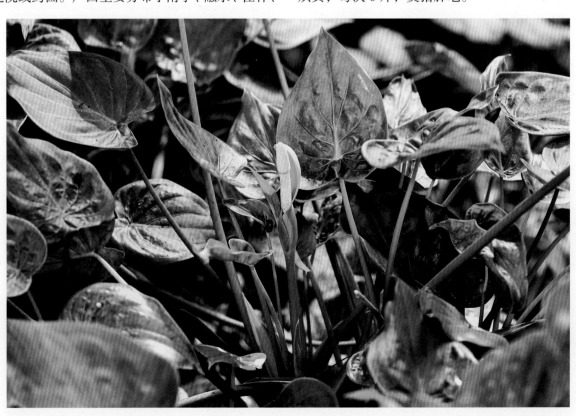

Vaedveuq

【 Cohyw 】 Vaedveuq.

【 Coh'wnq 】 Gofangzlengjcwx、faenghndiengq、mungzguk、gorwzguk、golangzduz.

【 Goekgaen 】 Dwg vaedveuq doenghgo denhnanzsinghgoh.

【 Yienghceij Daegdiemj 】 Gorum daengjsoh maj lai bi, sang ndaej daengz 1 mij. Ganjrag daengjsoh roxnaeuz vangninz, raez 30~60 lizmij. Ganj gwnz namh lueuzsaeu, saek henjgeq ndaem, miz riz mbaw baenz gvaengx, seiqseiz daj gizgoek fatok lai diuz nga moq baenz byoz baenz byoz. Gaenqmbaw raez 25~30 lizmij, daj cungqgyang daengz gizgoek haenqrengz gyahung baenz byuk gvangq, mbaw yiengh i daengz yiengh loq lumj naeng, yiengh gyaeq gvangq lumj sim, loq lumj fagdun, raez 10~25 lizmij, gvangq 7~18 lizmij, byai raez soem, goek luenz. Mbawlup lumj feizbaed loq noh, saek heuoiq daengz saekheugeq; gyaeujva nohnwd dinj gvaq mbawlup lumj feizbaed; limq nem henz de saekheuoiq、saekhenjheu, yiengh luenzsoem gaeb. Makgiengh loq luenz, cizging 6~8 lhauzmij, saek hoengzsien daengz saek hoengzaeuj, ceh 1 naed. Seizcin、seizhah haiva.

【 Diegmaj Faenbouh 】 Maj youq henz rij cauzlak diegcumx roxnaeuz henz naz, caemh miz vunz ndaem youq ndaw daxhongh roxnaeuz ndaw suenyw. Guengjsae dingzlai maj youq Nanzningz、Yungzsuij、Gveilinz、Yangzsoz、Canghvuz、Gveibingz、Yilinz、Bwzswz、Cingsih、Fuconh、Duh'anh、Ginhsiu、Lungzcouh daengj dieg, guek raeuz Cezgyangh、Fuzgen、Guengjdoeng、Swconh、Gveicouh、Yinznanz daengj sengj caemh maj miz.

【 Gij Guhyw Ywcuengh 】

Giz guhyw　Ganjrag.

Singqfeih　Manh、loq haemz, hanz; miz doeg.

Goeng'yungh　Diuz lohhuj, cing huj doeg, siu foegin. Yungh youq baenzsa, baenzae, bingh gouhduenh lozconzdij, baez, baeznou, ngwz haeb, dinzndat.

Cawq　Cungj yw neix miz doeg, mbouj hab gwn lai, gwn nanz; lwyngez caeuq bouxlaux aeu siujsim, mehdaiqndang gimq yungh.

Danyw　（1）Baez, ngwz haeb：Vaedveuq ndip habliengh, dub yungz oep seiqhenz baksieng（louz baksieng mbouj oep）.

（2）Baenzsa：Vaedveuq ndip habliengh, roenq lip, ndij dingjgyaeuj bwzveihez doxroengz cat daengz baihlaeng itcig cat daengz hoengz.

（3）Baeznou：Vaedveuq ndip habliengh, roenq lip, feiz iq hangq henj, it mbat 6 dip, aeuq bwt mou gwn.

255

六画

光石韦

【药 材 名】光石韦。

【别　　名】光叶石韦。

【来　　源】水龙骨科植物光石韦 Pyrrosia calvata（Baker）Ching。

【形态特征】多年生草本，高可达 70 cm。根状茎短粗，横卧，顶部密被线状披针形，具长尾状渐尖头，边缘具齿的鳞片，下面密生须状根。叶一型，簇生；叶柄长 5~15 cm，禾秆色，基部密被鳞片和深棕色星状毛，向上疏被星状毛。叶片狭长披针形，长 20~60 cm，宽 2~5 cm，渐尖头，基部渐窄，上面光滑，有黑色点状斑点，下面幼时被白色细长星状毛，之后大多脱落。孢子囊群近圆形，聚生于叶片上半部，成熟时扩张并略汇合，无盖。

【生境分布】附生于林下树干上或岩石上。广西主要分布于南宁、阳朔、桂林、永福、德保、靖西、那坡、凌云、乐业、隆林、贺州、河池、天峨、都安、龙州、天等等地，浙江、福建、广东、湖南、湖北、陕西、甘肃、贵州、四川、云南等省也有分布。

【壮医药用】

药用部位　叶。

性味　甜、苦，微寒。

功用　调水道，清热毒，止血。用于肉扭（淋证），渗裂（血证），埃病（咳嗽），奔墨（哮病）。

附方　（1）肉扭（淋证）：①光石韦、木防己、无根藤各 15 g，水煎服。②光石韦、车前草、玉龙鞭各 15 g，水煎服。

（2）渗裂（血证）：光石韦 60 g，铁树叶 3 张（切碎），芦根 30 g，煎水饭后服。

（3）肺热埃病（咳嗽）：光石韦、蚌花各 15 g，水煎服。

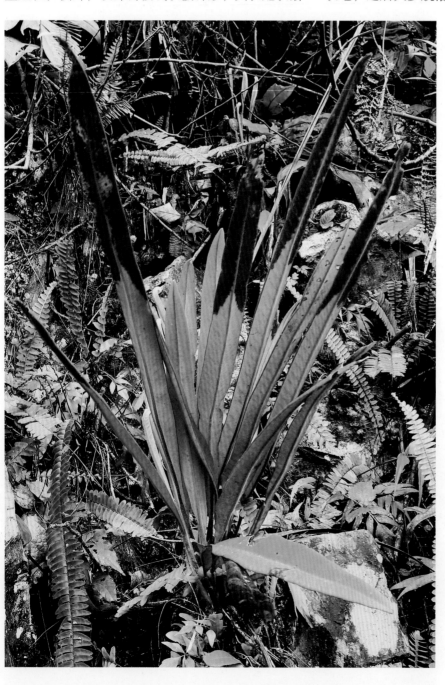

Go'mbawmid

【 Cohyw 】 Go'mbawmid.

【 Coh'wnq 】 Mbawmidngaeuz.

【 Goekgaen 】 Dwg go'mbawmid doenghgo hlungzetraemxgoh.

【 Yienghceij Daegdiemj 】 Dwg gonywj maj lai bi de, ndaej sang daengz 70 lizmij. Ganj lumj rag dinj co, ninz vang, gwnzdingj miz gyaep deihdub, lumj sienq yiengh longzcim, lumj diuz rieng raez gyaeuj ciemh soem, baihlaj did haujlai ragsei. Mbaw dwg mbaw dog maj ok, baenz nyumq ; gaenq mbaw raez 5~15 lizmij, saek nyangj, laj goek miz haujlai limqgyaep caeuq bwnndau aeuj ndaem de. Gij mbaw gaeb raez byai ciemh soem, raez 20~60 lizmij, gvangq 2~5 lizmij, gyaeuj ciemh soem, laj goek ciemh gaeb, baihgwnz lawxlub, miz baenz diemj baenz diemj raiz ndaem, baihlaj mwh lij oiq de miz bwnndau bieg saeqraez, doeklaeng dingzlai cungj loenq liux. Rongzsaq loq luenz, comz maj youq gij mbaw daihgaiq gwnz de, cingzsug le gyalai cix loq doxgyonj, mij fa.

【 Diegmaj Faenbouh 】 Hwnj youq gwnz ganj faex roxnaeuz gwnzrin laj faex. Guengsae dingzlai youq Nanzningz、Yangzsoz、Gveilinz、Yungjfuz、Dwzbauj、Cingsih、Nazboh、Lingzyinz、Lozyez、Lungzlinz、Hozcouh、Hozciz、Denhngoz、Duh'anh、Lungzcouh、Denhdwngj daengj dieg neix hwnj miz, guek raeuz Cezgyangh、Fuzgen、Guengjdoeng、Huznanz、Huzbwz、Sanjsih、Ganhsuz、Gveicouh、Swconh daengj sengj neix caemh hwnj miz.

【 Gij Guhyw Ywcuengh 】

Giz guhyw　Mbaw.

Singqfeih　Van、haemz, loq hanz.

Goeng'yungh　Diuz roenraemx, siu ndatdoeg, hawj lweddingz. Yungh youq nyouhniuj, iemqlwed, baenzae, baenzngab.

Danyw　（1）Nyouhniuj：① Go'mbawmid、maeqgaujvaiz、vuzgwnhdwngz gak 15 gwz, cienq raemx gwn. ② Go'mbawmid、godaezmax、yilungzbenh gak 15 gwz, cienq raemx gwn.

（2）Iemqlwed：Go'mbawmid 60 gwz, mbaw faexdiet 3 mbaw （faeg mienz）, luzgwnh 30 gwz, cienq raemx gwn haeux le menh gwn yw.

（3）Bwthuj baenzae：Go'mbawmid、vannenzcingh mbawlaengaeuj gak 15 gwz, cienq raemx gwn.

257

六画

光叶榕

【药 材 名】光叶榕。

【别　　名】大疳积藤。

【来　　源】桑科植物光叶榕 Ficus laevis Blume。

【形态特征】攀缘藤状灌木或附生。叶 2 列或螺旋状排列；叶片圆形至卵状椭圆形，长 10~20 cm，宽 8~15 cm，先端钝或具短尖，基部圆形至浅心形，两面无毛或背面微被柔毛；叶柄长 3.5~7.0 cm。榕果单生或成对腋生，球形，直径 1.5~2.5 cm，成熟时紫色，顶生苞片凸起。总花梗长 2~3 cm；雄花生于榕果内壁近口部，花被片狭披针形，雄蕊 2 枚；瘿花的子房球形，柱头膨大；雌花生于另一植株榕果内。瘦果椭圆形，有龙骨。花果期 4~6 月。

【生境分布】生于山地雨林中。广西主要分布于那坡、靖西、龙州、宁明、上思、防城港、浦北、岑溪、苍梧、蒙山、金秀等地，海南、贵州、四川、云南等省也有分布。

【壮医药用】

药用部位　全株。

功用　利谷道，补血。用于喯疳（疳积），产后贫血。

附方　（1）喯疳（疳积）：光叶榕 10 g，独脚金 5 g，蒸瘦猪肉食。

（2）产后贫血：光叶榕、黄花倒水莲、大血藤各 15 g，水煎服。

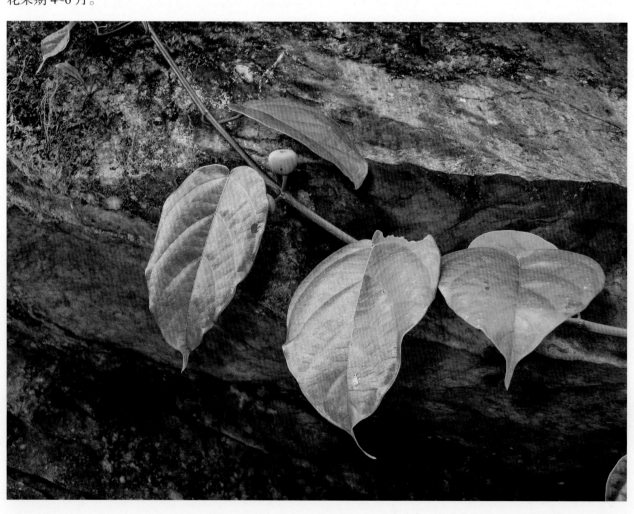

Reizmbawndoq

【Cohyw】Reizmbawndoq.

【Coh'wnq】Godaganhcizdwngz.

【Goekgaen】Dwg reizmbawndoq doenghgo sanghgoh.

【Yienghceij Daegdiemj】Dwg faexcaz gaeuraih roxnaeuz nemmaj youq gwnz doenghgo. Mbaw song lied roxnaeuz baizlied lumj baenqluxsae ； mbaw luenz daengz luenzbomj lumj gyaeq，raez 10~20 lizmij，gvangq 8~15 lizmij，byai maeuz roxnaeuz miz di soemsit，gizgoek luenz daengz lumj simdaeuz feuh，song mienh mbouj miz bwn roxnaeuz mienhlaeng miz di bwn'unq ；gaenqmbaw raez 3.5~7.0 lizmij. Mak dandog maj roxnaeuz baenzdoiq maj lajeiq，yiengh luenz lumj giuz，cizging 1.5~2.5 lizmij，mwh cingzsug saekaeuj，mbawgyaj gwnzdingj doed hwnjdaeuj. Ganjva gyonj raez 2~3 lizmij ；vaboux maj youq ndaw mak gaenh bak，limqva raezgaeb byai soem，simboux 2 dug ；fuengzlwg dujvamaen luenz lumj giuz，gyaeujsaeu bongzhung ；vameh maj youq ndaw mak lingh nye. Makhawq luenzbomj，miz lungzgoet. 4~6 nyied haiva dawzmak.

【Diegmaj Faenbouh】Maj youq ndaw ndoeng fwnraemx lai diegbya. Guengjsae cujyau youq Nazboh、Cingsih、Lungzcouh、Ningzmingz、Sangswh、Fangzcwngzgangj、Bujbwz、Cwnzhih、Canghvuz、Mungzsanh、Ginhsiu daengj dieg neix miz，guek raeuz Haijnanz、Gveicouh、Swconh、Yinznanz daengj sengj caemh miz.

【Gij Guhyw Ywcuengh】

Giz guhyw　Daengx go.

Goeng'yungh　Leih roenhaeux，bouj lwed. Aeu daeuj yw baenzgam，seng gvaq lwed noix.

Danyw　（1）Baenzgam：Reizmbawndoq 10 gwz，gogamnyap 5 gwz，caeuq nohcing cwng gwn.

（2）Seng gvaq lwed noix：Reizmbawndoq、swnjgyaeujhenj、gogaeunuem gak 15 gwz，cienq raemx gwn.

光亮瘤蕨

【药 材 名】肉碎补。

【别　　名】骨碎补。

【来　　源】水龙骨科植物光亮瘤蕨 *Phymatosorus cuspidatus*（D. Don）Pichi Sermolli。

【形态特征】石上附生植物，植株高可达 1 m。根状茎横走，粗约 2 cm，绿色或淡绿色，疏被鳞片；鳞片卵圆形，盾状着生，褐色。叶柄长 30~50 cm，禾秆色；叶片一回羽状，长 30~50 cm，宽 20~25 cm；羽片 8~15 对，披针形，长 15~20 cm，宽 2.0~3.5 cm，基部楔形，两面光滑无毛。孢子囊群在羽片中脉两侧各 1 列，位于中脉与边缘之间；孢子表面具很小的颗粒状纹饰。

【生境分布】生于石灰岩林缘石壁上。广西各地均有分布，云南、西藏、四川、贵州、广东、海南等省区也有分布。

【壮医药用】

药用部位　根茎。

性味　苦，温。

功用　补肾，壮筋骨，散瘀血，止痛。用于早泄，腰腿痛，林得叮相（跌打损伤），前列腺增生。

附方　（1）早泄：肉碎补 30 g，苎麻根、石菖蒲各 10 g，威灵仙 9 g，细辛 3 g，水煎服。

（2）腰腿痛：肉碎补、牛大力各 30 g，过江龙、姜黄各 15 g，水煎服。

（3）林得叮相（跌打损伤）：肉碎补 30 g，飞龙掌血、跌打草各 15 g，虎杖 10 g，水煎服。

（4）前列腺增生：肉碎补 15 g，紫茉莉根 20 g，水煎服。

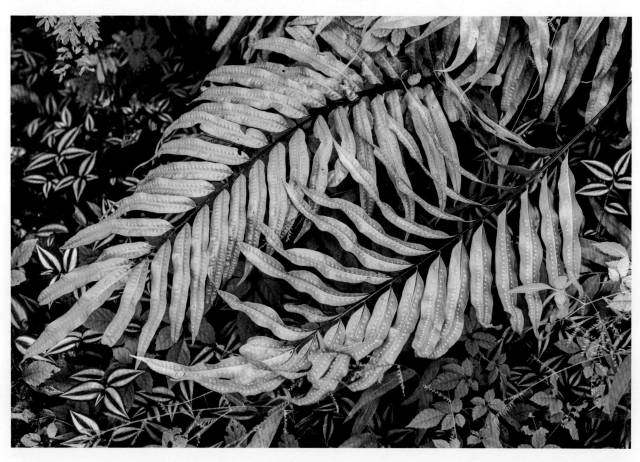

Gutndoksoiq

【 Cohyw 】 Boujnohsoiq.

【 Coh'wnq 】 Boujndoksoiq.

【 Goekgaen 】 Dwg gogutndoksoiq doenghgo lungzgoetraemxgoh.

【 Yienghceij Daegdiemj 】 Doenghgo bengx maj youq gwnz rin，go sang goj daengz 1 mij. Ganjrag cuenq vang，co daih'iek 2 lizmij，saekheu roxnaeuz saekheu damh，limgyaep mbangbyag ; limqgyaep baenz gyaeqluenz，didmaj lumj dun，saek henjgeq. Gaenqmbaw raez 30~50 liznij，saek ganjnyangj ; mbaw hoiz ndeu lumj bwnroeg，raez 30~50 lizmij，gvangq 20~25 lizmij ; mbaw bwnroeg 8~15 doiq，byai ciemh soem，raez 15~20 lizmij，gvangq 2.0~3.5 lizmij，goek sot，song mienh ngaeuzngub mij bwn. Rongzdaeh bauswj youq meg gyang bwnroeg song mbiengj gak baiz coij ndeu，youq diuz meg gyang caeuq gij bien mbaw ndaw de ; bauswj baihrog miz gij raizva baenz baed iqet.

【 Diegmaj Faenbouh 】 Maj youq gwnz bangxdat henz ndoeng ndaw bya. Guengjsae gak dieg cungj miz faenbouh，guek raeuz Yinznanz、Sihcang、Swconh、Gveicouh、Guengjdoeng、Haijnanz daengj sengj gih cungj miz faenbouh.

【 Gij Guhyw Ywcuengh 】

Giz guhyw　　Ganjrag.

Singqfeih　　Haemz，raeuj.

Goeng'yungh　　Bouj mak，giengz ndokndang，sanq lwedcwk，dingz in. Ndaej yw yaetvaiq，hwet ga in，laemx doek deng sieng，cenzlezsen cwnghswngh.

Danyw 　（1）Yaetvaiq : Boujnohsoiq 30 gwz，ragndaij、gosipraemx gak 10 gwz，raglingzsien 9 gwz，sisinh 3 gwz，cienq raemx gwn.

（2）Hwet ga in : Boujnohsoiq、goragvaiz gak 30 gwz，go'gyanghlungz、gienghenj gak 15 gwz，cienq raemx gwn.

（3）Laemx doek deng sieng : Boujnohsoiq 30 gwz，oenceu、gogoenx gak 15 gwz，hujcang 10 gwz，cienq raemx gwn.

（4）Cenzlezsen cwnghswngh : Boujnohsoiq 15 gwz，rag gomaedleih 20 gw，cienq raemx gwn.

六画

光裸星虫

【药 材 名】沙虫。

【别　　名】沙肠子、方格星虫。

【来　　源】星虫科动物光裸星虫 *Sipunculus nudus* L.。

【形态特征】体长圆柱形，略似蚯蚓，体长 12~22 cm，大者宽约 1 cm。体壁纵肌成束，30 条或 31 条，与环肌交错排列成方格状花纹，纵横分明。吻短，基部有一环沟与体分界；口在吻端中间。体后端钝，肛门成一横裂缝。体乳白色而略带淡红色。

【生境分布】生活于沿海滩涂。广西沿海各地均有出产，沿海其他省区也有出产。

【壮医药用】

药用部位　除去内脏的全体。

性味　甜、咸，寒。

功用　清肺热，补肺阴，调气道。用于骨蒸潮热，阴虚盗汗，钵痨（肺结核），埃病（咳嗽），痰多，胸闷，小儿夜尿。

附方　（1）钵痨（肺结核）：沙虫、百合各 30 g，百部 15 g，水炖，食肉喝汤。

（2）小儿夜尿：沙虫 5 条，油炸香，食用。

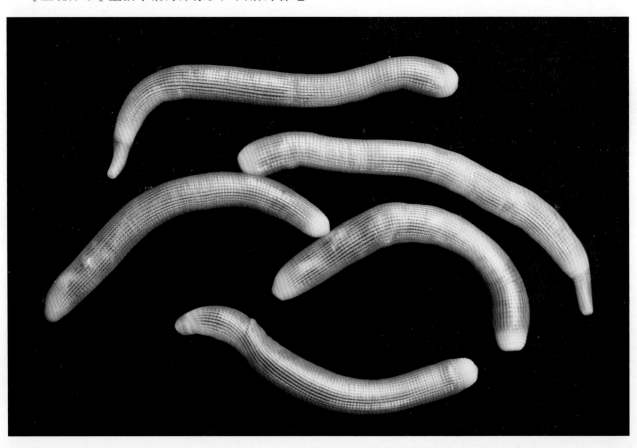

Sahcungz

【 Cohyw 】 Sahcungz.

【 Coh'wnq 】 Sahcangzswj、fanghgwzsinghcungz.

【 Goekgaen 】 Dwg sahcungz doenghduz singhcungzgoh.

【 Yienghceij Daegdiemj 】 Ndang raez saeunduen，loq lumj duzndwen，ndangraez 12~22 lizmij，duz hung gvangq daihgaiq 1 lizmij. Bangxndang nohraeh baenz nyaemq，30 diuz roxnaeuz 31 diuz，caeuq nohgien gyauca baiz baenz fuenggek raizva，vang raeh faenmingz. Bak dinj，lajgoek miz gvaengz mieng ndeu caeuq daengxndang faen'gyaiq；bak youq cungqgyang. Byai ndang luq，conghhaex baenz diuz heq vang ndeu. Ndang saek haucij loq miz di hoengzmaeq.

【 Diegmaj Faenbouh 】 Maj youq raiq henzhaij. Guengjsae henzhaij gak dieg cungj miz，guek raeuz henzhaij gizyawz sengj gih hix miz.

【 Gij Guhyw Ywcuengh 】

Giz guhyw　Cawz bae dungxsaej le daengx ndang.

Singqfeih　Van、hamz，hanz.

Goeng'yungh　Cing bwt ndat，bouj bwt yaem，diuz roenheiq. Ndaej yw anqseiz dajndaw fatndat，yaem haw doek hanhheu，lauzbingh，baenzae，myaiz lai，aekndaet，lwgnyez oknyouh dwk congz.

Danyw　（1）Lauzbingh：Sahcungz、beghab gak 30 gwz，maenzraeu 15 gwz，aeuq，ndoet dang gwn noh.

（2）Lwgnyez oknyouh dwk congz：Sahcungz 5 duz，youz caq rang，gwn.

263

六画

光叶闭鞘姜

【药 材 名】光叶闭鞘姜。

【别　　名】牛尾巴茶、樟柳头。

【来　　源】姜科植物光叶闭鞘姜 *Costus tonkinensis* Gagnep.。

【形态特征】多年生草本，高可达 4 m。茎常分枝。叶片倒卵状长圆形，长 12~20 cm，宽 4~8 cm，先端具短尖头，无毛；叶鞘抱茎。穗状花序球形或卵形，自根茎生出，直径约 8 cm；总花梗长 4~6 cm，外被套接的红色鞘状苞片；苞片覆瓦状排列，长圆形，长 2.5~4.5 cm，被短柔毛，先端具硬尖头；小苞片长约 2 cm。花黄色；花萼管状，长约 3 cm，具 3 齿；花冠管较萼管为长，裂片条状披针形，长约 3.2 cm；唇瓣喇叭形，长 5~6 cm；发育雄蕊淡黄色，花瓣状，长约 3 cm；子房无毛。蒴果球形，直径约 1 cm。花期 6~8 月，果期 9~10 月。

【生境分布】生于山地林荫下。广西主要分布于南宁、防城港、扶绥、宁明、龙州、靖西、那坡、百色等地，广东、云南等省也有分布。

【壮医药用】

药用部位　根茎。

性味　辣，寒。

功用　通水道，清热毒，祛风毒，除湿毒，消肿痛。用于水蛊（肝硬化腹水），笨浮（水肿），肉扭（淋证），发旺（痹病），麦蛮（风疹）。

附方　（1）肉扭（淋证）：光叶闭鞘姜、三白草各 15 g，水煎服。

（2）肾炎笨浮（水肿）：光叶闭鞘姜、无根藤各 15 g，水煎服。

（3）发旺（痹病）：光叶闭鞘姜、山鸡椒各 15 g，大叶双眼龙 25 g，水煎服。

（4）麦蛮（风疹）：光叶闭鞘姜、东风桔、大风艾各 25 g，水煎外洗。

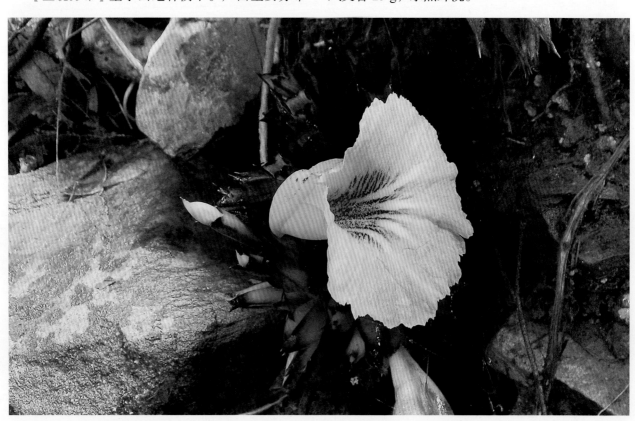

Hingcukraeuz

【Cohyw】 Hingcukraeuz.

【Coh'wnq】 cazriengvaiz、canghliujdouz.

【Goekgaen】 Dwg hingcukraeuz doenghgo gyanghgoh.

【Yienghceij Daegdiemj】 Gorum maj lai bi，sang ndaej daengz 4 mij. Ganj ciengzseiz dok nye. Mbaw luenzraez lumj gyaeq dingjbyonj，raez 12~20 lizmij，gvangq 4~8 lizmij，byai miz gyaeuj soem dinj，mbouj miz bwn；byakmbaw goj ganj. Riengz gyaeujva lumj giuz roxnaeuz lumj gyaeq，ganjvameh raez 4~6 lizmij，baihrog miz mbawlup lumj byukhoengz doxdauq doxciep；mbawlup lumj gaiq vax baizlied nei，yiengh luenzraez，raez 2.5~4.5 lizmij，hwnj bwn'unq dinj，byai miz gyaeujsoem geng；mbawlup iq aiq raez 2 limzij. Va saekhenj；iemjva lumj guenj，aiq raez 3 lizmij，miz 3 heuj，guenj mauhva haemq raez gvaq guenjiemj，mbawseg baenzdiuz luenzraez gaeb byai menh soem，aiq raez 3.2 lizmij；limq naengbak lumj hozlez，raez 5~6 lizmij；fatmaj simva boux saekhenjoiq，lumj limqva，aiq raez 3 lizmij；ranzceh mbouj miz bwn. Makndangj luenzluenz，cizging daihgaiq 1 lizmij. 6~8 nyied haiva，9~10 nyied dawzmak.

【Diegmaj Faenbouh】 Maj youq gwnz bya lajfaex raemh. Guengjsae dingzlai maj youq Nanzningz、Fangzcwngzgangj、Fuzsuih、Ningzmingz、Lungzcouh、Cingsih、Nazboh、Bwzswz daengj dieg，guek raeuz Guengjdoeng、Yinznanz daengj sengj caemh maj miz.

【Gij Guhyw Ywcuengh】

Giz guhyw　Ganjrag.

Singqfeih　Manh，hanz.

Goeng'yungh　Doeng roenraemx，cing hujdoeg，cawz caepdoeg，siu foegin. Yungh youq raemxgux，baenzfouz，nyouhniuj，fatvangh，funghcimj.

Danyw （1）Nyouhniuj：Hingcukraeuz、sanhbwzcauj gak 15 gwz，cienq raemx gwn.

（2）Makin baenzfouz：Hingcukraeuz、vuzgaenhdwngz gak 12 gwz，cienq raemx gwn.

（3）Fatvangh：Hingcukraeuz、raembongzhsiuh gak 15 gwz，bahdou 25 gwz，cienq raemx gwn.

（4）Funghcimj：Hingcukraeuz、dunghfunghgiz、dafunghngaih gak 25 gwz，cienq raemx swiq.

光枝勾儿茶

【药材名】光枝勾儿茶。

【别　　名】米粒藤、老鼠耳、勾屎鸟、棵毫山、叩针张。

【来　　源】鼠李科植物光枝勾儿茶 Berchemia polyphylla Wall. ex Lawson var. leioclada Hand. -Mazz.。

【形态特征】藤状灌木，高可达 4 m。小枝、花序轴及果梗均无毛。小枝黄褐色。叶互生，纸质，卵状椭圆形，先端圆形或锐尖，基部圆形，两面无毛；叶柄长 3~6 mm，具疏柔毛。花两性，浅绿色或白色，无毛，通常 2~10 朵簇生排成具短总梗的聚伞总状花序，或稀下部具短分枝的窄聚伞圆锥花序，花序顶生，花梗长 2~5 mm 花 5 基数；萼片卵状三角形或三角形，先端尖；花瓣近圆形。核果圆柱形，长 7~9 mm，直径 3.0~3.5 mm，顶端尖，成熟时红色，后变黑色，基部具有宿存的花盘和萼筒。花期 5~9 月，果期 7~11 月。

【生境分布】生于山坡、沟边灌木丛和丛缘中。广西主要分布于龙州、南宁、陆川、防城港、田林、天峨、南丹、资源等地，陕西、四川、云南、贵州、福建、湖北、湖南、广东等省也有分布。

【壮医药用】

药用部位　全株。

性味　苦、微涩，平。

功用　通气道，化痰毒，止咳嗽。用于钵痨（肺结核），埃病（咳嗽），奔墨（哮病），奔冉（疥疮），痂（癣）。

附方　（1）钵痨（肺结核）：光枝勾儿茶、石仙桃、石蚕各 15 g，水煎服。

（2）奔墨（哮病）：光枝勾儿茶、七指蕨各 15 g，水煎服。

（3）痂（癣）：光枝勾儿茶、大飞扬各适量，水煎外洗患处。

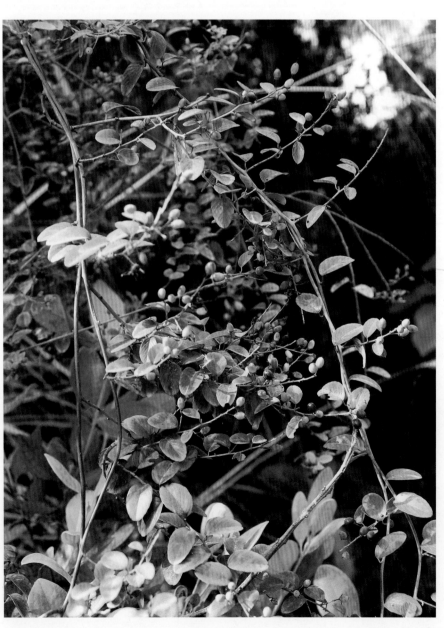

Gaeuhaeuxnaed

【Cohyw】 Gaeuhaeuxnaed.

【Coh'wnq】 Gaeunaedhaeux、rwznou、gaeuhaexroeg、gohauzsanh、goucinhcangh.

【Goekgaen】 Dwg gaeuhaeuxnaed doenghgo sujlijgoh.

【Yienghceij Daegdiemj】 Faexcaz baenz gaeu，sang ndaej daengz 4 mij. Nyelwg、ganjva dem gaenqmak cungj mij bwn. Nyelwg henjmoenq. Mbaw maj doxcah，gyajceij，lumj gyaeq luenzbenj，byai luenz roxnaeuz soemraeh，goek luenz，song mbiengj mij bwn；gaenqmbaw raez 3~6 hauzmij，miz bwn'unq mbang. Va songsingq，heuoiq roxnaeuz hau，mij bwn，dingzlai 2~10 duj comzmaj baizbaenz miz mauhva comzliengj miz ganj，roxnaeuz noix baihalj dok nye dinj mauhva comzliengj luenzsoem gaeb，gij va maj gwnzdingj，gaenqva raez 2~5 hauzmij，va 5 duj；iemjva lumj gyaeq samgak roxnaeuz samgakhingz，byai soem；mbawva gaenh aenluenz. Cehmak saeumwnz，raez 7~9 hauzmij，hunggvangq 3~3.5 hauzmij，byai soem，geq le hoengz，doeklaeng bienq ndaem，goek miz buenzva caeuq doengziemjva supyouq. 5~9 nyied haiva，7~11 nyied dawzmak.

【Diegmaj Faenbouh】 Mij youq gwnz ndoi、hamq mieng ndaw faexcaz caeuq henz ndoeng. Guengjsae dingzlai maj youq Lungzcouh、Nanzningz、Luzconh、Fangzcwngzgangj、Denzlinz、Denhngoz、Nanzdanh、Swhyenz daengj dieg neix，guek raeuz sanjsih、Swconh、Yinznanz、Gveicouh、Fuzgen、Huzbwz、Huznanz、Guengjdoeng daengj sengj neix caemh hwnj miz.

【Gij Guhyw Ywcuengh】

Giz guhyw　Daengx go.

Singqfeih　Haemz、loq saep、bingz.

Goeng'yungh　Doeng roenheiq，siu myaizdoeg，dingz baenzae. Ndaej yw bwtlauz，baenzae，baenzngab，baenznyan，gyak.

Danyw　（1）Bwtlauz：Gaeuhaeuxnaed、sizsenhdauz、sizsanz gak 15 gwz，cienq raemx gwn.

（2）Baenzngab：Gaeuhaeuxnaed、caetceijgut gak 15 gwz，cienq raemx gwn.

（3）Gyak：Gaeuhaeuxnaed、dafeihyangz gak habliengh，cienq raemx sab mwnq bingh.

267

六画

光萼猪屎豆

【药 材 名】光萼猪屎豆。

【别 名】苦罗豆。

【来 源】蝶形花科植物光萼猪屎豆 *Crotalaria zanzibarica* Benth.。

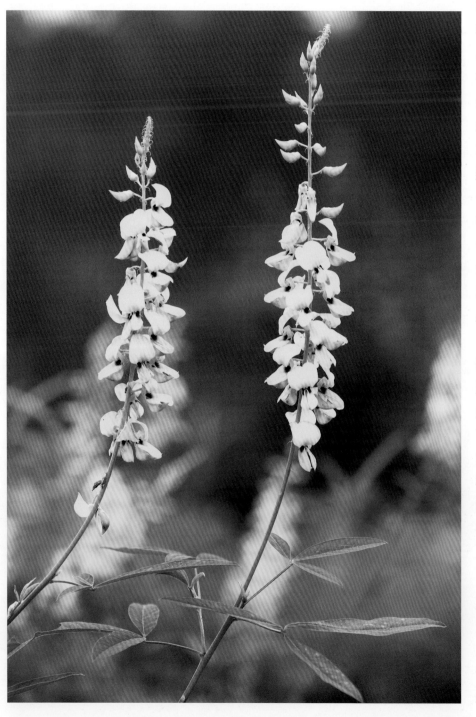

【形态特征】多年生直立草本或亚灌木，高可达 2 m。茎枝略被短柔毛。三出复叶，叶柄长 3~6 cm，小叶长椭圆形，两端渐尖，长 6~10 cm，宽 1~3 cm，先端具短尖；小叶柄长约 2 mm。总状花序顶生；苞片线形，小苞片与苞片同形，稍短小；花梗长 3~6 mm；花萼近钟形，5 裂，萼齿三角形；花冠黄色，伸出萼外，旗瓣圆形，直径约 12 mm，先端具芒尖，翼瓣长圆形，约与旗瓣等长，龙骨瓣长约 15 mm，中部以上形成长喙。荚果长圆柱形，长 3~4 cm，黑色，基部残存宿存花丝及花萼；种子 20~30 粒。花果期 4~12 月。

【生境分布】生于田园路边及荒山草地中。广西主要分布于南宁、柳州、柳城、桂林、梧州、百色、德保、靖西、钟山、富川、巴马、龙州等地，福建、台湾、湖南、广东、海南、四川、云南等省区也有分布。

【壮医药用】

药用部位 全株。

功用 清热毒。外用于治呗脓（痈肿）。

附方 呗脓（痈肿）：鲜光萼猪屎豆适量，捣烂外敷患处。

Duhlingzmou

【Cohyw】 Duhlingzmou.

【Coh'wnq】 Duhgujloz.

【Goekgaen】 Dwg goduhlingzmou doenghgo dezhingzvahgoh.

【Yienghceij Daegdiemj】 Dwg gonywj daengjsoh maj lai bi roxnaeuz ca mbouj lai lumj faexcaz，sang ndaej daengz 2 mij. Ganj nye loq miz bwn'unq dinj. Lai mbaw ok baenz sam mbaw，gaenqmbaw raez 3~6 lizmij，mbaw saeqraez yiengh luenzgyaeq，song gyaeuj menhmenh bienq soem，raez 6~10 lizmij，gvangq 1~3 lizmij，byaimbaw soemdinj；gaenqmbaw saeqraez daihgaiq 2 hauzmij. Vahsi baenz foengq maj youq gwnzdingj；limqva lumj diuz sienq nei，limqva saeq caeuq limqva doengz yiengh，loq dinj saeq；gaenqva raez 3~6 hauzmij；iemjva ca mbouj lai lumj aen cung，5 veuq，heujiemj yiengh samgak；mauhva saekhenj，ietok rog iemj，limqva gwnz luenz，cizging daihgaiq 12 hauzmij，byaimbaw miz byaisoem，limqva baihgwnz yiengh luenzraez，daihgaiq caeuq limqva gwnz doengz raez，limqva ndokaekroeg raez daihgaiq 15 hauzmij，duenh gyangh doxhwnj baenz bak soemraez. Duhfaek yiengh saeuluenz raez，raez 3~4 lizmij，saekndaem，goek ce lw louz seiva caeuq iemjva；ceh 20~30 naed. 4~12 nyied haiva dawzmak.

【Diegmaj Faenbouh】 Maj youq ndaw naz henz roen caeuq diegnywj byafwz. Guengjsae cujyau faenbouh youq Nanzningz、Liujcouh、Liujcwngz、Gveilinz、Vuzcouh、Bwzswz、Dwzbauj、Cingsih、Cunghsanh、Fuconh、Bahmaj、Lungzcouh daengj dieg， guek raeuz Fuzgen、Daizvanh、Huznanz、Guengjdoeng、Haijnanz、Swconh、Yinznanz daengj sengj gih miz faenbouh.

【Gij Guhyw Ywcuengh】

Giz guhyw   Daengx go.

Goeng'yungh   Siu doeghuj. Baihrog yungh aeu daeuj yw baeznong.

Danyw   Baeznong：Duhlingzmou ndip dingz ndeu，dub yungz oep baihrog giz bingh.

当归藤

【药 材 名】当归藤。

【别　　名】藤当归、小花酸藤子、褐毛酸藤子、土当归、土丹桂。

【来　　源】紫金牛科植物当归藤 *Embelia parviflora* Wall. ex A. DC.。

【形态特征】常绿攀缘灌木或藤本，长 3 m 以上，小枝、叶片上面中脉、花序、花梗、花瓣边缘和内面均被柔毛。根较长，外皮灰褐色，内面红褐色，横断面有菊花纹。小枝通常 2 列。单叶互生，2 列；叶片卵形，长 1~2 cm，宽 0.6~1.0 cm，基部广钝或近圆形，上面仅中脉被柔毛。伞形或总状花序腋生，长 5~10 mm，有花 2~4 朵或略多；花梗长 2~4 mm；花 5 基数，长约 2.5 mm；萼片卵形或近三角形，顶端具腺点和缘毛；花瓣白色或粉红色，近顶端具腺点，边缘和内面均密被微柔毛；雄蕊在雌花中退化，在雄花中超出花瓣或与花瓣等长；雌蕊在雌花中与花瓣等长。果球形，直径不超过 5 mm，暗红色。花期 12 月至翌年 5 月，果期 5~7 月。

【生境分布】生于山间密林中、林缘或灌木丛中。广西主要分布于德保、靖西、那坡、隆林、龙州、桂林等地，西藏、贵州、云南、广东、浙江、福建等省区也有分布。

【壮医药用】

药用部位　根、茎、叶。

性味　苦、涩，平。

功用　补血，调咪花肠（子宫），舒筋络。根、茎用于产后虚弱，约经乱（月经不调），京瑟（闭经），卟很裆（不孕症），隆白呆（带下），贫血，发旺（痹病），胴尹（胃痛），屙泻（泄泻），胸胁痛；叶用于夺扼（骨折），林得叮相（跌打损伤）。

附方　（1）贫血，约经乱（月经不调）：当归藤根和茎 30 g，水煎服。

（2）发旺（痹病）：当归藤 20 g，水煎服。

（3）卟很裆（不孕症）：当归藤根和茎、益母草、香附、菟丝子、覆盆子、金樱子各 20 g，当归 10 g，水煎服。

（4）胸胁痛：当归藤根 20 g，水煎服。

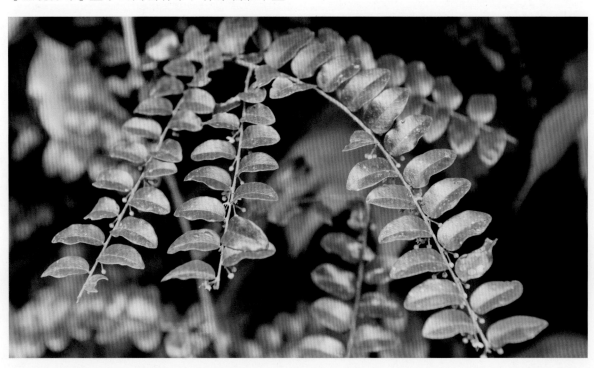

Gaeudanghgveih

【Cohyw】 Gaeudanghgveih.

【Coh'wnq】 Gaeudanghgveih、gosonhdwngzswj va'iq、gosonhdwngzswj bwnhenjgeq、godanghgveihdoj、godanhgveidoj.

【Goekgaen】 Dwg gaeudanghgveih doenghgo swjginhniuzgoh.

【Yienghceij Daegdiemj】 Dwg cungj faexcaz ciengz heu rox benz roxnaeuz cungj gaeu ndeu，raez 3 mij doxhwnj，nye、meggyang gwnz mbaw、vahsi、gaenzva、bien mbaw caeuq baihndaw limqva cungj miz bwn'unq. Rag haemq raez，rognaeng saek henjgeq mong，mbiengj baihndaw saek hoengzndaem，mienh raemj goenq miz raizvagut. Nye ciengz dwg 2 lied. Mbaw dog maj doxciep，2 lied；mbaw yiengh lumj aen'gyaeq，raez 1~2 lizmij，gvangq 0.6~1.0 lizmij，laj goek mwt gvangq roxnaeuz ca mbouj lai yienghluenz，baihgwnz dan meggyang miz bwn'unq. Yienghliengj roxnaeuz vahsi baenz foengq maj goek mbaw，raez 5~10 hauzmij，miz 2~4 duj va roxnaeuz loq lai；gaenqva raez 2~4 hauzmij；soqgiek va dwg 5，raez daihgaiq 2.5 hauzmij；iemjva lumj aen'gyaeq roxnaeuz ca mbouj lai yiengh samgak，gwnzdingj miz diemjdu caeuq bwnbien；limqva saekhau roxnaeuz saek hoengzmaeq，gyawj gwnzdingj miz diemjdu，bien mbaw caeuq mbiengj baihndaw cungj miz bwn deih loq unq；vaboux youq ndaw sim vameh doiqvaq，youq ndaw simva boux mauhok roxnaeuz caeuq limqva doengz raez；sim vameh youq ndaw vameh caeuq limqva doengz raez. Mak lumj aen'giuz，cizging mbouj mauhgvaq 5 hauzmij，saek hoengzndaem. 12 nyied daengz bi daihngeih 5 nyied haiva，5~7 nyied dawzmak.

【Diegmaj Faenbouh】 Maj youq ndoeng deih ndaw bya、henz ndoeng roxnaeuz ndaw byoz faexcaz. Guengjsae cujyau faenbouh youq Dwzbauj、Cingsih、Nazboh、Lungzlinz、Lungzcouh、Gveilinz daengj dieg，guek raeuz Sihcang、Gveicouh、Yinznanz、Guengjdoeng、Cezgyangh、Fuzgen daengj sengj gih hix miz faenbouh.

【Gij Guhyw Ywcuengh】

Giz guhyw　Rag、ganj、mbaw.

Singqfeih　Haemz、saep、bingz.

Goeng'yungh　Bouj lwed，diuz rongzva，soeng nyinz meg. Rag、ganj aeu daeuj yw canj gvaq ndang nyieg，dawzsaeg luenh，dawzsaeg gaz，mbouj hwnjndang，roengzbegdaiq，lwednoix，fatvangh，dungx in，oksiq，aek caeuq ndoksej in；mbaw aeu daeuj yw ndokraek，laemx doek deng sieng.

Danyw　（1）Lwednoix，dawzsaeg luenh：Rag caeuq ganj gaeudanghgveih 30 gwz，cienq raemx gwn.

（2）Fatvangh：Gaeudanghgveih 20 gwz，cienq raemx gwn.

（3）Mbouj hwnjndang：Rag caeuq ganj gaeudanghgveih、samvengqlueg、rumcid、gaeungva、dumhsamndwen、makvengj gak 20 gwz，godanghgveih 10 gwz，cienq raemx gwn.

（4）Aek caeuq ndoksej in：Rag gaeudanghgveih 20 gwz，cienq raemx gwn.

271

曲轴海金沙

【药材名】曲轴海金沙。

【别　名】海金沙。

【来　源】海金沙科植物曲轴海金沙 *Lygodium flexuosum*（L.）Sw.。

【形态特征】多年生草质藤本，攀高可达 7 m。叶三回羽状；羽片多数，对生于叶轴的短距上。羽片长圆三角形，长 16~25 cm，宽 15~20 cm，柄长约 2.5 cm。奇数二回羽状，一回小羽片 3~5 对，基部 1 对最大，长三角状披针形或戟形，长 9.0~10.5 cm，宽 5.0~9.5 cm，小柄长 3~7 cm；末回裂片 1~3 对，有短柄或无柄，基部 1 对三角状卵形或阔披针形，长 1.2~5.0 cm，宽 1.0~1.5 cm，顶端 1 枚特长，披针形，长 5~9 cm，宽 1.2~1.5 cm，自第 2 对或第 3 对的一回小羽片起不分裂，披针形，基部耳状。顶生的一回小羽片披针形，基部近圆形，钝头，长 6~10 cm，宽 1.5~3.0 cm。叶缘有细锯齿。小羽轴两侧有狭翅和棕色短毛，叶面沿中脉及小脉略被刚毛。孢子囊穗长 3~9 mm，线形，棕褐色，小羽片顶部不育。

【生境分布】生于疏林中。广西主要分布于南宁、隆安、上林、桂林、灵川、兴安、防城港、灵山、桂平、百色、那坡、宁明、龙州等地，广东、海南、贵州、云南等省也有分布。

【壮医药用】

药用部位　全草。

性味　微甜、微苦，寒。

功用　清热利湿，止血。用于屙泻（泄泻），屙意咪（痢疾）。

附方　（1）屙泻（泄泻）：曲轴海金沙 30 g，土牛膝、马鞭草、车前草各 20 g，水煎服。

（2）屙意咪（痢疾）：曲轴海金沙 20 g，十大功劳 15 g，鸡内金、骨碎补各 10 g，一点红 30 g，水煎服。

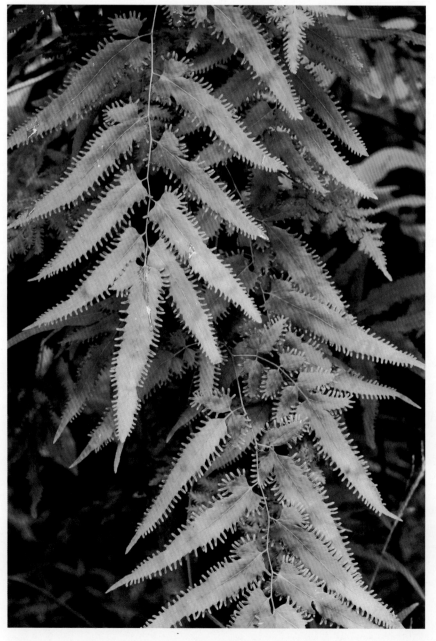

Gaeubingj

【Cohyw】Gaeubingj.

【Coh'wnq】Gaeubingj.

【Goekgaen】Dwg gogaeubingj doenghgo haijginhahgoh.

【Yienghceij Daegdiemj】Dwg go yiengh lumj gaeu mbaw unq mbang youh co maj lai bi，benz ndaej sang daengz 7 mij. Hai miz sam mbaw maj lumj fwed；mbaw dwg dingzlai，youq gwnz nda sugmbaw maj doxdoiq. Mbaw luenzraez yienghsamgak，raez 16~25 lizmij，gvangq 15~20 lizmij，gaenz raez daihgaiq 2.5 lizmij. Mbaw dwg dansoq song mbaw maj lumj fwed，mbawfwed saeq mbaw ndeu 3~5 doiq，doiq goekmbaw ceiq hung，raez yienghsamgak yiengh longzcim roxnaeuz yiengh lumj fagnangx，raez 9.0~10.5 lizmij，gvangq 5.0~9.5 lizmij，ganjsaeq raez 3~7 lizmij；limqveuq mbaw doeklaeng 1~3 doiq，miz gaenqdinj roxnaeuz mbouj miz gaenz，goekmbaw miz doiq yiengh samgak yiengh luenz ndeu roxnaeuz yiengh longzcim gvangq，raez 1.2~5.0 lizmij，gvangq 1.0~1.5 lizmij，gwnzdingj miz diuz ndeu daegbied raez，yienghlongzcim，raez 5~9 lizmij，gvangq 1.2~1.5 lizmij，daj doiq mbaw daihngeih roxnaeuz doiq mbaw daihsam mbaw dog mbawsaeq hwnj mbouj caiq faencek，yiengh longzcim，goek lumj dujrwz. Gwnz dingj miz mbaw fwed yienghlongzcim，goek ca mbouj lai dwg luenz，gyaeuj mwt，raez 6~10 lizmij，gvangq 1.5~3.0 lizmij. Bien mbaw miz heujgawq saeq. song henz ganjmbaw saeq miz fwedgeb caeuq bwndinj saek henjgeq，naj mbaw riengz meggyang caeuq megsaeq miz bwngeng. Rieng daehlwgsaq raez 3~9 hauzmij，yiengh lumj sienq，saek henjgeq，mbawfwed saeq gwnzdingj dwg mbawmaen.

【Diegmaj Faenbouh】Maj youq ndaw ndoeng cax. Guengjsae cujyau faenbouh youq Nanzningz、Lungzanh、Sanglinz、Gveilinz、Lingzconh、Hingh'anh、Fangzcwngzgangj、Lingzsanh、Gveibingz、Bwzswz、Nazboh、Ningzmingz、Lungzcouh daengj dieg，guek raeuz Guengjdoeng、Haijnanz、Gveicouh、Yinznanz daengj sengj hix miz faenbouh.

【Gij Guhyw Ywcuengh】

Giz guhyw Daengx go.

Singqfeih Loq van、loq haemz，hanz.

Goeng'yungh Siu huj leih cumx，dingz lwed. Yungh daeuj yw oksiq，okhaexmug.

Danyw （1）Oksiq：Gaeubingj 30 gwz，vaetdauq、gobienmax、gomaxdaez gak 20 gwz，cienq raemx gwn.

（2）Okhaexmug：Gaeubingj 20 gwz，faexgoenglauz 15 gwz，naengdawgaeq、gofwngzmaxlaeuz gak 10 gwz，golizlungz 30 gwz，cienq raemx gwn.

六画

团花

【药 材 名】黄梁木。

【别　　名】大叶黄梁木。

【来　　源】茜草科植物团花 *Neolamarckia cadamba*（Roxb.）Bosser。

【形态特征】落叶大乔木，高达 30 m。树干基部略呈板状根，树干老皮灰褐色，粗糙；幼枝稍扁，老枝圆柱状。叶对生；叶片椭圆形或长圆状椭圆形，长 15~25 cm，宽 7~12 cm，先端短尖，基部圆形或截形；叶柄长 2~3 cm；托叶披针形，长约 12 mm，脱落。头状花序单个顶生，不计花冠直径 4~5 cm，花序梗长 2~4 cm；苞片托叶状，无小苞片；花萼筒光滑，顶部 5 裂，花萼裂片被毛；花冠漏斗状，黄白色，5 裂，花冠裂片披针形。果序球形，直径 3~4 cm，成熟时黄绿色；种子多数，有棱，种皮粗糙。花果期 6~11 月。

【生境分布】生于山地林中，也有栽培。广西主要分布于南宁、东兴、防城港、宁明、龙州等地，广东、云南等省也有分布。

【壮医药用】

药用部位　树皮、叶。

性味　苦，寒。

功用　清热毒。用于发得（发热），兰嘀（眩晕），巧尹（头痛），年闹诺（失眠），痂怀（牛皮癣）。

附方　（1）高热不退：黄梁木树皮 20 g，磨盘草 50 g，一支箭 15 g，水煎服。

（2）痂怀（牛皮癣）：黄梁木树皮 15 g，了哥王根 20 g，吴茱萸 9 g，加适量猪油炼热，诸药加入热油中稍炸片刻，待油冷后取药油轻涂患处。

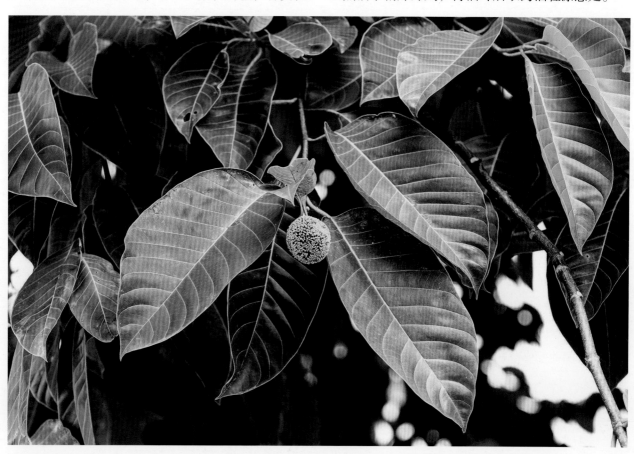

Govuengzliengz

【 Cohyw 】 Govuengzliengz.

【 Coh'wnq 】 Govuengzliengz mbawhung.

【 Goekgaen 】 Dwg govuengzliengz doenghgo gencaujgoh.

【 Yienghceij Daegdiemj 】 Gofaex hung mbaw hung mbaw loenq, sang daengz 30 mij. Goek ganjfaex loq baenz rag lumj gaiq benj, naenggeq ganjfaex saek henjgeq mong, cocat ; nyeoiq loq benj, nye laux yiengh saeuluenz. Mbaw maj doxdoiq ; mbaw yienghbomj roxnaeuz yiengh luenzraez yienghbomj, raez 15~25 lizmij, gvangq 7~12 lizmij, byaimbaw dinj soem, goek luenz roxnaeuz byaimbaw bingz ; gaenqmbaw raez 2~3 lizmij ; mbawdak yienghlongzcim, raez daihgaiq 12 hauzmij, loenq. Vahsi lumj aen'gyaeuj dan aen maj gwnzdingj, mbouj suenq mauhva cizging 4~5 lizmij, gaenz vahsi raez 2~4 lizmij ; limqva lumj mbawdak, mbouj miz limqva iq ; doengz iemjva wenj, gwnzdingj 5 veuq, iemjva veuq miz bwn ; mauhva lumj aenlaeuh, saekhenjhau, 5 veuq, limqveuq mauhva yiengh longzcim. Foengqmak lumj aen'giuz cizging 3~4 lizmij, cug seiz saek henjloeg ; ceh lai, miz limq, naengceh cocat. 6~11 nyied haiva dawzmak.

【 Diegmaj Faenbouh 】 Maj youq ndaw ndoeng diegbya, hix miz ndaem aeu. Guengjsae cujyau faenbouh youq Nanzningz、Dunghhingh、Fangzcwngzgangj、Ningzmingz、Lungzcouh daengj dieg, guek raeuz Guengjdoeng、Yinznanz daengj sengj hix miz faenbouh.

【 Gij Guhyw Ywcuengh 】

Giz guhyw　Naengfaex、mbaw.

Singqfeih　Haemz, hanz.

Goeng'yungh　Cing doeghuj. Yungh daeuj yw fatndat, ranzbaenq, gyaeujin, ninz mbouj ndaek, gyakvaiz.

Danyw （1）Fatndat mbouj doiq : Naeng govuengzliengz 20 gwz, gomakmuh 50 gwz, gosamlig 15 gwz, cienq raemx gwn.

（2）Gyakvaiz : Naeng govuengzliengz 15 gwz, ragdeihgoek 20 gwz, cazlad 9 gwz, dingz lauzmouz cawj ndat, gij yw gwnz neix cuengq ndaw youzndat caq yaep ndeu, caj youz liengz le aeu youzyw menhmenh cat giz bingh.

275

吊兰

【药 材 名】吊兰。

【别　　名】兰草、挂兰、银边吊兰。

【来　　源】百合科植物吊兰 *Chlorophytum comosum*（Thunb.）Baker。

【形态特征】多年生草本。根状茎短，根稍肥厚。叶簇生；叶片剑形，绿色或有黄色条纹，长 10~30 cm，宽 1~2 cm。花葶比叶长，有时可达 50 cm，常变为匍匐枝，近顶部具叶簇或幼小植株；花白色，常 2~4 朵簇生，排成疏散的总状花序或圆锥花序；花梗长 7~12 mm；花被片长 7~10 mm，其 3 脉；雄蕊稍短于花被片，花药明显短于花丝，开裂后常卷曲。蒴果三棱状扁球形，长约 5 mm，宽约 8 mm；每室具种子 3~5 粒。花期 5 月，果期 8 月。

【生境分布】栽培。广西各地均有栽培，其他省区也有栽培。

【壮医药用】

药用部位　全草。

性味　微辣，平。

功用　调龙路、火路，清热毒，通气道，止咳，止血。用于勒爷发得（小儿发热），埃病（咳嗽），钵痨（肺结核），鹿勒（呕血），货烟妈（咽痛），林得叮相（跌打损伤）。

附方　（1）埃病（咳嗽）：吊兰 30 g，水煎服。

（2）钵痨（肺结核）：吊兰、不出林、百合、穿破石各 30 g，水煎服。

（3）货烟妈（咽痛）：吊兰 30 g，前胡 15 g，罗汉果、金果榄各 6 g，水煎服。

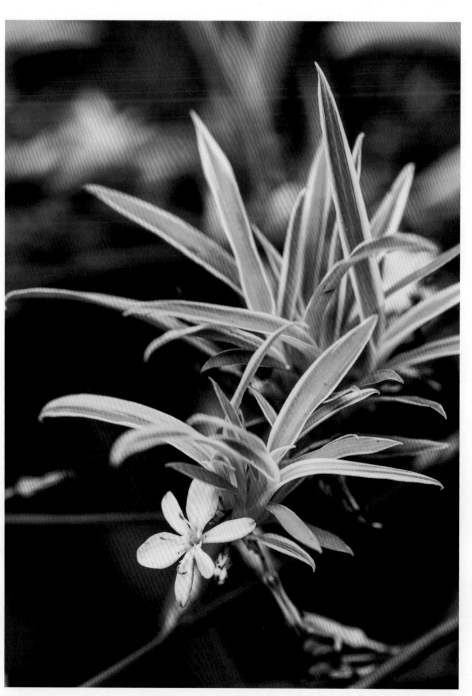

Godiuqlanz

〖 Cohyw 〗 Godiuqlanz.

〖 Coh'wnq 〗 Golanzcauj、go'gvalanz、ginhbenh diuqlanz.

〖 Goekgaen 〗 Dwg godiuqlanz doenghgo bwzhozgoh.

〖 Yienghceij Daegdiemj 〗 Dwg go'nywj maj lai bi. Gij ganj lumj rag de dinj，rag loq bizna. Mbaw maj baenz caz ；mbaw lumj faggiemq，saekheu roxnaeuz miz diuz raiz saekhenj，raez 10~30 lizmij，gvangq 1~2 lizmij. gaenqva raez gvaq mbaw，mizseiz ndaej daengz 50 lizmij，ciengz bienq baenz gij nye bomzbax，gyawj gwnzdingj miz gij mbaw maj baenz caz roxnaeuz miz go iqet ；va saekhau，ciengz 2~4 duj maj baenz caz，baiz baenz vahsi baenz foengq roxnaeuz vahsi luenzsoem caxred ；gaenqva raez 7~12 hauzmij ；dipva raez 7~10 hauzmij，gij meg de 3 diuz ；simva boux loq dinj gvaq dipva，ywva dinj gvaq seiva haujlai，dek le ciengz gienj dwk. Makdek yiengh samlimq yiengh lumj aen giuz bej，raez daihgaiq 5 hauzmij，gvangq daihgaiq 8 hauzmij ；moix aen miz 3~5 naed ceh. 5 nyied haiva，8 nyied dawzmak.

〖 Diegmaj Faenbouh 〗 Ndaem aeu. Guengjsae gak dieg cungj ndaem miz，guek raeuz gizyawz sengj gih wnq hix ndaem miz.

〖 Gij Guhyw Ywcuengh 〗

Giz guhyw　Daengx go.

Singqfeih　Loq manh，bingz.

Goeng'yungh　Diuz lohlungz、lohhuj，cing doeghuj，doeng roenheiq，dingz baenzae，dingz lwed. Yungh daeuj yw lwgnyez fatndat，baenzae，bwtlauz，rueglwed，conghhoz in，laemx doek deng sieng.

Danyw　（1）Baenzae：Godiuqlanz 30 gwz，cienq raemx gwn.

（2）Bwtlauz：Godiuqlanz、cazdeih、beghab、gooenciq gak 30 gwz，cienq raemx gwn.

（3）Conghhoz in：Godiuqlanz 30 gwz，cienzhuz 15 gwz，maklozhan、gimjlamz gak 6 gwz，cienq raemx gwn.

吊竹梅

【药 材 名】吊竹梅。

【别　　名】紫背鸭跖草、花叶竹夹菜、二打不死、百毒散。

【来　　源】鸭跖草科植物吊竹梅 *Tradescantia zebrina* Bosse。

【形态特征】多年生稍肉质草本。茎匍匐，多分枝，具淡紫色斑纹。叶片卵形至长圆形，基部鞘状，上面紫色或绿色而杂以银白色条纹，背面紫红色；无柄，叶鞘被疏散长毛。花少，玫瑰色。花期6~11 月。

【生境分布】生于山边、村边和沟旁及路边较阴湿的洼地。广西各地均有分布，福建、广东等省也有分布。

【壮医药用】

药用部位　全草。

性味　甜、淡，寒；有毒。

功用　调水道、气道，通龙路、火路，清热毒，除湿毒，凉血。用于笨浮（水肿），肉扭（淋证），屙意咪（痢疾），埃病（咳嗽），隆白呆（带下），月经过多，肝胆湿热口干，火眼（急性结膜炎），货烟妈（咽痛），隆芡（痛风），肺癌，呗脓（痈肿），渗裆相（烧烫伤），额哈（毒蛇咬伤）。

注　本品有毒，孕妇忌用。

附方　（1）埃病（咳嗽）：吊竹梅10 g，白花蛇舌草、石上柏各30 g，水煎服。

（2）肺癌：吊竹梅、半枝莲各15 g，万年青、射干各10 g，水煎服。

（3）肉扭（淋证）：吊竹梅10 g，七叶一枝花6 g，白点秤25 g，水煎服。

（4）隆芡（痛风）急性发作期：鲜吊竹梅、鲜肾茶各40 g，水煎服。

（5）肝胆湿热口干：鲜吊竹梅50 g，山栀子12 g，龙胆草10 g，八月札藤5 g，水煎服。

（6）月经过多：吊竹梅20 g，水煎服。

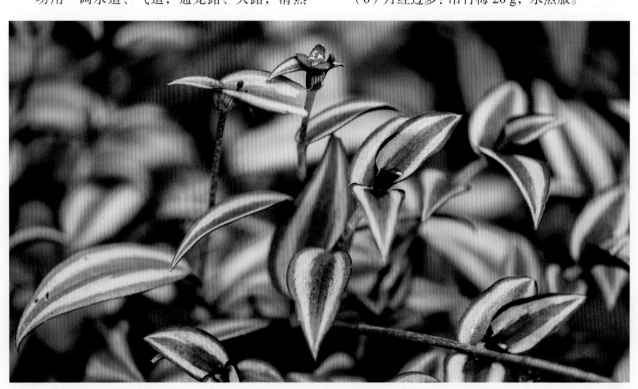

Go'gyapvaj

【 Cohyw 】 Go'gyapvaj.

【 Coh'wnq 】 Byaekmbin mbawraiz、go'byaekgyap laeng'aeuj、godwkmboujdai、gobwzduzsanj.

【 Goekgaen 】 Dwg go'gyapvaj doenghgo yazcizcaujgoh.

【 Yienghceij Daegdiemj 】 Go'nywj loq dwg nohna raemx lai maj lai bi. Ganj bomzbax，faen nye lai，miz banq saekaeuj mong. Mbaw yiengh lumj aen'gyaeq daengz yiengh luenzraez，goek mbaw lumj faek，baihgwnz saekaeuj roxnaeuz saekheu caemhcaiq cab miz raiz saek haungaenz，baihlaeng saek aeujhoengz；mbouj miz gaenq，faekmbaw miz bwnraez caxred. Va noix，saek meizgvei. 6~11 nyied haiva.

【 Diegmaj Faenbouh 】 Maj youq henz ndoi、henz mbanj caeuq henz mieng nem henz loh giz dieggumz raemhcumx. Guengjsae gak dieg cungj miz faenbouh，guek raeuz Fuzgen、Guengjdoeng daengj sengj hix miz faenbouh.

【 Gij Guhyw Ywcuengh 】

Giz guhyw   Daengx go.

Singqfeih   Van、damh，hanz；miz doeg.

Goeng'yungh   Diuz roenraemx、roenheiq，doeng lohlungz、lohhuj，cing doeghuj，cawz doegcumx，liengz lwed. Yungh daeuj yw baenzfouz，nyouhniuj，okhaexmug，baenzae，roengzbegdai，dawzsaeg daiq lai，mbei daep cumx huj hozhawq，dahuj，conghhoz in，dungfungh，bwt baenzbaez，baeznong，coemh log sieng，ngwz haeb.

Cawq   Cungj yw neix miz doeg，mehdaiqndangq gaej gwn.

Danyw   （1）Baenzae：Go'gyapvaj 10 gwz，nyarinngoux、fouxndoengz gak 30 gwz，cienq raemx gwn.

（2）Bwt baenzbaez：Go'gyapvaj、nomjsoemzsaeh gak 15 gwz，fouxndoengz、goriengbyaleix gak 10 gwz，cienq raemx gwn.

（3）Nyouhniuj：Go'gyapvaj 10 gwz，caekdungxvaj 6 gwz，goganghmeiz 25 gwz，cienq raemx gwn.

（4）Rumzgeuq seiz bingh ndaej haenq：Go'gyapvaj ndip、gomumhmeuz ndip gak 40 gwz，cienq raemx gwn.

（5）Mbei daep cumx huj hozhawq：Go'gyapvaj ndip 50 gwz，vuengzgae 12 gwz，golungzdamj 10 gwz，gaeumuzdungh 5 gwz，cienq raemx gwn.

（6）Dawzsaeg daiq lai：Go'gyapvaj 20 gwz，cienq raemx gwn.

279

六画

吊球草

【药 材 名】吊球草。

【别　　名】假走马风。

【来　　源】唇形科植物吊球草 *Hyptis rhomboidea* Mart. et Galeotti。

【形态特征】一年生粗壮草本，高可达 1.5 m。茎直立，四棱形，具浅槽及细条纹，粗糙，沿棱上被短柔毛。叶片披针形，长 8~18 cm，宽 1.5~4.0 cm，两端渐狭，边缘具钝齿；叶柄长 1.0~3.5 cm，腹平背凸，被疏柔毛。花多数，头状花序球形，腋生，直径约 1.5 cm；总梗长 5~10 cm；苞片多数，披针形或线形；花萼果时管状增大，萼齿锥尖；花冠乳白色，长约 6 mm，外面被微柔毛，冠檐二唇形，上唇长 1.0~1.2 mm，先端 2 裂，下唇长约为上唇的 2.5 倍，3 裂；雄蕊 4 枚；花柱先端宽大，2 浅裂。小坚果长圆柱形，长约 1.2 mm，腹面具棱，栗褐色，基部具 2 个白色着生点。

【生境分布】生于空旷荒地。广西主要分布于南部地区，广东、台湾等省区也有分布。

【壮医药用】

药用部位　全草。

性味　辣、苦，平。

功用　化脓肿。用于呗脓（痈肿），狠尹（疖肿），肠炎。

附方　（1）呗脓（痈肿）：吊球草、千里光、爬山虎各 10 g，紫花地丁 30 g，功劳木 15 g，水煎，取药液调冰片 1.5 g 服。

（2）肠炎：吊球草、一点红各 15 g，大血藤 30 g，金银花 10 g，水煎服。

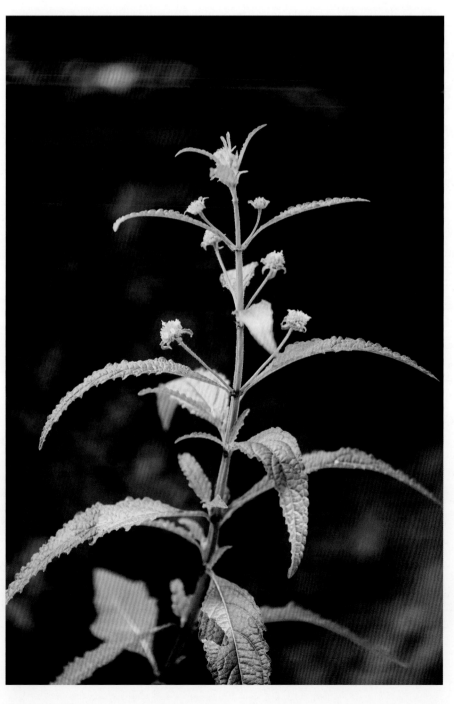

Godiuqgaeu

【Cohyw】 Godiuqgaeu.

【Coh'wnq】 Nyayouzfanj.

【Goekgaen】 Dwg godiuqgaeu doenghgo cunzhingzgoh.

【Yienghceij Daegdiemj】 Dwg go'nywj cocat maj bi ndeu，ndaej sang daengz 1.5 mij. Ganj daengj soh，yiengh seiqlimq，miz cauzfeuh caeuq diuz raiz saeq，cocat，riengz gwnz limq miz bwn'unq dinj. Mbaw yiengh longzcim，raez 8~18 lizmij，gvangq 1.5~4.0 lizmij，song gyaeuj menhmenh bienq geb，bienmbaw miz heujmwt；gaenqmbaw raez 1.0~3.5 lizmij，laj dungx bingz baihlaeng doed，miz bwn'unq cax. Va dingzlai，vahsi lumj aen'gyaeuj luenz lumj giuz，maj goekmbaw，cizging daihgaiq 1.5 lizmij；ganjhung raez 5~10 lizmij；limqva dingzlai，yiengh longzcim roxnaeuz yiengh diuzsienq；dawzmak seiz yienghguenj iemjva demhung，heujiemj soem lumj cuenq；mauhva saekhaucij，raez daihgaiq 6 hauzmij，baihrog miz bwn loq unq，yiemh mauhva yiengh song naengbak，naengbak gwnz raez 1.0~1.2 hauzmij，byai mbaw veuq guh song，naengbak laj daihgaiq raez dwg naengbak gwnz 2.5 boix，3 veuq；simva boux 4 diuz；gyaeujbyai saeuva gvangq hung，2 veuqfeuh. Makgenq iq yienghsaeuluenz raez，raez daihgaiq 1.2 hauzmij，mienh dungx miz limq，saek lumj maklaeq，lajgoek miz 2 diemjmaj saekhau.

【Diegmaj Faenbouh】 Maj youq baihrog diegfwz hoengqvangvang. Guengjsae cujyau faenbouh youq dieg baihnamz，guek raeuz Guengjdoeng、Daizvanh daengj sengj gih hix miz faenbouh.

【Gij Guhyw Ywcuengh】

Giz guhyw　Daengx go.

Singqfeih　Manh、haemz，bingz.

Goeng'yungh　Siu nong. Yungh daeuj yw baeznong，nwnjin，dungxnaet.

Danyw （1） Baeznong：Godiuqgaeu、govahenj、goitmou gak 10 gwz，va'mbungqmbaj 30 gwz，faexvuengzlienz 15 gwz，cienq raemx，aeu raemxyw gyaux 1.5 gwz binghben gwn.

（2） Dungxnaet：Godiuqgaeu、golizlungz gak 15 gwz，gaeunuem 30 gwz，vagimngaenz 10 gwz，cienq raemx gwn.

六画

吊灯扶桑

【药材名】吊灯花根、吊灯花叶。

【别　　名】红花、南洋红花。

【来　　源】锦葵科植物吊灯扶桑 *Hibiscus schizopetalus*（Mast.）Hook. f.。

【形态特征】常绿直立灌木，高达 3 m。小枝细瘦，常下垂。叶椭圆形或长圆形，长 4~7 cm，宽 1.5~4.0 cm，先端短尖或短渐尖，基部钝或宽楔形，边缘具齿缺；叶柄长 1~2 cm，上面被星状柔毛。花单生于枝端叶腋，花梗细瘦，下垂，长 8~14 cm；小苞片 5 枚，极小，披针形；花萼筒状，具 5 浅齿裂，常单侧开裂；花瓣 5 枚，红色，长约 5 cm，深细裂作流苏状，向上反曲；雄蕊柱下垂，长 9~10 cm；花柱 5 枚。蒴果长圆柱形，长约 4 cm，直径约 1 cm。花期全年。

【生境分布】栽培。广西主要栽培于南宁、桂林、合浦、玉林、博白、北流等地，台湾、福建、广东、云南等省区也有栽培。

【壮医药用】

药用部位　根、叶。

性味　辣，凉。

功用　根：利谷道，消食滞。用于东郎（食滞）。

叶：化疮毒，生肌肉。用于呗脓（痈肿），东郎（食滞），痂（癣），兵西弓（阑尾炎）。

附方　（1）东郎（食滞）：吊灯花根、山楂各 15 g，水煎服。

（2）呗脓（痈肿）：鲜吊灯花叶、鲜枇杷树皮各适量，共捣烂敷患处。

（3）痂（癣）：吊灯花叶、黄花蒿各 25 g，水煎洗患处。

（4）兵西弓（阑尾炎）：吊灯花叶 50 g，水煎服。

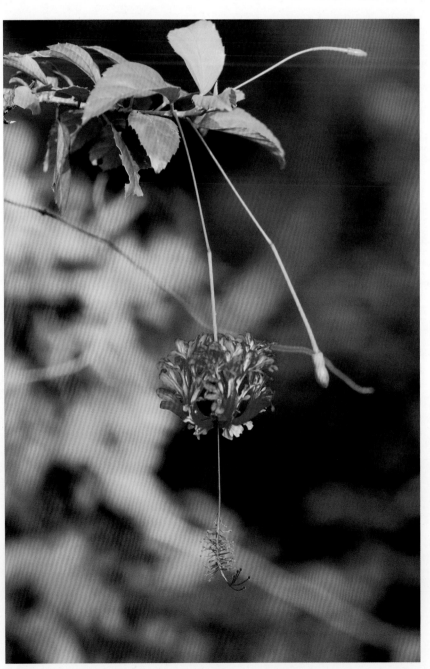

Vadaengloengz

〖Cohyw〗 Vadaengloengz.

〖Coh'wnq〗 Vahoengz、vahoengz namzyangz.

〖Goekgaen〗 Dwg vadaengloengz doenghgo ginjgveizgoh.

〖Yienghceij Daegdiemj〗 Go faexcaz daengjsoh ciengz heu，sang daengz 3 mij. Nyeiq saeqbyom，dingzlai duenghroeng. Mbaw luenzbenj roxnaeuz raezluenz，raez 4~7 lizmij，gvangq 1.5~4.0 lizmij，byai soem dinj roxnaeuz menh soem dinj，guek bumx roxnaeuz gvangqsot，henzbien miz heujvauq；gaenqmbaw raez 1~2 lizmij，baihgwnz miz bwn'unq lumj ndau. Va gag maj nyai nye eiqmbaw，gaenqva saeqbyom，duengqroengz，raez 8~14 lizmij；mbaw byaklwg 5 diuz，iqiq，byai menh soem；linxva lumj doengz，miz 5 heujleg feuh，dingzlai mbiengj dog aqceg；mbawva 5 diuz，hoengz，raez yaek 5 lizmij，leg saeqlaeg lumj foh nei，coh gwnz gut dauqyangz；sim vaboux diuz saeu duenghroengz，raez 9~10 lizmij；nye saeuva 5 diuz. Mak raezluenzsaeu，raez yaek 4 lizmij，hung daihgaiq 1 lizmij. Baenz bi haiva.

〖Diegmaj Faenbouh〗 Ndaem aeu. Guengjsae dingzlai ndaem laeng Nanzningz、Gveilinz、Hozbuj、Yilinz、Bozbwz、Bwzliuz daengj dieg neix，guek raeuz Daizvanh、Fuzgen、Guengjdoeng、Yinznanz daengj sengj gih neix caemh ndaem miz.

〖Gij Guhyw Ywcuengh〗

Giz guhyw　Rag、mbaw.

Singqfeih　Manh，liengz.

Goeng'yungh　Rag：Leih roenhaeux，siu dungxsaej. Ndaej yw dungx raeng.

Mbaw：Vaq baezdoeg，maj noh. Ndaej yw baeznong，dungx raeng，gyak，binghsaejgungz.

Danyw　（1）Dungx raeng：Rag vadaengloengz、sanhcah gak 15 gwz，cienq raemx gwn.

（2）Baeznong：Mbaw vadaengloengz ndip、naengfaex bizbaz ndip gak aenqliengh，caez dub yungz oep mwnq baez.

（3）Gyak：Mbaw vadaengloengz、hauvahenj gak 25 gwz，cienq raemx swiq mwnq bingh.

（4）Binghsaejgungz：Mbaw vadaengloengz 50 gwz，cienq raemx gwn.

肉桂

【药 材 名】肉桂、桂枝、桂子。

【别　　名】玉桂、桂树、木桂、桂皮、桂丁。

【来　　源】樟科植物肉桂 Cinnamomum cassia（L.）D. Don。

【形态特征】常绿乔木，高可达 17 m。树皮、小枝和叶有香气，幼枝、芽、叶柄、花序、花梗、花被裂片均被短牙。树皮灰褐色，幼枝略呈四棱形。叶互生，革质，长椭圆形至近披针形，长 7~20 cm，宽 2.5~6.0 cm，先端尖，离基三出脉，在下面明显隆起；叶柄长 1~2 cm。圆锥花序腋生或近顶生；花长约 4.5 mm；花梗长约 5 mm；花被管长约 2 mm，裂片 6 枚，黄绿色，卵状长圆形；发育雄蕊 9 枚，3 轮，最内有 1 轮退化雄蕊；子房 1 室，胚珠 1 枚。浆果椭圆形或倒卵形，长约 1 cm，成熟时暗紫色，外有宿存花被。花期 5~7 月，果期至翌年 2~3 月。

【生境分布】多栽培于沙土及斜坡山地。广西主要分布于隆安、天等、大新、龙州、防城港、博白、玉林、北流、容县、平南、灌阳、金秀等地，广东、福建、台湾、云南等省区也有栽培。

【壮医药用】

药用部位　树皮（肉桂）、嫩枝（桂枝）、嫩果实（桂子）。

性味　树皮（肉桂）：辣、甜，热。嫩枝（桂枝）、嫩果实（桂子）：辣、甜，温。

功用　树皮（肉桂）：通调龙路、火路，祛寒毒，行气止痛，补火助阳。用于腹痛久泻，巧尹（头痛），核尹（腰痛），胴尹（胃痛），奔墨（哮病），委哟（阳痿），漏精（遗精），约经乱（月经不调）。

嫩枝（桂枝）：通火路，祛寒毒，补阳气。用于贫痧（感冒），胴尹（胃痛），发旺（痹病），京瑟（闭经），笨浮（水肿），麻抹（肢体麻木）。

嫩果实（桂子）：通火路，祛寒毒。用于胴尹（胃痛）。

附方　（1）腹痛久泻：肉桂、丁香各等分，共研细末，每次取药粉 1 g，以开水冲服；或肉桂适量，研末，外贴于肚脐。

（2）京瑟（闭经）：桂枝、川芎、香附各 6 g，飞龙掌血 10 g，水煎服。

（3）委哟（阳痿），漏精（遗精），约经乱（月经不调）：肉桂 5 g，熟地 15 g，山茱萸、枸杞子、菟丝子、杜仲、藤当归各 10 g，水煎服。

（4）贫痧（感冒）：桂枝、三姐妹、荆芥、羌活各 10 g，水煎服。

（5）胴尹（胃痛）：肉桂 3 g，飞龙掌血、山苍根各 10 g，葫芦茶 15 g，水煎服。

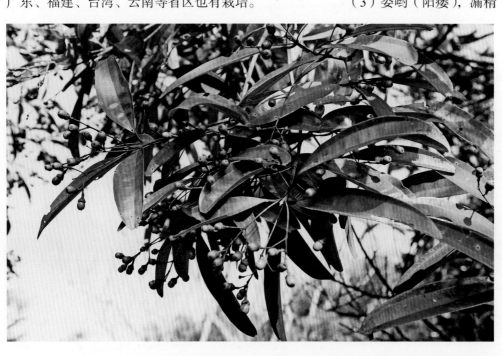

Go'gviq

【Cohyw】Go'gviq、gveicih、gveiswj.

【Coh'wnq】Nyuggviq、gofaexgviq、faexgviq、naenggviq、gviqding.

【Goekgaen】Dwg go'gviq dwg doenghgo gohfaexcueng.

【Yienghceij Daegdiemj】Cungj faex sang ciengzseiz heu de，ndaej sang daengz 17 mij. Naengfaex、nye iq caeuq gij mbaw de miz heiq rang，nyeoiq、gij nyez、ganj mbaw、gij va、ganj va、mauhva mbaw reg de cungj dinj. Naeng faex henjmong，nyeoiq de loq baenz seiq gak. Mbaw maj doxcah，lumj naeng，bomjraez daihgaiq baenz goek gvangq byai soem yiengh，raez 7~20 lizmij，gvangq 2.5~6.0 lizmij，byai soem，liz goek mbaw miz sam diuz saimeg，youq baihlaj doed dwk loq yienh；ganj mbaw raez 1~2 lizmij. Vagyaeuj soemluenz maj eiq roxnaeuz gaenh maj byai；va raez daihgaiq 4.5 hauzmij；ganj va raez daihgaiq 5 hauzmij；doengz iemjva mauhva raez daihgaiq 2 hauzmij，mbawreg 6 limq，saek henjheu，luenz raez lumj gyaeq，sim vaboux ndaej maj miz 9 naed，3 gvaengx，ceiq baihndaw miz gvaengx sim vaboux ndeu doiqvaq，fuengzceh 1 fuengz，beihcuh 1 naed，makieng luenzgyaej roxnaeuz luenz gyaeq dauqdingq，raez 1 lizmij，cug le gij saek aeujgeq，baihrog miz iemjva mauhva supyouq. 5~7 nyied haiva，binaj 2~3 nyied dawzmak.

【Diegmaj Faenbouh】Dingzlai dwg ndaem youq diegsa caeuq bangxlingq diegndoi. Guengjsae dingzlai dwg youq Lungzanh、Denhdwngj、Dasinh、Lungzcouh、Fangzcwngzgangj、Bozbwz、Yilinz、Bwzliuz、Yungzyen、Bingznanz、Gvanyangz、Ginhsiu daengj dieg neix ndaem miz，guek raeuz Guengjdoeng、Fuzgen、Daizvanh、Yinznanz daengj sengj gih neix caemh ndaem miz.

【Gij Guhyw Ywcuengh】

Giz guhyw　Naeng（go'gviq）、nyeoiq（gveicih）、makceh'oiq（gveiswj）.

Singqfeih　Naeng（go'gviq）：Manh、van、huj. Nyeoiq（gveicih）、makceh'oiq（gveiswj）：Manh、van、raeuj.

Goeng'yungh　Naeng（go'gviq）：Cungj ndaej diuzleix lohlungz、lohhuj、cawzliengzdoeg、hawj heiqbyaij indingz，bouj hawj ndangraeuj. Yungh youq dungx in siq nanz，gyaeujin、hwetin，dungx in，baenzngab，vizyoq，laeuhcing，dawzsaeg luenh. Nyeoiq（gveicih）：Hawj lohhuj doeng，cawz liengzdoeg，bouj heiqyiengz. Yungh youq baenzsa，dungx in，fatvangh，dawzsaeg gaz，baenzfouz，mazmwnh. Makceh'oiq（gveiswj）：Ndaej doeng lohhuj，cawz liengzdoeg. Yunghyouq dungx in.

Danyw　（1）Dungx in siq nanz：Go'gviq、dinghyangh gak dingzfaen，itheij nu mienz，moix mbat aeu ywmba 1 gwz，raemxgoenj dongj gwn，roxnaeuz go'gviq aenq liengh，nu mienz，oep sai'ndw.

（2）Dawzsaeg gaz：Gveicih、conhgungh、yanghfu gak 6 gwz，feihlungz cangjhez 10 gwz，cienq raemx gwn.

（3）Vixnyoq，laeuhcing，dawzsaeg luenh：Go'gviq 5 gwz，suzdi 15 gwz，gocazlad、gaeujgij、duswhswj、ducung、gaeu danghgveih gak 10 gwz，cienq raemx gwn.

（4）Baenzsa：Gveicih、samcejnuenx、ginghgai、gyanghhoz gak 10 gwz，cienq raemx gwn.

（5）Dungx in：Go'gviq 3 gwz，feihlungz cangjhez、rag lwgrang gak 10 gwz，caz huzluz 15 gwz，cienq raemx gwn.

285

肉质伏石蕨

【药材名】肉质伏石蕨。

【别　　名】棚梗、伏石蕨、瓜子草、山瓜子、抱树莲。

【来　　源】水龙骨科植物肉质伏石蕨 Lemmaphyllum carnosum（J. Sm. ex Hook.）C. Presl。

【形态特征】小型附生草本。根状茎细长，匍匐。叶二型；不育叶近圆形至阔卵状披针形，长达10 cm，宽 2.5~3.8 cm，先端钝尖，基部楔形并下延，具柄或无柄；能育叶舌形或披针形，长 12~15 cm，宽约 0.4 cm，柄长达 8 cm。孢子囊群长线形，位于中脉两侧，有时断续成单个近椭圆形。

【生境分布】生于林下树干或岩石上。广西各地均有分布，四川、贵州、云南等省也有分布。

【壮医药用】

药用部位　全草。

性味　甜，凉。

功用　调气道，清肺热，散瘀血，凉血。用于埃病（咳嗽）无痰，唉勒（咯血），林得叮相（跌打损伤），额哈（毒蛇咬伤）。

附方　（1）埃病（咳嗽）无痰：肉质伏石蕨、射干、一点红、鱼腥草各 15 g，水煎服。

（2）林得叮相（跌打损伤）：鲜肉质伏石蕨60 g，鲜骨碎补 30 g，山螃蟹 1 只，共捣烂敷患处。

（3）唉勒（咯血）：肉质伏石蕨 20 g，水煎服。

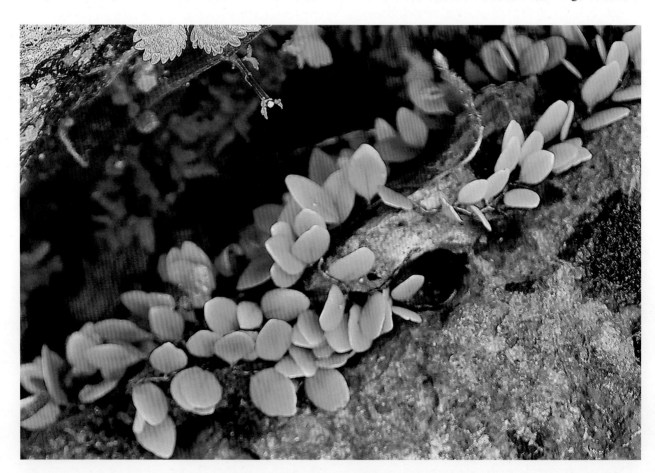

Baenggaengh

【Cohyw】Baenggaengh.

【Coh'wnq】Bungzgwngh、gutbomzrin、gvahswjcauj、lenzumjfaex.

【Goekgaen】Dwg gobaenggaengh doenghgo lungzgoetraemxgoh.

【Yienghceij Daegdiemj】Cungj caujbwnj bengxmaj. Ganjrag saeq raez，bomzbemq. Mbaw song cungj；mbaw mbouj ndaej fat de loqyaek lumj luenz daengz lumj gyaeq loet byai ciemh soem，raez daengz 10 lizmij，gvangq 2.5~3.8 lizmij，byai soem bumj，goek sot caemhcaiq iet doxroengz，mizgaenq roxnaeuz mij gaenq；mbaw ndaej didfat de lumj linx roxnaeuz byai ciemh soem，raez 12~15 lizmij，gvangq daih'iek 0.4 lizmij，gaenq raez daengz 8 lizmij. Rongzdaeh bauswj baenz sienq raez，dawz youq song mbiengj meg gyang，mbangjbaez dingzduenh baenz aen dog loq yaek lumj luenzbomj.

【Diegmaj Faenbouh】Hwnj youq laj ndoeng faex gwnz nyefaex roxnaeuz gwnzrin. Guengjsae gak dieg cungj hwnj miz，guek raeuz Swconh、Gveicouh、Yinznanz daengj sengj caemh hwnj miz.

【Gij Guhyw Ywcuengh】

Giz guhyw　Daengx go.

Singqfeih　Van，liengz.

Goeng'yungh　Diuz heiqdauh，siu bwtndat，sanq lwedcwk，liengz lwed. Ndaej yw baenzae mij myaiz，aelwed，laemx doek deng sieng，ngwz haeb.

Danyw　（1）Baenzae mij myaiz：Baenggaengh、goseganh、go'iethoh、gofeqbya gak 15 gwz，cienq raemx gwn.

（2）Laemx doek deng sieng：Baenggaengh ndip 60 gwz，boujndoksoiq ndip 30 gwz，duzbaeubya 1 duz，doxcaeuq dub yungz oep dieg sieng.

（3）Aelwed：Baenggaengh 20 gwz，cienq raemx gwn.

六画

朱砂

【药 材 名】朱砂。

【别　　名】丹砂、辰砂、赤丹、汞沙。

【来　　源】硫化物类矿物辰砂族辰砂。主要成分为硫化汞（HgS）。

【性状特征】颗粒状或块片状。鲜红色或暗红色，条痕红色至褐红色，具光泽。质重而脆，片状者易破碎，粉末状者有闪烁的光泽。气微，味淡。

【生境分布】天然朱砂产于低温热液矿床，常充填或交代石灰岩、砂岩等。广西主要分布于南丹、河池、大新、平果、贺州等地，湖南、湖北、四川、贵州、云南等省也有分布。

【壮医药用】

性味　甜，微寒；有毒。

功用　清心火，镇惊悸，安神志。用于心头跳（心悸）易惊，年闹诺（失眠），癫痫，狠风（小儿惊风），视物不清，口疮（口腔溃疡），呗脓（痈肿），优平（盗汗）。

注　本品有毒，不宜过量服用，也不宜少量久服；多入丸散服，不宜入煎剂；孕妇及肝肾功能不全者禁用。

附方　（1）年闹诺（失眠）：桑椹、夜交藤各30 g，南五味子、合欢皮、酢浆草各10 g，百合、含羞草各20 g，灯心草3 g，水煎，药液兑入朱砂0.1 g调匀服。

（2）心头跳（心悸）易惊：桂枝、甘草、茯苓各10 g，水煎，药液兑入朱砂粉0.1 g调匀温服。

（3）口疮（口腔溃疡）：朱砂、冰片各0.3 g，共研末，用创可贴贴于内关穴。

（4）优平（盗汗）：朱砂1.5 g，五倍子15 g，金樱根10 g，共研末，每次取药粉适量加食醋调匀敷于脐部。

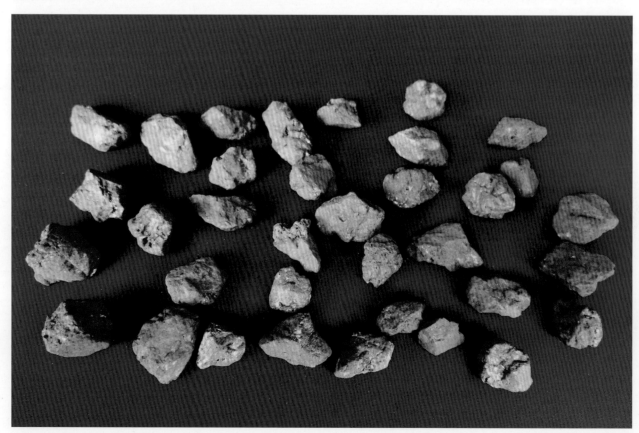

Sahoengz

【Cohyw】Sahoengz.

【Coh'wnq】Dansa、cinzsa、cidanh、gungsa.

【Goekgaen】Dwg cinzsa liuzvavuz loih gvangq cinzsahcuz. Cujyau cwngzfaenh dwg liuzvagung.

【Singqyiengh Daegdiemj】Baenznaed roxnaeuz baenzgaiq. Saek sienhoengz roxnaeuz saek hoengzamq，riz saekhoengz daengz saek hoengzgeq，miz rongh. Naek youh coiq，gij baenzgaiq haenx yungzheih soiq，gij baenzmba haenx miz rongh yubyab. Heiqnoix，feih cit.

【Diegmaj Faenbouh】Dienyienz sahoengz canj youq congzgvangq dihvwnh yezyiz，ciengz dienz roxnaeuz gyauhdai sizveihnganz、sa'nganz daengj. Guengjsae cujyau faenbouh youq Nanzdanh、Hozciz、Dasinh、Bingzgoj、Hozcouh daengj dieg，guek raeuz Huznanz、Huzbwz、Swconh、Gveicouh、Yinznanz daengj sengj hix miz faenbouh.

【Gij Guhyw Ywcuengh】

Singqfeih　Van，loq hanz；miz doeg.

Goeng'yungh　Cing sim huj，ding hlinj，ansaenz. Ndaej yw simvueng yungzheih doeksaet，ninz mbouj ndaek，fatbag，hwnjfung，yawj doxgaiq mbouj cingcuj，baknengz，baeznong，doek hanhheu.

Cawq　Cungj yw neix miz doeg，mbouj hab gwn lai，hix mbouj hab gwn siuj gwn nanz；dingzlai dwg cuengq haeuj ywyienz roxnaeuz ywmba bae gwn，mbouj hab cuengq haeuj gij yw cienqraemx haenx gwn；mehdaiqndang caeuq boux daep mak goengnaengz mbouj cienz gimq yungh.

Danyw　（1）Ninz mbouj ndaek：Makgosangh、maenzgya gak 30 gwz，nanzvujveiswj、naeng gogangz、gosoemjmeiq gak 10 gwz，beghab、nywjfuemx gak 20 gwz，godaengsim 3 gwz，cicnq raemx，raemxyw bungq sahoengz 0.1 gwz gyaux yinz gwn.

（2）Simvueng yungzheih doeksaet：Gogviq、gamcauj、faeglingz gak 10 gwz，cienq raemx，raemxyw bungq mbasahoengz 0.1 gwz gyaux yinz raeuj gwn.

（3）Baknengz：Sahoengz、binghben gak 0.3 gwz，caez muz baenz mba，yungh canghgojdez nem youq neigvanhyez.

（4）Doek hanhheu：Sahoengz 1.5 gwz，vujbeiswj 15 gwz，raggomaknim 10 gwz，caez muz baenz mba，moix baez aeu ywmba habliengh gya meiq gyaux yinz oep saejndw.

六画

朱唇

【药材名】朱唇。

【别　　名】香茶菜、蛇总管、小红花。

【来　　源】唇形科植物朱唇 *Salvia coccinea* Buc'hoz ex Etl.。

【形态特征】一年生或多年生草本，高达 70 cm。茎、叶片两面、叶柄、花序轴和花梗、花冠外面均被毛。茎直立，四棱形，单一枝或多分枝。叶片卵圆形或三角状卵圆形，长 2~5 cm，宽 1.5~4.0 cm，先端锐尖，基部心形或近截形，边缘具锯齿或钝锯齿；叶柄长 0.5~2.0 cm。轮伞花序有 4 朵至多朵花，疏离，组成顶生总状花序；花梗长 2~3 mm；萼筒状钟形，二唇形；花冠深红色或绯红色，长 2.0~2.3 cm，花冠筒长约 1.6 cm，冠檐二唇形，上唇长圆形，长约 6 mm，先端微凹，下唇长约 7 mm 且 3 裂；能育雄蕊 2 枚；花柱先端 2 裂。小坚果倒卵圆形，长 1.5~2.5 mm，黄褐色，具棕色斑纹。花期 4~7 月。

【生境分布】栽培。广西主要栽培于南宁、马山、岑溪、合浦、钦州、德保等地，云南等省也有栽培。

【壮医药用】

药用部位　全草。

性味　辣、微苦、涩、凉。

功用　清热毒，消肿痛。用于林得叮相（跌打损伤），夺扼（骨折），乳腺增生，额哈（毒蛇咬伤）。

附方　（1）乳腺增生：朱唇 10 g，蒲公英、红藤菜各 30 g，水煎服；药渣敷患处。

（2）林得叮相（跌打损伤）：朱唇 10 g，龙血竭、红花各 6 g，了哥王根皮 1 g，水煎，取药液调米酒适量服。

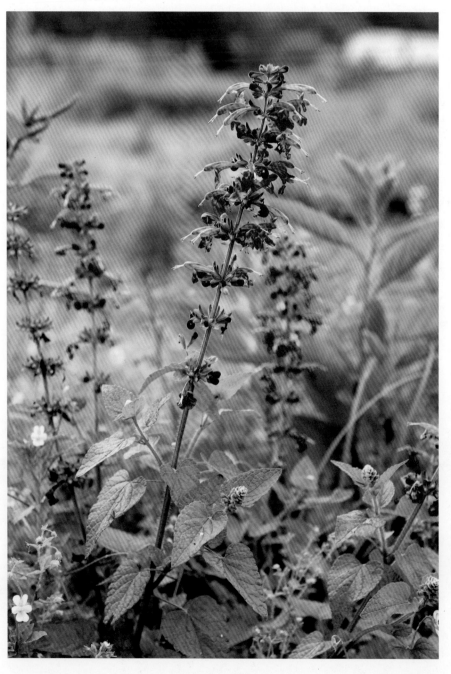

Gobakhoengz

【 Cohyw 】 Gobakhoengz.

【 Coh'wnq 】 Byaekcazrang、gosezcungjgvanj、gobakhoengz.

【 Goekgaen 】 Dwg gobakhoengz doenghgo cunzhingzgoh.

【 Yienghceij Daegdiemj 】 Dwg go'nywj maj bi ndeu roxnaeuz maj lai bi，sang daengz 70 lizmij. Ganj、song mbiengj mbaw、gaenqmbaw、sug vahsi caeuq gaenzva、rog mauhva cungj miz bwn. Ganj daengj soh，yiengh seiqlimq，dan nye ndeu roxnaeuz faen nye lai. Mbaw yiengh luenzgyaeq roxnaeuz yienghsamgak yiengh luenzgyaeq，raez 2~5 lizmij，gvangq 1.5~4.0 lizmij，byaimbaw soemset，goek mbaw yiengh aensim roxnaeuz ca mbouj lai bingz，bien mbaw miz heujgawq roxnaeuz heujgawq mwt；gaenqmbaw raez 0.5~2.0 lizmij. Vahsi comzliengj lumj aenloek miz 4 duj daengz lai duj va，cax caiq doxliz，gyoebbaenz vahsi baenz foengq maj gwnzdingj；gaenqva raez 2~3 hauzmij；iemjva lumj aendoengz yiengh aencung，yiengh song naengbak；mauhva saek hoengzndaem roxnaeuz saekhoengz，raez 2.0~2.3 lizmij，doengz mauhva raez daihgaiq 1.6 lizmij，yienmh mayhva yiengh song naengbak，naengbak gwnz yiengh luenzraez，raez daihgaiq 6 hauzmij，byai mbaw loq mboep，naengbak laj daihgaiq raez 7 hauzmij caemhcaiq veuq guh 3 veuq；simva boux ndaej maj 2 diuz；byai saeuva veuq guh song veuq. Makgenq iq yiengh luenzgyaeq dauqdingq，raez 1.5~2.5 hauzmij，saek henjgeq，miz gij banq saek henjgeq. 4~7 nyied haiva.

【 Diegmaj Faenbouh 】 Ndaem aeu. Guengjsae cujyao ndaem youq Nanzningz、Majsanh、Cwnzhih、Hozbuj、Ginhcouh、Dwzbauj daengj dieg，guek raeuz Yinznanz daengj sengj hix ndaem miz.

【 Gij Guhyw Ywcuengh 】

Giz guhyw   Daengx go.

Singqfeih   Manh、loq haemz、saep，liengz.

Goeng'yungh   Cing doeghuj，siu foegin. Yungh daeuj yw laemx doek deng sieng，ndokraek，yujsen demmaj，ngwz haeb.

Danyw （1）Yujsen demmaj：Gobakhoengz 10 gwz，golinxgaeq、lwgbwnh gak 30 gwz，cienq raemx gwn；nyaqyw oep giz bingh.

（2）Laemx doek deng sieng：Gobakhoengz 10 gwz，faexlwedlungz、gosiengz gak 6 gwz，naeng rag deihgoek 1 gwz，cienq raemx，aeu raemxyw diuz dingz laeujhaeux gwn.

六画

朱蕉

【药 材 名】铁树。

【别　　名】红铁树。

【来　　源】龙舌兰科植物朱蕉 *Cordyline fruticosa*（L.）A. Chevalier。

【形态特征】直立常绿灌木，高可达 3 m。茎不分枝或稍分枝。叶聚生于茎或枝的上端；叶片矩圆形至矩圆状披针形，长 25~50 cm，宽 5~10 cm，绿色或带紫红色；叶柄有槽，长 10~30 cm，基部变宽，抱茎。圆锥花序长 30~60 cm，每朵花有 3 枚苞片；花淡红色、青紫色至黄色，长约 1 cm；花梗很短，较少长 3~4 mm；外轮花被片下半部紧贴内轮而形成花被筒，上半部在盛开时外弯或反折；雄蕊生于花被筒的喉部，稍短于花被；花柱细长。花期 11 月至翌年 3 月。

【生境分布】栽培。广西各地均有栽培，广东、福建、台湾等省区也有栽培。

【壮医药用】

药用部位　根、叶、花。

性味　微甜，平。

功用　调龙路、火路，清热毒，止血，消肿痛。用于屙意咪（痢疾），鹿勒（呕血），楞屙勒（鼻出血），屙意勒（便血），肉裂（尿血），胴尹（胃痛），月经过多，林得叮相（跌打损伤），肺癌。

附方　（1）埃病（咳嗽）吐血，楞屙勒（鼻出血）：铁树叶 100 g，猪心 1 个，水炖，食肉喝汤。

（2）林得叮相（跌打损伤）：铁树叶 20 g，红花、桃仁、制乳香、制没药、七叶莲各 10 g，飞天蜈蚣、飞龙掌血根各 50 g，加白酒 1000 mL 浸泡 30 天，每次取药酒 25 ml 饮用，每日 3 次。

（3）肉裂（尿血）：铁树叶、棕板炭各 30 g，大蓟、小蓟、白茅根各 20 g，水煎服。

（4）肺癌：铁树叶 10 g，牛轭草 30 g，水煎服。

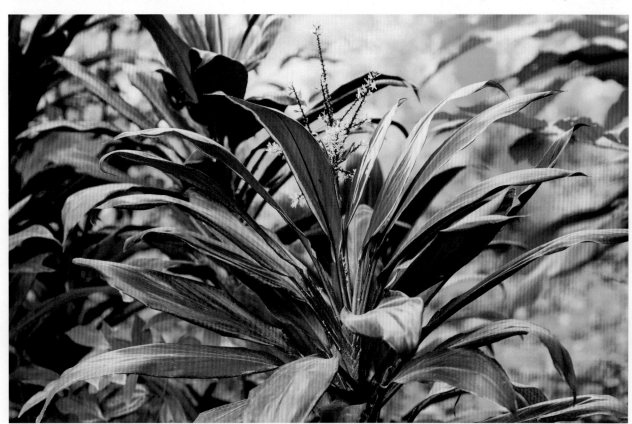

Godiethoengz

【 Cohyw 】 Gutgvajnoeg.

【 Coh'wnq 】 Gutgvajnoeg hoengz.

【 Goekgaen 】 Dwg gogutgvajnoeg doenghgo lungzsezlanzgoh.

【 Yienghceij Daegdiemj 】 Dwg gofaexcaz ciengz heu daengjsoh, ndaej sang daengz 3 mij. Ganj mbouj faen nye roxnaeuz loq fae nnye. Mbaw comz maj youq gwnzdingj ganj roxnaeuz nye ; mbaw yiengh seiqcingq daengz luenz seiqfueng yiengh longzcim, raez 25~50 lizmij, gvangq 5~10 lizmij, saekheu roxnaeuz daiq saek aeujhoengz ; gaenqmbaw miz cauz, raez 10~30 lizmij, laj goek bienq gvangq, umj ganj. Vahsi luenzsoem raez 30~60 lizmij, moix duj va miz limqva 3 mbaw ; va saek hoengzmaeq、saek aeujheu daengz saekhenj, raez daihgaiq 1 lizmij ; gaenqva haemq dinj, haemq noix raez 3~4 hauzmij ; dipva gvaengx rog dingz baihlaj nemgaenj gvaengx baihndaw baenz doengzmbawva, dingz baihgwnz youq seiz haihoengh van coh baihrog roxnaeuz baeb doxdauq ; simva boux maj youq giz hoz doengz mbawva, loq dinj gvaq mbawva ; saeuva saeqraez. 11 nyied daengz bi daihngeih 3 nyied haiva.

【 Diegmaj Faenbouh 】 Ndaem aeu. Guengjsae gak dieg cungj ndaem miz, guek raeuz Guengjdoeng、Fuzgen、Daizvanh daengj sengj gih hix ndaem miz.

【 Gij Guhyw Ywcuengh 】

Giz guhyw　　Rag、mbaw、va.

Singqfeih　　Loq van, bingz.

Goeng'yungh　　Diuz lohlungz、lohhuj, cing doeghuj, dingz lwed, siu foegin. Yungh daeuj yw okhaexmug, rueglwed, ndaeng oklwed, okhaexlwed, nyouhlwed, dungx in, dawzsaeg daiq lai, laemx doek deng sieng, bwt baenzbaez.

Danyw　（1）Baenzae rueglwed, ndaeng oklwed : Mbaw gutgvajnoeg 100 gwz, simdaeuzmou 1 aen, dumq aeu, gwn noh gwn dang.

（2）Laemx doek deng sieng : Mbaw gutgvajnoeg 20 gwz, gosiengz、ngveihmakdauz、ieng'yujyangh cauj gvaq、iengmozyoz cauj gvaq、caetdoq gak 10 gwz, goitmou、rag oenceu gak 50 gwz, gya laeujhau 1000 hauzswngh cimq 30 ngoenz, moixbaez aeu laeujyw 25 hauzswng gwn, moix ngoenz sam baez.

（3）Nyouhlwed : Mbaw gutgvajnoeg、daeuhnaenggvang gak 30 gwz, go'nyiengh、nyienghvamaeq、rag go'em gak 20 gwz, cienq raemx gwn.

（4）Bwt baenz baez : Mbaw gutgvajnoeg 10 gwz, go'ekvaiz 30 gwz, cienq raemx gwn.

293

六画

朱槿

【药 材 名】扶桑。

【别　　名】大红花、紫花兰。

【来　　源】锦葵科植物朱槿 *Hibiscus rosa-sinensis* L.。

【形态特征】常绿灌木，高可达 3 m。小枝圆柱形，疏被星状柔毛。单叶互生；叶片阔卵形或狭卵形，长 4~10 cm，宽 2~6 cm，先端渐尖，基部圆形或楔形，边缘具粗齿；叶柄长 5~20 mm。花单生于上部叶腋间，常下垂，花梗长 3~7 cm；小苞片 6 枚或 7 枚，线形，基部合生；花萼钟形，5 裂，裂片卵形至披针形；花冠漏斗形，直径 6~10 cm，玫瑰红色、淡红色或淡黄色，花瓣倒卵形，先端圆；雄蕊柱长 4~8 cm。蒴果卵形，长约 2.5 cm，具喙。花期全年。

【生境分布】栽培。广西主要栽培于南宁、柳城、桂林、梧州、合浦、防城港、上思、灵山、金秀、宁明、龙州等地，广东、云南、台湾、福建、四川等省区也有栽培。

【壮医药用】

药用部位　根、叶、花或全株。

性味　甜，平。

功用　调龙路、火路，通水道，清热毒。根用于航靠谋（痄腮），火眼（急性结膜炎），肉扭（淋证），白浊，隆白呆（带下），约经乱（月经不调），屙意咪（痢疾），黄标（黄疸）；叶用于附件炎，呗脓（痈肿），汗斑。

附方　（1）附件炎：扶桑叶 10 g，香附、百解根各 15 g，水煎服。

（2）航靠谋（痄腮），火眼（急性结膜炎）：扶桑根、山栀子各 10 g，三棵针 15 g，水煎服。

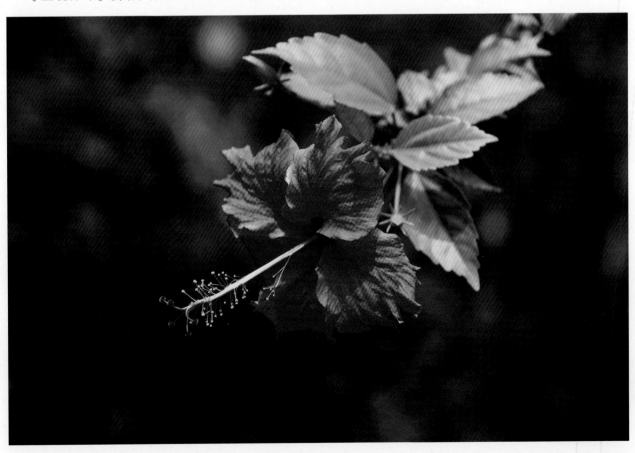

Govahoengz

【 Cohyw 】 Govahoengz.

【 Coh'wnq 】 Vahoengzhung、valanzaeuj.

【 Goekgaen 】 Dwg govahoengz doenghgo ginjgveizgoh.

【 Yienghceij Daegdiemj 】 Faexcaz ciengz heu， sang ndaej daengz 3 mij. Nyelwg luenzsaeu， miz bwn'unq lumj ndau. Mbaw dog maj doxca ; mbaw gvangq gyaeq daengz gaeb gyaeq， raez 4~10 lizmij， gvangq 2~6 lizmij， byai menh soem， goek luenz roxnaeuz sot， bien miz heujco ; gaenqmbaw raez 5~20 hauzmij. Va gag maj youq baihgwnz ndaw eiqmbaw， dingzlai duengqroengz， gaenqva raez 3~7 lizmij ; mbaw byaklwg 6 mbaw roxnaeuz 7 mbaw， baenz diuz， goek doxnem ; linxva lumj cung， 5 leg， mbawleg lumj gyaeq daengz byai menh soem ; dujva lumj laeuhdouj， hung 6~10 lizmij， meizgveihhoengz、hoengzdamh roxnaeuz henjdamh， mbawva gyaeq dauqbyonj， byai luenz ; saeu simva boux raez 4~8 lizmij， mak lumj gyaeq， raez yaek 2.5 lizmij， miz bak. Baenz bi haiva.

【 Diegmaj Faenbouh 】 Ndaem aeu. Guengjsae dingzlai ndaem laeng Nanzningz、Liujcwngz、Gveilinz、Vuzcouh、Hozbuj、Fangzcwngzgangj、Sangswh、Lingzsanh、Ginhsiu、Ningzmingz、Lungzcouh daengj dieg neix， guek raeuz Guengjdoeng、Yinznanz、Daizvanh、Fuzgen、Swconh daengj sengj gih neix caemh miz.

【 Gij Guhyw Ywcuengh 】

Giz guhyw　Rag、mbaw、va roxnaeuz daengx go.

Singqfeih　Van， bingz.

Goeng'yungh　Diuz lohlungz、lohhuj， doeng roenraemx， siu doeghuj. Rag ndaej yw hangzgauqmou， dahuj， nyouhniuj， bwzcoz， roengzbegdaiq， dawzsaeg luenh， okhaexmug， vuengzbiu ; mbaw ndaej yw fugenyenz， baeznong， hanhban.

Danyw　（1）Fugenyenz : Mbaw govahoengz 10 gwz， yanghfu、ragbakgaij gak 15 gwz， cienq raemx gwn.

（2）Hangzgauqmou， dahuj : Rag govahoengz、gonungxnengh gak 10 gwz， samgocim 15 gwz， cienq raemx gwn.

295

六画

朱砂根

【药材名】朱砂根。

【别　名】小罗伞、铁凉伞、圆齿紫金牛、小郎伞。

【来　源】紫金牛科植物朱砂根 *Ardisia crenata* Sims。

【形态特征】常绿小灌木，高可达 2 m。根浅红色，稍肉质，断面具小血点。茎直立，不分枝。单叶互生，叶狭椭圆形、椭圆形或倒披针形，长 7~15 cm，宽 2~4 cm，先端急尖或渐尖，边缘皱波状或波状，两面具突起腺点；叶柄长约 1 cm。花较小，排成顶生或侧生伞形花序，总花梗细长，花梗长 7~10 mm，花长 4~6 mm；萼片卵形或矩圆形，膜质具黑腺点；花瓣 5 枚，披针状卵形，白色，具黑腺点；雄蕊 5 枚，短于花冠裂片；雌蕊与花冠裂片几等长。核果球形，直径 7~8 mm，成熟时红色，有稀疏黑腺点。花期夏、秋季，果期秋、冬季。

【生境分布】生于丘陵山地林下、村边灌木丛中。广西各地均有分布，长江流域一带及福建、台湾、广东、云南等省区也有分布。

【壮医药用】

药用部位　全株。

性味　苦、辣，平。

功用　调龙路、火路，清热毒，祛风毒，除湿毒，消肿痛。用于鹿勒（呕血），林得叮相（跌打损伤），夺扼（骨折），发旺（痹病），货烟妈（咽痛），口疮（口腔溃疡），胴尹（胃痛），东郎（食滞），约经乱（月经不调），勒内（血虚），诺嚎尹（牙痛）。

附方　（1）货烟妈（咽痛）：朱砂根、七叶一枝花各 10 g，山豆根 6 g，称量树 12 g，水煎服。

（2）鹿勒（呕血），胴尹（胃痛）：朱砂根、卷柏、紫草、小钻各 10 g，水田七、九龙胆各 6 g，旱莲草 20 g，水煎服。

（3）发旺（痹病），林得叮相（跌打损伤）：朱砂根、飞龙掌血、麻骨风、半枫荷、鬼针草、猴姜各 10 g，水煎外洗。

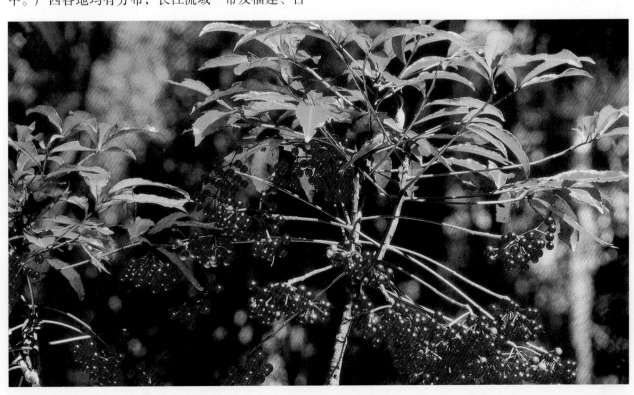

Faexcaekgaen

【Cohyw】 Faexcaekgaen.

【Coh'wnq】 Siujlozsanj、liengzsanjdiet、swjginhniuz heujluenz、siujlangzsanj.

【Goekgaen】 Dwg faexcaekgaen doenghgo swjginhniuzgoh.

【Yienghceij Daegdiemj】 Faexcaz iq ciengzseiz heu，sang ndaej daengz 2 mij. Rag dinj saekhoengz，loq noh，mienhgat miz diemj lwed iq. Ganj daengjsoh，mbouj dok nye. Mbaw dog maj doxcah，mbaw gaeb bomj、bomj roxnaeuz byai menh soem daujdingq，raez 7~15 lizmij，gvangq 2~4 lizmij，byai soemgaenj roxnaeuz ciemh soem，henzbien nyouq raemxlangq roxnaeuz lumj raemxlaengh，song mbiengj miz diemjraizz doedhwnj；gaenqmbaw raez 1 lizmij. Va loq saeq，baizbaenz gyaeujva lumj liengj majbyai roxnaeuz majhenz，gaenq gyaeujva saeq raez，gaenqva raez 7~10 hauzmij，va raez 4~6 hauzmij；mbawiemj lumj gyaeq roxnaeuz luenzgak，lumj i miz diemjraiz ndaem；limqva 5 diuz，yiengh gyaeq byai menh soem，saekhau，miz diemjraiz ndaem；simva boux 5 diuz，dinj gvaq mauhva mbawseg；sim vameh caeuq mauhva mbawseg ceng de raez doxsoengz. Mak luenzgiuz，cizging 7~8 hauzmij，geql e saekhoengz，miz diemjraiz ndaem mbangmbang. Seizcou、seizhah haiva，seizcou、seizdoeng dawzmak.

【Diegmaj Faenbouh】 Hwnj youq ndoilueg diegbya laj ndoengfaex、bangx mbanj ndaw faexcaz. Guengjsae gak dieg cungj hwnj miz，guek raeuz ranghdah Cangzgyangh dem Fuzgen、Daizvanh、Guengjdoeng、Yinznanz daengj sengj gih neix caemh miz.

【Gij guhyw ywcuengh】

Giz guhyw　Daengx go.

Singqfeih　Haemz、manh、bingz.

Goeng'yungh　Diuz lohlungz、lohhuj，siu ndatdoeg，cawz caepdoeg，siu foegin. Ndaej yw rueglwed，laemx doek deng sieng，ndokraek，fatvangh，conghhoz in，baknengz，dungx in，dungx raeng，dawzsaeg luenh，lwednoix，heujin.

Danyw　（1）Conghhoz in：Faexcaekgaen、caekdungxvaj gak 10 gwz，sanhdougwnh 6 gwz，faexcaenghliengz 12 gwz，cienq raemx gwn.

（2）Rueglwed，dungx in：Faexcaekgaen、gobekgienj、rumaeuj、siujconq gak 10 gwz，denzcaetraemx、gimjlamz gak 6 gwz，gomijrek 20 gwz，cienq raemx gwn.

（3）Fatvangh，laemx doek deng sieng：Faexcaekgaen、oenceu、gaeuhohdu、buenqfunghhoz、gogimzgungq、houzgyangh（gofwngzmaxlauz）gak 10 gwz，cienq raemx sab.

297

六画

竹柏

【药材名】竹柏叶。

【别　名】青柏木、竹叶图、猪肝树、顶浮。

【来　源】罗汉松科植物竹柏 *Nageia nagi* (Thunb.) Kuntze。

【形态特征】乔木，高可达 20 m。树皮红褐色或暗紫红色，呈小块薄片脱落；枝条开展或伸展。叶对生，革质，长卵形、卵状披针形或披针状椭圆形，有多数并列的细脉，无中脉，长 3.5~9.0 cm，宽 1.5~2.5 cm，上部渐窄，基部楔形或宽楔形，向下窄呈柄状。雄球花穗状圆柱形，单生叶腋，常呈分枝状，总梗粗短，基部有少数三角状苞片；雌球花单生叶腋，稀成对腋生，基部有数枚苞片，花后苞片不肥大，呈肉质种托。种子圆球形，直径 1.2~1.5 cm，成熟时假种皮暗紫色，有白粉；外种皮骨质，黄褐色，顶端圆，基部尖，密被小凹点。花期 3~4 月，种子 10 月成熟。

【生境分布】生于丘陵及高山地带，多与常绿阔叶树混长。广西主要分布于南宁、马山、上林、融安、融水、阳朔、桂林、兴安、永福、荔浦、博白、那坡、贺州、金秀、扶绥等地，浙江、福建、江西、湖南、广东、四川等省也有分布。

【壮医药用】

药用部位　叶。

性味　淡、涩，平。

功用　调龙路、火路，接骨，消肿痛。用于外伤出血，发旺（痹病），胴尹（胃痛），林得叮相（跌打损伤）；外用治夺扼（骨折）。

附方　（1）夺扼（骨折）：竹柏、透骨消、大驳骨各适量，捣烂酒炒外敷患处。

（2）发旺（痹病）：竹柏、四方藤、黑老虎各 12 g，水煎服。

（3）林得叮相（跌打损伤）：竹柏 10 g，三七 6 g，红花 6 g，水煎服。

（4）胴尹（胃痛）：竹柏 10 g，黑姜 13 g，元胡 12 g，水煎服。

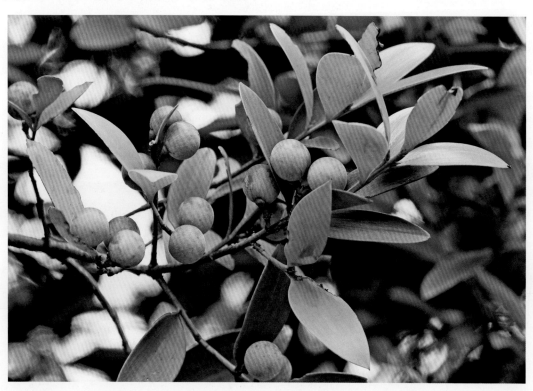

Gobegcuk

【Cohyw】 Gobegcuk.

【Coh'wnq】 Cinghbwmuz、cuzyezduz、faexdaepmou、dingjfouz.

【Goekgaen】 Dwg gobegcuk doenghgo gohlozhansungh.

【Yienghceij Daegdiemj】 Cungj faexsang de，ndaej sang daengz 20 mij. Naengfaex saek henjgeq hoengz roxnaeuz aeujgeq hoengz，baenz benq mbang iq doek loenq；gij nye de mbehai roxnaeuz iethai. Mbaw doiqmaj， lumj naeng，gyaeqraez、gyaeq byai ciemh soem roxnaeuz luenzbumj byai ciemh soem，miz haujlai megsaeq bingzbaiz，mij meg cungqgyang，raez 3.5~9.0 lizmij，gvangq 1.5~2.5 lizmij，caek gwnz ciemh gaeb，caek goenq sot roxnaeuz sotgvangq，yiengq doxroengz gaeb lumj gij ganj nei. Riengz vaboux luenzsaeu，gag maj eiqmbaw，ciengzseiz cungjdwg faen nye，diuz ganj hung dinj loet，gij goek de miz loqnoix mbawbyak samgak；vameh gagmaj eiqmbaw，baenzdoiq majeiq cax，gij goek de miz haujlai mbawbyak，haiva le mbawbyak mbouj biz baenz noh dak ceh. Ceh luenzgiuz，cizging 1.2~1.5 lizmij，cingsug le miz cungj naengceh de aeujgeq，miz mbabieg；rog naengceh de baenz ndok saek henjgeq，byai luenz，goek soem，miz gij diemj mbaep iq de nyaednyub. 3~4 nyied haiva，gij ceh 10 nyied cingzsug.

【Diegmaj Faenbouh】 Maj youq rangh ndoi caeuq gwnz bya，lai cab maj youq ndaw faex mbawhung daengx bi heu. Guengjsae cujyau faenbouh youq Nanzningz、Majsanh、Sanglinz、Yungzanh、Yungzsuij、 Yangzsoz、Gveilinz、Hingh'anh、Yungjfuz、Libuj、Bozbwz、Nazboh、Hocouh、Ginhsiu、Fuzsuih daengj dieg. Guek raeuz Cezgyangh、Fuzgen、Gyanghsih、Huznanz、Guengjdoeng、Swconh daengj sengj hix miz faenbouh.

【Gij Guhyw Ywcuengh】

Giz guhyw　Mbaw.

Singqfeih　Damh、saep，bingz.

Goeng'yungh　Diuz lohlungz、lohhuj，ciepgoet，siu foeg in. Yungh youq deng sieng oklwed，fatvangh， dungx in，laemx doek deng sieng；baihrog yungh daeuj yw ndokraek.

Danyw　（1）Ndokraek：Gobegcuk、douguzsiuh、dabozguz gak aenqliengh，dub yungz aeu laeuj cauj oep mwnqsien.

（2）Fatvangh：Gobegcuk、swfanghdwngz、gaeucuenqhung gak 12 gwz，cienq raemx gwn.

（3）Laemx doek deng sieng：Gobegcuk 10 gwz，samcaet 6 gwz，vahoengz 6 gwz，cienq raemx gwn.

（4）Dungx in：Gobegcuk 10 gwz，hingndaem 13 gwz，yenzhuz 12 gwz，cienq raemx gwn.

299

六画

竹蔗

【药材名】甘蔗。

【别　　名】竿蔗、红甘蔗、干蔗。

【来　　源】禾本科植物竹蔗 *Saccharum sinensis* Roxb.。

【形态特征】多年生高大实心草本，高可达4 m。根状茎粗壮发达。秆直径3~4 cm，实心，具多数节，下部节间较短而粗大，灰褐色，节下被腊粉。叶鞘长于其节间，除鞘口具柔毛外其余无毛；叶舌极短，生纤毛；叶片长可在1 m以上，宽3~5 cm，中脉粗壮，白色，边缘具锯齿状粗糙。圆锥花序大型；总状花序多数轮生，稠密；花序主轴和穗轴节间均被较长的柔毛，无梗小穗长约4.5 mm，基盘具长为小穗2~3倍的丝状柔毛。花果期11月至翌年3月，大多不开花结果。

【生境分布】栽培。广西各地均有栽培，广东、四川、云南、安徽、浙江等省也有分布，在温带和热带地区广泛种植。

【壮医药用】

药用部位　秆。

性味　甜，平。

功用　补阴液，止渴，解酒毒，通气道。用于口干，醉酒，鹿（呕吐），埃病（咳嗽），屙意囊（便秘）。

附方　（1）醉酒：甘蔗汁500 mL，饮用。

（2）肺燥埃病（咳嗽）：甘蔗300 g，石斛、白果各30 g，羊肉250 g，水炖，食肉喝汤。

（3）屙意囊（便秘）：甘蔗汁适量，煮南瓜食用。

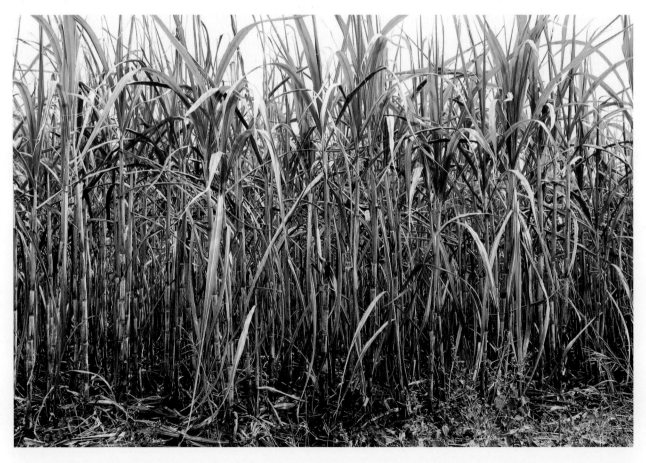

Oijdangz

【Cohyw】 Oij.

【Coh'wnq】 Oij、oijhoengz、oijdangz.

【Goekgaen】 Dwg gooij doenghgo hozbwnjgoh.

【Yienghceij Daegdiemj】 Dwg gohaz saedsim hungsang maj lai bi，ndaej sang daengz 4 mij. Ganj lumj rag cocat hoenghhwd. Cizging ganj 3~4 lizmij，saedsim，miz haujlai hoh，ndaw hoh baihlaj haemq dinj co，saek henjgeq mong，baihlaj hoh miz caengz mbalab ndeu. Faekmbaw maj youq ndaw hoh，cawz bakfaek miz bwn'unq caixvaih gij wnq mbouj miz bwn；linxmbaw haemq dinj，maj bwnyungz；mbaw raez ndaej youq 1 mij doxhwnj，gvangq 3~5 lizmij，meggyang cocwt，saekhau，bien mbaw miz yiengh heujgawq cocat. Vahsih soemluenz hung；vahsi baenz foengq dingzlai doxlwnz maj，deihdub；ganjfaex vahsi caeuq ndaw hoh sugriengz cungj miz bwn'unq haemq raez，riengzsaeq mbouj miz gaenz daihgaiq raez 4.5 hauzmij，laj buenzgoek miz bwn'unq lumj sei raez dwg riengzsaeq 2~3 boix. 11 nyied daengz bi daihngeih 3 nyied haiva dawzmak，dingzlai mbouj haiva dawzmak.

【Diegmaj Faenbouh】 Ndaem aeu. Guengjsae gak dieg cungj miz ndaem，guek raeuz Guengjdoeng、Swconh、Yinznanz、Anhveih、Cezgyangh daengj sengj hix miz faenbouh，youq daengj dieg vwnhdai caeuq yezdai ndaem haujlai.

【Gij Guhyw Ywcuengh】

Giz guhyw　Ganj.

Singqfeih　Van，bingz.

Goeng'yungh　Bouj raemxyaem，gaij hozhawq，gaij laeuj，doeng roenheiq. Yungh daeuj yw hozhawq，laeujfiz，rueg，baenzae，okhaexndangj.

Danyw （1）Laeujfiz：Raemxoij 500 hauzswngh，gwn.

（2）Bwt sauj baenzae：Oij 300 gwz，davangzcauj、yinzhing gak 30 gwz，nohyiengz 250 gwz，dumq aeu，gwn noh gwn dang.

（3）Okhaexndangj：Raemxoij dingz ndeu，cawj namzgva gwn.

竹节蓼

【药 材 名】竹节蓼。

【别　　名】观音竹、飞天蜈蚣、扁竹花、百足草、蜈蚣竹、蜈蚣草。

【来　　源】蓼科植物竹节蓼 *Homalocladium platycladum*（F. Muell. ex Hook.）L. H. Bailey。

【形态特征】多年生直立草本，高可达 2 m。茎基部圆柱形，木质化，上部枝扁平，呈带状，宽 5~15 mm，深绿色，有显著的细线条。叶多生于新枝上，互生，菱状卵形，长 4~20 mm，宽 2~10 mm，先端渐尖，全缘或在近基部有一对锯齿；无柄。花小，两性，具纤细柄；花被 4~5 深裂，裂片矩圆形，长约 1 mm，淡绿色，后变红色；雄蕊 6~7 枚，花丝扁；雌蕊 1 枚，子房上位，花柱 3 枚。瘦果三角形，包于红色内质的花被内。花期 9~10 月，果期 10~11 月。

【生境分布】多栽培于庭园。广西各大城市均有栽培，福建、广东等省也有栽培。

【壮医药用】

药用部位　地上部分。

性味　酸、微甜，平。

功用　调龙路、火路，除热毒，消肿痛，止血。用于呗脓（痈肿），林得叮相（跌打损伤），额哈（毒蛇咬伤），蜈蚣咬伤，屙意咪（痢疾），货烟妈（咽痛），埃病（咳嗽），肉扭（淋证），兵淋勒（崩漏），兵白带（带下病）。

附方　（1）货烟妈（咽痛）：鲜竹节蓼、鲜犁头草、鲜大风艾叶各适量，共捣烂取药汁口服，药渣敷肚脐 1 小时。

（2）呗脓（痈肿）：鲜竹节蓼 50 g，生石膏 10 g，捣烂外敷患处。

（3）额哈（毒蛇咬伤），蜈蚣咬伤：鲜竹节蓼 100 g，水煎服；另取鲜竹节蓼适量，捣烂外敷伤口周围（伤口不敷）。

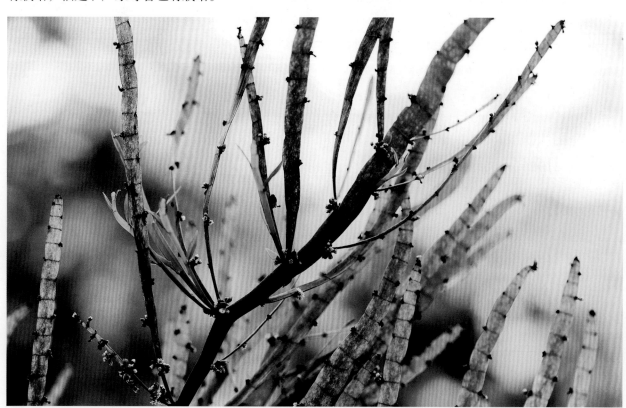

Nyacijrip

【Cohyw】Nyacijrip.

【Coh'wnq】Go'gvanhyinhcuz、gofeihdenhvuzgungh、gobenjcuzvah、gobwzcwzcauj、govuzgunghcuz、govuzgunghcauj.

【Goekgaen】Dwg nyacijrip doenghgo liugoh.

【Yienghceij Daegdiemj】Dwg go'nywj daengjsoh maj lai bi，sang ndaej daengz 2 mij. Goek ganj yiengh saeuluenz，geng lumj faex，gij nye baihgwnz benjbingz，baenz yiengh diuz sai，gvangq 5~15 hauzmij，saek heundaem，miz sienqdiuz saeq cingcuj. Mbaw lai maj youq gwnz nye moq，maj doxciep，yiengh lingzhingz yiengh lumj aen'gyaeq，raez 4~20 hauzmij，gvangq 2~10 hauzmij，byaimbaw menhmenh bienq soem，bien mbaw bingzraeuz roxnaeuz youq giz gyawj laj goek miz doiq heujgawq ndeu；mbouj miz gaenq. Va iq，song singq，miz gaenq saeqset；iemjva caeuq mauhva 4~5 veuqlaeg，dipvengq luenz seiqcingq，raez daihgaiq 1 hauzmij，saek heuoiq，doeklaeng bienq saekhoengz；simva boux 6~7 diuz，seiva benj；sim vameh 1 diuz，fuengzlwg youq baihgwnz，saeuva 3 diuz. Makhawq yiengh samgak，bau youq ndaw iemjva caeuq mauhva saekhoengz baihndaw. 9~10 nyied haiva，10~11 nyied dawzmak.

【Diegmaj Faenbouh】Dingzlai ndaem youq ndaw suen. Guengjsae gak aen singz hung cungj ndaem miz，guek raeuz Fuzgen、Guengjdoeng daengj sengj hix ndaem miz.

【Gij Guhyw Ywcuengh】

Giz guhyw　dingz gwnz dieg.

Singqfeih　Soemj、loq van、bingz.

Goeng'yungh　Diuz lohlungz、lohhuj，cawz doeghwngq，siu foegin，dingz lwed. Aeu daeuj yw baeznong，laemx doek deng sieng，ngwz haeb，sipdangj haeb sieng，okhaexmug，conghhoz in，baenzae，nyouhniuj，binghloemqlwed，binghbegdaiq.

Danyw　（1）Conghhoz in：Nyacijrip ndip、gobakcae ndip、mbaw go'ngaihlaux ndip gak dingz ndeu，caez dub yungz aeu raemxyw gwn，nyaqyw oep saejndw aen cungdaeuz ndeu.

（2）Baeznong：Nyacijrip ndip 50 gwz，siggau ndip 10 gwz，dub yungz oep giz bingh baihrog.

（3）Ngwz haeb，sipdangj haeb sieng：Nyacijrip ndip 100 gwz，cienq raemx gwn；lingh aeu nyacijrip ndip dingz ndeu，dub yungz oep baihrog seiqhenz baksieng（baksieng mbouj oep）.

六画

竹叶兰

【药 材 名】竹叶兰。

【别　　名】禾叶竹叶兰、竹七、苇草兰、长杆兰、大叶了刁竹。

【来　　源】兰科植物竹叶兰 *Arundina graminifolia*（D. Don）Hochr.。

【形态特征】多年生草本，高可在 1 m 以上。地下根状茎串球状，节间环纹紧密，具较多的纤维根。茎直立，常数个丛生或成片生长，为叶鞘所包。叶互生，线状披针形，长 8~20 cm，宽 0.3~1.5 cm，先端渐尖，基部具圆筒状抱茎的鞘。茎顶及近顶叶腋抽出花茎，长 2~8 cm，花 2~10 朵排成总状花序，每次仅开花 1 朵，粉红色或略带紫色、白色；花梗和子房长 1.5~3.0 cm；萼片 3 枚，狭椭圆形或狭椭圆状披针形，长 2.5~4.0 cm；花瓣椭圆形或卵状椭圆形，唇瓣与萼片近等长，3 裂，有紫色斑点；蕊柱稍向前弯，长 2.0~2.5 cm。蒴果近长圆形，长约 3 cm。花果期 9~11 月或 1~4 月。

【生境分布】生于草丛中或溪边。广西各地均有分布，浙江、江西、福建、台湾、湖南、广东、海南、四川、贵州、云南、西藏等省区也有分布。

【壮医药用】

药用部位　全草。

性味　苦，平。

功用　清热毒，祛湿毒，除痧毒，调气道、谷道。用于钵痨（肺结核），埃病（咳嗽），诺嚎尹（牙痛），货烟妈（咽痛），水蛊（肝硬化腹水），贫痧（感冒），狠风（小儿惊风），喯疳（疳积），黄标（黄疸），抑郁症，额哈（毒蛇咬伤），外伤出血，癫痫。

附方　（1）新生儿黄标（黄疸）：竹叶兰 10 g，水煎服。

（2）钵痨（肺结核）：竹叶兰、百部各 15 g，葎草、三颗针、抱石莲各 10 g，水煎服。

（3）抑郁症：①竹叶兰 12 g，夜交藤 15 g，金丝贯叶连翘 10 g，水煎服。②竹叶兰 30 g，水煎服。

（4）水蛊（肝硬化腹水）：竹叶兰 30 g，黄花倒水莲 15 g，过江龙种子 3 g，水煎服。

（5）癫痫：竹叶兰 30 g，水煎服。

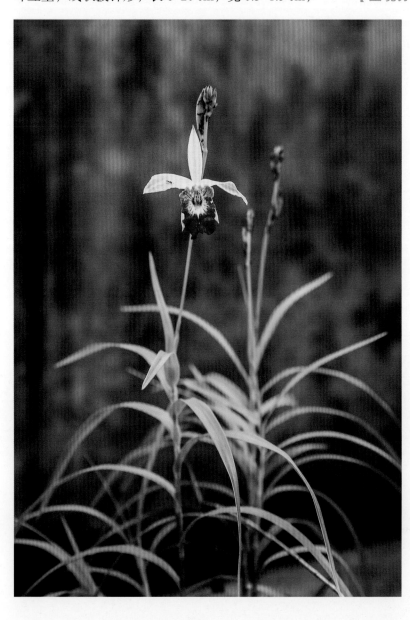

Lanzmbawcuk

【Cohyw】Lanzmbawcuk.

【Coh'wnq】Lanzmbawcuk mbawhaeux、gocuzciz、goveizcaujlanz、golanz ganjraez、baklaghomj mbawhung.

【Goekgaen】Dwg lanzmbawcuk doenghgo lanzgoh.

【Yienghceij Daegdiemj】Dwg go'nywj maj lai bi， ndaej sang daengz 1 mij doxhwnj. Gij rag lajnamh lumj roix giuz， gij raizgvaengh ndaw hoh haemq deih， miz gij rag senhveiz haemq lai. Ganj daengj soh， ciengz haujlai aen maj baenz caz roxnaeuz maj baenz benq， deng faekmbaw bau dawz. Mbaw maj doxciep， yiengh lumj sienq yienghlongzcim， raez 8~20 lizmij， gvangq 0.3~1.5 lizmij， byaimbaw menhmenh bienq soem， laj goek miz gij faek luenz lumj aendoengz umj ganj. Miz gaenqva daj gwnj dingj ganj caeuq goekmbaw gyawj gwnzdingj yot ok， raez 2~8 lizmij， va miz 2~10 duj baiz baenz vahsi baenz foengq， moixbaez dan hai duj va ndeu， saek hoengzmaeq roxnaeuz loq daiq saekaeuj、saekhau；gaenzva caeuq fuengzlwg raez 1.5~3.0 lizmij； mbawiemj 3 mbaw， yienghbomj geb roxnaeuz yienghbomj geb yiengh longzcim， raez 2.5~4.0 lizmij；limqva yienghbomj roxnaeuz lumj aen'gyaeq yienghbomj， limq naengbak caeuq mbawiemj ca mbouj lai doengz raez， 3 veuq， miz diemjraiz saekaeuj；saeusimva loq goz coh naj， raez 2.0~2.5 lizmij. Makdek ca mbouj lai dwg yienghluenzraez， raez daihgaiq 3 lizmij. 9~11 nyied roxnaeuz 1~4 nyied haiva dawzmak.

【Diegmaj Faenbouh】Maj youq ndaw caznywj roxnaeuz henz rij. Guengjsae gak dieg cungj miz faenbouh， guek raeuz Cezgyangh、Gyanghsih、Fuzgen、Daizvanh、Huznanz、Guengjdoeng、Haijnanz、Swconh、 Gveicouh、Yinznanz、Sihcang daengj sengj gih hix miz faenbouh.

【Gij Guhyw Ywcuengh】

Giz guhyw　Daengx go.

Singqfeih　Haemz， bingz.

Goeng'yungh　Cing doeghuj， cawz doegcumx， cawz doegsa， diuz roenheiq、roenhaeux. Yungh daeuj yw bwtlauz， baenzae， heujin， conghhoz in， gujraemx（daepgeng dungx cwk raemx）， baenzsa， hwnjrumz， baenzgam， vuengzbiu， binghsimnyap， ngwz haeb sieng， rog sieng oklwed， fatbagmou.

Danyw　（1）Lwgnding vuengzbiu：Lanzmbawcuk 10 gwz， cienq raemx gwn.

（2）Bwtlauz：Lanzmbawcuk、maenzraeulaux gak 15 gwz， gaeugawq、gooennou、lienzgotfaex gak 10 gwz， cienq raemx gwn.

（3）Binghsimnyap：① Lanzmbawcuk 12 gwz， maenzgya 15 gwz， gvanyezlenzgyauz 10 gwz， cienq raemx gwn. ② Lanzmbawcuk 30 gwz， cienq raemx gwn.

（4）Gujraemx（daepgeng dungx cwk raemx）：Lanzmbawcuk 30 gwz， swnjgyaeujhen 15 gwz， byaekmbungjcwx ceh 3 gwz， cienq raemx gwn.

（5）Fatbagmou：Lanzmbawcuk 30 gwz， cienq raemx gwn.

305

六画

竹叶花椒

【药 材 名】竹叶椒。

【别　　名】山花椒、土花椒、花椒。

【来　　源】芸香科植物竹叶花椒 *Zanthoxylum armatum* DC.。

【形态特征】灌木或小乔木，高可达 5 m。全株芳香。根粗壮，木质，外皮粗糙，内面黄色。小枝、叶轴和叶两面中脉上均具长而直的扁刺。单数羽状复叶互生；小叶 3~9 片，对生，披针形或椭圆状披针形，长 4~9 cm，宽 2~4 cm，先端尖，基部楔形，边缘全缘或具浅齿，有油点，叶轴有翅；小叶柄甚短或无柄。花序近腋生或同时生于侧枝之顶，长可达 5 cm，有花 30 朵以内，花细小，单性；花被片 6~8 枚，长约 1.5 mm；雄花的雄蕊 5 枚或 6 枚，退化心皮顶端 2 浅裂或 3 浅裂；雌花有心皮 2~4 个，背部近顶侧各有 1 个油点。果球形，紫红色，有突起腺点，单个分果瓣直径 4~5 mm；种子褐黑色。花期 4~5 月，果期 8~10 月。

【生境分布】生于低山疏林下或灌木丛中。广西各地均有分布，江西、湖南、河南、贵州、云南、山东、海南等省也有分布。

【壮医药用】

药用部位　根、叶、果、种子。

性味　辣、微苦，温；有小毒。

功用　调龙路、火路，祛风毒，祛寒毒，消肿痛。根用于林得叮相（跌打损伤），发旺（痹病），胴尹（胃痛），约经乱（月经不调）；叶用于呗脓（痈肿），麦蛮（风疹），额哈（毒蛇咬伤）；果用于胴尹（胃痛）；种子用于胴西咪暖（肠道寄生虫病），刀伤，呗嘻（乳痈）。

注　本品有小毒，孕妇禁服。

附方　（1）胴尹（胃痛）：竹叶椒果实、香草果、砂仁各 6 g，吴茱萸 3 g，猪肚半个，土鸡半只，水炖，调食盐适量，食肉喝汤。

（2）发旺（痹病）：竹叶椒叶、扛板归、土牛膝、艾叶各 30 g，水煎，熏蒸患处并外洗。

（3）约经乱（月经不调）：竹叶椒根 15 g，三七 6 g，大枣 30 g，猪尾巴 200 g，水炖，调食盐适量，食肉喝汤。

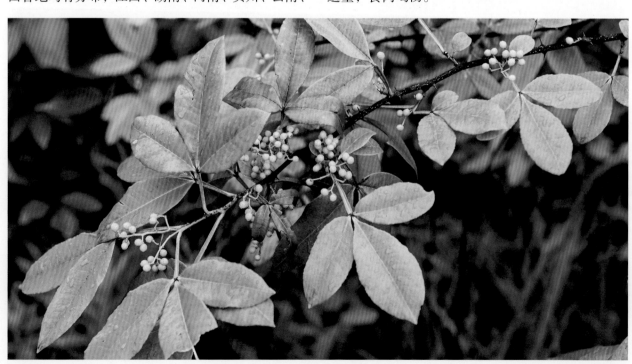

Gooenceu

【 Cohyw 】 Gooenceu.

【 Coh'wnq 】 Vaceubya、vaceudoj、vaceu.

【 Goekgaen 】 Dwg gooenceu doenghgo yinzyanghgoh.

【 Yienghceij Daegdiemj 】 Go faexsang iq roxnaeuz faexcaz，sang ndaej daengz 5 mij. Daengx go homrang. Rag coloet，baenz faex，rognaeng cocab，baihndaw henj. Nyelwg、ndokmbaw caeuq gwnz gyang meg song mbiengj mbaw cungj miz oen benj cix raez cix soh. Mbaw fuzyez lumj bwnroeg dansoq；mbawlwg 3~9 mbaw，maj doxdoiq，byai menh soem roxnaeuz luenzbenj byai menh soem，raez 4~9 lizmij，gvangq 2~4 lizmij，byai soem，goek sot，bien lawx roxnaeuz miz heuj feuh，miz diemjyouz，gijmbaw miz fwed；gaenq mbawlwg dinjdinj roxnaeuz mij gaenq. Gyaeujva gaenh maj eiq roxnaeuz doengzcaez maj gwnzdingj nyez henzbien，raez ndaej daengz 5 lizmij，miz va 30 duj doxdauq，va saeqiq，dansingq；dujva 6~8 mbaw，raez yaek 1.5 hauzmij；simva boux 5 diuz roxnaeuz 6 diuz，naengsim gungz byai 2 leg feuh roxnaeuz 3 leg feuh；vameh miz naengsim 2~4 aen，baihlaeng gaenh gwnz byai gag miz 1 aen diemjyouz. Mak luenzgiuz，aeujhoengz，miz diemjhanh doedhwnj，gag aen limqmak hung 4~5 hauzmij；ceh henjgeqndaem. 4~5 nyied haiva，8~10 nyied dawzmak.

【 Diegmaj Faenbouh 】 Hwnj laj ndoeng faex mbang ndaw bya daemq roxnaeuz ndaw faexcaz. Guengjsae gak dieg cungj miz，guek raeuz Gyanghsih、Huznanz、Hoznanz、Gveicouh、Yinznanz、Sanhdungh、Haijnanz daengj sengj neix caemh miz.

【 Gij Guhyw Ywcuengh 】

Giz guhyw　Rag、mbaw、mak、ceh.

Singqfeih　Manh、loq haemz、raeuj；miz di doeg.

Goeng'yungh　Diuz lohlungz、lohhuj，cawz fungdoeg，cawz caepdoeg，siu foegin. Rag ndaej yw laemx doek deng sieng，fatvangh，dungx in，dawzsaeg luenh；mbaw ndaej yw baeznong，funghcimj，ngwz haeb；mak ndaej yw dungx in；ceh ndaej yw dungxsaej miz non，caxsieng，baezcij.

Cawq　Goyw neix mizdi doeg，mehmbwk miz ndang gimq gwn.

Danyw　（1）Dungx in：Mak gooenceu、makyanghcauj、sahyinz gak 6 gwz，cazladbya 3 gwz，dungxmou buenq aen，gaeqdoj buenq duz，aeuq aeu，dwk di gyu ndeu，gwn noh gwn dang.

（2）Fatvangh：Mbaw gooenceu、gobakcae、godauqrod、mbawngaih gak 30 gwz，cienq raemx，cix oenq cix swiq mwnq bingh.

（3）Dawzsaeg luenh：Rag gooenceu 15 gwz，samcaet 6 gwz，daihcauj 30 gwz，riengmou 200 gwz，aeuq aeu，dwk gyu aenqliengh，gwn noh gwn dang.

307

六画

竹节秋海棠

【药 材 名】竹节秋海棠。

【别　　名】半边莲、竹节海棠。

【来　　源】秋海棠科植物竹节秋海棠 Begonia maculata Raddi。

【形态特征】直立或披散的半灌木，高可达1.5 m。茎近木质，具明显竹节状的节。单叶互生；叶片厚肉质，斜长圆形或长圆状卵形，长10~20 cm，宽4~5 cm，先端尖，基部心形，边缘浅波状，叶上面深绿色，有多数圆形小白点，叶下面深红色；叶柄长2.0~2.5 cm，紫红色。花淡玫瑰色或白色，聚伞花序腋生而下垂；总花梗短；雄花直径约2.5 cm，花被片4枚；雌花花被片5枚，子房下位。蒴果大而有翅。花期夏秋季，果期秋季。

【生境分布】栽培。广西部分地区有栽培，广东等省也有栽培。

【壮医药用】

药用部位　全株。

性味　苦，平。

功用　散瘀解毒，利水。用于林得叮相（跌打损伤），货烟妈（咽痛），麻邦（偏瘫），肉扭（淋证），笨浮（水肿），额哈（毒蛇咬伤）。

附方　（1）林得叮相（跌打损伤）：竹节秋海棠、韭菜根各30 g，一刺两嘴根皮20 g，大黄15 g，共捣烂，调白酒炒热敷患处。

（2）麻邦（偏瘫）：竹节秋海棠、半枫荷、七叶莲、九龙藤、当归藤、牛大力各15 g，枫荷桂10 g，水煎服；药渣再煎洗患处。

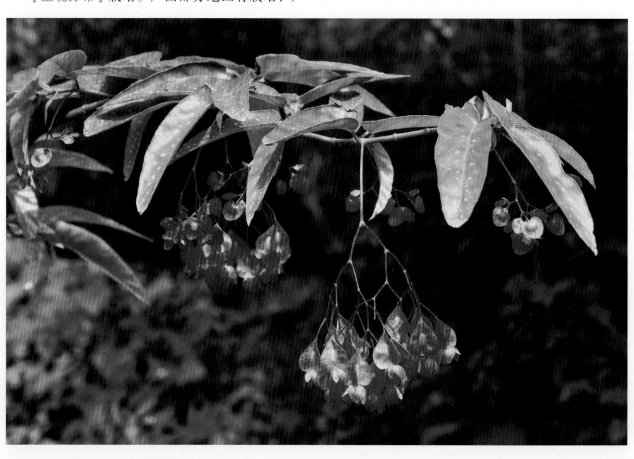

Golienzcuk

【Cohyw】Golienzcuk.

【Coh'wnq】Lienzmbiengj、haijdangzhozcuk.

【Goekgaen】Dwg golienzcuk doenghgo ciuhhaijdangzgoh.

【Yienghceij Daegdiemj】Buenq faexcaz mbesanq roxnaeuz daengjsoh，sang ndaej daengz 1.5 mij. Ganj gaenh faex，miz hoh lumj hohcuk yienh. Mbaw dog maj doxcah；mbaw na unqnoh，luenzmat roxnaeuz luenzraez lumj gyaeq，raez 10~20 lizmij，gvangq 4~5 lizmij，byai soem，goek lumj mbi，henzbien miz bohlangq feuh，baihgwnz mbaw heulaep，miz haujlai diemjhau luenz，biahlaj mbaw hoengzlaep；gaenqmbaw raez 2.0~2.5 lizmij，aeujhoengz. Va saek meizgveih damh roxnaeuz hau，gyaeujva comzliengj majeiq lij duengqroengz；gaenqvagoek dinj；vaboux hung daihgaiq 2.5 lizmij，mbawva 4 mbaw；mbawva vameh 5 mbaw，rugva youq laj. Mak hung lij miz fwed. Seizhah、seizcou haiva，seizcou dawzmak.

【Diegmaj Faenbouh】Ndaem aeu. Guengjsae mbangj dieg ndaem miz，guek raeuz Guengjdoeng daengj sengj neix caemh ndaem miz.

【Gij Guhyw Ywcuengh】

Giz guhyw　Daengx go.

Singqfeih　Haemz，bingz.

Goeng'yungh　Sanq cwk gaij doeg，leih raemx. Ndaej yw laemx doek deng sieng，conghhoz in，mazmbangj，nyouhniuj，baenzfouz，ngwz haeb.

Danyw　（1）Laemx doek deng sieng：Golienzcuk、ragcoenggemq gak 30 gwz，naengrag songbakdiuzoen 20 gwz，davangz 15 gwz，caez dub yungz，gyaux laeujbieg ceuj ndat oep mwnqsien.

（2）Mazmbangj：Golienzcuk、hozfunghmbiengj、lienzcaetmbaw、gaeugoujlungz、gaeudanghgveih、goragvaiz gak 15 gwz，funghhozgvei 10 gwz，cienq raemx gwn；nyaqyw dauq goen swiq mwnq bingh.

六画

延叶珍珠菜

【药 材 名】疬子草。

【别　　名】黑疗草、下延叶排草、大羊古臊。

【来　　源】报春花科植物延叶珍珠菜 Lysimachia decurrens Forst. f.。

【形态特征】多年生草本，高可达 90 cm。全株无毛，有臭气。茎直立，有棱，上部分枝。单叶互生或近对生，叶片披针形或椭圆状披针形，长 6~13 cm，宽 1.5~4.0 cm，先端锐尖或渐尖，基部下延至叶柄成狭翅；叶柄长 1~4 cm。总状花序顶生；花梗长 2~9 mm，果时伸长达 10~18 mm；花萼 5 裂，裂片狭披针形，外面具黑色腺条；花冠 5 裂，白色或带淡紫色，长 2.5~4.0 mm，裂片匙状长圆形；雄蕊明显伸出花冠外，花丝分离，密被小腺体；子房球形。蒴果球形或略扁，直径 3~4 mm。花期 4~5 月，果期 6~7 月。

【生境分布】生于村旁荒地、路边、山谷溪边疏林下及草丛中。广西主要分布于灵山、南宁、崇左、宁明、大新、天等、那坡、隆林、乐业、天峨、东兰、都安、罗城、融安、金秀、昭平、永福、桂林、横县、平南、桂平、田林、扶绥、龙州等地，云南、贵州、广东、湖南、江西、福建、台湾等省区也有分布。

【壮医药用】

药用部位　全草。

性味　苦、辣，平。

功用　通龙路，调月经，消肿痛。用于约经乱（月经不调），尿路结石，林得叮相（跌打损伤），夺扼（骨折），呗脓（痈肿），额哈（毒蛇咬伤），呗奴（瘰疬）。

附方　（1）约经乱（月经不调）：疬子草、飞龙掌血、小钻各 15 g，水煎服。

（2）尿路结石：疬子草、郁李仁各 15 g，桃仁 12 g，车前子 30 g，水煎服。

（3）呗奴（瘰疬）：鲜疬子草 60 g，捣烂敷患处。

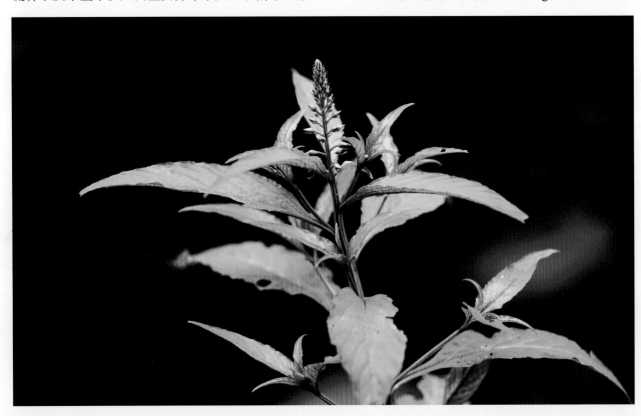

Gocanhngwnh

〔Cohyw〕Gocanhngwnh.

〔Coh'wnq〕Hazhwzdingh、goyayenzyezbaizcauj、godayangzgujsau.

〔Goekgaen〕Dwg gocanhngwnh doenghgo baucunhvahgoh.

〔Yienghceij Daegdiemj〕Dwg go'nywj maj lai bi，ndaej sang daengz 90 lizmij. Daengx go mbouj miz bwn，miz heiqhaeu. Ganj daengj soh，miz limq，gij nye baihgwnz. Mbaw dog maj doxciep roxnaeuz ca mbouj lai dwg maj doxdoiq，mbaw yiengh longzcim roxnaeuz yienghbomj yiengh longzcim，raez 6~13 lizmij，gvangq 1.5~4.0 lizmij，byaimbaw soemset roxnaeuz menhmenh bienq soem，goek iet doxroengz daengz gaenzmbaw baenz fwedgeb；gaenqmbaw raez 1~4 lizmij. Vahsi mbouj faen nye maj gwnzdingj；gaenqva raez 2~9 hauzmij，dawzmak seiz ietraez daengz 10~18 hauzmij；iemjva 5 limq，mbawveuq yiengh longzcim geb，baihrog miz diuzduq saekndaem；mauhva 5 veuq，saekhau roxnaeuz daiq saekaeuj mong，raez 2.5~4.0 hauzmij，mbawveuq lumj beuzgeng yiengh luenzraez；simva boux iet ok rog mauhva cingcuj，seiva doxliz，miz diemjdu deih；fuengzlwg lumj aen'giuz. Makdek lumj aen'giuz roxnaeuz loq benj，cizging 3~4 hauzmij. 4~5 nyied haiva，6~7 nyied dawzmak.

〔Diegmaj Faenbouh〕Maj youq diegfwz henz mbanj、henz roen、laj ndoeng cax caeuq ndaw byoz nywj henz rij ndaw lueg. Guengjsae cujyau faenbouh youq Lingzsanh、Nanningz、Cungzcoj、Ningzmingz、Dasinh、Denhdwngj、Nazboh、Lungzlinz、Lozyez、Denhngoz、Dunghlanz、Duh'anh、Lozcwngz、Yungzanh、Ginhsiu、Cauhbingz、Yungjfuz、Gveilinz、Hwngzyen、Bingznanz、Gveibingz、Denzlinz、Fuzsuih、Lungzcouh daengj dieg，guek raeuz Yinznanz、Gveicouh、Guengjdoeng、Huznanz、Gyanghsih、Fuzgen、Daizvanh daengj sengj gih hix miz faenbouh.

〔Gij Guhyw Ywcuengh〕

Giz guhyw　Daengx go.

Singqfeih　Haemz、manh、bingz.

Goeng'yungh　Diuz lohlungz，diuz dawzsaeg，siu foegin. Yungh daeuj yw dawzsaeg luenh，lohnyouh gietrin，laemx doek deng sieng，ndokraek，baeznong，ngwz haeb，baeznou.

Danyw　（1）Dawzsaeg luenh：Gocanhngwnh、oenceu、siujcuenq gak 15 gwz，cienq raemx gwn.

（2）Lohnyouh gietrin：Gocanhngwnh、ngveihmakmaenj gak 15 gwz，ngveihmakdauz 12 gwz，cehgomaxdaez 30 gwz，cienq raemx gwn.

（3）Baeznou：Gocanhngwnh ndip 60 gwz，dub yungz oep giz bingh.

华凤仙

【药 材 名】华凤仙。

【别　　名】水指甲花、水凤仙、象鼻花。

【来　　源】凤仙花科植物华凤仙 *Impatiens chinensis* L.。

【形态特征】一年生草本，高可达 60 cm。茎下部伏地，生根，上部直立，节上有二至多枚托叶状的刺毛。叶对生，线形或线状披针形至倒卵形，长 2~10 cm，宽 0.5~1.0 cm，先端短尖或钝，边缘疏生小硬尖刺；叶柄极短或无柄。花粉红色或白色，单朵腋生或数朵聚生；无总花梗，花梗长 2~4 cm；外面的萼片延伸呈细尾状，并内弯呈钩形；旗瓣圆形，渐尖，翼瓣半边倒卵形，基部一侧有耳。蒴果椭圆形，中部膨大；种子多数，近球形，黑色，光亮。花期夏季。

【生境分布】生于潮湿地或水边、田边。广西主要分布于南宁、上林、贵港、平南、陆川、博白、玉林、北流、容县、岑溪、苍梧、藤县、昭平、钟山、平乐、富川、贺州、金秀、来宾、靖西、田东、龙州等地，广东、浙江、江西、福建、云南等省也有分布。

【壮医药用】

药用部位　全草。

性味　微苦、辣，平。

功用　调火路，通气道，清热毒，祛湿毒，消肿痛。用于钵痨（肺结核），埃病（咳嗽），肉扭（淋证），隆白呆（带下），林得叮相（跌打损伤），呗脓（痈肿）。

附方　（1）林得叮相（跌打损伤）：华凤仙、水泽兰各 10 g，韭菜蔸 20 g，捣烂炒热外敷。

（2）钵痨（肺结核），埃病（咳嗽）：华凤仙、枇杷寄生各 10 g，石油菜、不出林各 15 g，水煎当茶饮。

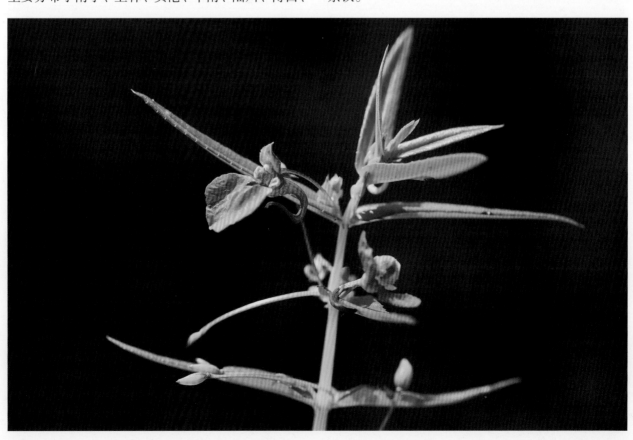

Caekgiemfungh

【Cohyw】Caekgiemfungh.

【Coh'wnq】Varibfwngzraemx、gosuijfungsenh、gosiengbizvah.

【Goekgaen】Dwg gocaekgiemfungh doenghgo fungsenhvahgoh.

【Yienghceij Daegdiemj】Dwg go'nywj maj bi ndeu，sang ndaej daengz 60 lizmij. Ganj baihlaj maj laj namh，maj miz rag，duenhgwnz daengjsoh，gwnz hoh miz song daengz lai diuz bwnoen lumj mbawdak. Mbaw doxdoiq maj，yiengh sienq roxnaeuz lumj sienq yiengh longzcim daengz yiengh aen'gyaeq dauqdingq，raez 2~10 lizmij，gvangq 0.5~1.0 lizmij，byai mbaw dinjsoem roxnaeuz mwt，bien mbaw miz oensoem geng youh saeq；gaenqmbaw haemq dinj roxnaeuz mbouj miz gaenq. Va saek hoengzmaeq roxnaeuz saekhau，duj dog maj goek mbaw roxnaeuz lai duj comz maj；mbouj miz gaenqva hung，gaenqva raez 2~4 lizmij；iemjva baihrog iet ok baenz rieng saeq，caemhcaiq baihndaw van baenz aen ngaeu；limqva gwnz luenz，menmenh bienq soem，limqva baihgwnz mbiengj ndeu yiengh aen'gyaeq dauqdingq，lajgoek mbiengj ndeu miz rwz. Duhfaek yiengh luenzgyaeq，duenh gyang bongq hung；dingzlai dwg ceh，ca mbouj lai luenz lumj aen'giuz，saekndaem，wenj. Cawzzhah haiva.

【Diegmaj Faenbouh】Maj youq diegcumx roxnaeuz henz raemx、henz naz. Guengjsae cujyau faenbouh youq Nanzningz、Sanglinz、Gveigangj、Bingznanz、Luzconh、Bozbwz、Yilinz、Bwzliuz、Yungzyen、CWnzhih、Canghvuz、Dwngzyen、Cauhbingz、Cunghsanh、Bingzloz、Fuconh、Hozcouh、Ginhsiu、Laizbinh、Cingsih、Denzdungh、Lungzcouh daengj dieg，guek raeuz Guengjdoeng、Cezgyangh、Gyanghsih、Fuzgen、Yinznanz daengj sengj hix miz faenbouh.

【Gij Guhyw Ywcuengh】

Giz guhyw　Daengx go.

Singqfeih　Loq haemz、manh、bingz.

Goeng'yungh　Diuz lohhuj，doeng roenheiq，cing doeghuj，cawz doegcumx，siu foegin. Aeu daeuj yw bwtlauz，baenzae，nyouhniuj，roengzbegdaiq，laemx doek deng sieng，baeznong.

Danyw　（1）Laemx doek deng sieng：Caekgiemfungh、caglamz gak 10 gwz，gocoenggep 20 gwz，dub yungz cauj ndat oep baihrog.

（2）Bwtlauz，baenzae：Caekgiemfungh、gosingq bizbaz gak 10 gwz，byaeksizyouz、cazdeih gak 15 gwz，cienq raemx dangq caz gwn.

华钩藤

【药材名】钩藤。

【别　　名】鹰爪风、倒挂刺、单钩藤、双钩藤。

【来　　源】茜草科植物华钩藤 *Uncaria sinensis* (Oliv.) Havil。

【形态特征】藤本。嫩枝较纤细，方柱形或有4棱角。叶片薄纸质，椭圆形，长9~14 cm，宽5~8 cm，顶端渐尖，基部圆或钝，脉腋窝陷有黏液毛；叶柄长6~10 mm；托叶呈阔三角形至半圆形，有时顶端微缺，外面无毛，内面基部有腺毛。头状花序单生于叶腋，总花梗具一节，腋生，长3~6 cm；头状花序不计花冠直径10~15 mm，花序轴有稠密短柔毛；花近无梗，花萼筒外面有苍白色毛，花萼呈裂片线状长圆形，有短柔毛；花冠筒长7~8 mm，花冠裂片外面有短柔毛；花柱伸出花冠喉外，柱头棒状。小蒴果长8~10 mm，有短柔毛。花果期6~10月。

【生境分布】生于中等海拔的山地疏林中或湿润次生林下。广西主要分布于靖西、凌云、全州、桂林、灵川、上思等地，四川、云南、湖北、贵州、湖南、陕西、甘肃等省也有分布。

【壮医药用】

药用部位　根、带钩茎枝、地上部分。

性味　甜、微苦，微寒。

功用　调龙路、火路，利谷道，清热毒，祛风毒，除湿毒。根用于坐骨神经痛，发旺（痹病），林得叮相（跌打损伤）；带钩茎枝或地上部分用于兰喯（眩晕），血压嗓（高血压），巧尹（头痛），贫痧（感冒），狠风（小儿惊风），嘀疳（疳积），胴尹（胃痛），林得叮相（跌打损伤），尊寸（脱肛），发旺（痹病），麻邦（偏瘫）。

附方　（1）坐骨神经痛：钩藤根、清风藤、黑风藤、爬山虎各10 g，伸筋草、千斤拔各15 g，水煎服。

（2）尊寸（脱肛）：钩藤60 g，鱼腥草30 g，水煎洗患处。

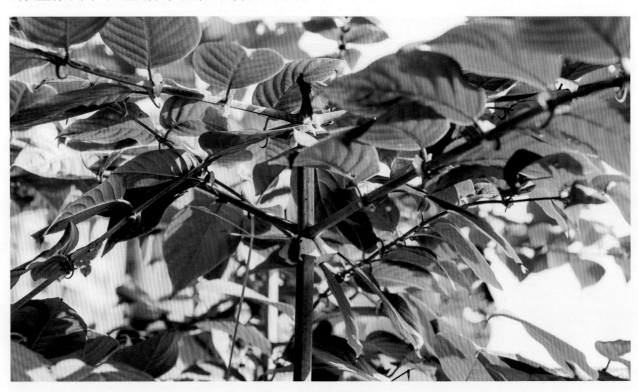

Gaeugvaqngaeu

【Cohyw】 Gaeugvaqngaeu.

【Coh'wnq】 Go'nyaujyiuh、oendauqngaeu、gaeugvaqngaeu、gaeusongngacu.

【Goekgaen】 Dwg gogaeugvaqngaeu doenghgo gencaujgoh.

【Yienghceij Daegdiemj】 Dwg cungj gaeu. Nyeoiq haemq saeq，yiengh saeu seiqfueng roxnaeuz miz 4 aen goklimq. Mbaw mbang lumj ceij，yienghbomj，raez 9~14 lizmij，gvangq 5~8 lizmij，gwnzdingj menhmenh bienq soem，goek mbaw luenz roxnaeuz mwt，lajeiq meg miz bwnraemxniu；gaenqmbaw raez 6~10 hauzmij；mbawdak yiengh samgak gvangq daengz yiengh buenq aenluenz，mizseiz gwnzdingj loq veuq，baihrog mbouj miz bwn，goek mbaw mbiengj baihndaw miz bwn diemjdu. Vahsi lumj aen'gyaeuj dan maj youq goek mbaw，gaenqvahung miz hoh ndeu maj goek mbaw，raez 3~6 lizmij；vahsi lumj aen'gyaeuj mbouj suenq mauhva cigging 10~15 hauzmij，sug vahsi miz bwn'unq dinj deihdub；va ca mbouj lai mbouj miz gaenz，baihrog doengziemjva miz bwn haunyo，limqveuq iemjva yienghsienq yienghluenzraez，miz bwn'unq dinj；doengz mauhva raez 7~8 hauzmij，limqveuq mauhva baihrog miz bwn'unq dinj；saeuva ietok baihrog conghhoz mauhva，gyaeujsaeu lumj faexgyaengh. Makhawq iq raez 8~10 hauzmij，miz bwn'unq dinj. 6~10 nyied haiva dawzmak.

【Diegmaj Faenbouh】 Maj youq ndaw ndoeng cax giz haijbaz cunghdwngj roxnaeuz gizcumx gij ndoeng cauh ok haenx. Guengjsae cujyau faenbouh youq Cingsih、Lingzyinz、Cenzcouh、Gveilinz、Lingzconh、Sangswh daengj dieg，guek raeuz Swconh、Yinznanz、Huzbwz、Gveicouh、Huznanz、Sanjsih、Ganhsuz daengj sengj hix miz faenbouh.

【Gij Guhyw Ywcuengh】

Giz guhyw　 Ganj、ganjnye daiq ngaeu、dingz gwnz dieg.

Singqfeih　 Van、loq haemz，loq hanz.

Goeng'yungh　 Diuz lohlungz、lohhuj，leih roenhaeux，cing doeghuj，cawz doegfung，cawz doegcumx. Rag aeu daeuj yw sinzgingh ndokbuenz in，fatvangh，laemx doek deng sieng；ganjnye daiq ngaeu roxnaeuz dingz gwnz dieg aeu daeuj yw ranzbaenq，hezyazsang，gyaeujin，baenzsa，hwnjrumz，baenzgam，dungx in，laemx doek deng sieng，gyoenjconh，fatvangh，mazbangj.

Danyw　（1）Sinzgingh ndokbuenz in：Rag gaeugvaqngaeu、gogaeurumz、gaeugyoilingz、goitmou gak 10 gwz，gutnyungq、saebndengx gak 15 gwz，cienq raemx gwn.

（2）Gyoenjconh：Gaeugvaqngaeu 60 gwz，goraez 30 gwz，cienq raemx swiq giz bingh.

长毛华南远志

【药 材 名】长毛华南远志。

【别　　名】金不换、银不换。

【来　　源】远志科植物长毛华南远志 *Polygala chinensis* L. var. *villosa*（C. Y. Wu & S. K. Chen）S. K. Chen & J. Parnell。

【形态特征】一年生直立草本，高可达 25 cm 或更高。根粗壮，外皮橘黄色。茎基部木质化，分枝圆柱形，密被柔毛。叶互生，线状披针形，长 2~4 cm，宽 4~6 mm，先端钝并具短尖头或渐尖，基部楔形，边缘全缘，两面密被柔毛；叶柄被柔毛。总状花序腋上生，稀腋生，花长约 4.5 mm；萼片 5 枚，具缘毛，外面 3 枚卵状披针形，先端渐尖，内面 2 枚花瓣状镰刀形；花瓣 3 枚，淡黄色或白带淡红色，基部合生，侧瓣较龙骨瓣短，基部内侧具一簇白色柔毛，龙骨瓣长约 4 mm，顶端具 2 束条裂鸡冠状附属物；雄蕊 8 枚；子房圆形，具缘毛，花柱顶端呈蹄铁状弯曲。蒴果球形，具狭翅及缘毛，顶端微凹。种子卵形，黑色，密被白色柔毛。花期 4~10 月，果期 5~11 月。

【生境分布】生于山坡向阳处草丛中。广西主要分布于南宁等地。

【壮医药用】

药用部位　全草。

性味　辣、微甜，平。

功用　调谷道、气道，祛疳积，消肿痛。用于喯疳（疳积），埃病百银（百日咳），黄标（黄疸），林得叮相（跌打损伤）。

附方　（1）喯疳（疳积）：长毛华南远志、骨碎补各 15 g，水煎服。

（2）埃病百银（百日咳）：长毛华南远志、郁金、百合各 15 g，露蜂房 10 g，水煎服。

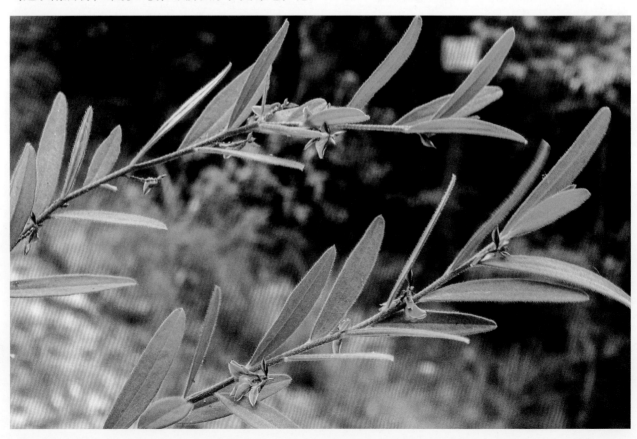

Laeng'aeujbwn

【Cohyw】 Laeng'aeujbwn.

【Coh'wnq】 Gim mbouj vuenh、ngaenz mbouj vuenh.

【Goekgaen】 Dwg laeng'aeujbwn doenghgo yenjcigoh.

【Yienghceij Daegdiemj】 Gorum daengjsoh maj bi ndeu，sang ndaej daengz 25 lizmij roxnaeuz engq sang. Rag coekcangq，rog naeng henj makdoengj. Goek ganj fat faex，faen nye luenzsaeu，miz haujlai bwn'unq. Mbaw maj doxcah，lumj mae byai menh soem，raez 2~4 lizmij，gvangq 4~6 hauzmij，byai bumx lij miz gyaeujsoem dinj roxnaeuz ciemh soem，goek sot，bien lawx，song mbiengj miz haujlai bwn'unq；gaenqmbaw miz bwn'unq. Gyaeujva baenz gyaeuz maj gwnz eiq，noix majeiq，va raez yaek 4.5 hauzmij；linxva 5 diuz，miz bwn henzbien，baihrog 3 diuz lumj gyaeq byai menh soem，byai ciemh soem，baihndaw 2 diuz lumj liemxcax dangq mbawva；mbawva 3 diuz，henjdamh roxnaeuz hau daz hoengzdamh，goek doxnem，mbaw henz loq dinj gvaq mbaw lungzgoet，baihndaw goek miz yumq bwn'unq hau ndeu，mbaw lungzgoet raez yaek 4 hauzmij，byai miz 2 yumq doxgaiq bengx lumj raeujgaeq diuzleg；simva boux 8 diuz；rugva luenz，miz bwn henzbien，saeuva byai lumj daezmax gui. Mak ndangjngaeuz luenzgiuz，miz fwedgaeb dem bwn henzbien，byai miz di mboep. Ceh lumj gyaeq，ndaem，miz haujlai bwn'unq hau. 4~10 nyied haiva，5~11 nyied dawzmak.

【Diegmaj Faenbouh】 Hwnj gwnz ndoi ndaw rum coh ndit. Guengjsae dingzlai hwnj laeng Nanzningz daeugj dieg neix.

【Gij Guhyw Ywcuengh】

Giz guhyw　Daengx go.

Singqfeih　Manh、loq van，bingz.

Goeng'yungh　Diuz roenhaeux、roenheiq，cawz gamcwk，siu foegin. Ndaej yw baenzgam，baenzae bakngoenz，vuengzbiu，laemx doek deng sieng.

Danyw　（1）Baenzgam：Laeng'aeujbwn、ndoksoiqbouj gak 15 gwz，cienq raemx gwn.

（2）Baenzae bakngoenz：Laeng'aeujbwn、yuzginh、bakhab gak 15 gwz，nyaq dangzrwi 10 gwz，cienq raemx gwn.

317

六画

华南忍冬

【药 材 名】山银花。

【别　　名】金银花、银花、双花、土忍冬。

【来　　源】忍冬科植物华南忍冬 *Lonicera confusa*（Sweet）DC.。

【形态特征】半常绿藤本，幼枝、叶柄、总花梗、苞片、小苞片和萼筒均密被灰黄色卷曲短柔毛，并疏生微腺毛。小枝淡红褐色或近褐色。叶纸质，卵形至卵状矩圆形，长 3~7 cm，顶端尖或稍钝而具小短尖头，上面疏被或变无毛，下面密被短糙毛；叶柄长 4~12 mm。花有香味，双花腋生、顶生集合成短总状花序，花序梗长 3~15 mm；苞片披针形；萼筒被短糙毛，萼齿披针形或卵状三角形，外密被短柔毛；花冠白色，后变黄色，长 3.2~5.0 cm，唇形，筒外面被倒糙毛和腺毛，内面具柔毛；雄蕊和花柱均伸出，比唇瓣稍长，花丝无毛。果实椭圆形或近圆形，长 6~10 mm，黑色。花期 4~5 月或 9~10 月，果期 10 月。

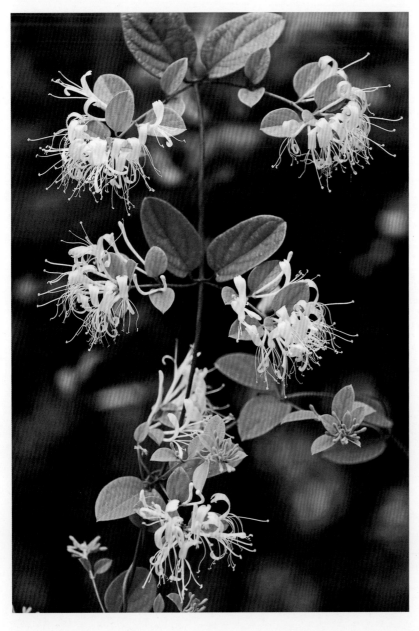

【生境分布】生于丘陵、山坡、杂木灌木丛及平原旷野、路旁或河崖边。广西主要分布于陆川、北流、博白、横县、南宁、上林、防城港等地，广东、海南等省也有分布。

【壮医药用】

药用部位　花蕾或带初开放的花、叶。

性味　甜、苦，寒。

功用　调龙路、火路，利谷道、水道，清热毒，除湿毒。用于贫疹（感冒），发得（发热）屙意咪（痢疾），屙泻（泄泻），货烟妈（咽痛），钵痨（肺结核），奔墨（哮病），火眼（急性结膜炎），兵西弓（阑尾炎），陆裂（咳血），兵淋勒（崩漏），屙意勒（便血），笨浮（水肿），呗嘻（乳痈），呗脓（痈肿）。

附方　（1）发得（发热）：山银花、路边菊各 12 g，败酱草、淡竹叶各 10 g，芦根 15 g，水煎服。

（2）货烟妈（咽痛）：山银花、连翘、野甘草各 10 g，水东哥 15 g，水煎服。

Ngaenzva'bya

【Cohyw】Ngaenzva'bya.

【Coh'wnq】Vagimngaenz、va'ngaenz、vasueng、va'ngaenzdoj.

【Goekgaen】Dwg ngaenva'bya doenghgo yinjdunghgoh.

【Yienghceij Daegdiemj】Gogaeu buenq sikseiq heu， nyeoiq、gaenqmbaw、gaenqvahung、byakva、byakvalwg dem doengziemjva cungj miz haujlai bwn'unq dinj gutgienj henjmong， lij mizdi bwnhanh mbang. Nyelwg hoengzmoenqdamh roxnaeuz gaenh moenq. Mbaw gayjceij， lumj gyaeq daengz lumj gyaeq luenzgak， raez 3~7 lizmij， byai soem roxnaeuz loq bumx lij miz gyaeujsoem dinjiq， baihgwnz mizdi roxnaeuz bienq mbouj miz bwn， byaihlaj miz bwn dinj gyauh yaedyub；gaenqmbaw raez 4~12 hauzmij. Va miz heiqrang， sueng va majeiq、majbyai comz baenz gyaeujva dinj， gaenq gyaeujva raez 3~15 hauzmij；mbawbyak byai menh soem；doengziemjva miz bwnco dinj， heujiemjva byai menh soem roxnaeuz lumj gyaeq samgak， rog miz haujlai bwn'unq dinj；mauhva hau， gajlaeng le bienq henj， raez 3.2~5.0 lizmij， lumj naengbak， rog doengz miz bwnco dauqbyoj caeuq bwnhanh， ndaw miz bwn'unq；simva boux caeuq saeuva cungj iet okdaeuj， loq raez gvaq mbawnaengbak， seiva mij bwn. Mak luenzbenj roxnaeuz gaenh luenz， raez 6~10 hauzmij， ndaem. 4~5 nyied roxnaeuz 9~10 nyied haiva， 10 nyied dawzmak.

【Diegmaj Faenbouh】Hwnj diegndoi、gwnz ndoi、ndaw faexcaz faexcab dem rog doengh diegbingz、hamq roen roxnaeuz bangxdat hamq dah. Guengjsae dingzlai hwnj laeng Luzconh、Bwzliuz、Bozbwz、Hwngzyen、Nanzningz、Sanglinz、Fangzcwngzgangj daengj dieg neix， guek raeuz Guengjdoeng、Haijnanz daengj sengj neix caemh miz.

【Gij Guhyw Ywcuengh】

Giz guhyw　Valup roxnaeuz mbaw、va ngamq hai.

Singqfeih　Van、haemz、hanz.

Goeng'yungh　Diuz lohlungz、lohhuj， leih roenhaeux、roenraemx， siu ndatdoeg， cawz caepdoeg. Ndaej yw baenzsa， fatndat， okhaeexmug， oksiq， conghhoz in， bwtlauz， baenzbaeg， dahuj， binghsaejgungz， rueglwed， binghloemqlwed， okhaexlwed， baenzfouz， baezcij， baeznong.

Danyw　（1）Fatndat：Ngaenzva'bya、lubenhgiz gak 12 gwz， baicangcauj、dancuzyez gak 10 gwz， luzgwnh 15 gwz， cienq raemx gwn.

（2）Conghhoz in：Ngaenzva'bya、lenzgayu、yejganhcauj gak 10 gwz， suijdunghgoh 15 gwz， cienq raemx gwn.

华南紫萁

【药 材 名】贯众。

【别　　名】大凤尾蕨。

【来　　源】紫萁科植物华南紫萁 *Osmunda vachellii* Hook.。

【形态特征】植株高达 1 m。根状茎直立，粗壮，成圆柱状主轴。叶簇生于主轴顶部，一型，但羽片二型；叶柄长 20~70 cm，棕禾秆色，坚硬；叶片长圆形，长 30~100 cm，宽 15~60 cm，奇数一回羽状；羽片 15~30 对，近对生，中部以上的羽片不育，小羽片有柄，边缘遍体全缘或上部略为浅波状，下部 3~4（8）对羽片能育，羽片线形，宽 4 mm，中脉两侧密生圆形分开的孢子囊穗，深棕色。

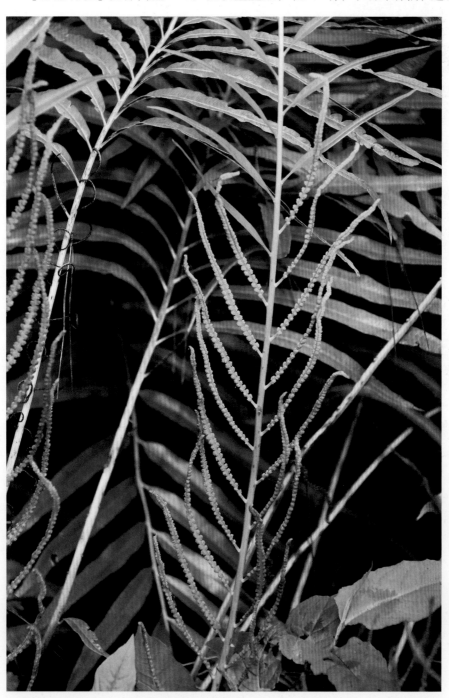

【生境分布】生于沟谷溪边或原生植被被破坏后的草坡。广西大部分地区有分布，广东、福建、贵州、云南、海南、香港等省区也有分布。

【壮医药用】

药用部位　根茎。

性味　苦，凉。

功用　清热毒，驱虫。用于贫痧（感冒），屙意咪（痢疾），航靠谋（疟腮），麻抹（肢体麻木），呗脓（痈肿），胴西咪暖（肠道寄生虫病）。

附方　（1）贫痧（感冒）：①贯众 15 g，三叉苦 30 g，三姐妹 15 g，水煎服。②贯众、艾绒、桂枝按 1∶3∶1 的比例制成药艾条，艾灸。

（2）胴西咪暖（肠道寄生虫病）：贯众 15 g，雷丸、鸡内金各 10 g，水煎服。

（3）麻抹（肢体麻木）：贯众 15 g，水田七 6 g，猪心 100 g，水炖，食肉喝汤。

Gutseujaeuj

【 Cohyw 】 Gutgvaj.

【 Coh'wnq 】 Gutriengfungh.

【 Goekgaen 】 Dwg gogutseujaeu doenghgo swjgizgoh.

【 Yienghceij Daegdiemj 】 Daengx go sang daengz 1 mij. ganjrag daenj soh， cocat， ganjfaex baenz yienghsaeuluenz. Mbaw baenz caz maj youq dingj ganjfaex， yiengh mbaw ndeu， hoeng yienghmbaw ok lai mbaw miz song cungj；gaenqmbaw raez 20~70 lizmij， saek lumj gij saek nyangj henjgeq， geng；mbaw yienghluenzraez， raez 30~100 lizmij， gvangq 15~60 lizmij， mbawsaeq baiz ndeu maj song mbiengj sugmbaw；lai mbaw lumj fwed 15~30 doiq， ca mbouj lai dwg maj doxdoiq， gij mbaw dingz cungqgyang doxhwnj dwg mbawmaen， mbaw saeq miz gaenq， bienmbaw cungj dwg bingzraeuz roxnaeuz baihgwnz loq lumj yiengh raemxlangh feuh， gij mbaw ok lai mbaw baihlaj 3~4（8）Doiq rox maj， gij mbaw ok lai mbaw haenx yiengh lumj sienq， gvangq 4 hauzmij， meggyang song mbiengj miz rieng daehlwgsaq luenzlu deihdub maj doxliz， saek henjgeqndaem.

【 Diegmaj Faenbouh 】 Maj youq ndaw lueg henj rij roxnaeuz doengh giz diegnywj gij nywj deng buqvaih haenx. Guengjsae dingzlai digih miz faenbouh， guek raeuz Guengjdoeng、Fuzgen、Gveicouh、Yinznanz、Haijnanz、Yanghgangj daengj sengj gih hix miz faenbouh.

【 Gij Guhyw Ywcuengh 】

Giz guhyw Ganjrag.

Singqfeih Haemz， liengz.

Goeng'yungh Cing doeghuj， dwk non. Yungh daeuj yw baenzsa， okhaexmug， hangzgauqmou， mazmwnh， baeznong， dungxsaej miz non.

Danyw （1）Baenzsa：① Gutgvaj 15 gwz， gosamnga 30 gwz， goriengvaiz 15 gwz， cienq raemx gwn. ② Gutgvaj、yungzngaih、go'gviq ciuq gij beijlaeh 1∶3∶1 guhbaenz ngaihsaeu， ngaihcit.

（2）Dungxsaej miz non：Gutgvaj 15 gwz， raetfaexndoek、naengdawgaeq gak 10 gwz， cienq raemx gwn.

（3）Mazmwnh：Gutgvaj 15 gwz， lauxbaegraemx 6 gwz， simdaeuzmou 100 gwz， dumq aeu， gwn noh gwn dang.

六画

华鼠尾草

【药 材 名】华鼠尾草。

【别　　名】野沙参、石见穿、大乌瘀草。

【来　　源】唇形科植物华鼠尾草 Salvia chinensis Benth.。

【形态特征】一年生草本，高可达 70 cm，全株被柔毛。茎单一或分枝，四棱形。单叶或三出复叶，叶柄长 0.1~7.0 cm，疏被长柔毛，叶片呈卵圆形或卵圆状椭圆形，边缘有圆齿或钝锯齿，两面除叶脉被短柔毛外其余近无毛；单叶叶片长 1.3~7.0 cm，宽 0.8~4.5 cm；复叶时顶生小叶长 2.5~7.5 cm，小叶柄长 0.5~1.7 cm，侧生小叶长 1.5~3.9 cm、宽 0.7~2.5 cm，小叶柄极短。轮伞花序，多轮集成顶生或腋生的总状花序；花序轴与花梗均被短柔毛；花萼钟形，紫色，萼檐二唇形；花冠蓝紫色或紫色，长约 1 cm，冠檐二唇形；能育雄蕊 2 枚。小坚果椭圆状卵圆形，长约 1.5 mm，褐色，光滑。花期 8~10 月。

【生境分布】生于山坡或平地的林荫处或草丛中。广西主要分布于南宁、柳州、来宾、融水、全州、龙胜、凌云、乐业等地，山东、江苏、安徽、浙江、湖北、江西、湖南、福建、台湾、广东、四川等省区也有分布。

【壮医药用】

药用部位　全草。

性味　辣、苦，微寒。

功用　调龙路、火路，通气道，清热毒，除湿毒，消肿痛。用于胸胁胀痛，贫痧（感冒），呗脓（痈肿），呗嘻（乳痈），林得叮相（跌打损伤），肝硬化，肝癌，约经乱（月经不调）。

附方　（1）约经乱（月经不调）：华鼠尾草、五月艾各 12 g，元宝草 15 g，水煎服。

（2）肝癌：华鼠尾草 12 g，蒲葵子 25 g，水煎服。

（3）呗嘻（乳痈）：华鼠尾草、木芙蓉、乌桕各 15 g，水煎服。

（4）林得叮相（跌打损伤）：鲜华鼠尾草、鲜大驳骨各 15 g，捣烂外敷患处。

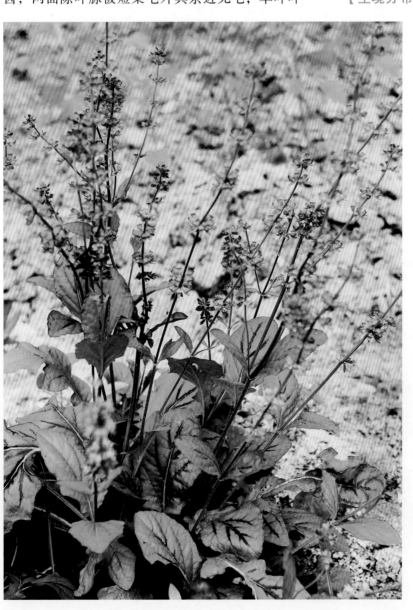

Goriengnou

【Cohyw】 Goriengnou.

【Coh'wnq】 Sahsinhcwx、rinraenndonj、davuhsahcauj.

【Goekgaen】 Dwg goriengnou doenghgo cunzhingzgoh.

【Yienghceij Daegdiemj】 Gorum maj bi dog，sang ndaej daengz 70 lizmij，daengx go hwnj bwn'unq. Ganj gag dog roxnaeuz dok nye，yiengh seiqlimq. Mbaw dog roxnaeuz sam ok fuzyez，gaenqmbaw raez 0.1~7.0 lizmij，hwnj bwn'unq raez mbang，mbaw yiengh gyaeqluenz roxnaeuz lumj gyaeqluenz yiengh bomj，henzbien miz heujluenz roxnaeuz heujgawq bumj，song mbiengj cawz megmbaw hwnj bwn'unq dinj le gizyawz mbouj miz bwn；danmbaw mbaw raez 1.3~7.0 lizmij，gvangq 0.8~4.5 lizmij；mwh fuzyez mbaw iq majdingj raez 2.5~7.5 lizmij，gaenq mbaw iq raeq 0.5~1.7 lizmij，mbaw iq maj henz raez 1.5~3.9 lizmij、gvangq 0.7~2.5 lizmij，gaenq mbaw iq dinjdetdet. Gyaeujva gvaengxliengj，lai gvaengx comzbaenz foengqgyaeujva maj dingj roxnaeuz maj eiq；sug gyaeujva caeuq gaenqva cungj hwnj bwn'unq dinj；iemjva lumj cung，saekaeuj，yiemhiemj lumj song gak naengbak；mauhva saek lamzaeuj roxnaeuz saekaeuj，raez daihgaiq 1 lizmij，yiemhmauh lumj song gak naengbak；simva boux fatmaj 2 diuz. Makndangj iq mwnzgyaeq yiengh luenzgyaeq，raez daihgaiq 1.5 hauzmij，saekhenjgeq，lawx. 8~10 nyied haiva.

【Diegmaj Faenbouh】 Maj youq gwnzbo roxnaeuz lajraemh ndawndoeng diegbingz roxnaeuz ndaw caznywj. Guengjsae dingzlai maj youq Nanzningz、Liujcouh、Laizbinh、Yungzsuij、Cenzcouh、Lungzswng、Lingzyinz、Lozyez daengj dieg，guek raeuz Sanhdoengh、Gyanghsuh、Anhveih、Cezgyangh、Huzbwz、Fuzgen、Daizvanh、Guengjdoeng、Swconh daengj sengj gih caemh hwnj miz.

【Gij Guhyw Ywcuengh】

Giz guhyw   Daengx go.

Singqfeih   Manh、haemz，loq hanz.

Goeng'yungh   Diuz lohlung、lohhuj，doeng roenheiq，cing hujdoeg，cawz caepdoeg，siu foegin. Yungh youq aek rikdungx bongqin，baenzsa，baeznong，baezcij，laemx doek deng sieng，binghdaepgeng，binghganhngamz，dawzsaeg luenh.

Danyw （1）Dawzsaegluenh：Goriengnou、ngaihhajnyied gak 12 gwz，rumyenzbauj 15 gwz，cienq raemx gwn.

（2）Binghganhngamz：Goriengnou 12 gwz，ceh gobeizsen 25 gwz，cienq raemx gwn.

（3）Baezcij：Goriengnou、gofaiqfangz、gofaexgoux gak 15 gwz，cienq raemx gwn.

（4）Laemx doek deng sieng：Goriengnou ndip、goyahsang（govaizsang）Ndip gak 15 gwz，dub yung oep giz in.

华南谷精草

【药 材 名】谷精珠、谷精草。

【别　　　名】珍珠草。

【来　　　源】谷精草科植物华南谷精草 *Eriocaulon sexangulare* L.。

【形态特征】大型草本。叶丛生；叶片线形，长 10~37 cm，宽 4~13 mm，先端钝，叶质较厚，对光可见横格。花葶 5~20 枝，长可达 60 cm，干时粗约 1.1 mm，具明显的 4~6 棱；头状花序近球形，灰白色，直径可达 7 mm，基部截平；总苞片倒卵形，禾秆色，背面有白色短毛；苞片倒卵形至倒卵状楔形，直径 2.0~2.5 mm，背面上部有白短毛。雄花：花萼合生，佛焰苞状，近轴处深裂至半裂，顶端 3（2）浅裂或不分裂；花冠 3 裂，裂片条形，裂片顶端有短毛；雄蕊 4~6 枚，花药黑色。雌花：萼片 3（2）枚；花瓣 3 枚；子房 3 室，花柱分支 3 枚。种子卵形，表面具横格及"T"字形毛。花果期夏秋季至冬季。

【生境分布】生于水坑、池塘、稻田边。广西主要分布于合浦、钦州、上思、苍梧、北流、陆川、博白、龙州等地，福建、台湾、广东、海南等省区也有分布。

【壮医药用】

药用部位　花序（谷精珠）、全草（谷精草）。

性味　甜，平。

功用　祛风毒，清热毒，明目。用于火眼（急性结膜炎），角膜薄翳，夜盲症，喯疳（疳积），诺嚎尹（牙痛）。

附方　（1）火眼（急性结膜炎），角膜薄翳，夜盲症：谷精珠 15 g，水煎服。

（2）喯疳（疳积）：谷精珠、雷公根、骨碎补各 15 g，鸡内金、雷丸各 6 g，水煎服。

（3）诺嚎尹（牙痛）：谷精草、金不换各 15 g，水煎服。

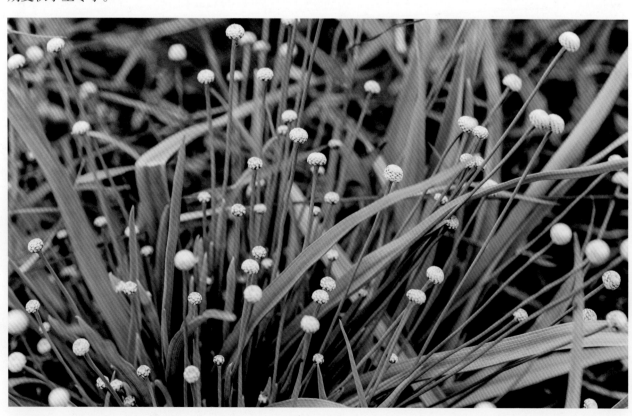

Gohaeuxcaw

【 Cohyw 】 Gohaeuxcaw、gohazcaw.

【 Coh'wnq 】 Gohaeuxcaw.

【 Goekgaen 】 Dwg gohaeuxcaw doenghgo guzcinghcaujgoh.

【 Yienghceij Daegdiemj 】 Go'nywj hung. Mbaw maj baenz caz ; mbaw lumj sienq, raez 10~37 lizmij, gvangq 4~13 hauzmij, byaimbaw mwt, mbaw haemq na, coh giz rongh ndaej yawj raen gekvang. Gaenzva 5~20 nye, raez ndaej daengz 60 lizmij, hawq le daihgaiq co 1.1 hauzmij, miz 4~6 limq haemq cingcuj ; vahsi lumj aen'gyaeuj ca mbouj lai lumj aen'giuz, saek haumong, cizging ndaej daengz 7 hauzmij, lajgoek gatbingz ; mbawvalup yiengh aen'gyaeq dauqdingq, saeknyangj, baihlaeng miz bwndinj saekhau ; limqva yiengh aen'gyaeq dauqdingq daengz yiengh lumj aen'gyaeq dauqdingq yienghseb, cizging 2.0~2.5 hauzmij, giz baihgwnz baihlaeng miz bwndinj saekhau. Simvaboux : Iemjva gyoebmaj, lupva yiengh feizbaed, giz gyawj sug veuqlaeg daengz veuq buenq ndeu, gwnzdingj 3（2）veuqfeuh roxnaeuz mbouj veuq ; mauhva 3 veuq, mbawveuq baenz diuz, gwnzdingj mbawveuq miz bwndinj ; simva boux 4~6 diuz, ywva saekndaem. Simvameh : mbawiemj 3（2）mbaw ; mbawva 3 mbaw ; fuengzlwg 3 aen, saeuva faennye 3 nye. Ceh lumj aen'gyaeq, baihrog miz gij bwn gekvang caeuq yienghcih "T". Cawzhah、cawzcou daengz cawzdoeng haiva dawzmak.

【 Diegmaj Faenbouh 】 Maj youq henz gumzraemx、henz daemz、henz naz. Guengjsae cujyau faenbouh youq Hozbuj、Ginhcouh、Sangswh、Canghvuz、Bwzliuz、Luzconh、Bozbwz、Lungzcouh daengj dieg, guek raeuz Fuzgen、Daizvanh、Guengjdoeng、Haijnanz daengj sengj gih hix miz faenbouh.

【 Gij Guhyw Ywcuengh 】

Giz guhyw　Vahsi（gohaeuxcaw）、daengx go（gohazcaw）.

Singqfeih　Van, bingz.

Goeng'yungh　Cawz doegfung, cing doeghuj, hawj da rongh. Yungh daeuj yw dahuj, da baenz mueg mbang, dafangzgaeq, baenzgam, heujin.

Danyw　（1）Dahuj, da baenz mueg mbang, dafangzgaeq : Gohaeuxcaw 15 gwz, cienq raemx gwn.

（2）Baenzgam : Gohaeuxacw、byaeknok、gofwngzmaxlaeuz gak 15 gwz, naengdawgaeq、raetfaexndoek gak 6 gwz, cienq raemx gwn.

（3）Heujin : Gohazcaw、golaeng'aeuj gak 15 gwz, cienq raemx gwn.

325

六画

自然铜

【药材名】自然铜。

【别　　名】方块铜。

【来　　源】硫化物类矿物黄铁矿族黄铁矿。主要成分为二硫化铁（FeS_2）。

【性状特征】晶体多为立方体。集合体呈致密块状。表面亮淡黄色，有金属光泽；有的呈黄棕色或棕褐色，无金属光泽。具条纹，条痕绿黑色或棕红色。体重，质坚硬或稍脆，易砸碎，断面黄白色，有金属光泽；或断面棕褐色，可见银白色亮星。无味。

【生境分布】产于金属矿脉、沉积岩与火成岩接触带中。广西主要分布于忻城、北流、陆川、环江等地，辽宁、河北、江苏、安徽、湖北、湖南、广东、四川、云南等省也有分布。

【壮医药用】

性味　辣，平。

功用　调龙路、火路，散瘀肿，接骨，止痛。用于林得叮相（跌打损伤），夺扼（骨折），血瘀疼痛，足癣。

附方　（1）林得叮相（跌打损伤）：自然铜0.3 g，重楼3 g，田七6 g，共研末，拌瘦猪肉末100 g，调食盐少许，蒸熟食用。

（2）夺扼（骨折）：自然铜3 g，鲜大驳骨、鲜小驳骨、鲜大罗伞、鲜小罗伞、鲜大钻、鲜小钻各15 g，小鸡仔1只（去毛及内脏），共捣烂敷患处。

（3）足癣：自然铜10 g，土茯苓30 g，水煎，药液调米醋50 mL泡足。

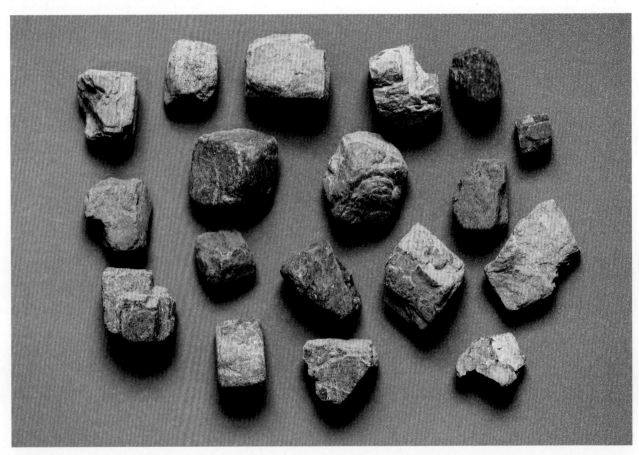

Doengz

【Cohyw】Doengz.

【Coh'wnq】Fanghgvaijdungz.

【Goekgaen】Dwg liuzvavu loih gvangq vangzdezgvangq cuz vangzdezgvangq. Cujyau singzfaenh dwg wliuzvadez.

【Singqyiengh Daegdiemj】Cinghdij dingzlai dwg laebfuengdaej. Cizhozdij dwg baenzgaiq saeqmaed. Baihrog rongh saekhenjoiq, mizrongh gimsug；mizdi saekhenj roxnaeuz saek henjgeq, mbouj miz rongh gimsug. Miz riz diuz, rizdiuz saek heundaem roxnaeuz saekhoengz. Ndang naek, geng roxnaeuz loq coiq, yungzheih dub soiq, mienh buq hai saek henjhau, miz rongh gimsug；roxnaeuz mienh buq hai saek henjgeq, yawj ndaej raen saekngaenzhau diemjsing. Mbouj miz feihdauh.

【Diegmaj Faenbouh】Canj youq ndaw gimsug gvangmwz、rin caemcikyenz caeuq rin hojcwngzyenz ciepcuk daiq. Guengjsae cujyau faenbouh youq Yinhcwngz、Bwzliuz、Luzconh、Vanzgyangh daengj dieg, guek raeuz Liuzningz、Hozbwz、Gyanghsuh、Anhveih、Huzbwz、Huznanz、Guengjdoeng、Swconh、Yinznanz daengj sengj hix miz faenbouh.

【Gij Guhyw Ywcuengh】

Singqfeih　Manh, bingz.

Goeng'yungh　Diuz lohlungz、lohhuj, sanq cwk foeg, ciep ndok, dingz in. Ndaej yw laemx doek deng sieng, ndokraek, lwedcwk in, gyakdin.

Danyw　（1）Laemx doek deng sieng：Doengz 0.3 gwz, cungzlaeuz 3 gwz, samcaet 6 gwz, caez muz baenz mba, gyaux nohmoucing nwnh 100 gwz, diuz di gyu he, cwng cug gwn.

（2）Ndokraek：Doengz 3 gwz, gociepndokhung ndip, gociepndokiq ndip、goyahsang ndip、goyahdaemq ndip、gaeu lwed hung ndip、gaeuqlwed saeq ndip gak 15 gwz, gaeqlwg 1 duz（cawz bwn caeuq dungxsaej）, caez dub yungz oep dieg in.

（3）Gyakdin：Doengz 10 gwz, faeglingzdoj 30 gwz, cienq raemx, raemxyw diuz meiqhaeux 50 hauzswng cimq din.

327

六画

血见愁

【药 材 名】山藿香。

【别　　名】野藿香、消炎草、四方草。

【来　　源】唇形科植物血见愁 Teucrium vis-cidum Blume。

【形态特征】一年生草本，高可达 70 cm。植株具匍匐茎。茎直立，四棱形，嫩枝被疏毛。单叶对生；叶片卵圆形至卵圆状长圆形，长 3~8 cm，宽 3~4 cm，先端渐尖，基部近圆形，边缘具重锯齿，两面近无毛或被极稀的微柔毛，叶面皱褶；叶柄长 1~3 cm。总状花序腋生或顶生；花梗长不及 2 mm，密被腺毛；花萼钟形，被腺毛，萼齿 5 枚，果时花萼呈圆球形；花冠白色、淡红色或淡紫色，长 6.5~7.5 mm，花冠筒长约 3 mm，二唇形，上唇极短，下唇很长，侧裂小圆齿状；雄蕊 4 枚，二强。小坚果球形，长约 1.3 mm，黄棕色。花期 6~11 月。

【生境分布】生于荒坡、田边、山谷半荫草丛中。广西各地均有分布，江苏、浙江、福建、台湾、江西、湖南、广东、云南、四川、西藏等省区也有分布。

【壮医药用】

药用部位　全草。

性味　辣、苦，凉。

功用　调龙路、火路，清热毒，止血，消肿痛。用于急性胃肠炎，陆裂（咳血），鹿勒（呕血），楞屙勒（鼻出血），约经乱（月经不调），货烟妈（咽痛），林得叮相（跌打损伤），呗脓（痈肿），嘻呗郎（带状疱疹），肺炎，额哈（毒蛇咬伤），蜈蚣咬伤，渗裆相（烧烫伤）。

附方　（1）急性胃肠炎：山藿香 15 g，鬼针草 30 g，水煎服。

（2）约经乱（月经不调）：山藿香 60 g，益母草、大枣各 30 g，水煎服。

（3）陆裂（咳血）：山藿香、鱼腥草各 20 g，侧柏叶 10 g，水煎代茶饮。

（4）肺炎：山藿香、水蜈蚣各 15 g，水煎服。

（5）嘻呗郎（带状疱疹）：山藿香 15 g，水煎服。

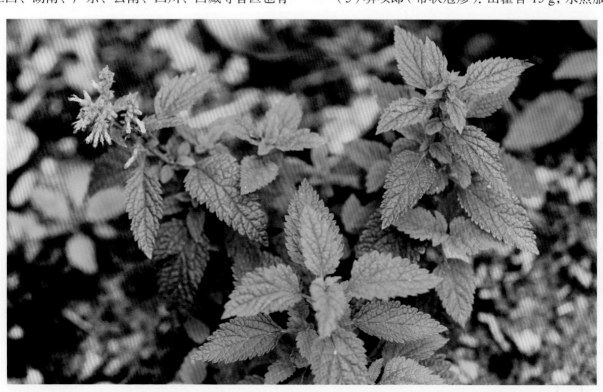

Haznajnyaeuq

【 Cohyw 】 Haznajnyaeuq.

【 Coh'wnq 】 Gogozyanghcwx、nywjsiuyenz、nywjseiqfueng.

【 Goekgaen 】 Dwg gohaznajnyaeuq doenghgo cunzhingzgoh.

【 Yienghceij Daegdiemj 】 Dwg go'nywj maj bi ndeu, ndaej sang daengz 70 lizmij. Daengx go miz ganj bomzbax. Ganj daengj soh, yiengh seiqlimq, nyeoiq miz bwn cax. Mbaw dog doxdoiq maj ; mbaw yiengh luenzgyaeq daengz yiengh lumj aen'gyaeq yiengh luenzraez, raez 3~8 lizmij, gvangq 3~4 lizmij, byaimbaw menhmenh bienq soem, goek ca mbouj lai dwg luenz, bien mbaw miz heujgawq lai, song mbiengj ca mbouj lai mbouj miz bwn roxnaeuz miz bwn loq unq haemq cax, naj mbaw nyaeuq ; gaenqmbaw raez 1~3 lizmij. Vahsi baenz foengq maj goekmbaw roxnaeuz maj gwnzdingj ; gaenqva raez mbouj daengz 2 hauzmij, miz bwndiemjdu deih ; iemjva yiengh lumj aencung, miz bwndiemjdu, heujiemj 5 diuz, dawzmak seiz iemjva baenz yiengh aen'giuz ; mauhva saekhau、saek hoengzmaeq roxnaeuz saekaeuj mong, raez 6.5~7.5 hauzmij, doengz mauhva raez daihgaiq 3 hauzmij, yiengh song naengbak, naengbak gwnz haemq dinj, naengbak laj haemq raez, veuqvang lumj heujluenz ; simva boux 4 diuz, song diuz loq raez. Makgenq iq lumj aen'giuz, raez daihgaiq 1.3 hauzmij, saekhenjgeq. 6~11 nyied haiva.

【 Diegmaj Faenbouh 】 Maj youq bofwz、henz naz、ndaw lueg ndaw caz nywj raemh. Guengjsae gak dieg cungj miz faenbouh, guek raeuz Gyanghsuh、Cezgyangh、Fuzgen、Daizvanh、Gyanghsih、Huznanz、Guengjdoeng、Yinznanz、Swconh、Sihcang daengj sengj gih hix miz faenbouh.

【 Gij Guhyw Ywcuengh 】

Giz guhyw　Daengx go.

Singqfeih　Manh、haemz、liengz.

Goeng'yungh　Diuz lohlungz、lohhuj, cing doeghuj, dingz lwed, siu foegin. Yungh daeuj yw binghdungxsaej singqgaenj, rueglwed, rueglwed, ndaeng oklwed, dawzsaeg luenh, conghhoz in, laemx doek deng sieng, baeznong, baenzbaezlangh, binghfeiyenz, ngwz haeb, sipndangj haeb sieng, coemh log sieng.

Danyw　（1）Binghdungxsaej singqgaenj : Haznajnyaeuq 15 gwz, gogemzgungq 30 gwz, cienq raemx gwn.

（2）Dawzsaeg luenh : Haznajnyaeuq 60 gwz, samvengqlueg、makcauj gak 30 gwz, cienq raemx gwn.

（3）Rueglwed : Haznajnyaeuq、goraez gak 20 gwz, mbawbegbenj 10 gwz, cienq raemx dangq caz gwn.

（4）Binghgeiyenz : Haznajnyaeuq、gosipndangjraemx gak 15 gwz, cienq raemx gwn.

（5）Baenzbaezlangh : Haznajnyaeuq 15 gwz, cienq raemx gwn.

329

六画

全缘火棘

【药 材 名】救军粮。

【别 名】枸骨刺。

【来 源】蔷薇科植物全缘火棘 Pyracantha atalantioides（Hance）Stapf。

【形态特征】常绿灌木或小乔木，高可达 6 m。嫩枝、嫩叶、花梗和花萼外被柔毛。通常有枝刺。叶互生；叶片椭圆形或长圆形，长 1.5~4.0 cm，宽 1.0~1.6 cm，先端微尖或圆钝，有时具刺尖头，叶边通常全缘或有时具细锯齿，中部或近中部最宽；叶柄长 2~5 mm。复伞房花序直径 3~4 cm；花梗长 5~10 mm，花直径 7~9 mm；萼筒钟状，萼片浅裂，广卵形；花瓣白色，卵形，长 4~5 mm；雄蕊 20 枚；花柱 5 枚。梨果扁球形，直径 4~6 mm，亮红色。花期 4~5 月，果期 9~11 月。

【生境分布】生于山坡或谷地灌木丛疏林中。广西主要分布于柳州、融水、桂林、全州、阳朔、灌阳、龙胜、平乐、贺州、富川、金秀等地，广东、贵州、湖南、湖北、陕西等省也有分布。

【壮医药用】

药用部位 根、叶或全株。

性味 酸，凉。

功用 根：止泻，消肿痛。用于屙泻（泄泻），林得叮相（跌打损伤）。

叶：止血。用于外伤出血。

全株：消肿痛。用于林得叮相（跌打损伤），笨浮（水肿）。

附方 （1）屙泻（泄泻）：救军粮根、姜黄各 10 g，骨碎补、赭石各 30 g，水田七 5 g，水煎服。

（2）笨浮（水肿）：救军粮全株、薏苡仁各 30 g，玉米头 150 g，煮粥食用。

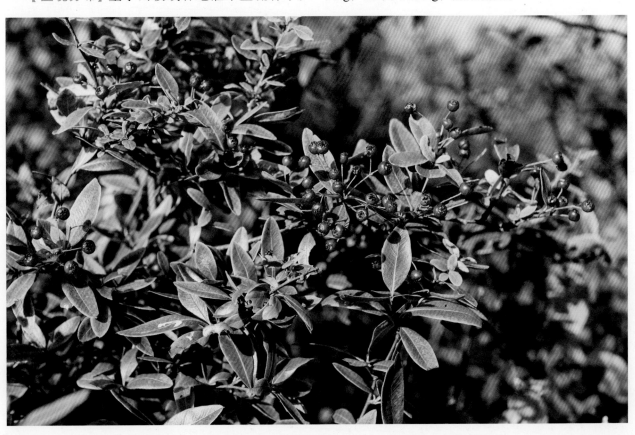

Makfeizhung

〖Cohyw〗Makfeizhung.

〖Coh'wnq〗Oengoujguj.

〖Goekgaen〗Dwg makfeizhung doenghgo ciengzveizgoh.

〖Yienghceij Daegdiemj〗Faexcaz seiqseiz heu roxnaeuz gofaex iq，sang ndaej daengz 6 mij. Nyeoiq、mbaw oiq ganjva caeuq iemjva baihrog hwnj bwn'unq. Ciengzseiz miz oennye. Mbaw maj doxca；mbaw mwnzgyaeq roxnaeuz luenzraez，raez 1.5~4.0 lizmij，gvangq 1.0~1.6 lizmij，byai loq soem roxnaeuz luenzbumj，mizseiz miz gyaeujoen soem，henzmbaw ciengzseiz bien lawx roxnaeuz mizseiz miz heujgawq saeq，cungqgyang roxnaeuz gaenh cungqgyang ceiq gvangq；gaenzmbaw raez 2~5 hauzmij. Gyaeujva fuengzliengj doxdaeb cizging 3~4 lizmij；ganjva raez 5~10 hauzmij，va cizging 7~9 hauzmij；doengziemj lumj cung，limqiemj seg dinj，yiengh gyaeq gvangq；limqva saekhau，yiengh gyaeq，raez 4~5 hauzmij；simva boux 20 diuz；saeuva 5 diuz. Makleiz yiengh luenzbenj，cizging 4~6 hauzmij，saek hoengzrongh. 4~5 nyied haiva，9~11 dawzmak.

〖Diegmaj Faenbouh〗Maj youq byandoi roxnaeuz cauzlak cumh faexcaz ndaw ndoeng faexmbang. Guengjsae dingzlai hwnj laeng Liujcouh、Yungzsuij、Gveilinz、Cenzcouh、Yangzsoz、Gvanyangz、Lungzswng、Bingzloz、Hozcouh、Fuconh、Ginhsiu daengj dieg，guek raeuz Guengjdoeng、Gveicouh、Huznanz、Huzbwz、Sanjsih daengj sengj caemh hwnj miz.

〖Gij Guhyw Ywcuengh〗

Giz guhyw　Rag、mbaw roxnaeuz daengx go.

Singqfeih　Soemj，liengz.

Goeng'yungh　Rag：Dingz siq，siu foegin. Yungh youq oksiq，laemx doek deng sieng.

Mbaw：Dingz lwed. Yungh youq rog sieng oklwed.

Daengx go：Siu foegin. Yungh youq laemx doek deng sieng，baenzfouz.

Danyw　（1）Oksiq：Rag makfeizhung、hinghenj gak 10 gwz，gofwngzmaxlauz、rinhoengz gak 30 gwz，dienzcaetraemx 5 gwz，cienq raemx gwn.

（2）Baenzfouz：Daengx go makfeizhung、haeuxlidlu gak 30 gwz，gyaeuj haeuxyangz 150 gwz，cawj haeuxcek gwn.

全缘金粟兰

【药　材　名】全缘金粟兰。

【别　　　名】西南金粟兰。

【来　　　源】金粟兰科植物全缘金粟兰 Chloranthus holostegius（Hand.-Mazz.）S. J. Pei et Shan。

【形态特征】多年生草本，高可达 0.5 m。根状茎生多数须根；茎直立，通常不分枝。叶对生，通常 4 片生于茎顶，呈轮生状，宽椭圆形或倒卵形，长 8~15 cm，宽 4~10 cm，顶端渐尖，边缘有锯齿，齿端有一腺体；叶柄长 0.5~1.5 cm。穗状花序顶生和腋生，通常 1~5 个聚生，连总花梗长 5~12 cm；苞片宽卵形或近半圆形，不分裂；花白色；雄蕊 3 枚，药隔伸长成线形，长 5~8 mm，药隔基部连合，着生于子房顶部柱头外侧；子房卵形。核果近球形或倒卵形，长 3~4 mm，绿色。花期 5~6 月，果期 7~8 月。

【生境分布】生于山坡、沟谷密林下或灌木丛中。广西主要分布于上林、德保、百色、田林、西林、隆林、天峨等地，云南、四川、贵州等省也有分布。

【壮医药用】

药用部位　全草。

性味　辣，温。

功用　祛风毒，除湿毒，消肿痛，利谷道。用于发旺（痹病），屙意咪（痢疾），瘀血肿痛，额哈（毒蛇咬伤）。

附方　（1）瘀血肿痛：全缘金粟兰、伸筋草、土鳖虫各 15 g，三角枫、苏木、虎杖各 10 g，水煎服。

（2）发旺（痹病）：鲜全缘金粟兰、鲜水菖蒲各 30 g，鲜活血丹 20 g，共捣烂敷患处。

（3）屙意咪（痢疾）：全缘金粟兰、地桃花、火炭母各 15 g，十大功劳 10 g，水煎服。

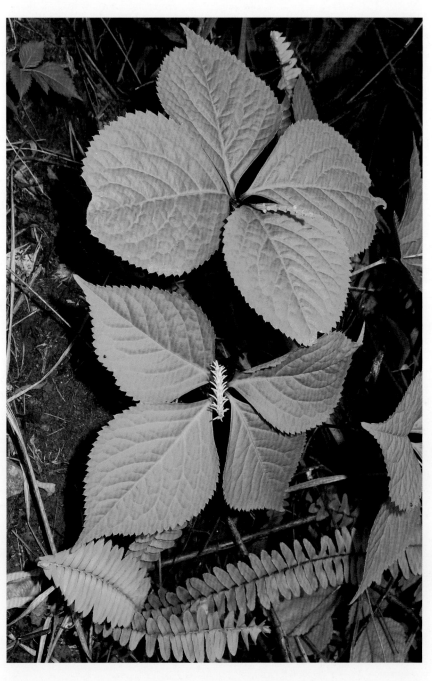

Gimseiqlanz

【Cohyw】Gimseiqlanz.

【Coh'wnq】Gimseiqlanz saenamz.

【Goekgaen】Dwg gimseiqlanz doenghgo ginhsuzlanzgoh.

【Yienghceij Daegdiemj】Gorum maj geij bi，sang ndaej daengz 0.5 mij. Ganj lumj rag dingzlai ragsei；ganj daengjsoh，dingzlai mbouj faen nye. Mbaw maj doxcah，dingzlai 4 mbaw maj gwnzdingj ganj，baenz gvaengxloek maj dwk，luenzbenj gvangq roxnaeuz lumj gyaeq dauqbyonj，raez 8~15 lizmij，gvangq 4~10 lizmij，byai ciemh soem，henz bien miz heujgawq，byai heuj miz diemjraiz；gaenqmbaw raez 0.5~1.5 lizmij. Gyaeujva baenz riengz majbyai roxnaeuz majeiq，dingzlai 1~5 ndaek comzmaj，riengh gaenqgoek raez 5~12 lizmij；mbawbyak gvangq gyaeq roxnaeuz gaenh luenzmbiengj，mbouj faen leg；va hau；simva boux 3 diuz，gekyw iet raez baenz diuzmae，raez 5~8 hauzmij，goek gekyw doxnem，maj henzbien gwnz byai gyaeujsaeu rugva；rugva luenzgyaeq. Makceh gaenh luenzgiuz roxnaeuz lumj gyaeq dauqbyonj，raez 3~4 hauzmij，heu. 5~6 nyied haiva，7~8 nyied dawzmak.

【Diegmaj Faenbouh】Hwnj gwnz ndoi、ndaw lueg laj ndoengfaex ndaet roxnaeuz ndaw faexcaz. Guengjsae dingzlai hwnj laeng Sanglinz、Dwzbauj、Bwzswz、Denzlinz、Sihlinz、Lungzlinz、Denhngoz daengj dieg neix，guek raeuz Yinznanz、Swconh、Gveicouh daengj sengj neix caemh miz.

【Gij Guhyw Ywcuengh】

Giz guhyw　Daengx go.

Singqfeih　Manh，raeuj.

Goeng'yungh　Cawz fungdoeg，cawz caepdoeg，siu foegin，leih roenhaeux. Aeu daeuj yw fatvangh，okhaexmug，cwk lwed foegin，ngwz haeb.

Danyw　（1）Cwk lwed foegin：Gimseiqlanz、sinhginhcauj、sapdoem gak 15 gwz，raeusamgak、somoeg、hujcangq gak 10 gwz，cienq raemx gwn.

（2）Fatvangh：Gimseiqlanz ndip、canghbujraemx ndip gak 30 gwz，hozyezdanh ndip 20 gwz，caez dub yungz oep mwnq bingh.

（3）Okhaexmug：Gimseiqlanz、didauzvah、hojdanmuj gak 15 gwz，gorimhboon 10 gwz，cienq raemx gwn.

合萌

【药材名】合萌。

【别　　名】田皂角、水皂角、磨地牛甘。

【来　　源】蝶形花科植物合萌 *Aeschynomene indica* L.。

【形态特征】一年生亚灌木状草本，高可达 1 m，通体无毛。茎直立，基部木质化，多分枝，中空。偶数羽状复叶互生，小叶 20~30 对；小叶近无柄，薄纸质，线状矩圆形，长 5~10 mm，宽 1~3 mm，先端钝圆或微凹且具细刺尖头。总状花序腋生，有花 1~4 朵；总花梗长 8~12 mm；花梗长约 1 cm；花萼二唇形；蝶形花冠淡黄色，具紫纹，易脱落，长约 1 cm，旗瓣近圆形，翼瓣呈篦状，龙骨瓣比旗瓣稍短、比翼瓣稍长或近相等。荚果线状长圆形，长 3~4 cm，具 4~8 荚节，每节有种子 1 粒；种子黑棕色，肾形。花期 7~8 月，果期 8~10 月。

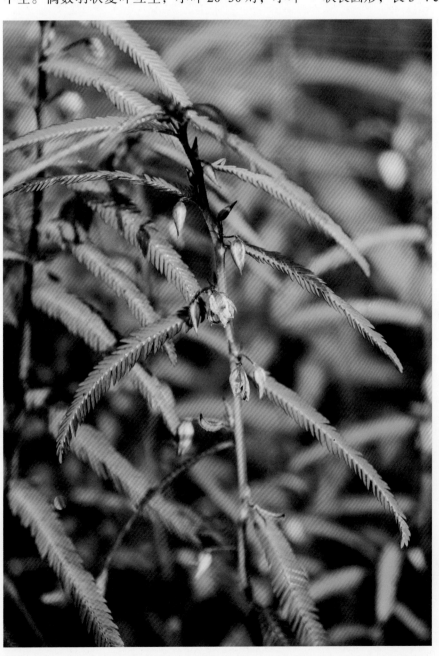

【生境分布】生于较湿润的田边、地头和村旁。广西主要分布于南宁、宾阳、横县、柳州、三江、桂林、灵川、全州、兴安、贵港、玉林、昭平、钟山、富川、凤山、南丹、都安、凌云、乐业等地，其他省区的林区及其边缘也有分布。

【壮医药用】

药用部位　全草。

性味　苦、涩，寒。

功用　解热毒，利谷道、水道。用于尿路感染、肉扭（淋证），屙泻（泄泻），笨浮（水肿），胆囊炎，喯疳（疳积），狠尹（疖肿），呗脓（痈肿），皮肤瘙痒，林得叮相（跌打损伤）。

附方　（1）笨浮（水肿）：合萌 40 g，水煎服。

（2）林得叮相（跌打损伤）：合萌 30 g，香樟子 5 g，水煎服。

（3）皮肤瘙痒：鲜合萌适量，水煎外洗。

Ceugoegnaz

【Cohyw】Ceugoegnaz.

【Coh'wnq】Cauqgoknaz、caugokraemx、mozdiniuzganh.

【Goekgaen】Dwg ceugoegnaz doenghgo dezhingzvahgoh.

【Yienghceij Daegdiemj】Gorum lumj faexcaz iq maj bi ndeu，sang ndaej daengz 1 mij，daengx go mboujmiz bwn. Ganj daengjsoh，goek bienq faex，dingzlai doknye，cungqgyang hoengq. Fuzyez lumj bwn sung soq maj doxca，mbaw'iq 20~30；mbaw'iq cadi mbouj miz gaenz，lumj ceijmbang，yiengh seiqfueng lumj sienq，raez 5~10 mij，gvangq 1~3 hauzmij，byai bumjluenz roxnaeuz loq mbup caemhcaiq miz oen saeq gyaeuj soemset. Gyaeujva baenzroix maj eiq，miz va 1~4 duj；ganjva meh raez 8~12 hauzmij；ganjva aiq raez 1 lizmij；iemjva lumj song fwijbak；mauhva lumj mbaj saekhenjoiq，miz raizaeuj，mywnh loenqdok，aiq raez 1 lizmij，limqgeiz loq luenz，limqfwed baenz aenbaeh，limq gizlungz haemq dinj gvaq limqgeiz、haemq raezgvaq limqfwed roxnaeuz cadi doxdaengj. Faekmak luenzraez lumj sienq，raez 3~4 lizmij，miz 4~8 hoh faek，it hoh miz ceh 1 naed. Ceh saek henjndaem，lumj mak. 7~8 nyied haiva，8~10 nyied dawzmak.

【Diegmaj Faenbouh】Maj youq henz naz、henz reih caeuq henz mbanj giz haemq yinhcumx de. Guengjsae dingzlai hwnj laeng Nanzningz、Binhyangz、Hwngzyen、Liujcouh、Sanhgyangh、Gveilinz、Lingzconh、Cenzcouh、Hingh'anh、Gveigangj、Yilinz、Cauhbingz、Cunghsanh、Fuconh、Fungsanh、Nanzdanh、Duh'anh、Lingzyinz、Lozyez daengj dieg，guekraeuz sengj gih diegndoeng caeuq henzndoeng caemh hwnj miz.

【Gij Guhyw Ywcuengh】

Giz guhyw　Daengx go.

Singqfeih　Haemz、saep、hanz.

Goeng'yungh　Gaij hujdoeg，leih roenhaeux、roenraemx. Yungh youq sainyouh baenzbingh，nyouhniuj，oksiq，baenzfouz，danjnangzyenz，baengam，baezin，baeznong，naengnoh humzgaet，laemx doek deng sieng.

Danyw　（1）Baenzfouz：Ceugoegnaz 40 gwz，cienq raemx gwn.

（2）Laemx doek deng sieng：Ceugoegnaz 30 gwz，cehfaexcueng 5 gwz，cienq raemx gwn.

（3）Naengnoh humzgaet：Ceugoegnaz ndip aenqliengh，cienq raemx swiq.

伞房花耳草

【药 材 名】伞房花耳草。

【别　　名】水线草。

【来　　源】茜草科植物伞房花耳草 *Hedyotis corymbosa*（L.）Lam.。

【形态特征】一年生柔弱披散草本，高可达 40 cm。植株无毛或被粉状小毛。茎和枝四棱形，无毛或棱上疏被短柔毛，分枝多。叶对生；近无柄；叶片膜质，线形，长 1~2 cm，宽 1~3 mm，顶端短尖，基部楔形。伞房花序腋生，有花 2~4 朵，具总花梗；花 4 基数，花梗极纤细，毛发状；萼筒球形，萼檐裂片狭三角形；花冠白色或粉红色，管形，花冠裂片长圆形，短于筒部；花丝极短，花药内藏；柱头 2 裂。蒴果膜质，球形，成熟时顶部室背开裂；每室具种子 10 粒以上。花果期几乎为全年。

【生境分布】生于水田、田埂或湿润的草地上。广西主要分布于南宁、桂林、兴安、梧州、苍梧、合浦、钟山、金秀等地，广东、海南、福建、浙江、贵州、四川等省也有分布。

【壮医药用】

药用部位　全草。

性味　甜、淡，凉。

功用　清热毒，消肿痛。用于兵西弓（阑尾炎），黄标（黄疸），肉扭（淋证），肿瘤，呗脓（痈肿），额哈（毒蛇咬伤），渗裆相（烧烫伤）。

附方　（1）黄标（黄疸）：伞房花耳草、三棵针各 15 g，虎杖 20 g，水煎服。

（2）呗脓（痈肿）：伞房花耳草、鱼腥草、丹皮各 10 g，千里光 15 g，七叶一枝花 6 g，水煎服并敷患处。

（3）渗裆相（烧烫伤）：鲜伞房花耳草适量，捣烂取汁调第 2 次洗米水涂患处。

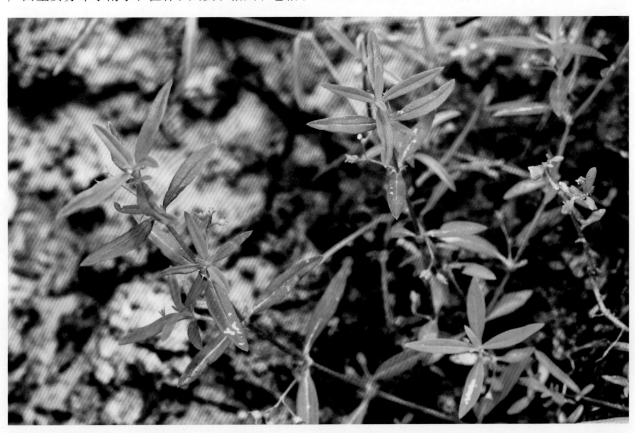

Gomaeraemx

【 Cohyw 】 Gomaeraemx.

【 Coh'wnq 】 Gomaeraemx.

【 Goekgaen 】 Dwg gomaeraemx doenghgo gencaujgoh.

【 Yienghceij Daegdiemj 】 Go'nywj byonz unq maj bi ndeu，ndaej sang daengz 40 lizmij. Daengx go mbouj miz bwn roxnaeuz miz bwnsaeq lumj mba. Ganj caeuq nye yiengh seiqlimq，mbouj miz bwn roxnaeuz gwnz limq miz bwn'unq dinj cax，faen nye lai. Mbaw maj doxdoiq；ca mbouj lai mbouj miz gaenz；mbaw mbaw unq youh mbang，yiengh lumj sienq，raez 1~2 lizmij，gvangq 1~3 hauzmij，gwnzdingj soem dinj，goek mbaw yienghseb. Vahsi lumj liengj maj goek mbaw，miz 2~4 duj va，miz gaenqva hung；soqgiek va dwg 4，gaenqva haemq saeq，lumj bwn；doengziemj lumj aen giuz，limqveuq yiemhiemj yiengh samgak geb；mauhva saekhau roxnaeuz saekhoengzmaeq，lumj diuz guenj，limqveuq mauhva yienghluenzraez，dinj gvaq aen doengz；seiva haemq dinj，ywva yo youq baihndaw；gyaeujsaeu veuq guh song. Makhawq mbaw unq youh mbang，lumj aen'giuz，cug le laeng aenfuengz gwnzdingj veuq hai；moix aen fuengz miz cib naed ceh doxhwnj. Haiva dawzmak ca mbouj lai dwg daengx bi.

【 Diegmaj Faenbouh 】 Maj youq ndaw naz、haenznaz roxnaeuz diegnywj gizcumx. Guengjsae cujyau faenbouh youq Nanzningz、Gveilinz、Hingh'anh、Vuzcouh、Canghvuz、Hozbuj、Cunghsanh、Ginhsiu daengj dieg，guek raeuz Guengjdoeng、Haijnanz、Fuzgen、Cezgyangh、Gveicouh、Swconh daengj sengj hix miz faenbouh.

【 Gij Guhyw Ywcuengh 】

Giz guhyw　　Daengx go.

Singqfeih　　Van、damh、liengz.

Goeng'yungh　　Cing doeghuj，siu foegin. Yungh daeuj yw binghsaejgungz，vuengzbiu，nyouhniuj，baenzfouz，baeznong，ngwz haeb，coemh log sieng.

Danyw　（1）Vuengzbiu：Gomaeraemx、gooennou gak 15 gwz，godiengangh 20 gwz，cienq raemx gwn.

（2）Baeznong：Gomaeraemx、goraez、naengmauxdan gak 10 gwz，govahenj 15 gwz，caekdungxvaj 6 gwz，cienq raemx gwn caemhcaiq oep giz bingh.

（3）Coemh log sieng：Gomaeraemx ndip dingz ndeu，dub yungz aeu raemx gyaux gij raemxdauzhaeux baez daihngeih cat giz bingh.

六画

杂色鲍

【药 材 名】石决明、鲍鱼肉。

【别　　名】九孔螺、九孔鲍、九孔石决明、鲍螺。

【来　　源】鲍科动物杂色鲍 *Haliotis diversicolor* Reeve。

【形态特征】贝壳耳状，卵圆形，质坚硬，壳长 8.0~9.3 cm，宽 5.8~6.8 cm。壳顶钝，成体多被腐蚀，露出珍珠光泽。螺层约 3 层，从螺旋部顶处开始向右排列有 20 余个疣状突起，末端 6~9 个开孔。壳表面有螺旋肋纹和细密的生长线；壳内面银白色，光滑，具珍珠光泽。珍珠层厚。壳口长卵形。

【生境分布】生活于暖海潮下 10 m 左右深度的岩礁上，现多为人工养殖。广西沿海各地均有出产，广东、福建和台湾等省区也有出产。

【壮医药用】

药用部位　贝壳（石决明）、肉（鲍鱼肉）。

性味　石决明：咸，平，微寒。鲍鱼肉：咸，平，温。

功用　石决明：清肝火，明目，利水道。用于虚劳骨蒸，巧尹（头痛），兰喷（眩晕），血压嗓（高血压），目赤翳障，视物昏花，吐血，肉扭（淋证），年闹诺（失眠）。

鲍鱼肉：补肝肾，调月经。用于钵痨（肺结核），淋巴结核，潮热盗汗，约经乱（月经不调）。

附方　（1）目赤翳障，视物昏花：①石决明、草决明各 30 g，谷精草、夜明砂各 20 g，密蒙花 10 g，水煎服。②石决明 30 g，白蒺藜、土人参各 20 g，水煎代茶饮。

（2）血压嗓（高血压）：①石决明、玉米须各 30 g，决明子、绞股蓝各 10 g，夏枯草、萝芙木各 20 g，水煎服。②石决明 30 g，天门冬、土牛膝各 15 g，水煎服。

（3）年闹诺（失眠）：石决明 10 g，香附、陈皮各 6 g，水煎代茶饮。

（4）潮热盗汗：鲍鱼肉 100 g，大米 50 g，煮粥食。

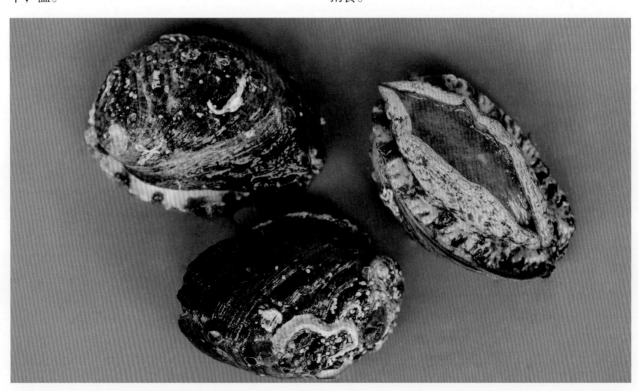

Bauyiz

【 Cohyw 】 Gyapbangx bauyiz、 noh bauyiz.

【 Coh'wnq 】 Saegoujcongh、 goujconghbauyiz、 gyapbangx goujcongh bauyiz、 saebauyiz.

【 Goekgaen 】 Dwg bauyiz doenghduz baugoh.

【 Yienghceij Daegdiemj 】 Gyapbangx lumj rwz, yienghceij luenz lumj gyaeq, geng, gyapbangx raez 8.0~9.3 lizmij， gvangq 5.8~6.8 lizmij. Dingj gvapbangx luq， baenzduz haujlai deng myaex， loh ok rongh naedcaw. Caengz luzsae daihgaiq miz 3 caengz， daj gwnzdingj luzsae yiengq baihgvaz baizlied miz 20 lai aen du doed hwnjdaeuj， byai hai 6~9 aen congh. Gyapbangx baihrog miz riz luzsae caeuq sienqmaj maedsaed；gyapbangx mienh baihndaw saekhau， wenj， miz rongh naedcaw. Caengz caw na. Bak gyapbangx yienghceij lumj gyaeq.

【 Diegmaj Faenbouh 】 Maj youq gij rin laj nonjhaijcauz daihgaiq 10 mij laeg， seizneix daih bouhfaenh dwg vunz ciengx. Guengjsae henzhaij gak dieg cungj miz， guekraeuz Guengjdoeng、 Fuzgen caeuq Daizvanh daengj sengj gih hix miz.

【 Gij Guhyw Ywcuengh 】

Giz guhyw　Gyapbangx bauyiz、 noh bauyiz.

Singqfeih　Gyapbangx bauyiz：Hamz， bingz， loq hanz. Noh bauyiz：Hamz， bingz、 raeuj.

Goeng'yungh　Gyapbangx bauyiz：Cing daephuj， rongh da， leih roenraemx. Ndaej yw yaem haw ndaw ndat， gyaeujin， ngunh， hezyazsang， da'ndingmueg， yawj doxgaiq dava， rueglwed， nyouhniuj， ninz mbouj ndaek.

Noh bauyiz：Bouj daep caeuq mak， diuz dawzsaeg. Ndaej yw lauzbingh， linzbah gezhoz， dinghseiz fatndat doek hanhheu， dawzsaeg luenh.

Danyw　（1）Da'ndingmueg， yawj doxgaiq dava：① Gyapbangx bauyiz、 rumgeujmingz gak 30 gwz， gohaeuxaw、 haexvumzvauz gak 20 gwz， vamizmungzvah 10 gwz， cienq raemx gwn. ② Gyapbangx bauyiz 30 gwz， myaizmyaz hau、 dujyinzsinh gak 20 gwz， cienq raemx dangq caz gwn.

（2）Hezyazsang：① Gyapbangx bauyiz、 mumh haeuxyangz gak 30 gwz， rumgeujmingz、 gocaetmbaw gak 10 gwz、 nyazyazgyae、 gomanhbya gak 20 gwz， cienq raemx gwn. ② Gyapbangx bauyiz 30 gwz， denhmwnzdungh、 godauqrod gak 15 gwz， cienq raemx gwn.

（3）Ninz mbouj ndaek：Gyapbangx bauyiz 10 gwz， byouq rang、 gyamq makdoengj gak 6 gwz， cienq raemx dangq caz gwn.

（4）Dinghseiz fatndat doek hanhheu：Noh bauyiz 100 gwz， haeuxsan 50 gwz， cawj cuk gwn.

339

六画

多须公

【药 材 名】华泽兰。

【别　　　名】大泽兰、六月雪、兰草、土牛七。

【来　　　源】菊科植物多须公 *Eupatorium chinense* L.。

【形态特征】多年生草本或半灌木，高可达 1.5 m。上部茎枝被短柔毛。根多数，细长圆柱形，根茎粗壮。单叶对生，基上部的互生，叶片卵形或卵状披针形，长 5~6 cm，宽 2.0~3.5 cm，先端急尖或渐尖，基部圆形，边缘具圆锯齿，两面被柔毛及腺点；有短叶柄。头状花序顶生，排成伞房或复伞房花序；总苞狭钟状，总苞片 3 层；头状花序具小花 5~6 朵，花两性，全为管状花，白色或粉红色；花冠长 5 mm。瘦果圆柱形，黑褐色，长约 3 mm，具 5 纵肋，顶端具长冠毛 1 列。花果期 6~12 月。

【生境分布】生于路旁、林缘、山坡、灌木丛中。广西各地均有分布，甘肃、陕西、山东、安徽、江西、福建、河南、湖北、湖南、海南、广东、贵州、云南、四川等省也有分布。

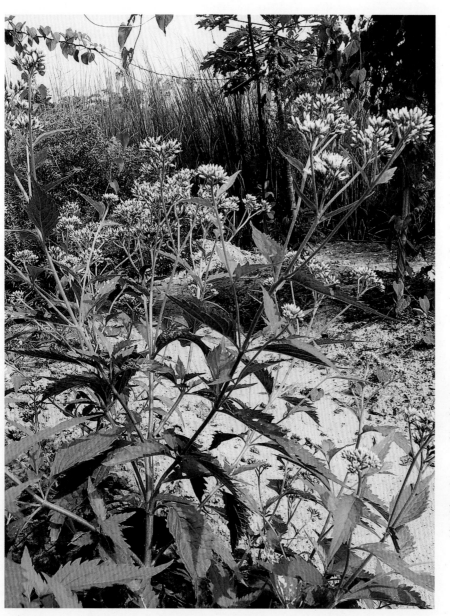

【壮医药用】

药用部位　根、全草。

性味　苦，凉。

功用　调火路，清热毒，利咽喉，消肿痛。用于货烟妈（咽痛），兵霜火豪（白喉），扁桃体炎，贫痧（感冒），笃麻（麻疹），肺炎，肉扭（淋证），屙意咪（痢疾），呗脓（痈肿），呗（无名肿毒），林得叮相（跌打损伤）。

附方（1）久病或林得叮相（跌打损伤）引起的瘀血证：华泽兰、苏木、牡丹皮、桃仁、黄皮根各 10 g，红花、柑果皮各 6 g，水煎服。

（2）林得叮相（跌打损伤）：鲜华泽兰、鲜松树尾、鲜韭菜根各 50 g，捣烂酒炒，热敷患处。

Niuzcaetdoj

【 Cohyw 】 Niuzcaetdoj.

【 Coh'wnq 】 Daswzlanz、naeloegnyied、lanzcauj、dujniuzcaet.

【 Goekgaen 】 Dwg niuzcaetdoj doenghgo gizgoh.

【 Yienghceij Daegdiemj 】 Gorum maj geij bi roxnaeuz buenq faexcaz，sang ndaej daengz 1.5 mij. Baihgwnz nyeganj miz bwn'unq dinj. Rag lai，saeq raez saeumwnz，ganjrag coloet. Mbaw dog maj doxdoiq， ganj giz baihgwnz mai doxcah，mbawrong lumj gyaeq roxnaeuz lumj gyaeq byai menh soem，raez 5~6 lizmij， gvangq 2.0~3.5 lizmij，byai gaenjsoem roxnaeuz menhmenh soem，goek luenz，henzbien miz heujgawq luenz， baihlaj miz bwn'unq dem diemjraiz；miz gaenqmbaw dinj. Gyaeujva majbyai，baizbaenz fuengzliengj roxnaeuz gyaeujva fuengzliengj doxdaeb；byaklaux lumj cung gaeb，mbaw byaklaux 3 laemh；gyaeujva miz valwg 5~6 duj，va songsingq，cungj dwg va lumj guenj，hau roxnaeuz hoengzmaeq；mauhva raez 5 hauzmij. Makceh saeumwnz，saek henjgeq laep，aiq raez 3 hauzmij，miz 5 sej daengj，byai miz bwnraez 1 led. 6~12 nyied haiva dawzmak.

【 Diegmaj Faenbouh 】 Hwnj bangx roen、henz ndoeng、gwnz ndoi、ndaw faexcaz. Guengjsae gak dieg cungj miz，guek raeuz Ganhsuz、Sanjsih、Sanhdungh、Anveih、Gyanghsih、Fuzgen、Hoznanz、Huzbwz、 Huznanz、Haijnanz、Guengjdoeng、Gveicouh、Yinznanz、Swconh daengj sengj neix caemh hwnj miz.

【 Gij Guhyw Ywcuengh 】

Giz guhyw　Rag、daengx go.

Singqfeih　Haemz，liengz.

Goeng'yungh　Diuz lohhuj，siu ndatdoeg，leih conghhoz，siu foegin. Ndaej yw conghhoz in， binghsienghozhouz，benjdauzdijyenz，baenzsa，duzmaz，feiyenz，nyouhniuj，okhaexmug，baeznong， baez，laemx doek deng sieng.

Danyw　（1）Bingh nanz roxnaeuz laemx doek deng sieng le aeujlwed：Niuzcaetdoj、somoeg、 naengmujdanh、cehmakdauz、rag gomakmoed gak 10 gwz，hoengzvah 6 gwz，naengmakgam 6 gwz，cienq raemx gwn.

（2）Laemx doek deng sieng：Niuzcaetdoj ndip、faexcoengz ndip gak 30 gwz，ragcoenggemq ndip 50 gwz，dubyungz ceuj laeuj，oepndat mwnqsien.

六画

多花黄精

【药 材 名】黄精。

【别 名】南黄精、山姜、野生姜。

【来 源】百合科植物多花黄精 *Polygonatum cyrtonema* Hua。

【形态特征】多年生草本，高可达 1.2 m 或更高。根状茎肥厚，通常连珠状或结节成块，直径 1.5~3.0 cm。茎圆柱状，常向一边倾斜，光滑无毛。叶互生，2 列，无柄；叶片椭圆形、卵状披针形至矩圆状披针形，长 10~18 cm，宽 2~7 cm，先端尖至渐尖，主脉 3 条。伞形花序，具花 2~9 朵或更多，总花梗长 1~6 cm，花梗长 0.5~3.0 cm；苞片微小或无；花被筒状，黄绿色，长 18~25 mm，裂片 6 枚，近三角形，长约 3 mm；花丝两侧扁或稍扁，具乳头状突起至具短绵毛，顶端稍膨大乃至具囊状突起；子房长 3~6 mm，花柱长 12~15 mm。浆果球形，黑色，直径约 1 cm，具种子 3~9 粒。花期 5~6 月，果期 8~10 月。

【生境分布】生于林下、灌木丛或山坡阴处。广西主要分布于马山、融水、桂林、全州、兴安、龙胜、资源、恭城、蒙山、苍梧、藤县、昭平、富川、象州、南丹、金秀、凌云、隆林、乐业、陆川、龙州等地，四川、贵州、湖南、湖北、河南、江西、安徽、江苏、浙江、福建、广东等省也有分布。

【壮医药用】

药用部位 根茎。

性味 甜，平。

功用 调龙路、火路，补虚，强筋骨。用于嘘内（气虚），勒内（血虚），钵痨（肺结核），埃病（咳嗽），陆裂（咳血），发旺（痹病），屙尿甜（糖尿病），筋骨软弱，血压嗓（高血压），病后体虚食少，痂（癣）。

附方 （1）嘘内（气虚），勒内（血虚）：黄精 15 g，水煎服。

（2）病后体虚食少：制黄精、太子参、白术、牛大力、黄花倒水莲各 10 g，茯苓、山药各 12 g，水煎服。

（3）屙尿甜（糖尿病）：黄精、天花粉、玉竹各 12 g，水煎服。

（4）钵痨（肺结核），埃病（咳嗽），陆裂（咳血）：黄精、山药、白术、百部、沙参各 10 g，土人参 15 g，百合 12 g，水煎服。

（5）发旺（痹病），筋骨软弱：黄精、牛大力、千斤拔各 10 g，红杜仲 12 g，木瓜 15 g，水煎服。

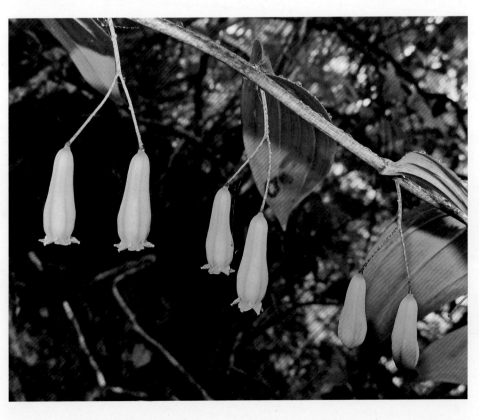

Ginghsw

〔Cohyw 〕Ginghsw.

〔Coh'wnq 〕Nanginghsw、hingbya、hingcwx.

〔Goekgaen 〕Dwg ginghsw doenghgo bwzhozgoh.

〔Yienghceij Daegdiemj 〕Gorum maj lai bi, sang ndaej daengz 1.2 mij roxnaeuz engq sang. Ganj lumj rag biz na, seiqseiz lumj lienz caw roxnaeuz giet duq baenz ngauq, cizging 1.5~3.0 lizmij. Ganj luensaeu, seiqseiz nyeng gvaq mbiengj ndeu, ngaeuzngub mbouj miz bwn. Mbaw maj doxcah, 2 coij, mbouj miz gaenq ; mbaw yiengh bomj、yiengh gyaeq luenzraez gaeb byai menh soem daengz luenz fueng byai menh soem, raez 10~18 lizmij, gvangq 2~7 lizmij, byai soem daengz ciemh some, megcawj 3 diuz. Gyaeujva yiengh liengj, miz va 2~9 duj roxnaeuz engq lai, gaenqvameh raez 1~6 lizmij, gaenqva raez 0.5~3.0 lizmij ; mbawlup loq iq roxnaeuz mbouj miz ; iemjva mauhva yiengh doengz, saekhenjheu, raez 18~25 hauzmij, limq dek 6 limq, gaeng samgak, daihgaiq 3 hauzmij ; seiva soenghenz mbannyeng roxnaeuz loq mban, miz yiengh gyaeujcij doed hwnjdaeuj daengz miz bwnmienz dinj, dingjbyai loq bongq daengz miz doed hwnjdaeuj lumj daeh ; ranzceh raez 3~6 hauzmij, saeuva raez 12~15 hauzmij. Makraemx luenzluenz, saekndaem, cizging aiqmiz 1 lizmij, miz ceh 3~9 naed. 5~6 nyied haiva, 8~10 nyied dawzmak.

〔Diegmaj Faenbouh 〕Maj youq lajfaex、cazcah roxnaeuz gwnzbo gizraemh de. Guengjsae dingzlaiz maj youq Majsanh、Yungzsuij、Gveilinz、Cenzcouh、Hingh'anh、Lungzswng、Swhyenz、Gunghcwngz、Mungzsanh、Canghvuz、Dwngzyen、Cauhbingz、Fuconh、Siengcouh、Nanzdanh、Lingzyinz、Lungzlinz、Lozyez、Luzconh、Lungzcouh daengj dieg, guek raeuz Swconh、Gveicouh、Huznanz、Huzbwz、Hoznanz、Sanhsih、Anhveih、Gyanghsuh、Cezgyangh、Fuzgen、Guengjdoeng daengj sengj caemh hwnj miz.

〔Gij Guhyw Ywcuengh 〕

Giz guhyw　Ganjrag.

Singqfeih　Van, bingz.

Goeng'yungh　Diuz lohlungz、lohhuj, bouj haw, cangq ndokndang. Yungh youq heiqhaw, lwedhaw, bwtlauz, baenzae, rueglwed, fatvangh, oknyouhdiemz, ndokndang unqnyiengh, hezyazsang, bingh le ndanghaw gwnnoix, gyak.

Danyw　（1）Heiqhaw, lwedhaw : Ginghsw 15 gwz, cienq raemx gwn.

（2）Bingh le ndanghaw gwn noix : Ciq ginghsw、daiswjcinh、bwzsu、niuzdaliz、vangzvah swnjgyaeujhen gak 10 gwz, faeglingz、sawzcienz gak 12 gwz, cienq raemx gwn.

（3）Oknyouhdiemz : Ginghsw、denhvahfaenj、yicuz gak 12 gwz, cienq raemx gwn.

（4）Bwtzlauz, baenzae, rueglwed : Ginghsw、sawzcienz、bwzsu、begboiq、sahcinh gak 10 gwz, yinzcinh doj 15 gwz, baekhop 12 gwz, cienq raemx gwn.

（5）Fatvangh, ndokndang unqnyiengh : Ginghsw、niuzdaliz、godaemxdcae gak 10 gwz, ducung hoengz 12 gwz, moeggva 15 gwz, cienq raemx gwn.

343

六画

多花勾儿茶

【药 材 名】黄鳝藤。

【别　　名】老鼠屎、大黄鳝藤、筛箕藤、铁包金。

【来　　源】鼠李科植物多花勾儿茶 *Berchemia floribunda*（Wall.）Brongn.。

【形态特征】藤状或直立灌木，长达6 m。小枝黄绿色，略光滑。叶互生，卵形、卵状椭圆形至卵状枝，长2~11 cm，宽1.0~6.5 cm，上部叶较小，下部叶较大，先端钝或渐尖，侧脉9~12对；叶柄长1~2 cm。聚伞圆锥花序顶生或下部兼有聚伞总状花序，长可达15 cm，花序轴被微柔毛或无毛；花小，粉绿色；花萼5裂；花瓣5枚，倒卵形；雄蕊5枚；花柱2深裂。核果圆柱状椭圆形，长7~10 mm，直径4~5 mm，基部有盘状缩存花盘，成熟后为紫黑色。花期7~8月，果期9月。

【生境分布】生于山地路旁、灌木林缘。广西主要分布于全州、钟山、富川、昭平、藤县、梧州、岑溪、容县、北流、桂平、金秀、防城港、灵山、大新、凤山、东兰、都安、河池等地，安徽、湖北、湖南、江西、福建、广东、台湾等省区也有分布。

【壮医药用】

药用部位　根、叶、全株。

性味　微涩，平。

功用　调龙路、火路，祛风毒，除湿毒，止疼痛。根用于发旺（痹病），经前腊胴尹（腹痛），核尹（腰痛），黄标（黄疸），呗脓（痈肿）；叶用于钵痨（肺结核），呗嘻（乳痈）；全株用于水蛊（肝硬化腹水），黄标（黄疸），京尹（痛经），约经乱（月经不调）。

附方　（1）核尹（腰痛）：黄鳝藤根10 g，倒水莲15 g，鸡血藤20 g，水煎服。

（2）京尹（痛经）：黄鳝藤10 g，益母草、香附子各15 g，月季花根12 g，水煎服。

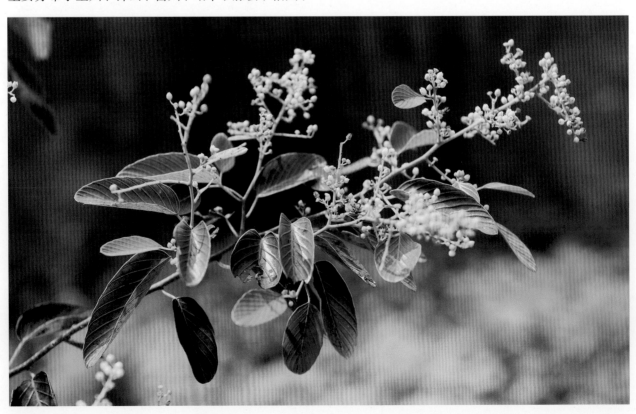

Gaeujnoujgyaq

【 Cohyw 】 Gaeujnoujgyaq.

【 Coh'wnq 】 Haexnou、 gaeungwzlae、 gaeuaenraeng、 dietbaugim.

【 Goekgaen 】 Dwg gaeujnoujgyaq doenghgo sujlijgoh.

【 Yienghceij Daegdiemj 】 Go faexcaz lumj gaeu roxnaeuz daengjsoh， raez daengz 6 mij. Nye iq henjheu， loq ngaeuz. Mbaw maj doxcah， lumj gyaeq、 lumj gyaeq luenzbenj daengz lumj gyaeq ciemh soem， raez 2~11 lizmij， gvangq 1~6.5 lizmij， baihgwnz mbaw haemq iq， baihlaj haemq hung， byai buemx roxnaeuz menhmenh soem， saimeg henz 9~12 doiq ; gaenqmbaw raez 1~2 lizmij. Foengq va comzliengj luenzsoem maj gwnzdingj roxnaeuz baihlaj giemmiz mauhva comzliengj， raez ndaej daengz 15 lizmij， diuzsug foengqva miz bwn'unq roxnaeuz mbouj miz bwn ; va iq， heuoiq ; iemjva 5 leg ; limqva 5 diuz， lumj gyaeq dingjbyonj ; simva boux 5 diuz ; saeuva 2 seg laeg. Cehmak saeumwnz yiengh luenzbenj， raez 7~10 hauzmij， cizging 2~5 hauzmij， goek miz buenzva gaeuq lumj buenz， geq le aeujndaem. 7~8 nyied haiva， 9 nyied dawzmak.

【 Diegmaj Faenbouh 】 Maj youq bangx roen ndaw bya、 henz ndoeng faexcaz. Guengjsae dingzlai maj youq Cenzcouh、 Cunghsanh、 Fuconh、 Cauhbingz、 Dwngzyen、 Vuzcouh、 Cwnzhih、 Yungzyen、 Bwzliuz、 Gveibingz、 Ginhsiu、 Fangzcwngzgangj、 Lingzconh、 Dasinh、 Fungsanh、 Dunghlanz、 Duh'anh、 Hozciz daengj dieg neix， guek raeuz Anhveih、 Huzbwz、 Huznanz、 Gyanghsih、 Fuzgen、 Guengjdoeng、 Daizvanh daengj sengj gih neix caemh maj miz.

【 Gij Guhyw Ywcuengh 】

Giz guhyw   Rag、 mbaw、 daengx go.

Singqfeih   Loq saep， bingz.

Goeng'yungh   Diuz lohlungz、 lohhuj， siu fungdoeg， cawz caepdoeg， dingz indot. Rag ndaej yw fatvangh， ginghcenz laj dungx in， hwetin， vuengzbiu， baeznong ; mbaw ndaej yw bwtlauz， baezcij ; daengx go ndaej yw suijguj， vuengzbiu， dawzsaeg in， dawzsaeg luenh.

Danyw   （ 1 ） Hwetin : Rag gaeujnoujgyaq 10 gwz， swnjgyaeujhen 15 gwz， gaeulwedgaeq 20 gwz， cienq raemx gwn.

（ 2 ） Dawzsaeg in : Gaeujnoujgyaq 10 gwz， samvengqlueg、 cehyiengfuz gak 15 gwz， rag yezgivah 12 gwz， cienq raemx gwn.

345

六画

决明

【药 材 名】决明子。

【别　　名】小决明、草决明、夜关门、棵渊、妈棵别、假绿豆。

【来　　源】苏木科植物决明 Senna tora（L.）Roxb.。

【形态特征】一年生半灌木状草本，高可达 2 m。上部分枝多。叶互生，羽状复叶；叶柄长 2~5 cm；小叶 3 对，叶片倒卵形或倒卵状长圆形，长 2~6 cm，宽 1.5~3.5 cm，先端圆形，下面及边缘具柔毛，最下 1 对小叶间具一条形腺体，或下面 2 对小叶间各具一腺体。花成对腋生，最上部的聚生；总花梗极短；小花梗长 1~2 cm；萼片 5 枚，倒卵形；花冠黄色，花瓣 5 枚，倒卵形，长 1.2~1.5 cm，基部具爪；能育雄蕊 7 枚，花药四方形，顶孔开裂，花丝短于花药；子房细长，花柱弯曲。荚果，近四棱形，长 15~20 cm，宽 0.3~0.4 cm，果柄长 2~4 cm；种子多数。花期 6~8 月，果期 8~10 月。

【生境分布】生于荒地、路旁、村边。广西各地均有分布，辽宁、河北、河南、山西、陕西、山东、江苏、安徽、浙江、江西、福建、台湾、湖南、湖北、广东、四川、贵州、云南等省区也有分布。

【壮医药用】

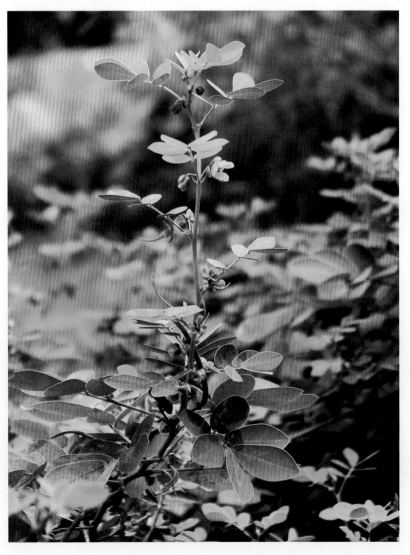

药用部位　种子。

性味　甜、苦、咸，微寒。

功用　调火路，清热毒，明目。用于火眼（急性结膜炎），兰唅（眩晕），巧尹（头痛），年闹诺（失眠），屙意囊（便秘），黄标（黄疸），血压嗓（高血压），水蛊（肝硬化腹水），角膜云翳，夜盲症，视力下降，呗脓（痈肿），奔冉（疥疮），痂（癣），能啥能累（湿疹）。

附方　（1）巧尹（头痛），血压嗓（高血压）：决明子 20 g，萝芙木 12 g，生牡蛎、生龙骨、称量树根各 15 g，荷叶 10 g（后下），水煎服。

（2）黄标（黄疸），水蛊（肝硬化腹水）：决明子 20 g，夏枯草 15 g，山菠萝、牛耳枫根各 12 g，鬼点火、白马骨各 10 g，水煎服。

（3）夜盲症，角膜云翳：决明子、枸杞根、谷精草、菊花、白蒺藜、密蒙花、木贼各 1 g，当归 6 g，生地、熟地、石决明各 15 g，夜明砂、蝉蜕各 3 g，水煎服。

Gombej

【Cohyw】 Gombej.

【Coh'wnq】 Gombej、gocaujgezmingz、goye'gvanhmwnz、gogojyenh、gomahgojbez、goduhheu gyaj.

【Goekgaen】 Dwg gombej doenghgo soqmoeggoh.

【Yienghceij Daegdiemj】 Dwg go'nywj buenq lumj faexcaz maj bi ndeu，sang ndaej daengz 2 mij. Baihgwnz faen nye lai. Mbaw maj doxciep，lai mbaw lumj fwed；gaenqmbaw raez 2~5 lizmij；mbawsaeq 3 doiq，mbaw lumj aen'gyaeq dauqdingq roxnaeuz lumj aen'gyaeq dauqdingq yiengh luenzraez，raez 2~6 lizmij，gvangq 1.5~3.5 lizmij，baihlaj caeuq bien mbaw miz bwn'unq，ndaw doiq mba wsaeq ceiq baihlaj miz diuz diemjdu ndeu，roxnaeuz ndaw baihlaj 2 doiq mbaw saeqgak miz aen diemjdu ndeu. Va baenz doiq hai youq lajeiq mbaw，gij ceiq doek gwnz comz hai；cungj gaenqva haemq dinj；gaenqva saeq raez 1~2 lizmij；iemjva 5 mbaw，lumj aen'gyaeq dauqdingq；mauhva saekhenj，limqva 5 mbaw，lumj aen'gyaeq dauqdingq，raez 1.2~ 1.5 lizmij，goekmiz nyauj；ndaej hai vaboux 7 diuz，ywva yiengh seiqfueng，congh gwnzdingj veuqhai，seiva dinj gvaq ywva；simva saeqraez，saeuva goz. Duhfaek ca mbou lai baenz yiengh seiqlimq，raez 15~20 lizmij，gvangq 0.3~0.4 lizmij，gaenqmak raez 2~4 lizmij；ceh lai. 6~8 nyied haiva，8~10 nyied dawzmak.

【Diegmaj Faenbouh】 Maj youq diegfwz、henz roen、henz mbanj. Guengjsae gak dieg cungj miz faenbouh，guek raeuz Liuzningz、Hozbwz、Hoznanz、Sanhsih、Sanjsih、Sanhdungh、Gyanghsuh、Anhveih、Cezgyangh、Gyanghsih、Fuzgen、Daizvanh、Huznanz、Huzbwz、Guengjdoeng、Swconh、Gveicouh、Yinznanz daengj sengj gih cungj miz faenbouh.

【Gij Guhyw Ywcuengh】

Giz guhyw Ceh.

Singqfeih Van、haemz、hamz，loq hanz.

Goeng'yungh Diuz lohhuj，siu doeghuj，hawj da rongh. Yungh daeuj yw dahuj，ranzbaenq，gyaeujin，ninz mbouj ndaek，okhaexndangj，vuengzbiu，hezyazsang，gujraemx（daep bienq geng dungx ok raemx），da hwnj mueg，dafangzgaeq，siliz doekdaemq，baeznong，baenznyan，gyak，naenghumz naenglot.

Danyw （1）Gyaeujin，hezyazsang：Gombej 20 gwz，go'manhbya 12 gwz，sae'gyap ndip、rinvasiz、rag cwnghliengsu gak 15 gwz，mbawngaeux 10 gwz（doeklaeng cuengq），cienq raemx gwn.

（2）Vuengzbiu，gujraemx（daep bienq geng dungx ok raemx）：Gombej 20 gwz，goyaguhcauj 15 gwz，gyajbohloz、rag meixcihmbe gak 12 gwz，godongzhaeu、go'ndokmax gak 10 gwz，cienq raemx gwn.

（3）Dafangzgaeq，da hwnj mueg：Gombej、rag gaeujgij、goguzcinghcauj、vagut、vanbahciengq、vamai、godaebdoengz gak 1 gwz，danghgveih 6 gwz，goragndip、suzdi、sizgezmingz gak 15 gwz，haexvumzvauz、bokbid gak 3 gwz，cienq raemx gwn.

347

六画

闭鞘姜

【药 材 名】闭鞘姜。

【别　　名】水蕉花、樟柳头、广东商陆、山冬笋。

【来　　源】姜科植物闭鞘姜 Costus speciosus （Koen.）Smith。

【形态特征】多年生高大草本，高可达 3 m。茎基部近木质，上部常分枝。叶片长圆形或披针形，长 5~20 cm，宽 3.5~7.0 cm，先端渐尖或尾尖，下面密被贴伏的绢毛；叶柄短，或筒鞘状包茎。穗状花序顶生，椭圆形或卵形，长 5~15 cm；花序梗不明显，苞片卵形，红色，长约 2 cm，被短柔毛，顶端具厚而锐利的短尖头，每一苞片内有花 1 朵；花萼革质，红色，长 1.8~2.0 cm，3 裂，嫩时被茸毛；花冠裂片长圆状椭圆形，长约 5 cm，白色或红色；唇瓣阔倒卵形，白色，长 6.5~9 cm，先端具裂齿及波纹；雄蕊花瓣状，长约 4.5 cm，上面被短柔毛，基部橙黄色。蒴果球形，直径约 1.3 cm，红色。

花期 7~9 月，果期 9~11 月。

【生境分布】生于山谷林下阴湿处。广西主要分布于南宁、上林、梧州、苍梧、岑溪、防城港、平南、桂平、北流、田东、平果、凌云、贺州、钟山、龙州等地，台湾、广东、云南等省区也有分布。

【壮医药用】

药用部位　根茎。

性味　酸、辣，微寒；有小毒。

功用　通水道，清热毒，消肿痛。用于笨浮（水肿），肉扭（淋证），胴尹（胃痛），埃病百银（百日咳），发旺（痹病），麦蛮（风疹），呗脓（痈肿）。

附方 （1）胴尹（胃痛）：鲜闭鞘姜适量，捣烂，加生盐炒热，待温后敷肚脐周围。

（2）发旺（痹病）：鲜闭鞘姜、鲜韭菜、鲜麻骨风叶各适量，捣烂，加米酒炒热，温敷痛处。

（3）营养不良笨浮（水肿）：闭鞘姜 12 g，饭豆 50 g，五指毛桃 20 g，水煎服。

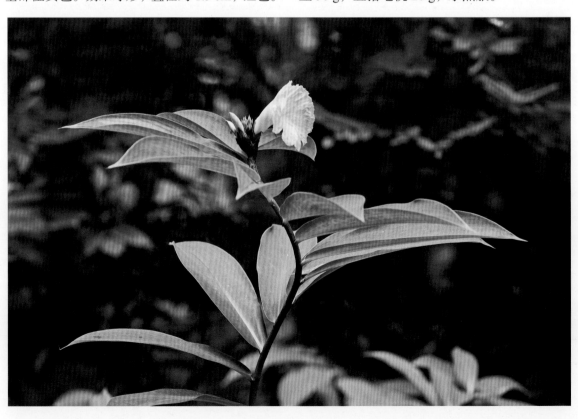

Gohingcuk

【 Cohyw 】 Gohingcuk.

【 Coh'wnq 】 Suijsiuhvah、canghliujdouz、guengjdoeng sanghluz、rangzdongbya.

【 Goekgaen 】 Dwg doenghgo gohingcuk gyanghgoh.

【 Yienghceij Daegdiemj 】 Gorum hungsang maj lai bi，sang ndaej daengz 3 mij. Goek ganj loq lumj faex，baihgwnz ciengzseiz dok nye. Mbaw luenzraez roxnaeuz luenzraez gaeb byai menh soem，raez 5~20 lizmij，gvangq 3.5~7.0 lizmij，byai ciemh soem roxnaeuz rieng soem，baihlaj hwnj bwnsei nemboemz；gaenqmbaw dinj，baenz byukdoengz goj ganj. Riengz gyaeujva maj gwnzdingj，yiengh bomj roxnaeuz lumj gyaeq，raez 5~15 lizmij；gaenq gyaeujva mbouj yienhda，mbawlup lumj gyaeq，saekhoengz，aiq raez 2 lizmij，hwnj bwn'unq dinj，byai miz gyaeuj soem dinj na cix raeh，moiq mbawlup ndaw de miz duj va ndeu；iemjva lumj naeng，saekhoengz，raez 1.8~2.0 lizmij，3 dek，seiz oiq hwnj bwnyungz；guenj mauhva aiq raez 1 lizmij，limqseg luenzraez bomj，aiq raez 5 lizmij，saekhau roxnaeuz saekhoengz；naengbak lumj gyaeq dingjbyonj，saekhau，raez 6.5~9.0 lizmij，byai miz heuj dek caeuq raiz ngwtngeuj lumj raemxlangh；simva boux lumj limqva，aiq raez 4.5 lizmij，baihgwnz hwnj bwn'unq dinj，gizgoek henjcwkcwk. Makndangj luenzluenz，cizging daiggaiq 1.3 lizmij，saekhoengz. 7~9 nyied haiva，9~11 nyied dawzmak.

【 Diegmaj Faenbouh 】 Maj youq cauzlak ndawndoeng gizraemhcumx. Guengjsae dingzlai maj youq Nanzningz、Sanglinz、Vuzcouh、Cwnzhih、Fangzcwngzgangj、Bingznanz、Gveibingz、Bwzliuz、Denzdungh、Bingzgoj、Lingzyinz、Hozcouh、Cunghsanh、Lungzcouh daengj dieg，guek raeuz Daizvanh、Guengjdoeng、Yinznanz daengj sengj gih caemh maj miz.

【 Gij Guhyw Ywcuengh 】

Giz guhyw　Ganjrag.

Singqfeih　Soemj、manh、loq hanz；miz di doeg.

Goeng'yungh　Doeng roenraemx，cing hujdoeg，siu foegin. Yungh youq baenzfouz，nyouhniuj，dungx in，baenzae bakngoenz，fatvangh，funghcimj，baeznong.

Danyw　（1）Dungx in：Gohingcuk ndip habliengh，dubyungz，dwk gyuseng cauj ndat，langh raeuj le oep seiqhenz saejndw.

（2）Fatvangh：Gohingcuk ndip、coenggep ndip、magfuzfungh ndip gak habliengh，dub yungz，gyaux laeujhaeux cauj ndat，raeuj oep giz in.

（3）Yingzyangj mbouj ndei baenzfouz：Gohingcuk 12 gwz，duhgaeuj 50 gwz，gocijcwa 20 gwz，cienq raemx gwn.

349

六画

羊蹄

【药 材 名】羊蹄。

【别　　名】土大黄、水大黄、牛舌菜。

【来　　源】蓼科植物羊蹄 *Rumex japonicus* Houtt.。

【形态特征】多年生草本，高可达 1 m。根粗壮，黄棕色。茎直立，上部分枝，具沟槽。基生叶丛生，有长柄；叶片长圆形或披针状长圆形，长 8~25 cm，宽 3~10 cm，顶端急尖，边缘微波状，下面沿叶脉具小突起；茎上部叶狭长圆形，叶柄长 2~12 cm；托叶鞘膜质，易破裂。花序圆锥状，花两性，多花轮生，花梗细长，中下部具关节，花被片 6 片，外花被片椭圆形，长 1.5~2.0 mm，内花被片果时增大，宽心形，长 4~5 mm，网脉明显，边缘具不整齐的小齿，全部具小瘤；雄蕊 6 枚；雌蕊子房 1 室，花柱 3 枚。瘦果宽卵形，具 3 锐棱，长约 2.5 mm，两端尖，暗褐色，有光泽。花期 5~6 月，果期 6~7 月。

【生境分布】生于田边路旁、河滩、沟边湿地。广西主要分布于南宁、桂林、全州、龙胜、苍梧、玉林、靖西、凌云、乐业、贺州等地，国内东北、华北、华东、华中、华南地区及陕西、四川、贵州等省也有分布。

【壮医药用】

药用部位　根、叶。

性味　苦、辣，寒；有小毒。

功用　通谷道，调龙路、火路，清热毒，止血，止痒。用于屙意囊（便秘），钵痨（肺结核），渗裂（血证），屙意勒（便血），兵淋勒（崩漏），痂（癣），呗脓（痈肿），肉扭（淋证），林得叮相（跌打损伤），奔冉（疥疮），渗裆相（烧烫伤），外伤出血。

附方　（1）屙意囊（便秘）：羊蹄根 6 g，虎杖 10 g，生地、玄参各 15 g，水煎服。

（2）肉扭（淋证）：羊蹄根 6 g，白背桐 20 g，煲猪脚，食肉喝汤。

（3）奔冉（疥疮），痂（癣）：羊蹄根 10 g，山芝麻、五色花根叶各 30 g，煎水外洗患处。

（4）外伤出血：羊蹄根适量，研末撒伤口。

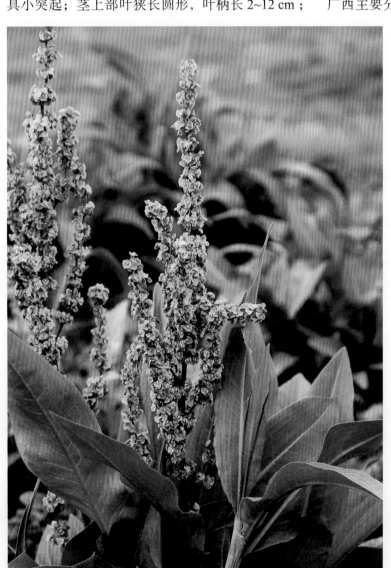

Daezmbe

【Cohyw】 Daezmbe.

【Coh'wnq】 Dujdavangz、go suijdavangz、byaeklinxvaiz.

【Goekgaen】 Dwg daezmbe doenghgo liugoh.

【Yienghceij Daegdiemj】 Dwg go'nywj maj lai bi，sang ndaej daengz 1 mij. Rag cocat，saekhenjgeq. Ganj daengjsoh，baihgwnz faennye，miz cauz. Mbaw lajgoek maj baenz caz，miz gaenq raez；mbaw luenz raez roxnaeuz yiengh longzcim luenz raez，raez 8~25 lizmij，gvangq 3~10 lizmij，byai mbaw fwt soem，bien mba lumj raemxlangh saeq；baihlaj riengz megmbaw miz diemjdu iq；gwnz ganj mbaw geb luenz raez，gaenqmbaw raez 2~12 lizmij；faek mbawdak mbawmbang youh unq，heih veuq. Vahsi lumj yenzcuih，va dwg song singq，haujlai va doxlwnz maj，gaenqva saeqraez，duenh gyang duenh laj miz hoh，iemjva caeuq mauhva 6 mbaw，iemjva caeuq mauhva baihrog yiengh luenzgyaeq，raez 1.5~2.0 hauzmij，iemjva caeuq mauhva baihndaw seiz dawzmak bienq hung，yiengh lumj aensim gvangq，raez 4~5 hauzmij，megmuengx cingcuj，bien mbaw miz heujiq mbouj cingjcaez，cungj miz du iq；simva boux 6 diuz；fuengzlwg sim vameh aen ndeu，saeuva 3 diuz. Makhawq yiengh lumj aen'gyaeq gvangq，miz 3 limqsoem，raez daihgaiq 2.5 hauzmij，song gyaeuj soem，saekhenjgeq mong，wenjrongh. 5~6 nyied haiva，6~7 nyied dawzmak.

【Diegmaj Faenbouh】 Maj youq henz naz henz roen、diegraiq、diegcumx henz mieng. Guengjsae cujyau faenbouh youq Nanzningz、Gveilinz、Cenzcouh、Lungzswng、Canghvuz、Yilinz、Cingsih、Lingzyinz、Lozyez、Hozcouh daengj dieg，guek raeuz dieg Doengbaek、Vazbwz、Vazdungh、Vazcungh、Vaznanz digih caeuq Sanjsih、Swconh、Gveicouh daengj sengj hix miz faenbouh.

【Gij Guhyw Ywcuengh】

Giz guhyw　Rag、mbaw.

Singqfeih　Haemz、manh、hanz；miz di doeg.

Goeng'yungh　Doeng roenhaeux，diuz lohlungz、lohhuj，siu doeghuj，dingz lwed，dingz humz. Aeu daeuj yw okhaexndangj，bwtlauz，nyaemqlwed，okhaexlwed，binghloemqlwed，gyak，baeznong，nyouhniuj，laemx doek deng sieng，baeznong，baenznyan，coemh log sieng，rog sieng oklwed.

Danyw　（1）Okhaexndangj：Rag daezmbe 6 gwz，godiengangh 10 gwz，goragndip、caemhmbaemx gak 15 gwz，cienq raemx gwn.

（2）Nyouhniuj：Rag daezmbe 6 gwz，godungzhau 20 gwz，aeuq dinmou gwn noh gwn raemxdang.

（3）Baenznyan，gyak：Rag daezmbe 10 gwz，lwgrazbya、mbaw rag govahaeu gak 30 gwz，cienq raemx swiq giz bingh baihrog.

（4）rog sieng oklwed：Rag daezmbe dingz ndeu，muz baenz mba sanq baksieng.

351

六画

羊耳菊

【药 材 名】羊耳菊。

【别　　名】大力王、白牛胆、过山香、羊耳白背叶、猪耳风。

【来　　源】菊科植物羊耳菊 *Duhaldea cappa*（Buchanan-Hamilton ex D. Don）Pruski & Anderberg。

【形态特征】落叶亚灌木，高可达 2 m。茎、枝、芽、叶背均密被茸毛。根状茎粗壮，木质，铁黑色，味苦，气芳香。茎直立，粗壮。叶互生，椭圆形或长圆状披针形；中部叶长 10~16 cm，具叶柄；上部叶渐小近无柄；全部叶两端狭，边缘有细齿或浅齿，上面具腺点，被密糙毛，下面被白色绵毛。头状花序组成聚伞圆锥花序，顶生或生于上部叶腋内；总苞近钟形；总苞片约 5 层，线状披针形，外层较内层短 3~4 倍，外面被绢状茸毛；边缘舌状花雌性，花冠 3~4 裂，或无舌片却有 4 个退化雄蕊；中央管状花两性，先端 5 裂，冠毛污白色，雄蕊 5 枚。瘦果圆柱形，长约 1.8 mm，被白色长绢毛。花期 6~10 月，果期 8~12 月。

【生境分布】生于向阳山坡草地或灌木丛中。广西各地均有分布，四川、云南、贵州、广东、江西、福建、浙江等省也有分布。

【壮医药用】

药用部位　全株。

性味　苦，微热。

功用　通气道，祛风毒，除湿毒，解瘴毒。用于发旺（痹病），林得叮相（跌打损伤），贫痧（感冒），笃瘴（疟疾），货烟妈（咽痛），埃病（咳嗽），胴尹（胃痛），约经乱（月经不调），京尹（痛经），呗脓（痈肿），额哈（毒蛇咬伤）。

附方　（1）贫痧（感冒）：羊耳菊、野菊花、防风、荆芥、连翘各 10 g，水煎服。

（2）发旺（痹病）：羊耳菊 50 g，半枫荷 15 g，七叶莲、算盘果根各 30 g，煎水外洗。

（3）约经乱（月经不调），京尹（痛经）：羊耳菊、月季花根各 10 g，益母草 30 g，红糖适量，水煎服。

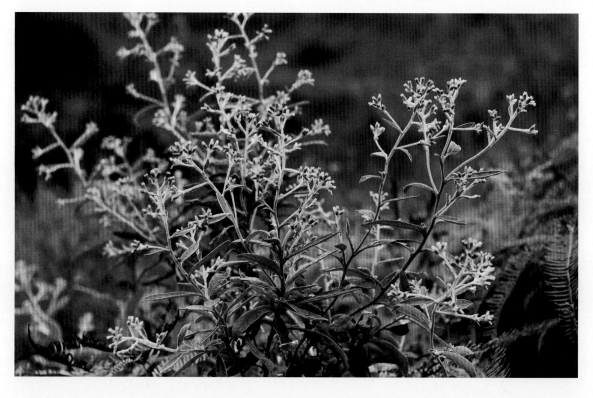

Nyafaedmox

【 Cohyw 】 Nyafaedmox.

【 Coh'wnq 】 Dalizvangz、gombeivaizhau、goranggvaqbya、gombawlaenghau rwzyiengz、gorwzmou.

【 Goekgaen 】 Dwg nyafaedmox doenghgo gizgoh.

【 Yienghceij Daegdiemj 】 Go faexcazngeih loenq mbaw， sang ndaej daengz 2 mij， ganj、nye、nyez、mbaw cungj miz bwnyungz yaedyubyub. Ganj lumj rag coloet， lumj faex， ndaemdiet， haemz， heiq homrang. Ganj daengjsoh， coloet. Mbaw maj doxcah， luenzraez roxnaeuz luenzraez byai menh soem ；mbaw cungqgyang raez 10~16 lizmij， miz gaenqmbaw ；mbaw baihgwnz menhmenh iq gaenh mij gaenq ；daengx go mbaw song gyaeuj gaeb， henzbien miz heujsaeq roxnaeuz heujdinj， baihgwnz miz diemjraiz， miz haujlai bwnco， baihlaj miz bwnmienz hau. Gyaeujva baenz gyaeuz comzbaenz gyaeujva saeu mwnzsoem comzliengj， majbyai roxnaeuz maj eiqmbaw baihgwnz ；byaklaux gaenh lumj cung ；byaklaux daihgaiq 5 laemh， baenz diuz byai menh soem， laemhrog dinj gvaq laemhndaw 3~4 boix， baihrog miz bwnyungz lumj genh ；va henzbien lumj linx vameh， mauhva 3~4 leg， roxnaeuz mij linx cix miz 4 diuz simva boux doiqvaq ；va lumj guenj cungqgyang songsingq， byai 5 leg， bwnva hauuq， simva boux 5 diuz. Makceh saeumwnz， raez daihgaiq 1.8 hauzmij， miz bwngenh raez hau. 6~10 nyied haiva， 8~12 nyied dawzmak.

【 Diegmaj Faenbouh 】 Hwnj diegrum gwnz ndoi coh ndit roxnaeuz ndaw cumh faexcaz. Guengjsae gak dieg cungj miz， guek racuz Swconh、Yinznanz、Gveicouh、Guengjdoeng、Gyanghsih、Fuzgen、Cezgyangh doengh sengj neix caemh miz.

【 Gij Guhyw Ywcuengh 】

Giz guhyw　 Daengx go.

Singqfeih　 Haemz， loq huj.

Goeng'yungh　 Doeng roenheiq， cawz fungdoeg， cawz caepdoeg， gaij ciengdoeg. Ndaej yw fatvangh， laemx doek deng sieng， baenzsa， fatnit， conghhoz in， baenzae， dungx in， dawzsaeqh luenh， dawzsaeg in， baeznong， ngwz haeb.

Danyw　（1）Baenzsa：Nyafaedmox、vagutndoeng、fangzfungh、ginghgaiq、lienzgyauz gak 10 gwz， cienq raemx gwn.

（2）Fatvangh：Nyafaedmox 50 gwz， buenqfunghhoz 15 gwz， lienzcaetmbaw、rag maksuenqbuenz gak 30 gwz， cienq raemx sab.

（3）Dawzsaeg luenh， dawzsaeg in：Nyafaedmox、rag yezgivah gak 10 gwz， samvengqlueg 30 gwz， hoengzdangz habliengh， cienq raemx gwn.

353

六画

羊吊钟

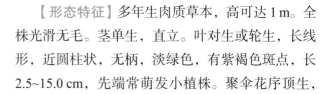

【药 材 名】羊吊钟。

【别　　名】玉吊钟。

【来　　源】景天科植物羊吊钟 *Kalanchoe verticillata* Elliot。

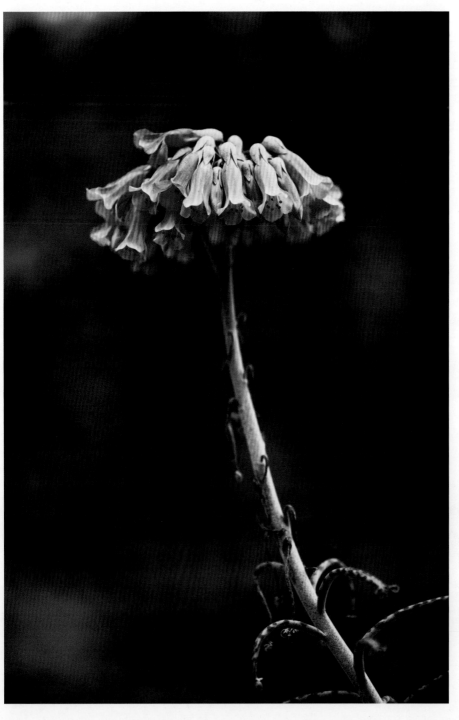

【形态特征】多年生肉质草本，高可达 1 m。全株光滑无毛。茎单生，直立。叶对生或轮生，长线形，近圆柱状，无柄，淡绿色，有紫褐色斑点，长 2.5~15.0 cm，先端常萌发小植株。聚伞花序顶生，橙红色至深红色，长约 2.5 cm，倒垂。花期冬季至翌年春季。

【生境分布】栽培。广西各地均有栽培。

【壮医药用】

药用部位　全草。

性味　酸，凉。

功用　清热毒，止血。用于渗裆相（烧烫伤），外伤出血，呗嘻（乳痈），呗脓（痈肿），狠尹（疖肿），肺热埃病（咳嗽）。

附方　（1）渗裆相（烧烫伤），外伤出血：鲜羊吊钟适量，捣烂敷患处。

（2）呗嘻（乳痈）：鲜羊吊钟 30 g，鲜扶桑花 15 g，共捣烂敷患处。

（3）肺热埃病（咳嗽）：鲜羊吊钟 100 g，鲜吴茱萸 6 g，共捣烂敷肚脐。

Yiengzdiuqcung

【 Cohyw 】 Yiengzdiuqcung.

【 Coh'wnq 】 Nyawhdiuqcung.

【 Goekgaen 】 Dwg yiengzdiuqcung doenghgo gingjdenhgoh.

【 Yienghceij Daegdiemj 】 Gorum unqnoh maj geij bi, sang ndaej daengz 1 mij. Daengx go ngaeuzngub mij bwn. Ganj gag maj, daengjsoh. Mbaw maj doxdoiq roxnaeuz maj baenz gvaengxloek, baenz diuzmae, gaenh luenzsaeu, mij gaenq, heudamh, miz diemjraiz henjgeqaeuj, raez 2.5~15.0 lizmij, byai dingzlai did golwg okdaeuj. Gyaeujva comzliengj maj gwnz byai, hoengz makdoengj daengz hoengzgeq, raez yaek 2.5 lizmij, venj dauqdingq. Seizdoeng daengz bi daihngeih seizcin haiva.

【 Diegmaj Faenbouh 】 Ndaem aeu. Guengjsae gak dieg cungj ndaem miz.

【 Gij Guhyw Ywcuengh 】

Giz guhyw　Daengx go.

Singqfeih　Soemj, liengz.

Goeng'yungh　Siu doeghuj, dingz lwed. Ndaej yw coemh log sieng, rog sieng oklwed, baezcij, baeznong, cezcungj, bwt ndat baenzae.

Danyw　（1）Coemh log sieng, rog sieng oklwed : Yiengzdiuqcung ndip aenqliengh, dub yungz oep mwnqsien.

（2）Baezcij : Yiengzdiuqcung ndip 30 gwz, vafuzsangh ndip 15 gwz, caez dub yungz oep mwnq in.

（3）Bwt ndat baenzae : Yiengzdiuqcung ndip 100 gwz, cazladnguz ndip 6 gwz, caez dub yungz oep saejndw.

羊踯躅

【药 材 名】羊踯躅根、闹羊花。

【别　　名】三钱三、闷头花、黄杜鹃、毛老虎。

【来　　源】杜鹃花科植物羊踯躅 *Rhododendron molle*（Bl.）G. Don。

【形态特征】落叶灌木，高可达 2 m。枝条直立，幼时密被柔毛和刚毛。单叶互生，长圆形至长圆状披针形，长 5~11 cm，宽 1.5~3.5 cm，先端钝或具短尖头，边缘具睫毛，幼时上面被微柔毛，下面密被柔毛，沿中脉被刚毛；叶柄长 2~6 mm，被柔毛及钢毛；总状伞形花序顶生，有花 4~13 朵，先花后叶或与叶同时开放；花梗长 1.0~2.5 cm；花萼 5 裂，裂片小，圆齿状；花冠阔漏斗形，直径 5~6 cm，花冠管长 2.6 cm，裂片 5 枚，长 2.8 cm，外面被微柔毛；雄蕊 5 枚，长不超过花冠，花柱长达 6 cm。蒴果圆锥状长圆形，长 2.5~3.5 cm，具 5 条纵肋，被微柔毛和疏刚毛。花期 3~5 月，果期 7~8 月。

【生境分布】生于山坡草地、石缝、灌木丛中。广西主要分布于南宁、桂林、全州、灌阳、凌云、钟山、罗城、金秀等地，江苏、安徽、浙江、江西、福建、河南、湖北、湖南、广东、四川、贵州、云南等省也有分布。

【壮医药用】

药用部位　根、花。

性味　辣，温；有大毒。

功用　调火路，祛风毒，除湿毒。用于麻醉，发旺（痹病），麻邦（偏瘫），林得叮相（跌打损伤），腰椎间盘突出症。

注　本品有大毒，内服慎用；体虚者及孕妇禁用。

附方 （1）发旺（痹病）：羊踯躅根、苏木、桃仁、山霸王、红花、映山红根、麻骨风各 10 g，小钻、鸟不站各 15 g，加白酒 800 mL 浸泡 50 天，取药酒适量外擦患处（忌内服）。

（2）林得叮相（跌打损伤）：羊踯躅根、当归、血竭各 10 g，大黄 12 g，虎杖 15 g，飞龙掌血 20 g，全蝎 3 g，加白酒 650 mL 浸泡 50 天，取药酒适量外擦患处（忌内服）。

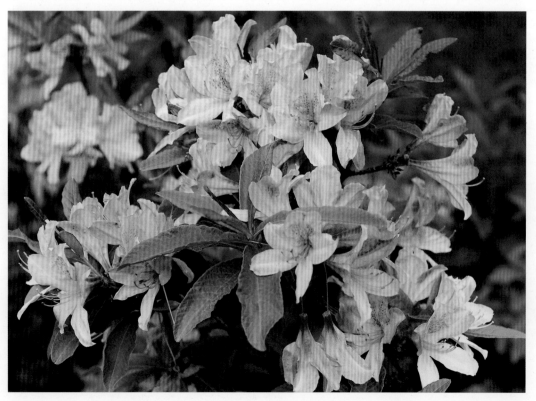

Samcienzsam

【Cohyw】Samcienzsam.

【Coh'wnq】Sanhcenzsanh、vahgyaeujmwenh、dugenhhenj、gukbwn.

【Goekgaen】Dwg samcienzsam doenghgo dugenhvahgoh.

【Yienghceij Daegdiemj】Go faexcaz loenq mbaw, sang ndaej daengz 2 mij. Ganj daengjsoh, lij oiq miz haujlai bwn'unq haumong dem bwnndangj yaedyubyub. Mbaw dog maj doxcah, yiengh luenzraez daengz luenzraez byai menhsoem, raez 5~11 lizmij, gvangq 1.5~3.5 lizmij, byai bumx roxnaeuz miz gyaeujsoem dinj, henzbien miz meizdaraemx, mwh lij oiq baihgwnz miz di bwn'unq, baihlaj miz bwn'unq yaedyubyub, ciz meggyang miz bwnndangj；gaenqmbaw raez 2~6 hauzmij；hwnj bwn'unq caeuq bwnndangj；gyaeujvahung lumj liengj majbyai, miz va 4~13 duj, haiva gonq did mbaw laeng roxnaeuz va caeuq mbaw doengzseiz hailangh；gaenqva raez 1.0~2.5 lizmij；iemjva 5 seg, mbawseg iq, lumj heujluenz；mauhva gvangq lumj louhdouj, cizgingq 5~6 lizmij, guenj mauhva raez 2.6 lizmij, mbawseg 5 diuz, raeiz 2.8 lizmij, baihrog hwnj bwn loq unq；simva boux 5 diuz, raez mbouj mauhgvaq mauhva, saeuva raez 6 nlizmij. Mak saeumwnzsoem raezluenz, raez 2.5~3.5 lizmij, miz 5 diuz sej daengj, miz bwn loq unq caeuq bwnndangj mbang. 3~5 nyied haiva, 7~8 nyied dawzmak.

【Diegmaj Faenbouh】Hwnj youq diegywj gwnz ndoi、luengq rin、ndaw faexcaz. Guengjsae dingzlai hwnj laeng Nanningz、Gveilinz、Cenzcouh、Gvanyangz、Lingzyinz、Cunghsanh、Lozcwngz、Ginhsiu daengj dieg neix, guek raeuz Gyanghsuh、Anhveih、Cezgyangh、Gyanghsih、Hoznanz、Huzbwz、Huznanz、Guengjdoeng、Swconh、Gveicouh、Yinznanz daengj sengj neix caemh miz.

【Gij guhyw ywcuengh】

Giz guhyw　Rag、va.

Singqfeih　Man、raeuj；doeg raixcaix.

Goeng'yungh　Diuz lohhuj, siu fungdoeg, cawz caepdoeg. Ndaej yw maez, fatvangh, mazmbangj, laemx doek deng sieng, hwetgizlungz doedok.

Cawq　Goyw neix doeg raixcaix, gwn yaek haeujsim；boux ndanghaw dem mehmbwk mizndang gimq gwn.

Danyw　（1）Fatvangh：Rag samcienzsam、soqmoeg、sim makdauz、sanhbavangz、hungzvah、rag yingsanhhungz、mazguzfungh gak 10 gwz, siujconq、roegmbouj daeuh gak 15 gwz, gya laeujbieg 800 hauzswngh cimq 50 ngoenz, aeu laeujyw habliengh cat giz mazmwnh（mbouj ndaej gwn）.

（2）Laemx doek deng sieng：Rag samcienzsam、danghgveih、hezgez gak 10 gwz, daihvuengz 12 gwz, hujcang 15 gwz, oenceu 20 gwz, daengx duz sipgimz 3 gwz, gya laeujbieg habliengh cimq, aeu laeujyw habliengh cat giz sieng（mbouj ndaej gwn）.

米仔兰

【药 材 名】米仔兰。

【别　　名】米兰、鱼子兰、碎米兰。

【来　　源】楝科植物米仔兰 *Aglaia odorata* Lour.。

【形态特征】常绿灌木或小乔木，高可达 7 m。茎多小枝。奇数羽状复叶互生，长达 13 cm，叶轴和叶柄具狭翅，有小叶 3~5 片；小叶对生，顶端 1 片最大，下部的较小，倒卵形至长椭圆形，长 4~11 cm，宽 2~5 cm，先端钝，基部楔形。圆锥花序腋生，稍疏散，花芳香，花梗长约 2 mm；花萼 5 裂，裂片圆形；花瓣 5 枚，黄色，长圆形或近圆形；雄蕊 5 枚，花丝合生成筒状，花药内藏；子房卵形，密被黄色粗毛。浆果卵形或近球形，被疏星状鳞片或脱落；种子具肉质假种皮。花期 5~12 月，果期 7 月至翌年 3 月。

【生境分布】生于低海拔山地的疏林或灌木林中，常栽培。广西主要分布于西南部、西部地区，广东、福建、四川、贵州、云南等省也有分布。

【壮医药用】

药用部位　枝叶、花。

性味　枝叶：辣，微温。花：甜、辣，平。

功用　枝叶：通龙路、火路，散瘀血，消肿痛。用于林得叮相（跌打损伤），夺扼（骨折），呗脓（痈肿）。

花：解郁宽中，利谷道。用于气郁胸闷，东郎（食滞）。

附方　（1）林得叮相（跌打损伤），呗脓（痈肿）：鲜米仔兰枝叶、鲜韭菜根各 50 g，鲜水泽兰叶 100 g，共捣烂，炒热温敷患处。

（2）东郎（食滞）：米仔兰花 3 g，陈皮 10 g，厚朴 15 g，黄皮根 5 g，水煎服。

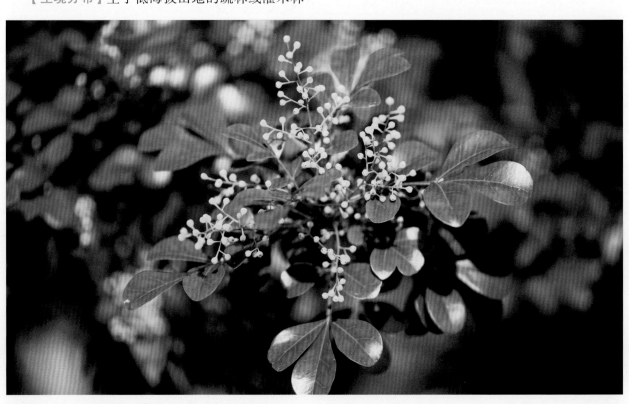

Gomijlanz

〖 Cohyw 〗 Gomijlanz.

〖 Coh'wnq 〗 Mijlanz、lanzgyaeqbya、lanzhaeuxbying.

〖 Goekgaen 〗 Dwg gomijlanz doenghgo lengoh.

〖 Yienghceij Daegdiemj 〗 Go faexsang iq roxnaeuz faexcaz heu gvaq bi，sang ndaej daengz 7 mij. Ganj faen nyez lai. Mbaw fuzyez lumj bwnroeg geizsoq maj doxca，raez daengz 13 lizmij，ndokmbaw caeuq gaenqmbaw miz fwedgaeb，miz mbawlwg 3~5 mbaw；mbawlwg maj doxdoiq，byai 1 mbaw ceiq hung，baihlaj lai iq，lumj gyaeq dauqbyonj daengz luenzraez，raez 4~11 lizmij，gvangq 2~5 lizmij，byai bumx，goek sot. Gyaeujva luenzsoem maj eiq，miz di mbangsanq，va homrang，gaenqva raez yaek 2 hauzmij；linxva 5 leg，mbawleg luenz' mbawva 5 diuz，henj，raezluenz roxnaeuz gaenh raezluenz；simva boux 5 diuz，seiva doxnem baenz doengz，ywva yo ndaw；rugva lumj gyaeq，miz haujlai bwnco henj. Makraemx lumj gyaeq roxnaeuz gaenh luenzgiuz，miz gyaep lumj ndau mbang roxnaeuz loenqdoek；ceh miz naenggyaj unqnoh. 5~12 nyied haiva，7 nyied daengz bilaeng 3 nyied dawzmak.

〖 Diegmaj Faenbouh 〗 Hwnj ndaw faexcaz roxnaeuz ndaw ndoeng faex mbang ndaw bya mwnq haijbaz daemq de，dingzlai dwg ndaem aeu. Guengjsae dingzlai ndaem laeng baihsaenamz、baihsae，guek raeuz Guengjdoeng、Fuzgen、Swconh、Gveicouh、Yinznanz daeugj sengj neix caemh miz.

〖 Gij Guhyw Ywcuengh 〗

Giz guhyw Nyembaw、va.

Singqfeih Nyezmbaw：Manh，loq raeuj. Va：van、manh，bingz.

Goeng'yungh Nyezmbaw：Doeng lohlungz、lohhuj，sanq lwedcwk，siu foegin. Ndaej yw laemx doek deng sieng，ndokraek，baeznong.

Va：Gaij nyap soeng ndaw，leih roenhaeux. Ndaej yw heiq nyuk aek ndaet，dungx raeng.

Danyw （1）Laemx doek deng sieng，baeznong：Nyembaw gomijlanz ndip、rag coenggemq ndip gak 50 gwz，mbaw swzlanzraemx ndip 100 gwz，caez dub yungz，ceuj ndat oep raeuj mwnqsien.

（2）Dungx raeng：Va gomijlanz 3 gwz，cinzbiz 10 gwz，houqbuj 15 gwz，rag makmoed 5 gwz，cienq raemx gwn.

米念芭

【药 材 名】白花柴。

【别　　名】米念巴、白花木、白花树、翠容叶。

【来　　源】亚麻科植物米念芭 *Tirpitzia ovoidea* Chun et How ex W. L. Sha。

【形态特征】灌木或小乔木，高可达 4 m。树皮灰褐色，具灰白色椭圆形的皮孔。叶互生，革质，卵形、椭圆形或倒卵状椭圆形，长 2~8 cm，宽 1.2~4.2 cm，先端钝圆或急尖且中间微凹，基部宽楔形或近圆形；叶柄长 5~13 mm。聚伞花序在茎和分枝上部腋生；花梗长 2~3 mm；萼片 5 枚；花瓣 5 枚，白色，爪细，长 2.0~3.5 cm，旋转排列成管状，瓣片阔倒卵形，长 1.5~2.0 cm；雄蕊 5 枚，花丝基部合生成筒状；退化雄蕊 5 枚；子房 5 室，每室有胚珠 2 颗，花柱 5 枚。蒴果卵状椭圆形，直径 5~7 mm，5 瓣裂；每室有种子 2 枚或 1 枚。花期 5~10 月，果期 10~11 月。

【生境分布】多生于石山坡上。广西主要分布于南宁、柳州、柳城、梧州、藤县、百色、德保、靖西、河池、凤山、巴马、都安、龙州、大新等地。

【壮医药用】

药用部位　茎枝、叶。

性味　微甜，平。

功用　通调龙路、火路，舒筋络，化瘀毒，止疼痛。用于发旺（痹病），林得叮相（跌打损伤），夺扼（骨折），外伤出血，勒爷顽瓦（小儿麻痹后遗症），黄标（黄疸），呗脓（痈肿）。

附方　（1）发旺（痹病）：白花柴茎枝和叶、扛板归、大钻、水菖蒲、七叶莲各 10 g，薯莨 15 g，水煎服。

（2）勒爷顽瓦（小儿麻痹后遗症）：白花柴茎枝和叶 90 g，骨碎补 30 g，蜈蚣 1 条，水煎，熏腰背。

（3）黄标（黄疸）：白花柴、石上柏各 30 g，女贞子、旱莲草各 15 g，水煎服。

（4）夺扼（骨折）：鲜白花柴叶、牛大力、金果榄各 15 g，猪尾巴 200 g，水炖，调食盐少许，食肉喝汤。

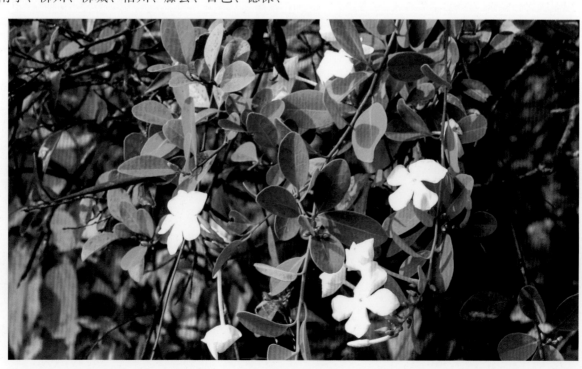

Faexvahau

〔Cohyw〕Faexvahau.

〔Coh'wnq〕Mawxnaemxba、faexvabieg、bwzvahsu、cuiyungzyez.

〔Goekgaen〕Dwg faexvahau doenghgo yamazgoh.

〔Yienghceij Daegdiemj〕Go faexsang iq roxnaeuz faexcaz，sang ndaej daengz 4 mij. Naengfaex henjgeqmong，miz conghnaeng luenzbenj saek haumong. Mbaw maj doxcah，ndangjngaeuz，lumj gyaeq、luenzbenj roxnaeuz lumj gyaeq luenzbenj，raez 2~8 lizmij，gvangq 1.2~4.2 lizmij，byai luenzbumx roxnaeuz soem gaenj cungqgyang lij miz di mboep，goek gvangqsot roxnaeuz gaenh luenz；gaenqmbaw raez 5~13 hauzmij. Gyaeujva comzliengj baihgwnz ganj dem faennye majeiq；gaenqva raez 2~3 hauzmij；mbawlinx 5 mbaw；mbawva 5 mbaw，hau，cauj saeq，raez 2.0~3.5 lizmij，baenqcienq baizbaenz guenj，mbawva gvangq gyaeq dauqbyonj，raez 1.5~2.0 lizmij；simva boux 5 diuz，seiva goek doxnemz baenz doengz；simva boux doiqvaq 5 diuz；rugva 5 rug，rugrug miz beihcuh 2 naed，saeuva 5 diuz. Makceh lumj gyaeq luenzbenj，hunggvangq 5~7 hauzmij，5 mbawleg；rugrug miz ceh 2 naed roxnaeuz 1 naed. 5~10 nyied haiva，10~11 nyied dawzmak.

〔Diegmaj Faenbouh〕Dingzlai hwnj gwnz ndoirin. Guengjsae dingzlai hwnj laeng Nanzningz、Liujcouh、Liujcwngz、Vuzcouh、Dwngzyen、Bwzswz、Dwzbauj、Cingsih、Hozciz、Fungsanh、Bahmaj、Duh'anh、Lungzcouh、Dasinh daengj dieg neix.

〔Gij Guhyw Ywcuengh〕

Giz guhyw　Ganjnyez、mbaw.

Singqfeih　Loq van，bingz.

Goeng'yungh　Doeng lohlungz、lohhuj，soeng gingmeg，siu indot. Ndaej yw fatvangh，laemx doek deng sieng，ndokraek，rog sieng oklwed，lwgnyez vanzvax，vuengzbiu，baeznong.

Danyw　（1）Fatvangh：Ganjnyez caeuq mbaw faexvahau、gobakcae、dacon、yiengfuzraemx、lienzcaetmbaw gak 10 gwz. sawzliengz 15 gwz，cienq raemx gwn.

（2）Lwgnyez vanzvax：Ganjnyez caeuq mbaw faexvahau 90 gwz，gofwngzmaxlaeuz 30 gwz，sipndangj 1 duz，cienq raemx，oenq biahlaeng hwet.

（3）Vuengzbiu：Faexvahau、bekgwnzrin gak 30 gwz，nijcinhswj、gomijrek gak 15 gwz，cienq raemx gwn.

（4）Ndokraek：Faexvahau ndip、niuzdaliz、gimjlamz gak 15 gwz，riengmou 200 gwz，cienq raemx，dwk gyu aiq noix，gwn noh gwn dang.

六画

灯心草

【药 材 名】灯心草。

【别　　名】灯草。

【来　　源】灯心草科植物灯心草 *Juncus effusus* L.。

【形态特征】多年生草本，高可达 90 cm 或更高。根状茎粗壮，横走，具须根。茎丛生，直立，圆柱形，淡绿色，具纵条纹，直径 1~4 mm，茎内充满白色的髓心。叶呈鞘状或鳞片状，包围在茎的基部，长 1~22 cm，基部红褐色至黑褐色；叶片退化为刺芒状。聚伞花序假侧生；总苞圆柱形，直立与秆贯连，长 5~28 cm；小苞片 2 枚，宽卵形；花淡绿色；花被片 6 枚，线状披针形，外轮稍长于内轮；雄蕊 3 枚或 6 枚，长约为花被片的 2/3；雌蕊子房上位，3 室。蒴果长圆形，长 2.5~3 mm，黄褐色。种子卵状长圆形，黄褐色。花期 4~7 月，果期 6~9 月。

【生境分布】生于河边、池旁、水沟、稻田旁、草地及沼泽湿处。广西主要分布于宾阳、南宁、融水、桂林、阳朔、全州、龙胜、玉林、那坡、凌云、贺州、南丹、罗城、环江、金秀等地，黑龙江、吉林、辽宁、河北、陕西、甘肃、山东、江苏、安徽、浙江、江西、福建、台湾、河南、湖北、湖南、广东、四川、贵州、云南等省区也有分布。

【壮医药用】

药用部位　茎髓。

性味　甜，平。

功用　通水道、气道，调巧坞。用于年闹诺（失眠），狠风（小儿惊风），肾炎笨浮（水肿），货烟妈（咽痛），埃病（咳嗽），口疮（口腔溃疡），目赤肿痛，肉卡（癃闭），肉扭（淋证），呗叮（疔）。

附方　（1）口疮（口腔溃疡），目赤肿痛：灯心草 3 g，淡竹叶、十大功劳各 10 g，生地黄、玄参、称量树各 12 g，水煎服。

（2）肉扭（淋证）：灯心草 2 g，倒扣草、车前草各 10 g，木贼 12 g，金钱草 15 g，水煎当茶饮。

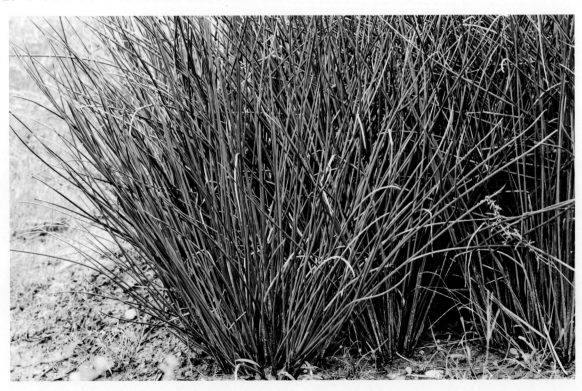

Mwnhdwnghcauj

【Cohyw】 Mwnhdwnghcauj.

【Coh'wnq】 Daengcauj、muenzdaengcauj.

【Goekgaen】 Dwg mwnhdwnghcauj doenggo dwnghsinhcaujgoh.

【Yienghceij Daegdiemj】 Gorum ma lai bi，sang ndaej daengz 90 lizmij roxnaeuz engq sang. Ganj lumj rag noengqnwt，maj vang，miz ragsei. Ganj maj baenz cumh，daengj soh，yiengh saeumwnz，heuoiq，miz raiz maj soh，cizging 1~4 hauzmij，ndaw ganj cungj dwg ukngviz hau. Mbaw baenz yiengh faek roxnaeuz yiengh gyaep，duk youq laj goek ganj，raez 1~22 lizmij，laj goek hoengzgeq daengz henjgeqndaem；mbaw doiqvaq baenz yiengh mbaw em. Gyaeujva comzliengj gyaj maj henz；lupmehlumj saeumwnz，daengjsoh roxnaeuz ganj doxlienz，raez 5~28 lizmij；mbawlup iq 2 limq，yiengh gyaeq gvangq；va saekheuoiq；iemjva mauhva 6 mbaw，lumj sienq byai menh soem，gvaengq baihrog loq raezgvaq gvaengx baihndaw；simva boux 3 diuz roxnaeuz 6 diuz，raez daihgaiq dwg 2/3 iemjva mauhva；sim vameh fuenzceh youq baihgwnz，3 fuengz. Mak luenzraez，raez 2.5~3.0 hauzmij，saekhenjgeq. Ceh lumj gyaeq luenzraez，henjgeq. 4~7 nyied haiva，6~9 nyied dawzmak.

【Diegmaj Faenbouh】 Maj youq henz dah、henz daemz、ndaw mieng、henz naz、diegnywj caeuq ndaw dingh gizcumx. Guengjsae dingzlai majlaeng Binhyangz、Nanzningz、Yungzsuij、Gveilinz、Yangzsoz、Cenzcouh、Lungzswng、Yilinz、Nazboh、Lingzyinz、Hozcouh、Nanzdanh、Lozcwngz、Vanzgyangh、Ginhsiu daengj dieg，guek raeuz Hwzlungzgyangh、Gizlinz、Liuzningz、Hozbwz、Sanjsih、Ganhsuz、Sanhdungh、Gyanghsuh、Anhveih、Cezgyangh、Gyanghsih、Fuzgen、Daizvanh、Hoznanz、Huzbwz、Huznanz、Guengjdoeng、Swconh、Gveicouh、Yinznanz daengj sengj gih caemh hwnj miz.

【Gij Guhyw Ywcuengh】

Giz guhyw　Ganjngviz.

Singqfeih　Van，bingz.

Goeng'yungh　Doeng roenraemx、roenheiq，diuz gyaujvuh，yungh youq ninz mbouj ndaek，lwgnyez fatfung，makin baenzfouz，conghhoz in，baenzae，byaknengz，dahoengz gawhin，nyouhgaz，nyouhniuj，baezding.

Danyw （1） Byaknengz，dahoengz gawhin：Mwnhdwnghcauj 3 gwz，gogaekboux、cizdagunghlauz gak 10 gwz，swnghdi、cenzcinh、cwnghliengsu gak 12 gwz，cienq raemx gwn.

（2） Nyouhniuj：Mwnhdwnghcauj 2 gwz，daujgoucauj、godaezmax 10 gwz，godaebdoengz 12 gwz，gogimciemz 15 gwz，cienq raemx dang caz ndoet.

江南卷柏

【药材名】江南卷柏。

【别　　名】百叶卷柏、金花草、百叶草、打不死、油面风。

【来　　源】卷柏科植物江南卷柏 *Selaginella moellendorffii* Hieron.。

【形态特征】多年生直立草本，高可达 55 cm。根状茎横走。茎枝无毛。茎下部不分枝，卵状三角形叶螺旋状疏生；上部分枝，侧枝 5~8 对，叶交互排列，二型，中叶斜卵形，先端渐尖，具芒，基部心形，边缘具白色膜质和微齿；侧叶卵状三角形，两侧不等斜展，先端短尖，边缘具齿。孢子囊穗四棱柱形，单生于小枝末端；孢子叶卵状三角形，具锐尖头，边缘具齿；大孢子叶分布于孢子叶穗中部的下侧。大孢子浅黄色，小孢子橘黄色。

【生境分布】生于岩石缝、林下、沟谷丛林中。广西主要分布于防城港、凤山、桂林、环江、靖西、龙胜、龙州、罗城等地，云南、安徽、重庆、福建、甘肃、广东、贵州、海南、湖北、河南、湖南、江苏、江西、陕西、四川、台湾、香港、云南、浙江等省区也有分布。

【壮医药用】

药用部位　全草。

性味　甜，平。

功用　调龙路、火路，调气道，清热毒。用于埃病（咳嗽），黄标（黄疸），货烟妈（咽痛），肉扭（淋证），鹿勒（呕血），仲嘿喯尹（痔疮），屙意勒（便血），兵淋勒（崩漏），癌症，隆芡（痛风），火眼（急性结膜炎），呗嘻（乳痈），楞涩（鼻炎）。

附方　（1）鹿勒（呕血），仲嘿喯尹（痔疮），屙意勒（便血），兵淋勒（崩漏）：江南卷柏、侧柏叶、紫草各 15 g，丹皮、山栀子、虎杖各 10 g，地稔 20 g，水煎服。

（2）黄标（黄疸）：江南卷柏、满天星、小叶田基黄各 15 g，溪黄草、水石榴各 10 g 水煎服。

（3）肉扭（淋证）：江南卷柏 15 g，茅根 20 g，土茯苓 30 g，苦参、黄柏各 10 g，水煎服。

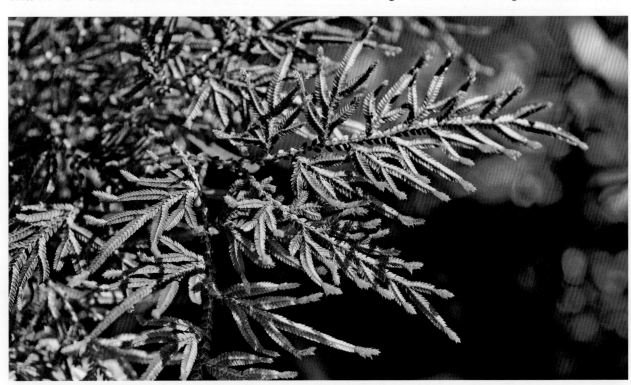

Go'genjbwz

【Cohyw】 Go'genjbwz.

【Coh'wnq】 Bwzyez genjbwz、ginhvahcauj、bwzyezcauj、go dubmboujdai、youzmenfungh.

【Goekgaen】 Dwg genjbwz dwg doenghgo gohgenjbwz.

【Yienghceij Daegdiemj】 Cungj caujbwnj daengjsoh maj lai bi he，ndaej sang daengz 55 lizmij. Ganj lumj rag byaij vang，mbouj miz bwn. Baihlaj ganj mbouj faen nye，mbaw samgak lumj gyaeq maj mbang lumj yiengh geujsae；baihgwnz faen nye，nyebengx 5~8 doiq，mbaw doxcah baizlied，song yiengh，mbaw cungqgyang mbat lumj gyaeq，byai ciemh soem，henz bien miz heuj. Riengz daeh lwgsaq，seiqlimq lumj saeu，gag maj youq byai nye iq；mbaw lwgsaq samgak lumj gyaeq，miz gyaeuj soemset，henzbien miz heuj；mbaw lwgsaq hung maj youq riengz mbawlwgsaq cungqgyang giz baihlaj. Lwgsaq hung saek henjoiq，lwgsaq iq saek henjcwk.

【Diegmaj Faenbouh】 Hwnj youq geh rin、laj faex、ndaw ndoeng ndaw lueg. Guengjsae dingzlai youq Fangzcwngzgangj、Fungsanh、Gveilinz、Vanzgyangh、Cingsih、Lungzswng、Lungzcouh、Lozcwngz doengh dieg neix hwnj miz，guek raeuz Yinznanz、Anhveih、Cungzging、Fuzgen、Ganhsuz、Guengjdoeng、Gveicouh、Haijnanz、Huzbwz、Hoznanz、Huznanz、Gyanghsuh、Gyanghsih、Sanjsih、Swconh、Daizvanh、Yanghgangj、Cezgyangh daengj sengj gih caemh hwnj miz.

【Gij Guhyw Ywcuengh】

Giz guhyw　Daengx go.

Singqfeih　Van，bingz.

Goeng'yungh　Diuz lohlungz、lohhuj，diuz roenheiq，cing hujdoeg. Yungh youq baenzae，vuengzbiu，conghhoz in，nyouhniuj，rueglwed，conghhaex baenzin，okhaexlwed，binghloemqlwed，baenzngamz，dungfungh，dahuj，baezcij，ndaengsaek.

Danyw　（1）Rueglwed、baezhangx、okhaexlwed、binghloemqlwed：Gyanghnamz gienjbwz、mbaw coengzbek、swjcauj gak 15 gwz，naeng maudan、rungxgae ndoeng、godiengangh gak 10 gwz，deihnim 20 gwz，cienq raemx gwn.

（2）Vuengzbiu：Gyanghnamz gienjbwz manjdenhsingh mbawsaeq、denzgihvangz mbawsaeq gak 15 gwz、hihvangzcauj、siglaeuxraemx gak 10 gwz，cienq raemx gwn.

（3）Nyouhniuj：Gyanghnamz gienjbwz 15 gwz，raghaz 30 gwz，vuengzbek、caemhgumh gak 10 gwz，cienq raemx gwn.

六画

江南星蕨

【药材名】七星剑。

【别　名】剑刀蕨、一包针。

【来　源】水龙骨科植物江南星蕨 *Microsorum fortunei*（T. Moore）Ching。

【形态特征】多年生草本，高可达 1 m。根状茎长而横走，顶部被棕褐色贴伏鳞片，卵状三角形。单叶远生；叶柄长 3~20 cm，禾秆色，基部疏被鳞片；叶片线状披针形至披针形，长 20~60 cm，宽 1.5~7.0 cm，下延，边缘全缘且具软骨质狭边，中脉在两面明显隆起，侧脉不明显。孢子囊群大，圆形，沿中脉两侧排列成 1 行或 2 行，无囊群盖。

【生境分布】多生于林下溪边岩石上或树干上。广西各地均有分布，长江以南其他省区及北至陕西省也有分布。

【壮医药用】

药用部位　全草。

性味　淡、微苦，凉。

功用　通龙路、火路，清热毒，祛湿毒，凉血止血，消肿止痛。用于胴尹（胃痛），夺扼（骨折），发旺（痹病），麻邦（偏瘫），尿路感染，林得叮相（跌打损伤），淋巴结炎，额哈（毒蛇咬伤）。

附方　（1）发旺（痹病），麻邦（偏瘫）：七星剑 5 g，麻骨风、黄花倒水莲、七叶莲各 15 g，伸筋草 10 g，水煎服。

（2）林得叮相（跌打损伤），夺扼（骨折）：七星剑、铜钻、山栀子、当归、雷公根各 20 g，红花 10 g，韭菜根 30 g，共研末，米酒炒热敷患处。

（3）尿路感染：七星剑 10 g，鬼针草、沙桑根各 20 g，水煎服。

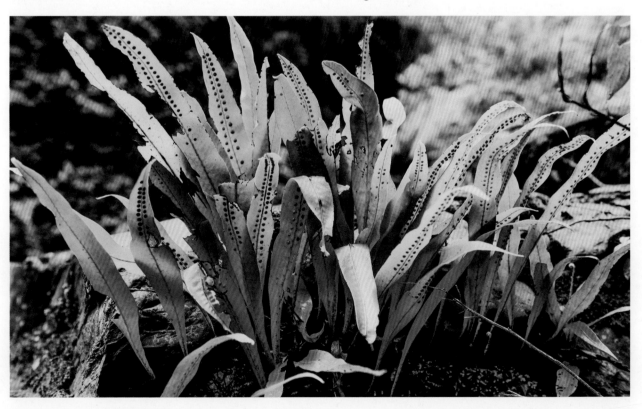

Giemqcaetsing

【Cohyw】Giemqcaetsing.

【Coh'wnq】Gogiemqcax、itbaucim.

【Goekgaen】Dwg gogiemqcaetsing doenghgo lungzgoetraemxgoh.

【Yienghceij Daegdiemj】Cungj caujbwnj goj hwnj lai bi de，goj sang daengz 1 mij. Ganjrag raez caemhcaiq cuenq vang，dingjbyai nembomz gij limgyaep saek henjgeq. Lumj gyae samgak. Mbaw dog，did gyae；gaenq mbaw raez 3~20 lizmij，saek ganjnyangj，mwnq goek limqgyaep mbangbyag，mbaw baenz regsenq daengz raez byai ciemh soem，raez 20~60 lizmij，gvangq 1.5~7.0 lizmij，iet doxroengz，bien lawxlub lij miz lumj yiengh ndokbyoeb de gaeb bien，meg gyang youq song miemh doed hwnj raencingx，meg henz mbouj aiq cingx. Rongzdaeh bauswj loet，luenz，gaen diuz meg gyang song mbiengj gak baiz guh coij ndeu roxnaeuz song coij，mij fa daeh.

【Diegmaj Faenbouh】Dingzlai hwnj youq gwnz rin henz rij roxnaeuz nyefaex lajndoeng. Guengjsae gak dieg cungj hwnj miz，guek raeuz cangzgyangh baihnamz doxroengz daengj sengj gih caeuq baihbaek daengz Sanjsih Sengj caemh hwnj miz.

【Gij Guhyw Ywcuengh】

Giz guhyw　Daengx go.

Singqfeih　Damh、loq haemz，liengz.

Goeng'yungh　Doeng lohlungz、lohhuj，siu ndatdoeg，cawz cumxdoeg，liengzlwed dingzlwed，siu foegin. Ndaej yw dungx in，ndokraek，fatvangh，mazmbangj，Lohnyouh ganjyenj，laemx doek deng sieng，linzbah gezyenz，ngwz haeb.

Danyw　（1）Fatvangh，mazndang：Giemqcaetsing 5 gwz，gaeuhohdu、daujsuijlenz vahenj、gocaetdoh gak 15 gwz，go'ietnyinz 10 gwz，cienq raemx gwn.

（2）Laemx doek deng sieng，ndokraek：Giemqcaetsing、dungzcon、vuengzgae、danggvi、go'byaeknok gak 20 gwz，hoengzva 10 gwz，rag coenggemq 30 gw，itheij numienz，laeujhaeux caujndat oep dieg sieng.

（3）Lohnyouh ganjyenj：Giemqcaetsing 10 gwz，gogimzgungq、ragsahsangh gak 20 gwz，cienq raemx gwn.

异叶地锦

【药 材 名】异叶爬山虎。

【别　　名】爬山虎、上树蜈蚣、上竹龙、单吊根。

【来　　源】葡萄科植物异叶地锦 *Parthenocissus dalzielii* Gagnep.。

【形态特征】木质攀缘藤本。卷须 5~8 分枝。叶二型，幼枝上为单叶，叶片卵圆形，不分裂，较小，长 3~7 cm，宽 2~5 cm，边缘具疏锯齿；老枝或花枝上的叶为三出复叶，叶柄长 5~20 cm；中间小叶长椭圆形，长 6~21 cm，宽 3~8 cm，顶端渐尖，基部楔形，侧生小叶斜卵形，长 5.5~19.0 cm，宽 3.0~7.5 cm。聚伞花序顶生或与叶对生，花蕾长 2~3 mm；花 5 基数或 4 基数；花萼碟形；花瓣倒卵状椭圆形。浆果近球形，熟时紫黑色，直径 0.8~1.0 cm；种子 1~4 粒，倒卵形。花期 5~7 月，果期 7~11 月。

【生境分布】生于石山上、园边坡地，爬在岩石上或树上，现多有栽培。广西南宁、横县、上林、龙州、融水、桂林、全州、兴安、灌阳、龙胜、资源、苍梧、上思、贵港、桂平、容县、田林、隆林、天峨、金秀等地有分布，国内大部分省区有分布。

【壮医药用】

药用部位　根、叶。

性味　酸，温。

功用　清热毒，解蛇毒，收敛生肌。用于额哈（毒蛇咬伤），呗脓（痈肿），夺扼（骨折），产呱腊胴尹（产后腹痛）。

附方　（1）夺扼（骨折）：异叶爬山虎叶、飞龙掌血各 15 g，金不换 10 g，骨碎补、红藤草各 30 g，水煎服。

（2）产呱腊胴尹（产后腹痛）：异叶爬山虎根 15 g，田七 5 g，黄花倒水莲 30 g，土鸡半只，水炖，食肉喝汤。

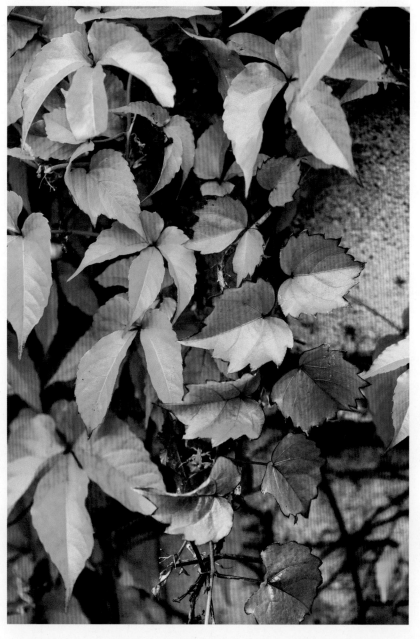

Gaeubinzciengz

〖 Cohyw 〗 Gaeubinzciengz.

〖 Coh'wnq 〗 Gaeuraihbya、gosangsuvuzgungh、gosangcuzlungz、godanhdiugwnh.

〖 Goekgaen 〗 Dwg gaeubinzciengz doenghgo buzdauzgoh.

〖 Yienghceij Daegdiemj 〗 Dwg gogaeufaex raih. Mumhgienj faen 5~8 nye. Mbaw miz song yiengh, gwnz nyenomj dwg mbaw dog, mbaw luenz lumj gyaeq, mbouj seg, haemq iq, raez 3~7 lizmij, gvangq 2~5 lizmij, henzbien miz heujgawq mbang ; gij mbaw nyegeq roxnaeuz gwnz nyeva dwg byai nye miz sam mbawlwg, gaenqmbaw raez 5~20 lizmij ; mbawlwg cungqgyang luenzbomj raez, raez 6~21 lizmij, gvangq 3~8 lizmij, byai ciemh soem, gizgoek yiengh sotsoenj, mbawlwg maj henz luenz lumj gyaeq mat, raez 5.5~19.0 lizmij, gvangq 3.0~7.5 lizmij. Foengqva lumj comzliengj maj gwnzdingj roxnaeuz caeuq mbaw maj doxdoiq, valup raez 2~3 hauzmij ; gijva gak bouhfaenh soqgoek dwg 5 roxnaeuz 4 ; byakva lumj deb ; limqva luenzbomj lumj gyaeq dauqdingq. Makraemx luenz lumj giuz, mwh cingzsug saek ndaem'aeuj, cizging 0.8~1.0 lizmij ; ceh miz 1~4 naed, luenz lumj gyaeq dauqdingq. 5~7 nyied haiva, 7~11 nyied dawzmak.

〖 Diegmaj Faenbouh 〗 Maj youq gwnz bya、diegbo henz suen, bin youq gwnz rinbya roxnaeuz gwnz faex, seizneix dingzlai dwg ndaem. Guengjsae Nanzningz、Hwngzyen、Sanglinz、Lungzcouh、Yungzsuij、Gveilinz、Cenzcouh、Hingh'anh、Gvanyangz、Lungzswng、Swhyenz、Canghvuz、Sangswh、Gveigangj、Gveibingz、Yungzyen、Denzlinz、Lungzlinz、Denhngoz、Ginhsiu daengj dieg neix miz, guek raeuz dingzlai sengj gih caemh miz.

〖 Gij Guhyw Ywcuengh 〗

Giz guhyw　Rag、mbaw.

Singqfeih　Soemj, raeuj.

Goeng'yungh　Siu doegndat, gaij gij doeg duzngwz, souhob maj noh. Aeu daeuj yw ngwz haeb, baeznong, ndokraek, sengsanj gvaq laj dungx in.

Danyw （1）Ndokraek : Mbaw gaeubinzciengz、gomakmanh gak 15 gwz, maengzbaegmbouj 10 gwz, gofwngzmaxlaeuz、rumgaeuhoengz gak 30 gwz, cienq raemx gwn.

（2）Sengsanj gvaq laj dungx in : Rag gaeubinzciengz 15 gwz, godenzcaet 5 gwz, swnjgyaeujhenj 30 gwz, gaeqdoj buenq duz, aeuq le gwn noh ndoet dang.

六
画

异色山黄麻

【药 材 名】山黄麻。

【别　　名】九层麻、麻木、下格木、麻络木、水麻。

【来　　源】榆科植物异色山黄麻 *Trema orientalis*（L.）Blume。

【形态特征】常绿小乔木，高可达 8 m。叶背、叶柄及小枝均被短而贴生的柔毛。树皮浅灰色至深灰色，平滑或老干具浅裂缝。单叶互生，卵圆形至卵状披针形，长 7~18 cm，宽 2.5~9.0 cm，先端长渐尖，基部心形，多偏斜，边缘具细锯齿，两面异色，干时叶面淡绿色或灰绿色，叶背灰白色或淡绿灰色，基出脉 3 条；叶柄长 0.4~1.0 cm。聚伞花序成对腋生，花序常稍长于叶柄；雄花花序长 1.8~3.5 cm，雄花直径 1.5~2.0 mm，几无梗，花被片 5 枚，雄蕊 5 枚，退化雌蕊倒卵状圆锥形；雌花花序长 1.0~2.5 cm，雌花具梗，花被片 4~5 枚。核果卵圆形，稍压扁，直径 3~4 mm，果柄长 2~5 mm，黑色，具宿存的花被；种子阔卵珠状。花期 3~6 月，果期 6~11 月。

【生境分布】生于山谷开旷的较湿润林中或山坡灌木丛中。广西各地均有分布，台湾、广东、海南、贵州、云南等省区也有分布。

【壮医药用】

药用部位　根、叶。

性味　根：辣，平。叶：苦、辣，平。

功用　根：调龙路、火路，消肿痛，止血。用于林得叮相（跌打损伤），腊胴尹（腹痛）。

叶：祛风毒，透疹，调谷道，消食止泻。用于麻疹透发不畅，东郎（食滞），屙泻（泄泻），林得叮相（跌打损伤）。

附方　（1）东郎（食滞）：山黄麻叶 12 g，白花丹叶 3 g，糯米 150 g，共研末，制成糍粑，蒸熟食。

（2）林得叮相（跌打损伤）：山黄麻根皮、灵香草各 12 g，水煎服。

（3）腊胴尹（腹痛）：山黄麻根 15 g，茅莓根 30 g，吴茱萸 6 g，水煎服。

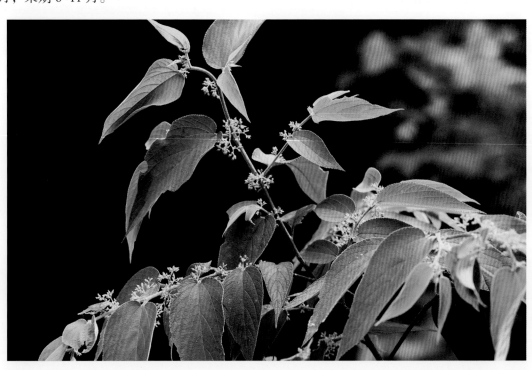

Gomazbya

〔Cohyw〕 Gomazbya.

〔Coh'wnq〕 Goujcaengmaz、faexmaz、faexgwzlaj、faexlozmaz、mazraemx.

〔Goekgaen〕 Dwg gomazbya doenghgo yizgoh.

〔Yienghceij Daegdiemj〕 Gofaex iq ciengz heu，sang ndaej daengz 8 mij. Laeng mbaw、gaenqmbaw caeuq nye iq cungj miz bwn'unq dinj nem maj. Naeng faex mongdamh daengz monglaep，ngaeuzngub roxnaeuz laux roz le miz rizceg feuh. Mbaw dog maj doxca，yiengh gyaeqluenz daengz byai menh soem lumj gyaeq，raez 7~18 lizmij，gvangq 2.5~9.0 lizmij，byai raez menh soem，goek lumj sim，benjmat lai，henzbien miz heujgawq saeq，song mbiengj gag saek，roz le mbaw heudamh roxnaeuz heumong，laeng mbaw haumong roxnaeuz heumongdamh，goek ok meg 3 diuz；gaenqmbaw raez 0.4~1.0 lizmij. Mauhva baenz doiq comz liengj maj eiq，yupva ciengz raez gvaq gaenqmbaw；duj vaboux raez 1.8~3.5 lizmij，hung 1.5~2.0 hauzmij，gyawj mij gaenq，mbaw miz mbaw 5 diuz，simva boux 5 diuz，sim vameh yienghgyaeq dauqbyonj luenzsoem doiqva；duj vameh raez 1.0~2.5 lizmij，vameh miz gaenq，va miz mbaw 4~5 diuz. Cehmak luenzgyaeq，miz di yazbenj，hung 3~4 hauzmij，gaenzmak raez 2~5 hauzmij，ndaem，miz supyouq naengva；ceh gvangq luenzcawgyaeq. 3~6 nyied haiva，6~11 nyied dawzmak.

〔Diegmaj Faenbouh〕 Maj youq ndaw lueg gvangq ndaw ndoeng haemq cumx roxnaeuz ndaw faexcaz gwnz ndoi. Guengjsae gak dieg cungj miz，guek raeuz Daizvanh、Guengjdoeng、Haijnanz、Gveicouh、Yinznanz daengj sengj gih neix caemh miz.

〔Gij Guhyw Ywcuengh〕

Giz guhyw　Rag、mbaw.

Singqfeih　Rag：Manh，bingz. Mbaw：Haemz、manh，bingz.

Goeng'yungh　Rag：Diuz lohlungz、lohhuj，siu gawhin，dingz lwed. Ndaej yw laemx doek deng sieng，laj dungx in.

Mbaw：Siu fungdoeg，ok cinj，diuz roenhaeux，siu dungx dingz siq. Ndaej yw mazcinj ok mbouj liux，dungx raeng，oksiq，laemx doek deng sieng.

Danyw （1）Dungx raeng：Mbaw gomazbya 12 gwz，mbaw bwzvahdanh 3 gwz，haeuxcid 150 gwz，caez nienj muz，guh baenz ceiz，naengj cug gwn.

（2）Laemx doek deng sieng：Naengrag gomazbya、lingzyanghcauj gak 12 gwz，cienq raemx gwn.

（3）Laj dungx in：Rag gomazbya 15 gwz，rag hazmoiz 30 gwz，nguzcazlad 6 gwz，cienq raemx gwn.

异型南五味子

【药 材 名】梅花钻。

【别　　名】广西海风藤、大饭团、风藤、红吹风、海风藤。

【来　　源】五味子科植物异型南五味子 *Kadsura heterocltia*（Roxb.）Craib。

【形态特征】常绿木质大藤本。嫩枝褐色，老茎栓皮层松而厚，内皮红色，清香。叶互生，纸质，卵状椭圆形至阔椭圆形，长 8~17 cm，宽 3.0~8.5 cm，先端渐尖，基部钝形或稍急尖，全缘或具小齿；叶柄长 0.5~2.5 cm。花淡黄色，单生于叶腋；雄花花被 11~15 枚，4~5 轮排列，最外面的 2~5 枚呈长圆状三角形，长 0.1~0.7 mm，内面的椭圆形至倒卵形，长 0.8~1.6 cm，最内数片稍退化；雄蕊 35~60 枚，6~10 轮排列；雌花花被与雄花相似，雌蕊群由 30~55 枚心皮组成，4~6 轮排列；柱头盾状，膜质。聚合果近球形，直径 2.5~5.0 cm，外果皮肉质。花期 5~8 月，果期 8~12 月。

【生境分布】多生于林谷中。广西主要分布于靖西、宁明、金秀、苍梧、全州等地，云南、贵州、广东等省也有分布。

【壮医药用】

药用部位　根、藤茎。

性味　苦、辣，温。

功用　调火路、龙路，祛风毒，消肿痛。用于发旺（痹病），夺扭（骨折），胴尹（胃痛），腊胴尹（腹痛），京尹（痛经），林得叮相（跌打损伤），麻邦（偏瘫）。

附方　（1）发旺（痹病）：梅花钻、大钻、铁钻各 15 g，四方钻、伸筋草、小钻各 10 g，水煎外洗。

（2）夺扭（骨折）：梅花钻、小叶麻骨风叶、寄生、当归、红花各 10 g，猴姜、小叶榕树叶各 30 g，川续断 15 g，捣烂酒炒热敷患处。

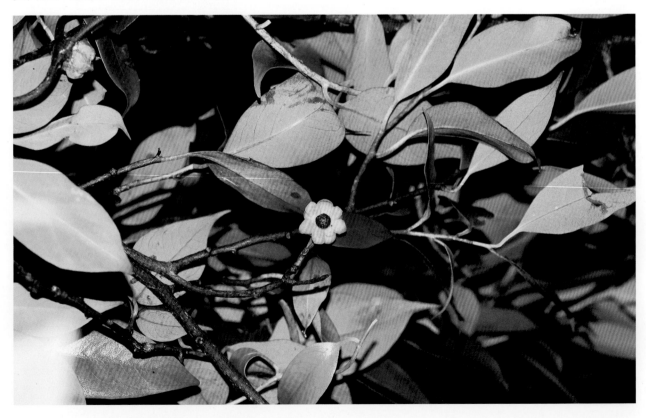

Gaeudonj

〖 Cohyw 〗 Gaeudonj.

〖 Coh'wnq 〗 Guengjsae haijfungdwngz、dafandonz、funghdwngz、hungzcuihfungh、haijfunghdwngz.

〖 Goekgaen 〗 Dwg gaeudonj doenghgo vujveiswjgoh.

〖 Yienghceij Daegdiemj 〗 Go gaeu hung baenz faex ciengzseiz heu. Nyeoiq saek henjgeq，caengz faexunq ganjgeq de mboeng cix na，naeng baihndaw saek hoengz，homsien. Mbaw doxcah，gyajceij，lumj gyaeq luenzbomj daengz mbaw gvangq luenzbomj，raez 8~17 lizmij，gvangq 3.0~8.5 lizmij，byai ciemh soem，goek bumx roxnaeuz loq soem gaenj，bienlawx roxnaeuz miz heuj saeq；ganj mbaw raez 0.5~2.5 liozmij. Va henjoiq，gag maj youq eiqmbaw；vaboux gij iemjva、mauhva de 11~15 diuz，baiz 4~5 gvaengx，ceiq baihrog 2~5 diuz de samgak luenzraez，raez 0.1~0.7 hauzmij，mienh baihndaw luenzbomj daeng lumj gyaeq dauqdingq，raez 0.8~1.6 lizmij，ceiq dauqndaw mi lai limq loq doiqvaq；sim vaboux 35~60 diuz，baiz 6~10 gvaengx；vameh gij iemjva mauhva de caeuq vaboux doxdoengz，bog sim vameh youz 30~55 diuz simnaeng gyoebbaenz，baiz 4~6 gvaengx；gyaeujsaeu lumj dunbaiz，mbang lumj i. Mak doxcomz daihgaiq lumj giuz，cizging 2.5~5.0 lizmij，naengmak rog noh. 5~8 nyied haiva，8~12 nyied dawzmak.

〖 Diegmaj Faenbouh 〗 Haujlai dwg hwnj youq ndaw lueng ndoengfaex. Guengjsae dingzlai you laeng Cingsih、Ningzmingz、Ginhsiu、Canghvuz、Cenzcouh daengj dieg neix hwnj miz，guek raeuz Yinznanz、Gveicouh、Guengjdoeng daengj sengj neix caemh hwnj miz.

〖 Gij Guhyw Ywcuengh 〗

Giz guhyw   Rag、ganjgaeu.

Singqfeih   Haemz、manh，raeuj.

Goeng'yungh   Diuz lohhuj、lohlungz，cawz fungdoeg，siu foeg'in. Yungh youq fatvangh，ndokraek，dungx in，laj dungx in，dawzsaeg in，laemx doek deng sieng，naujcungfungh.

Danyw （1）Fatvangh：Gaeudonj、gaeucuenqhung、dezcon gak 15 gwz，swfanghcon、yum'ietnyinz、aeucuenqiq gak 10 gwz，cienq raemx daeuj sab.

（2）Ndokraek：Gaeudonj、mbawiq gaeuhohdu、gosiengz、danghgveih、vahoengz gak 10 gwz，hingmaxlaeuz、mbawreiz gak 30 gwz，conhduen 15 gwz，dub yungz aeu laeuj caeuq cauj ndat oep mwnqsien.

六画

阳桃

【药 材 名】杨桃。

【别 名】五棱果、羊桃。

【来 源】酢浆草科植物阳桃 *Averrhoa carambola* L.。

【形态特征】常绿小乔木，高可达 12 m。树皮暗灰色，分枝甚多。奇数羽状复叶，互生，长10~20 cm；小叶 5~13 片，卵形或椭圆形，长3~7 cm，宽 2.0~3.5 cm；花小，微香，数朵组成聚伞花序或圆锥花序，生于叶腋或枝干上，花枝和花蕾深红色；萼片 5 枚；花瓣略向背面弯卷，背面淡紫红色，边缘色较淡，有时为粉红色或白色；雄蕊5~10 枚。浆果肉质，下垂，长 5~8 cm，淡绿色或蜡黄色，具 5 棱，偶具 6 棱或 3 棱，横切面呈星芒状；种子黑褐色。花期 4~12 月，果期 7~12 月。

【生境分布】生于路旁、疏林和庭园中。广西分布于东南部、南部至西南部地区，广东、福建、台湾、云南等省区也有栽培。

【壮医药用】

药用部位 根皮、叶、果实。

性味 根皮、叶：涩，平。果实：甜、酸，凉。

功用 根皮：通谷道，清热毒，除湿毒，涩精止带。用于喯疳（疳积），胴尹（胃痛），发旺（痹病），隆白呆（带下），漏精（遗精）。

叶：利水道，清热毒，除湿毒。用于肉扭（淋证），呗脓（痈肿），漆过敏，麦蛮（风疹），阴道滴虫。

果实：调气道，清热毒，生津。用于风热埃病（咳嗽），干咳，尿路结石，口疮（口腔溃疡），热病口渴，酒醉。

附方 （1）风热埃病（咳嗽），干咳：杨桃、南沙参、淡竹叶、鱼腥草各 10 g，红糖适量，水煎服。

（2）口疮（口腔溃疡），尿路结石：杨桃 10 g，狗尾巴草、木贼各 20 g，海金沙藤 15 g，水煎服。

（3）喯疳（疳积）：杨桃根 10 g，蚂蝗七 3 g，水煎取汁，蒸瘦猪肉食用。

（4）漆过敏，麦蛮（风疹）：杨桃叶 100 g，水煎外洗，每日 2 次。

Makfiengz

【 Cohyw 】 Makfiengz.

【 Coh'wnq 】 Makhajlimq、makfiengz.

【 Goekgaen 】 Dwg gomakfiengz doenghgo gosoemjmeiqgoh.

【 Yienghceij Daegdiemj 】 Dwg gofaex heu baenz bi， sang ndaej daengz 12 mij. Naengfaex saekmong， faennye haemq lai. Mbawfaex dansoq lai mbaw lumj yiengh fwed， maj doxciep， raez 10~20 lizmij ; mbaw iq 5~13 mbaw， yiengh lumj aen'gyaeq roxnaeuz yiengh luenzgyaeq， raez 3~7 lizmij， gvangq 2.0~3.5 lizmij ; va iq， loq rang， lai duj gyoebbaenz vahsi comzliengj roxnaeuz vahsi yenzcuih， maj goek mbaw roxnaeuz maj youq gwnz nga， nyeva roxnaeuz valup saek hoengzndaem ; iemjva 5 dip ; limqva loq gienj coh mienh baihlaeng， mienh baihlaeng saek aeujhoengz mong， bien mbaw saek loq damh， miz seiz dwg saek hoengzmaeq roxnaeuz saekhau ; simva boux 5~10 diuz. Maknoh na youh unq， duengh doxroengz， raez 5~8 lizmij， saekheuoiq roxnaeuz saekhenj lumj lab， miz 5 limq， saek seiz miz 6 limq roxnaeuz 3 limq， mienhraemj duenh baenz gij rongh ndaundeiq ; ceh saek henjgeq ndaem. 4~12 nyied haiva， 7~12 nyied dawzmak.

【 Diegmaj Faenbouh 】 Maj youq henz roen、ndaw ndoeng cax caeuq ndaw suen. Guengjsae faenbouh youq baihunghnanz、baihnanz daengz baihsaenamz， guek raeuz Guengjdoeng、Fuzgen、Daizvanh、Yinznanz daengj sengj gih hix ndaem miz.

【 Gij Guhyw Ywcuengh 】

Giz guhyw　Naengfaex、mbaw、mak.

Singqfeih　Naengfaex、mbaw：Saep， bingz. Mak：Van、soemj， liengz.

Goeng'yungh　Naengfaex：Doeng roenhaeux， cing doeghuj， cawz doegcumx， rae laeuh gvaqbouh， begdaiq daiq lai. Aeu daeuj yw baenzgam， dungx in， fatvangh， roengzbegdaiq， laeuhrae.

Mbaw：Leih roenraemx， cing doeghuj， cawz doegcumx. Aeu daeuj yw nyouhniuj， baeznong， youzcaet gominj， funghcimj， conghced miz nengz.

Mak：Diuz roenheiq， cing doeghuj， hwnj myaiz. Aeu daeuj yw fung hwngq baenzae， aehoengq， lohnyouh gietrin， baezbak， binghhwngq hozhawq， laeujfiz.

Danyw　（1）Fung hwngq baenzae， aehoengq：Makfiengz、sahswnh、mbawdan、caekvaeh gak 10 gwz， dangznding dingz ndeu， cienq raemx gwn.

（2）Baezbak， lohnyouh gietrin：Makfiengz 10 gwz， goriengma、godaebdoengz gak 20 gwz， gaeu rumseidiet 15 gwz， cienq raemx gwn.

（3）Baenzgam：Rag makfiengz 10 gwz， gomajvangzciz 3 gwz， dwk raemx cienq aeu raemx， naengj nohcing gwn.

（4）Youzcaet gominj， funghcimj：Mbaw makfiengz 100 gwz， cienq raemx swiq baihrog， moix ngoenz 2 baez.

375

六画

阴香

【药 材 名】阴香。

【别　　名】假桂树、小桂皮、山玉桂、假玉桂、香胶叶、野桂皮、土肉桂、美中吞。

【来　　源】樟科植物阴香 Cinnamomum burmannii（Nees et T. Nees）Blume。

【形态特征】乔木。树皮光滑，灰褐色，内皮红色，味似肉桂。枝条纤细。叶互生或近对生，长圆形或长椭圆状披尖形，长 5.5~10.5 cm，宽 2~5 cm，先端短渐尖，两面无毛，具离基三出脉，中脉及侧脉在下面十分凸起；叶柄长 0.5~1.2 cm。圆锥花序腋生或近顶生，比叶短，长 2~6 cm，少花，疏散，密被灰白微柔毛，最末分枝为 3 花的聚伞花序。花绿白色。花被内外两面密被灰白微柔毛，花被筒短小，花被裂片卵圆形。能育雄蕊 9 枚。果卵球形，长约 0.8 cm，宽 0.5 cm；果托长 0.4 cm，顶端宽 0.3 cm，具齿裂，齿顶端平截。花期秋冬季，果期冬末及春季。

【生境分布】生于疏林、密林、灌木丛中或溪边路旁。广西主要分布于南宁、柳州、桂林、梧州、玉林等地，广东、云南、福建等省也有分布。

【壮医药用】

药用部位　根、树皮、叶。

性味　辣、微甜，温。

功用　调谷道，通龙路、火路，消肿痛，祛寒毒。根用于胴尹（胃痛），胃胀，屙泻（泄泻），呗叮（疔）；树皮用于屙泻（泄泻），胴尹（胃痛），发旺（痹病），林得叮相（跌打损伤）；叶用于屙泻（泄泻），腊胴尹（腹痛），寒结肿痛。

附方　（1）胴尹（胃痛）：①阴香根 12 g，毛蒟 15 g，水煎服。②阴香根、九里香、两面针各 10 g，水煎服。

（2）发旺（痹病）：阴香树皮、威灵仙、杜仲藤各 15 g，水煎服。

（3）林得叮相（跌打损伤）：阴香树皮、大罗伞、鸡血藤各 15 g，水煎服。

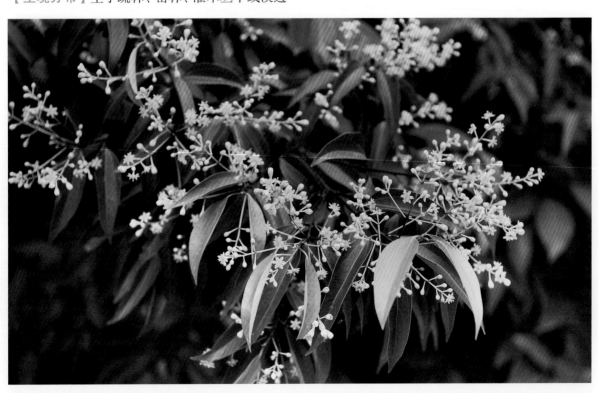

Faexcungdwnh

【Cohyw】Faexcungdwnh.

【Coh'wnq】Go'gviqgyaj、naenggviqiq、nyuggviqndoeng、nyuggviqgyaj、mbawranggau、naenggviqndoeng、go'gviqdoj、meijcunghdunh.

【Goekgaen】Dwg faexcungdwnh doenghgo faexcuenggoh.

【Yienghceij Daegdiemj】Cungj faex sang. Naengfaex wenjngaeuz，saek henjmong，naeng baihndaw hoengz，gij feihdauh lumj go'gviq. Gij nye iqetet. Mbaw maj doxcah roxnaeuz gaenh doxdoiq，luenzraez roxnaeuz luenzbomj raez byai ciemh soem，raez 5.5~10.5 lizmij，gvangq 2~5 lizmij，byai dinj ciemh soem，song mienh mij bwn，miz sam sai meg，meg gyang caeuq meghenz youq mienh baihlaj doed ndaej youqgaenj；ganj mbaw raez 0.5~1.2 lizmij. Vagyaeuj soemluenz maj eiq roxnaeuz gaenh maj byai，beij mbaw dinj，raez 2~6 lizmij，va noix，loq mbang，miz haujlai bwn biegmong cix loq yungz，cuiq gatsat faennye de dwg gij va comzliengj 3 va. Saekva biegheu. Iemjva mauhva ndawrog songmienh miz haujlai bwn biegmong cix loq yungz，iemjva mauhva doengz dinjde t，limqreg luenzgyaeq. Ndaej fat simboux 9 naed. Mak luenzgyaeq，raez daihgaiq 0.8 lizmij，gvangq 0.5 lizmij；makhot raez 0.4 lizmij raeuj gai gvangq 0.3 lizmij. Miz nyazreg，byaingaz gatbingz. Seizcou、seizdoeng haiva，satdoeng dem seizcin dawzmak.

【Diegmaj Faenbouh】Hwnj youq ndaw ndoengfaex cax、ndoengfaex maed、ndaw cumhcaz roxnaeuz henz rij henz roen. Guengjsae dingzlai youq Nanzningz、Liujcouh、Gveilinz、Vuzcouh、Yilinz daengj dieg neix hwnj miz，guek raeuz Guengjdoeng、Yinznanz、Fuzgen daengj sengj neix caemh hwnj miz.

【Gij Guhyw Ywcuengh】

Giz guhyw　Rag、naengfaex、mbaw.

Singqfeih　Manh、loq van，raeuj.

Goeng'yungh　Diuzleix roenhaeux，hawj lohlungz、lohhuj naej doeng，naej siu foeg'in，cawz liengzdoeg. Gij rag yungh youq dungx in，dungx raeng，oksiq，baeznengz；gij naeng yungh youq oksiq，dungx in，fatvangh，laemx doek deng sieng；gij mbaw yungh youq oksiq，laj dungx in，nit baenz foegin.

Danyw　（1）Dungx in：① Rag faexcungdwnh 12 gwz，mauzgij 15 gwz，cienq raemx gwn. ② Rag cungdwnh、giulijyangh、liengjmencinh gak 10 gwz，cienq raemx gwn.

（2）Fatvangh：Naeng faexcungdwnh、veihlingzsenh、rag ducung gak 15 gwz，cienq raemx gwn.

（3）Laemx doek deng sieng：Naeng faexcungdwnh、goyahsang、gaeu lwedgaeq gak 15 gwz，cienq raemx gwn.

六画

观音草

【药材名】山蓝。

【别　名】红蓝、红丝线。

【来　源】爵床科植物观音草 Peristrophe bivalvis（L.）Merr.。

【形态特征】多年生草本，高可达 1m。枝多数，交互对生，具 5 条或 6 条钝棱和同数的纵沟，小枝被褐红色柔毛。叶对生；叶片卵形或披针状卵形，长 3.0~7.5 cm，宽 1.5~3.0 cm，干时黑紫色，嫩叶两面均被柔毛，老时上面渐无毛；叶柄长约 5 mm。聚伞花序腋生或顶生，由 2 个或 3 个头状花序组成；总苞片 2~4 枚，阔卵形、卵形或椭圆形，被柔毛；花萼长 4.5~5.0 mm，裂片披针形，被柔毛；花冠粉红色，长 3~5 cm，被短柔毛，花冠筒直，上唇阔卵状椭圆形，顶端微缺，下唇长圆形，浅 3 裂；雄蕊伸出，花丝被柔毛；柱头 2 裂。蒴果长约 1.5 cm，被柔毛。花期冬春季。

【生境分布】生于草坡或丛林间。广西各地均有分布，海南、广东、湖南、湖北、福建、江西、江苏、上海、贵州、云南等省市也有分布。

【壮医药用】

药用部位　全草。

性味　微甜、淡，凉。

功用　清热毒，止血，消肿痛。用于钵痨（肺结核），唉勒（咯血），黄标（黄疸），林得叮相（跌打损伤）。

注　孕妇慎服。

附方　（1）唉勒（咯血）：山蓝、土人参、扶芳藤、大叶紫珠各 20 g，水煎服。

（2）黄标（黄疸）：山蓝 15 g，水煎服。

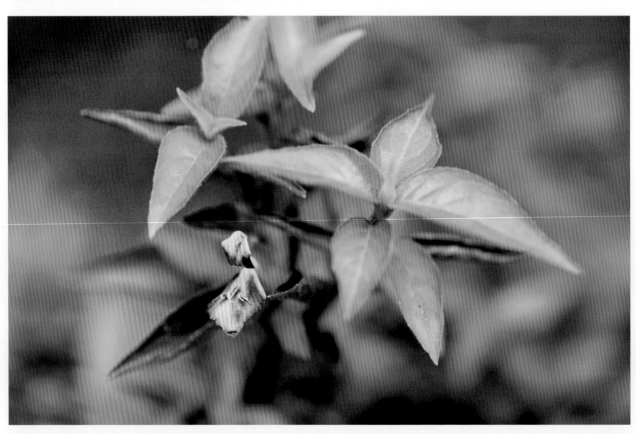

Go'gyaemq

〖 Cohyw 〗 Go'gyaemq.

〖 Coh'wnq 〗 Go'gyaemq、gomaeseihoengz.

〖 Goekgaen 〗 Dwg go'gyaemq doenghgo cozcangzgoh.

〖 Yienghceij Daegdiemj 〗 Dwg go'nywj maj lai bi, ndaej sang daengz 1 mij. Nye lai, doxlwnz maj doxdoiq, miz 5 diuz roxnaeuz 6 diuz limqmwt caeuq luengqsoh doengz lai, nye miz bwn'unq saek hoengzndaem. Mbaw maj doxdoiq；mbaw yiengh lumj aen'gyaeq roxnaeuz yiengh longzcim lumj aen'gyaeq, raez 3.0~7.5 lizmij, gvangq 1.5~3.0 lizmij, hawq le saek aeujndaem, mbawoiq song mbiengj cungj miz bwn'unq, geq le baihgwnz menhmenh mbouj miz bwn；gaenqmbaw raez daihgaiq 5 hauzmij. Vahsi comz liengj maj cingcuj maj goekmbawroxnaeuz gwnzdingj, youz 2 aen roxnaeuz 3 aen vahsi lumj aen'gyaeuj gyoebbaenz；mbawvalup 2~4 mbaw, yiengh lumj aen'gyaeq gvangq、lumj aen'gyaeq roxnaeuz yienghbomj, miz bwn'unq；iemjva raez 4.5~5.0 hauzmij, mbawveuq yiengh longzcim, miz bwn'unq；mauhva saek hoengzmaeq, raez 3~5 lizmij, miz bwn'unq dinj, doengzmauhva soh, naengbak gwnz lumj aen'gyaeq gvangq yienghbomj, gwnzdingj loq veuq, naengbak laj yiengh luenzraez, 3 veuq feuh；simva boux iet ok, seiva miz bwn'unq；gyaeujsaeu veuq guh song. Makdek raez daihgaiq 1.5 lizmij, miz bwn'unq. Cawzdoeng、cawzcin haiva.

〖 Diegmaj Faenbouh 〗 Maj youq bo'nywj roxnaeuz ndaw ndoeng. Guengjsae gak dieg cungj miz faenbouh, guek raeuz Haijnanz、Guengjdoeng、Huznanz、Huzbwz、Fuzgen、Gyanghsih、Gyanghsuh、Sanghaij、Gveicouh、Yinznanz daengj sengj si hix miz faenbouh.

〖 Gij Guhyw Ywcuengh 〗

Giz guhyw   Daengx go.

Singqfeih   Loq van、damh、liengz.

Goeng'yungh   Cing doeghuj, dingz lwed, siu foeg dingz in. Yungh daeuj yw bwtlauz, aelwed, vuengzbiu, laemx doek deng sieng.

Cawq   Mehmizndang siujsim gwn.

Danyw （1）Aelwed：Go'gyaemq、gocaenghnaengh、gaeundaux、ruklaeujhungz gak 20 gwz, cienq raemx gwn.

（2）Vuengzbiu：Go'gyaemq 15 gwz, cienq raemx gwn.

买麻藤

【药 材 名】麻骨风。

【别　　名】大节藤、白钻、接骨藤、果米藤、倪藤。

【来　　源】买麻藤科植物买麻藤 *Gnetum montanum* Markgr.。

【形态特征】常绿木质藤本，高可超过 10 m。小枝圆，光滑。单叶对生，叶矩圆形，长 10~25 cm，宽 4~11 cm，先端具短钝尖头，叶柄长 0.8~1.5 cm。雄球花序一至二回三出分枝，长 2.5~6.0 cm，总梗长 0.6~1.2 cm，雄球花穗圆柱形，具 13~17 轮环状总苞，花开时多向外开展，每轮环状总苞内有雄花 25~35 枚，假花被稍肥厚呈盾形筒，花穗上端具少数不育雌花排成一轮；雌球花序侧生老枝上，单生或数序丛生，总梗长 2~3 cm，主轴细长，有 3~4 对分枝，雌球花穗成熟时长 10 cm，每轮环状总苞内有雌花 5~8 枚。种子矩圆形，长 1.5~2.0 cm，直径 1~1.2 cm，成熟时黄褐色或红褐色，光滑。花期 6~7 月，种子 8~9 月成熟。

【生境分布】生于森林中，缠绕于树上。广西主要分布于马山、上林、宾阳、永福、上思、平南、桂平、容县、博白、百色、德保、靖西、那坡、田林、隆林、南丹、天峨、罗城、环江、巴马、都安、象州、金秀、宁明、龙州等地，广东、云南等省也有分布。

【壮医药用】

药用部位　全株。

性味　苦，微温。

功用　调龙路、火路，祛风毒，除湿毒，接骨。用于发旺（痹病），林得叮相（跌打损伤），核尹（腰痛），关节痛，麻抹（肢体麻木），夺扼（骨折），东郎（食滞），胴尹（胃痛）。

附方　（1）发旺（痹病）：①麻骨风、大钻、小钻、倒扣草各 10 g，九节风、枫荷桂各 12 g，水煎内服兼外洗。②麻骨风 10 g，两面针 20 g，铁凉伞、半枫荷各 15 g，煲猪筒骨食。

（2）林得叮相（跌打损伤），夺扼（骨折）：麻骨风、水泽兰各 10 g，土茵陈 15 g，小驳骨、松树叶各 20 g，捣烂酒炒热敷患处，3 天一换。

（3）关节痛，麻抹（肢体麻木）：麻骨风、千年健、扁担藤、红鱼眼、丢了棒、红花青藤各 15 g，两面针 10 g，水煎服。

Gaeuhohdu

【Cohyw】Mazguzfungh.

【Coh'wnq】Gaeu hohhung、bwzcon、gaeu ciepgoet、gaeu gojmij、gaeuniz.

【Goekgaen】Dwg gaeuhohdu doenghgo gaeuhohdugoh.

【Yienghceij Daegdiemj】Cungj gaeu baenz faex sikseiq heu de，ndaej sang daengz 10 mij doxhwnj. Nye iq luenz，wenjngaeuz. Mbaw dog majdoiq，mbaw luenzgak，raez 10~25 lizmij，gvangq 4~11 lizmij，byaimbaw gyaeusoem dinjbumj，ganjmbaw raez 0.8~1.5 lizmij. Gyaeujva boux 1~2 mbaw samhot faen nye，raez 2.5~6.0 lizmij，ganj hung raez 0.6~1.2 lizmij，riengzboux luenzsaeu，miz 13~17 lup valup hung baenz gvaengx de，haiva seiz cungj iet rog dingzlai，moix gvaengx lup vahung ndaw de miz vaboux 25~35 naed，gij iemjva mauhva de loqna baenz gyongj yiengh lumj dun，gwnz riengzva de miz loqnoix vameh mbou fat de bai baenz gvaengx ndeu；gyaeujva vameh majhenz gwn nye geq，majdog roxnaeuz soqlied majdaengj，ganj hung raez 2~3 lizmij，diuz sug saeq raez，miz 3~4 doiq faen nye，riengz vameh cingzsug le raez 10 limij，moix gvaengx lup vahung ndaw de miz vameh 5~8 naed；gij ceh luenzgak，raez 1.5~2.0 lizmij，cizging 1.0~1.2 lizmij，ceh cingzsug le saek henjgeq roxnaeuz henjgeq hoegz，wenj. 6~7 nyied haiva，gij ceh 8~9 nyied cingzsug.

【Diegmaj Faenbouh】Hwnj youq ndaw ndoengfaex，heux youqg wnzfaex. Guengjsae dingzlai youq laeng Majsanh、Sanglinz、Binhyangz、Yungjfuz、Sangswh、Bingznanz、Gveibingz、Yungzyen、Bozbwz、Bwzswz、Dwzbauj、Cingsih、Nazboh、Denzlinz、Lungzlinz、Nanzdanh、Denhngoz、Lozcwngz、Vanzgyangh、Bahmaj、Duh'anh、Siengcouh、Ginhsiu、Ningzmingz、Lungzcouh daengj dieg neix hwnj miz，guek raeuz Guengjdoeng、Yinznanz daengj sengj neix caemh hwnj miz.

【Gij Guhyw Ywcuengh】

Giz guhyw　Daengx go.

Singqfeih　Haemz，loq raeuj.

Goeng'yungh　Diuz lohlungz、lohhuj，cawz fungdoeg，cawz doegcumx，ciepgoet. Yungh youq fatvangh，laemx doek deng sieng，hwetin，hoh'in，mazmwnh，ndokraek，dungx raeng，dungx in.

Danyw　（1）Fatvangh：① Mazguzfungh、dacon、siujcon、daujgaeucauj gak 10 gwz，giujcezfungh、funghhozgvei gak 12 gwz，cienq raemx gwn rangh swiq. ② Mazguzfungh 10 gwz，liengjmencinh 20 gwz，dezliengzsanj、buenqfunghhoz gak 15 gwz，goen ndokdoengzmou gwn.

（2）Laemx doek deng sieng，ndokraek：Mazguzfungh、caeglamz gak 10 gwz，yinhcinzdoj 15 gwz，gociepgoet iq、mbawcoengz gak 20 gwz，dub yungz aeu laeuj cauj domh ndat oep haeuj giz sieng，sam ngoenz vuenh mbat.

（3）Hoh'in，mazmwnh：Mazguzfungh、go'ngaeucah、benjdandwngz、hungzyizyenj、diuhliujbang、hungvah cinghdwngz gak 15 gwz，liengjmencinh 10 gwz，cienq raemx gwn.

六画

红葱

【药 材 名】红葱。

【别　　名】红葱头。

【来　　源】鸢尾科植物红葱 *Eleutherine plicata* Herb.。

【形态特征】多年生草本，高约 40 cm。鳞茎卵圆形，直径约 2.5 cm；鳞片 7 至 10 多枚，肥厚，紫红色，基部生黄褐色须根。叶片宽披针形或宽条形，长 25~40 cm，宽 1.2~2.0 cm，顶端渐尖，基部楔形；4 条或 5 条纵脉平行而突出。花茎高 30~42 cm，上部有 3~5 个分枝，分枝处生有叶状苞片；伞形花序状的聚伞花序生于花茎顶端；花下苞片 2 枚，卵圆形；花白色，花被片 6 枚，2 轮，倒披针形；雄蕊 3 枚，花药"丁"字形着生；子房 3 室，花柱顶端 3 裂。花期 6 月。

【生境分布】栽培。广西各地有栽培，云南等省也有栽培并常逸为半野生。

【壮医药用】

药用部位　根或全草。

性味　苦，凉。

功用　调龙路、火路，清热毒，消肿痛。用于发旺（痹病），林得叮相（跌打损伤），鹿勒（呕血），唉勒（咯血），屙意咪（痢疾），京瑟（闭经），腊胴尹（腹痛），呗脓（痈肿），贫血。

附方　（1）发旺（痹病）：鲜红葱全草适量，水煎洗患处。

（2）林得叮相（跌打损伤）：红葱全草、姜黄各 50 g，加白酒 300 mL 浸泡 20 天，取药酒适量擦患处。

（3）贫血：红葱根 30 g，猪骨头 500 g，水炖，食肉喝汤。

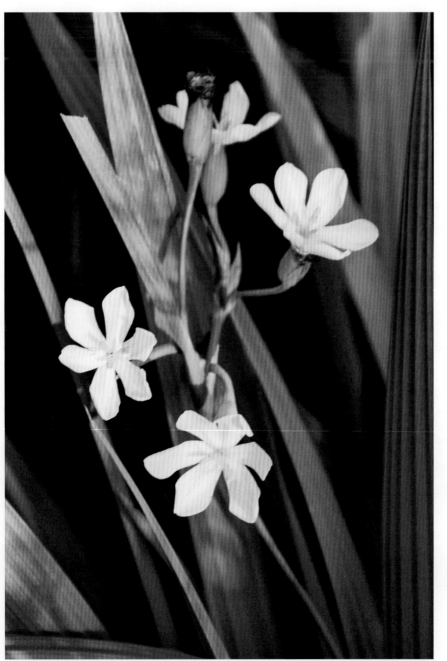

Gocoengnding

〖 Cohyw 〗 Gocoengnding.

〖 Coh'wnq 〗 Gocoengnding.

〖 Goekgaen 〗 Dwg gocoengnding doenghgo yenhveijgoh.

〖 Yienghceij Daegdiemj 〗 Dwg go'nywj maj lai bi， sang daihgaiq 40 lizmij. Ganjgyaep yiengh luenzgyaeq， cizging daihgaiq 2.5 lizmij ; gij gyaep 7 gaiq daengz 10 lai gaiq， bizna， saek aeujhoengz， lajgoek maj ragmumh saekhenjgeq. Mbaw yiengh longzcim gvangq roxnaeuz baenz diuz gvangq， raez 25~40 lizmij， gvangq 1.2~2.0 lizmij， gwnzdingj menhmenh bienq soem， goekmbaw yienghseb ; 4 diuz roxnaeuz 5 diuz meg'vang bingzbaiz doedok. Ganjva sang 30~42 lizmij， baihgwnz miz 3~5 diuz faennye， giz faennye maj miz limqva lumj mbaw ; vahsi comz liengj lumj vahsi yiengh liengj maj youq gwnzdingj ganjva ; limqva gij va baihlaj 2 diuz， yiengh luenzgyaeq ; va saekhau， iemjva caeuq mauhva 6 mbaw， 2 lunz， yienghlongzcim dauqdingq ; simvaboux 3 diuz， ywva maj lumj cihgun "丁" ; fuengzlwg 3 aen， gwnzdingj saeuva 3 veuq. 6 nyied haiva.

〖 Diegmaj Faenbouh 〗 Ndaem aeu. Guengjsae gak dieg ndaem miz， guek raeuz Yinznanz daengj sengj hix ndaem miz caemhcaiq bienqbaenz gocwx maj rogdoengh.

〖 Gij Guhyw Ywcuengh 〗

Giz guhyw　Rag roxnaeuz daengx go.

Singqfeih　Haemz， liengz.

Goeng'yungh　Diuz lohlungz、lohhuj， cing doeghuj， siu foeg dingz in. Yungh daeuj yw fatvangh， laemx doek deng sieng， rueglwed， aelwed， okhaexmug， dawzsaeg gaz， laj dungx in， baeznong， lwednoix.

Danyw （1）Fatvangh：Gocoengnding ndip dingz ndeu， cienq raemx swiq giz bingh.

（2）Laemx doek deng sieng：Daengx go coengnding、hinghenj gak 50 gwz， gya laeujhau 300 hauzswngh cimq 20 ngoenz， aeu dingz laeujyw ndeu cat giz bingh.

（3）Lwednoix：Rag coengnding 30 gwz， ndokmou 500 gwz， dumq aeu， gwn noh gwn dang.

红凤菜

【药 材 名】紫背菜。

【别　　名】红背菜、两色三七草、石兰、当归菜。

【来　　源】菊科植物红凤菜 *Gynura bicolor*（Roxb. ex Willd.）DC.。

【形态特征】多年生草本，高可达 1 m。茎直立，柔软，上部多分枝。叶互生；具柄或近无柄；叶片倒卵形或倒披针形，长 5~10 cm，宽 2.5~4.0 cm，顶端尖或渐尖，基部楔状渐狭成具翅的叶柄，边缘具粗锯齿，上面绿色，下面干时变紫色；侧脉 7~9 对。头状花序多数组成疏伞房状，花序梗远高出于茎顶；总苞狭钟状，基部有 7~9 枚线形小苞片；小花橙黄色至红色，花冠明显伸出总苞，花冠裂片呈卵状三角形；花柱分支钻形。瘦果小，圆柱形，淡褐色，有银白色长冠毛。花果期 5~10 月。

【生境分布】生于山坡林下、岩石上或河边湿处，多为栽培。广西主要分布于南宁、马山、桂林、恭城、苍梧、蒙山、岑溪、上思、浦北、平南、北流、那坡、隆林、贺州、富川、金秀等地，云南、四川、广东、台湾等省区也有分布。

【壮医药用】

药用部位　全草。

性味　甜、辣，凉。

功用　调龙路，止血，清热毒，消肿痛。用于唉勒（咯血），陆裂（咳血），兵淋勒（崩漏），产呱忍勒卟叮（产后恶露不尽），京尹（痛经），埃病（咳嗽），中暑，屙意咪（痢疾），发旺（痹病），林得叮相（跌打损伤），渗裆相（烧烫伤），外伤出血，溃疡久不收口。

附方　（1）陆裂（咳血），兵淋勒（崩漏）：紫背菜、地钻、山栀子、黑墨草各 15 g，水煎服。

（2）唉勒（咯血）：鲜紫背菜 150 g，捣烂取汁；山栀子 6 g（研末），铁树叶 3 片，水煎。药液加入红背菜汁调匀内服。

（3）渗裆相（烧烫伤）：鲜紫背菜、鲜苋菜各适量，共捣烂敷患处。

（4）发旺（痹病）：紫背菜、斜叶榕、五加皮、假蒌各 15 g，水煎服。

（5）产呱忍勒卟叮（产后恶露不尽）：鲜紫背菜 30 g，切碎，与 1 个鸡蛋搅匀，炒熟食用。

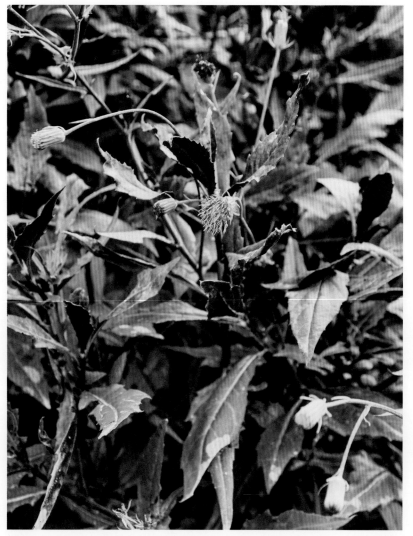

Byaeksongsaek

〖 Cohyw 〗 Mbawlaeng'aeuj.

〖 Coh'wnq 〗 Byaeklaeng'aeuj、nywjsamcaet song saek、gosizlanz、byaekdanghgveih.

〖 Goekgaen 〗 Dwg go byaeksongsaek doenghgo gizgoh.

〖 Yienghceij Daegdiemj 〗 Dwg go'nywj maj lai bi，ndaej sang daengz 1 mij. Ganj daengj soh，unq，baihgwnz faen nye lai. Mbaw maj doxciep；miz gaenz roxnaeuz ca mbouj lai mbouj miz gaenz；mbaw yiengh aen'gyaeq dauqdingq roxnaeuz yiengh longzcim dauqdingq，raez 5~10 lizmij，gvangq 2.5~4.0 lizmij，gwnzdingj soem roxnaeuz menhmenh bienq soem，goek lumj seb menhmenh bienq geb baenz gaenqmbaw miz fwed，bienmbaw miz heujgawq co，baihgwnz saekheu，baihlaj hawq le bienq aeuj；megvang 7~9 doiq. Vahsi yiengh aen'gyaeuj dingzlai gyoebbaenz vahsi ranz liengj cax，gaenz vahsi lai sang gvaq dingjganj haujlai；goekva lumj aen cung geb，lajgoek miz 7~9 mbaw limqva saeq lumj sienq；va'iq saek lumj makdoengj roxnaeuz saekhoengz，mauhva iet ok goekva haujlai，limqveuq mauhva yienghluenz yienghsamgak；saeuva faen nye lumj fagcuenq. Makhawq iq，yienghsaeuluenz，saekhenjgeq mong，miz bwnmauhva raez saek haungaenz. 5~10 nyied haiva dawzmak.

〖 Diegmaj Faenbouh 〗 Maj youq laj ndoeng gwnz bo、gwnz rin roxnaeuz diegcumx henz dah，dingzlai dwg ndaem aeu. Guengjsae cujyau faenbouh youq Nanzningz、Majsanh、Gveilinz、Gunghcwngz、Canghvuz、Mungzsanh、Cwnzhih、Sangswh、Bujbwz、Bingznanz、Bwzliuz、Nazboh、Lungzlinz、Hozcouh、Fuconh、Ginhsiu daengj dieg，guek raeuz Yinznanz、Swconh、Guengjdoeng、Daizvanh daengj sengj gih hix miz faenbouh.

〖 Gij Guhyw Ywcuengh 〗

Giz guhyw　Daengx go.

Singqfeih　Van、manh、liengz.

Goeng'yungh　Diuz lohlungz，dingz lwed，cing doeghuj，siu foeg dingz in. Yungh daeuj yw aelwed，rueglwed，binghloemqlwed，canj gvaq raemxlwed mbouj dingz，dawzsaeg in，baenzae，fatsa，okhaexmug，fatvangh，laemx doek deng sieng，coemh log sieng，rog sieng oklwed，giz naeuh baksieng mbouj haep.

Danyw　（ 1 ）Rueglwed，binghloemqlwed：Mbawlaeng'aeuj、goragdingh、vuengzgae、gomijrek gak 15 gwz，cienq raemx gwn.

（ 2 ）Aelwed：Mbawlaeng'aeuj ndip 150 gwz，dub yungz aeu raemx；vuengzgae 6 gwz（nienj baenz mba），mbaw gutgvajnoeg 3 mbaw，dwk raemx cienj. Raemxyw gya raemxbyaekboiq gyaux gwn.

（ 3 ）Coemh log sieng：Mbawlaeng'aeuj ndip、byaekroem singjsien gak dingz ndeu，caez dub yungz oep giz bingh.

（ 4 ）Fatvangh：Mbawlaeng'aeuj、gorungz、gocijcwz、byaekbat gak 15 gwz，cienq raemx gwn.

（ 5 ）Canj gvaq raemxlwed mbouj dingz：Mbawlaeng'aeuj ndip 30 gwz，ron soiq，caeuq aen gyaeqgaeq ndeu gyaux yinz，cauj cug gwn.

红豆蔻

【药 材 名】红豆蔻。

【别 名】大良姜、山姜、良姜、红扣。

【来 源】姜科植物红豆蔻 *Alpinia galanga* (L.) Willd. var. *pyramidata* (Blume) K. Schum.。

【形态特征】多年生草本，高可达 2 m。根茎块状，稍具香气。茎粗壮，直立。叶 2 列，叶片长圆形或披针形，长 28~55 cm，宽 6~13 cm，两面均无毛或叶背被长柔毛；叶柄短；叶舌近圆形，长 3~5 mm。圆锥花序直立，长 20~30 cm，花序轴被毛，分枝多而短，长 2~4 cm，每一分枝上具花 3~6 朵；苞片与小苞片均宿存；花绿白色，具异味；萼筒状，果时宿存；花冠管长 6~10 mm，裂片长圆形，长 1.6~1.8 cm；侧生退化雄蕊紫色。蒴果长圆形，长 1.0~1.5 cm，宽约 7 mm，中部稍收缩，熟时棕色或枣红色，顶端有宿存花萼；种子 3~6 粒。花期 5~8 月，果期 9~11 月。

【生境分布】生于山野沟谷阴湿林下或灌木丛中和草丛中。广西主要分布于南宁、马山、上林、藤县、岑溪、防城港、上思、平南、桂平、百色、田东、贺州、昭平、天峨、凤山、龙州等地，台湾、广东、云南等省区也有分布。

【壮医药用】

药用部位 果实。

性味 辣，温。

功用 调谷道，除湿毒，祛寒毒，消食滞。用于胴尹（胃痛），东郎（食滞），鹿（呕吐），屙泻（泄泻），沙呃（打嗝），反胃，笃瘴（疟疾），屙意咪（痢疾）。

附方 （1）胴尹（胃痛）：红豆蔻、肉桂各 6 g，土人参 15 g，炒白术 12 g，山苍根 10 g，水煎服。

（2）寒毒引起的鹿（呕吐），屙泻（泄泻）：红豆蔻 6 g，土人参、车前草各 15 g，白术、木香、姜竹茹各 10 g，苍术、法半夏各 12 g，凤尾草 20 g，水煎服。

（3）东郎（食滞），反胃：红豆蔻 6 g，法半夏 12 g，生姜 7 g，木香 10 g，代赭石 15 g，水煎服。

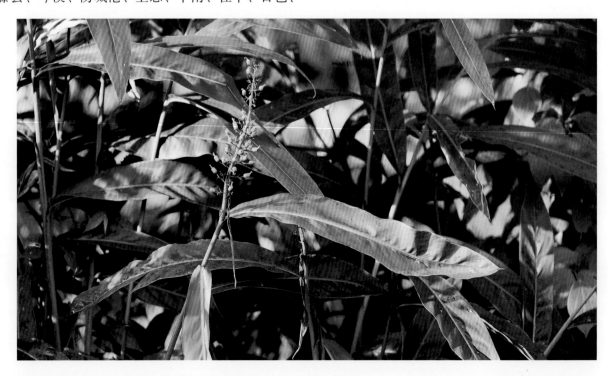

Gogazhoengz

【 Cohyw 】 Gogazhoengz.

【 Coh'wnq 】 Daliengzgyangh、 hingbya、 laengzhaq、 hoengzgou.

【 Goekgaen 】 Dwg gogazhoengz doenghgo gyanghgoh.

【 Yienghceij Daegdiemj 】 Gorum maj lai bi， sang ndaej daengz 2 mij. Ganj laj namh baenz ngauq， miz di loq rang. Ganj cohung， daengjsoh. Mbaw 2 coij， mbaw luenzraez roxnaeuz luenzraez gaeb byai menhsoem， raez 28~55 lizmij， gvangq 6~13 lizmij， song mbiengj cungj mbouj miz bwn roxnaeuz baihlaeng mbaw hwnj bwn'unq raez ； gaenqmbaw dinj ； linxmbaw loq luenz， raez 3~5 hauzmij. Gyaeujva luenzsoem daengjsoh， raez 20~30 lizmij， gyaeujva hwnj bwn， faen nga laic ix dinj， raez 2~4 limij， moix nye gwnz de miz va 3~6 duj ； mbawlup caeuq mbawlup iq cungj louz daengz bi daihngeih ； va saek heuhau， miz heiq cad ； iemj lumj doengz， dawzmak le louz gwnz gaenq haujlai nanz ； doengz mauhva raez 6~10 haizmij， limqseg luenzraez， raez 1.6~1.8 lizmij ； simva boux saekaeuj seiqhenz de doiqvaq. Makndangj raezluenz， raez 1.0~1.5 lizmij， aiq gvangq 7 hauzmij， cungqgyang loq rwt， cingzsug le saekdaep roxnaeuz saek hoengzcauj， dingjbyai miz iemjva gaeuq ； ceh 3~6 naed. 5~8 nyied haiva， 9~11 nyied dawzmak.

【 Diegmaj Faenbouh 】 Maj youq gwnzndoi cauzlak cumxraemh lajfaex roxnaeuz ndaw caznywj. Guengjsae dingzlai maj youq Nanzningz、 Majsanh、 Sanglinz、 Dwngzyen、 Cwnzhih、 Fangzcwngzgangj、 Sangswh、 Bingznanz、 Gveibingz、 Bwzswz、 Denzdungh、 Hozcouh、 Cauhbingz、 Denhngoz、 Fungsanh、 Lungzcouh daengj dieg， guek raeuz Daizvanh、 Guengjdoeng、 Yinznanz daengj sengj gih caemh ndaem miz.

【 Gij Guhyw Ywcuengh 】

Giz guhyw　Mak.

Singqfeih　Manh， raeuj.

Goeng'yungh　Diuz roenhaeux， cawz caepdoeg， cawz nitdoeg， siu dungx raeng. Yungh youq dungx in， dungx raeng， rueg， oksiq， saekwk， dungxfan， fatnit， okhaexmug.

Danyw　（1）Dungx in ： Gogazhoengz、 go'gviq gak 6 gwz， caemdoj 15 gwz， cauj bwzsu 12 gwz， sanhcanghgwnh 10 gwz， cienq raemx gwn.

（2）Nitdoeg yinxhwnj cungj rueg， oksiq ： Gogazhoengz 6 gwz， caemdoj、 godaezmax gak 15 gwz， bwzsu、 muzyangh、 naengcuk bauqci gak 10 gwz， canghsuz、 fazbuenqya gak 12 gwz， goriengroeggaeq 20 gwz， cienq raemx gwn.

（3）Dungx raeng， dungxfan ： Gogazhoengz 6 gwz， fazbuenqya 12 gwz， hing ndip 7 gwz， muzyangh 10 gwz， rindaicej 15 gwz， cienq raemx gwn.

387

红背桂

【药 材 名】红背桂。

【别　　名】叶背红。

【来　　源】大戟科植物红背桂 *Excoecaria co-chinchinensis* Lour.。

【形态特征】灌木，高可达 1 m。小枝具皮孔。叶对生，稀互生或 3 枚轮生；叶柄长 0.3~1.0 cm；叶片长圆形或倒披针状长圆形，长 5~13 cm，宽 1.5~4 cm，先端渐尖，边缘疏生浅细锯齿，上面深绿色，下面紫红色。花单性异株；雄花序长 1~2 cm；苞片卵形，小苞片 2 枚，线形，苞片和小苞片基部均具 2 个腺体，萼片 3 枚，披针形，缘具撕裂状小齿；雌花序极短，由 3~5 朵花组成，花梗长 1~2 mm；苞片卵形，比花梗短；小苞片与雄花同，萼片 3 枚，阔卵形，边缘具小齿，花柱 3 枚。蒴果球形，顶部凹陷，基部截平，直径 8.5~10.0 mm，

红色；种子卵形，光滑。花果期全年。

【生境分布】栽培。广西各大城市均有栽培，其他省区均有栽培。

【壮医药用】

药用部位　种子、全株。

性味　辣、微苦，平；有小毒

功用　通火路，祛风毒，除湿毒。用于发旺（痹病），兵吟（筋病），林得叮相（跌打损伤）。

附方　（1）发旺（痹病）：①红背桂种子 10 g，透骨消、山苍子树皮、野牛膝根各 15 g，鸟不站根 20 g，水煎服。②鲜红背桂种子、鲜樟木子、鲜透骨消各 30 g，酒糟适量，捣烂稍加温，外敷患处。

（2）林得叮相（跌打损伤）：红背桂全株、尖尾枫各 15 g，水煎服。

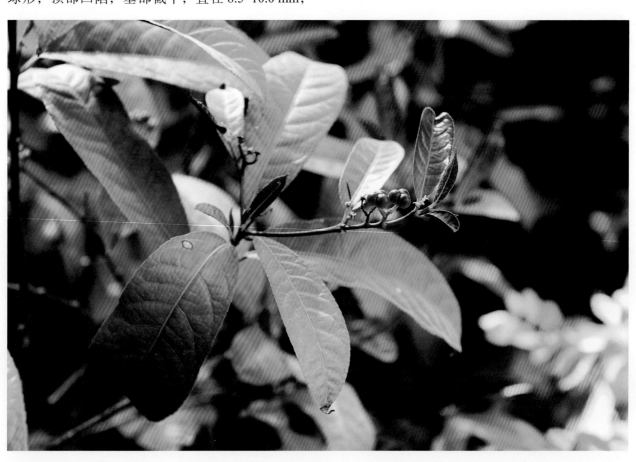

Mbawlaenghoengz

【 Cohyw 】 Mbawlaenghoengz.

【 Coh'wnq 】 Laengmbawhoengz.

【 Goekgaen 】 Dwg mbawlaenghoengz doenghgo dagizgoh.

【 Yienghceij Daegdiemj 】 Faexcaz， sang ndaej daengz 1 mij. Nye saeq naeng miz conghda. Mbaw maj doxdoiq， maj doxca noix roxnaeuz 3 mbaw maj gvaengx ndeu ; gaenqmbaw raez 0.3~1.0 lizmij ; mbaw luenzraez roxnaeuz laj gaeb gwnz luenzraez， raez 5~13 lizmij， gvangq 1.5~4 lizmij， byai cugciemh bienq soem， henzbien miz heujgawq saeq feuh maj mbang， baihgwnz saekheugeq， baihlaj saek hoengzaeuj. Vaboux vameh gag va gag duj ; foengq vaboux raez 1~2 lizmij ; aenbyak luenz lumj gyaeq， 2 diuz byaklwg， baenz diuz， goek byakva caeuq byaklwg cungj miz 2 aen sienq， iemjva 3 diuz， laj gvangq gwnz gaeb， henzbien miz heujsaeq lumj sikseg ; foengq vameh dinjdet， youz 3~5 dujva gyoebbaenz， ganjva raez 1~2 hauzmij ; byakva luenz lumj gyaeq， beij ganjva dinj ; byaklwg caeuq vaboux doxdoengz， iemjva miz 3 limq， luenzgvangq lumj gyaeq， henzbien miz heuj iq， saeuva 3 diuz. Makhawq luenz lumj aengiuz， gwnzdingj mboep， goek lumj gat bingz， cizging 8.5~10.0 hauzmij， saekhoengz ; ceh luenz lumj gyaeq， ngaeuz. Daengx bi cungj haiva dawzmak.

【 Diegmaj Faenbouh 】 Ndaem. Guengjsae gak aensingz hung cungj ndaem miz， guek raeuz gizyawz sengj gih caemh ndaem miz.

【 Gij Guhyw Ywcuengh 】

Giz guhyw　Ceh、daengx go.

Singqfeih　Manh、loq haemz， bingz ; miz di doeg.

Goeng'yungh　Doeng lohhuj， siu fungdoeg， cawz doegcumx. Yungh daeuj yw fatvangh， binghnyinz， laemx doek deng sieng.

Danyw （1） Fatvangh : ① Ceh mbawlaenghoengz 10 gwz， godouguzsiuh、naengfaex sanhcanghswj、rag godauqrod gak 15 gwz， raggobaenh 20 gwz， cienq raemx gwn. ② Ceh mbawlaenghoengz ndip、canghmuzswj ndip、douguzsiuh ndip gak aeu 30 gwz， laeujndwq aeu habliengh， doxgyaux dub yungz le ndat loq raeuj， oep giz bingh.

（2） Laemx doek deng sieng : Daengx go mbawlaenghoengz、gocenhveijfungh gak aeu 15 gwz， cienq raemx gwn.

389

六画

红球姜

【药 材 名】红球姜。

【别　　名】风姜、球姜、山姜。

【来　　源】姜科植物红球姜 *Zingiber zerumbet* （L.）Roscoe ex Sm.。

【形态特征】株高可达 2 m。根茎块状，内部淡黄色；叶片披针形至长圆状披针形，长 15~40 cm，宽 3~8 cm，无毛或下面被疏长柔毛；无柄或具短柄；叶舌长 1.5~2.0 cm。总花梗长 10~30 cm，被 5~7 枚鳞片状鞘；花序呈球果状，长 6~15 cm，宽 3.5~5.0 cm；苞片覆瓦状排列，近圆形，长 2.0~3.5 cm，淡绿色或红色，被小柔毛，内常贮有黏液；花萼长 1.2~2.0 cm，膜质，一侧开裂；花冠筒长 2~3 cm，裂片披针形，淡黄色，后方的一枚长 1.5~2.5 cm；唇瓣淡黄色，中央裂片近圆形或近倒卵形，长 1.5~2.0 cm，顶端 2 裂，侧裂片倒卵形；雄蕊长约 1 cm，药隔附属体喙状。蒴果椭圆形，

长 8~12 mm；种子黑色。花期 7~9 月，果期 10 月。

【生境分布】生于林下阴湿处。广西主要分布于田东、隆安、上思、钦州、容县、那坡等地，广东、云南等省也有分布。

【壮医药用】

药用部位　根茎。

性味　辣，温。

功用　祛风毒，消食滞，止泻。用于脘腹胀满，东郎（食滞），屙泻（泄泻），林得叮相（跌打损伤），黄标（黄疸），钵痨（肺结核）。

附方　（1）黄标（黄疸）：红球姜、郁金各 15 g，虎杖 10 g，水煎服。

（2）钵痨（肺结核）：红球姜、凹叶红景天、土人参各等量，共研末，取药粉 10 g 拌瘦猪肉 50 g，蒸熟食。

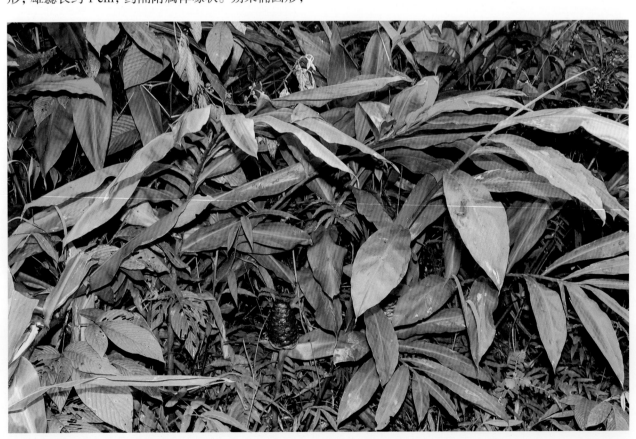

Hingbogfeiz

〖Cohyw〗Hingbogfeiz.

〖Coh'wnq〗Langzhaq、hingbya、hozlad.

〖Goekgaen〗Dwg gohingbogfeiz doenghgo gyanghgoh.

〖Yienghceij Daegdiemj〗Ganj ndaej sang daengz 2 mij. Ganjrag baenz ndaek, baihndaw saek henjoiq ; mbaw yiengh longzcim daengz yiengh luenzraez yiengh longzcim, raez 15~40 lizmij, gvangq 3~8 lizmij, mbouj miz bwn roxnaeuz baihlaj miz bwn'unq raez cax ; mbouj miz gaenz roxnaeuz miz gaenzdinj ; linxmbaw raez 1.5~2.0 lizmij. gaenqvahungraez 10~30 lizmij, miz 5~7 mbaw mbawfaek lumj gyaep ; vahsi baenz aen'giuz nei, raez 6~15 lizmij, gvangq 3.5~5.0 lizmij ; limqva baiz lumj goemq ngvax nei, ca mbouj lai yienghhluenz, raez 2.0~3.5 lizmij, saek heuoiq roxnaeuz saekhoengz, miz bwn'unq saeq, baihndaw miz raemxniu ; iemjva raez 1.2~2.0 lizmij, mbaw unq youh mbang, mbiengj ndeu dek ; doengz mauhva raez 2~3 lizmij, mbawveuq yiengh longzcim, saek henjoiq, mbaw baihlaeng raez 1.5~2.5 lizmij ; limq naengbak saek henjoiq, mbawveuq cungqgyang ca mbouj lai luenz roxnaeuz ca mbouj lai yiengh aen'gyaeq dauqdingq, raez 1.5~2.0 lizmij, gwnzdingj 2 veuq, mbawveuq vang yiengh aen'gyaeq dauqdingq ; simva boux raez daihgaiq 1 lizmij, yw gek gij doxgaiq doxnem lumj aenbak. Makdek yienghbomj, raez 8~12 hauzmij ; ceh saekndaem. 7~9 nyied haiva, 10 nyied dawzmak.

〖Diegmaj Faenbouh〗Maj youq laj ndoeng giz raemh. Guengjsae cujyau faenbouh youq Denzdungh、Lungzanh、Sangswh、Ginhcouh、Yungzyen、Nazboh daengj dieg, guek raeuz Guengjdoeng、Yinznanz daengj sengj hix miz faenbouh.

〖Gij Guhyw Ywcuengh〗

Giz guhyw Ganjrag.

Singqfeih Manh, raeuj.

Goeng'yungh Cawz doegfung, siu dungx raeng, dingz siq. Yungh daeuj yw dungx raeng, oksiq, laemx doek deng sieng, vuengzbiu, bwtlauz.

Danyw （1）Vuengzbiu：Hingbogfeiz、hinghenj gak 15 gwz, godiengangh 10 gwz, cienq raemx gwn.

（2）Bwtlauz：Hingbogfeiz、linxroeglaej、gocaenghnaengh gak daengjliengh, caez muz baenz mba, aeu mba 10 gwz gyaux nohcing 50 gwz, naengj cug gwn.

红花青藤

【药材名】红花青藤。

【别　　名】三姐藤、三姐妹藤、毛青藤、三叶青藤、风桂藤、黑追风藤、三根风。

【来　　源】青藤科植物红花青藤 *Illigera rhodantha* Hance。

【形态特征】藤状灌木。茎具棱，幼枝被黄褐色茸毛。叶互生，小叶 3 片，纸质，倒卵状长椭圆形或倒卵状形，长 6~11 cm，宽 3~7 cm，先端钝，基部圆形或近心形，叶脉上被短柔毛；叶柄长 4~10 cm。聚伞花序组成圆锥花序，腋生，密被黄褐色茸毛；萼片 5 枚，紫红色，长圆形，外面被短柔毛，花瓣与萼片同形，玫瑰红色；雄蕊 5 枚，与花瓣近等长，退化雄蕊花瓣状，膜质；子房密被黄色茸毛，柱头扩大呈鸡冠状。果被短柔毛，宽 5.0~6.5 cm，具 4 翅，大的一对翅长 2.5~3.5 cm，小的一对翅长 0.1~1.0 cm。花期 6~11 月，果期 12 月至翌年 5 月。

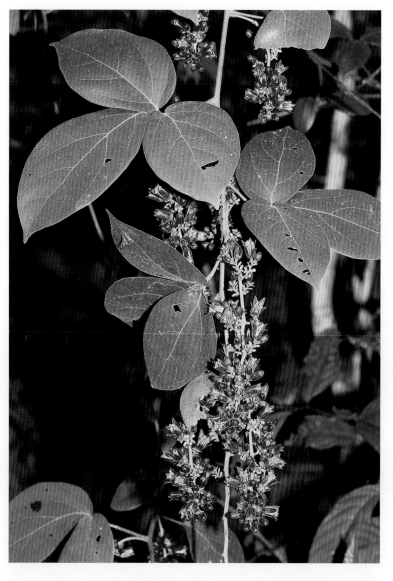

【生境分布】生于山谷疏林、河旁林缘及攀缘树上。广西主要分布于南宁、隆安、上林、宾阳、柳州、柳城、鹿寨、阳朔、藤县、岑溪、防城港、上思、东兴、桂平、容县、博白、百色、平果、德保、靖西、那坡、凌云、田林、西林、贺州、昭平、南丹、凤山、东兰、环江、巴马、都安、河池、金秀、崇左、扶绥、宁明、龙州等地，广东、云南等省也有分布。

【壮医药用】

药用部位　全株。

性味　微甜，热。

功用　调火路、龙路，祛风毒，消肿痛。用于陈旧性伤痛反复发作，发旺（痹病），林得叮相（跌打损伤），勒爷顽瓦（小儿麻痹后遗症），小儿行动迟缓，额哈（毒蛇咬伤），喯疳（疳积）。

附方　（1）陈旧性伤痛反复发作：红花青藤 30 g，三块瓦根、三叉苦、小毛姜各 15 g，两面针 9 g，巴豆根皮 6 g，加米酒 1000 mL 浸泡 30 天，每次取药酒适量，外擦患处。

（2）小儿行动迟缓：红花青藤 6 g，土牛膝根、瓜子金各 3 g，炖羊蹄服。

（3）发旺（痹病）：红花青藤、杜仲藤各 10 g，鸡血藤、母猪藤、牛膝各 15 g，水煎服。

Gaeusammbaw

【Cohyw】Gaeusammbaw.

【Coh'wnq】Sancedwngz、sancejmeidwngz、mauzcinghdwngz、sanhyezcinghdwngz、funghgveidwngz、hwzcuihfunghdwngz、sanhgwnhfungh.

【Goekgaen】Dwg gaeusammbaw doenghgo gohcinghdwngz.

【Yienghceij Daegdiemj】Go faexcaz lumj gogaeu. Ganj miz limqgak，nyeoiq miz bwnyungz saek henjgeq. Mbaw maj doxcah，mbaw iq 3 mbaw，mbang gyajceij，luenzbomj raez gyaeq dauqdingq roxnaeuz lumj gyaeq dauqdingq，raez 6~11 lizmij，gvangq 3~7 lizmij，byai bumx，goek luenz roxnaeuz gaenh lumj yiengh simdaeuz，gwnz mbaw meg miz bwn'unq dinj；gaenqmbaw raez 4~10 lizmij. Gyaeujva comzliengj comzbaenz gyaeujva luenzsaeusoem，majeiq，miz haujlai bwnyungz henjgeq；mbawlinx 5 mbaw，hoengzaeuj，luenz raez，baihrog miz bwn'unq dinj，mbawva caeuq mbawlinx doengzyiengh，meizgveihoengz；simva boux 5 naed，caeuq limqva loq doxdoengz raez，gij simva sih de lumj limqva，baenz i mbang，cehrug miz haujlai bwnyungz henj，gyaeujsaeu laihung baenz roujgaeq. Mak miz bwnyungz dinj，gvangq 5.0~6.5 lizmij，miz 4 fwed，aen hung doiqfwed raez 2.5~3.5 lizmij，aen iq de doiqfwed raez 0.1~1.0 lizmij. 6~11 nyied haiva，12 nyied daengz bi daihngeih 5 nyied dawzmak.

【Diegmaj Faenbouh】Hwnj ndaw ndoeng faex mbang ndaw lueg、hamq dah henz ndoeng dem duenghruenz gwnz faex. Guengjsae dingzlai hwnj laeng Nanzningz、Lungzanh、Sanglinz、Binhyangz、Liujcouh、Liujcwngz、Luzcai、Yangzsoz、Dwngzyen、Cwnzhih、Fangzcwngzgangj、Sangswh、Dunghhingh、Gveibingz、Yungzyen、Bozbwz、Bwzswz、Bingzgoj、Dwzbauj、Cingsih、Nazboh、Lingzyinz、Denzlinz、Sihlinz、Hozcouh、Cauhbingz、Nanzdanh、Fungsanh、Dunghlanz、Vanzgyangh、Bahmaj、Duh'anh、Hozciz、Ginhsiu、Cungzcoj、Fuzsuih、Ningzmingz、Lungzcouh daengj dieg neix，guek raeuz Guengjdoeng、Yinznanz daengj sengj neix caemh miz.

【Gij Guhyw Ywcuengh】

Giz guhyw　Daengx go.

Singqfeih　Loq van，huj.

Goeng'yungh　Diuz lohhuj、lohlungz，siu fungdoeg，siu foegin. Yungh youq sienggaeuq foekfan in，fatvangh，laemx doek deng sieng，lwgnyez vanzvax，lwgnyez hengzdoengh numq，ngwz haeb，baenzgam.

Danyw　（1）Sienggaeuq foekfan in：Gaeusammbaw 30 gwz，ragsamgipvax、gosamvengq、siujmauzglouz gak 15 gwz，liengjmencimh 9 gwz，naengrag bahdou 6 gwz，gya laeujhaeux 1000 hauzswngh cimq 30 ngoenz，it mbat aeu laeujyw aenqliengh，cat giz sieng.

（2）Lwgnyez hengzdoengh numq：Gaeusammbaw 6 gwz，rag dujniuzcih、ginhgvahswj gak 3 gwz，caeuq daezyiengz aeuq gwn.

（3）Fatvangh：Gaeusammbaw、gaeunyinz haaeux gak 10 gwz，gaeulwedgaeq、gaeumoumeh、godauqrod gak 15 gwz，cienq raemx gwn.

393

六画

红花栝楼

【药材名】红花栝楼。

【别　　名】大苞栝楼。

【来　　源】葫芦科植物红花栝楼 *Trichosanthes rubriflos* Thorel ex Cayla。

【形态特征】攀缘草质藤本，长可达6 m。茎粗壮，多分枝，具纵棱及槽。叶片阔卵形或近圆形，长、宽几乎相等，为7~20 cm，3~7掌状深裂，全缘或具细齿或粗齿，上面具圆糙点，下面脉上有疏毛。花雌雄异株。雄花总状花序粗壮，中部以上具花6~14朵。苞片椭圆形，深红色，边缘具锐裂的长齿；花萼筒红色，顶端扩大，全缘或略具细齿；花冠红色，裂片倒卵形，长13~16 cm，边缘具流苏。雌花单生；花萼筒筒状，裂片和花冠同雄花；子房卵形。果实阔卵形或球形，长7.0~9.5 cm，直径5.5~8.0 cm，成熟时红色，顶端具短喙。种子长圆状椭圆形，黄褐色。花期5~11月，果期8~12月。

【生境分布】生于山谷密林中、山坡疏林及灌木丛中。广西主要分布于宁明、龙州、大新、田林、隆林、天峨、阳朔、象州、来宾、金秀等地，广东、贵州、云南、西藏等省区也有分布。

【壮医药用】

药用部位　根、叶。

性味　甜、微苦，寒；有小毒。

功用　调气道，清热毒，止痛。用于胴尹（胃痛），埃病（咳嗽），呗脓（痈肿）。

附方　（1）胴尹（胃痛）：红花栝楼根、茅梅根、万年苞根各10 g，研末，分3次以开水冲服。

（2）呗脓（痈肿）：鲜红花栝楼叶适量，捣烂外敷患处。

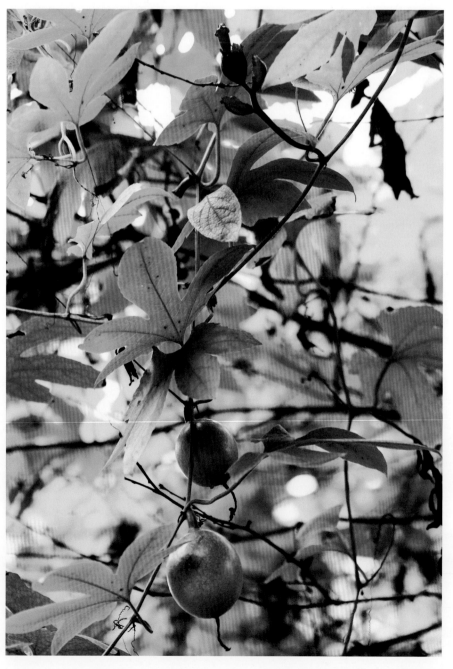

Gvahlouhhoengz

【Cohyw】Govahoen gzgvahlouh.

【Coh'wnq】Gvahlouh lup hung.

【Goekgaen】Dwg doenghgo huzluzgoh govahoengzgvahlouh.

【Yienghceij Daegdiemj】Dwg cungj gaeuq banqraih unq mbang youh co，raez ndaej daengz 6 mij. Ganj cocat，lai faen nye，miz limqsoh caeuq cauz. Mbaw lumj aen gyaeq gvangq roxnaeuz ca mbouj lai yiengh luenz，raez、gvangq ca mbouj lai doxdoengz，dwg 7~20 lizmij，3~7 lumj fajfwngz veuqlaeg，bien mbaw bingzraeuz roxnaeuz miz heujsaeq roxnaeuz heujco，baihgwnz miz diemjco luenz，baihlaj gij meg baihgwnz miz bwn cax. Vaboux caeuq vameh mbouj caemh go. Vahsi baenz foengq vaboux cocat，duenhgyang doxhwnj miz 6~14 duj va. Limqva yiengh lumj aenbomj，saek hoengzndaem，bien mbaw miz heujraez veuq soem；doengz iemjva saekhoengz，gwnzdingj hai gvangq，bien mbaw bingzraeuz roxnaeuz loq miz heujsaeq；mauhva saekhoengz，mbawveuq yiengh lumj aengyaeq dauqdingq，raez 13~16 hauzmij，bien mbaw miz foh. Vameh dan maj；doengz iemjva lumj aendoengz，dipvengq caeuq mauhva doeng vaboux；fuengzlwg yiengh lumj aen'gyaeq. Mak lumj aen gyaeq youh gvangq roxnaeuz luenz lumj aen'giuz，raez 7.0~9.5 lizmij，cizging 5.5~8.0 lizmij，cug seiz saekhoengz，gwnzdingj miz baksoem dinj. Ceh yiengh luenzraez yiengh luenzgyaeq，saek henjgeq. 5~11 nyied haiva，8~12 nyied dawzmak.

【Diegmaj Faenbouh】Maj youq ndaw ndoeng ndaw lueg、ndaw ndoeng cax gwnz bo caeuq faexcaz. Guengjsae cujyau faenbouh youq Ningzmingz、Lungzcouh、Dasinh、Denzlinz、Lungzlinz、Denhngoz、Yangzsoz、Siengcouh、Laizbinh、Ginhsiu daengj dieg，guek raeuz Guengjdoeng、Gveicouh、Yinznanz、Sihcang daengj sengj gih hix miz faenbouh.

【Gij Guhyw Ywcuengh】

Giz guhyw　Rag、mbaw.

Singqfeih　Van、loq haemz，hanz；miz di doeg.

Goeng'yungh　Diuz roenheiq，cing doeghuj，dingz in. Aeu daeuj yw dungx in，baenzae，baeznong.

Danyw　（1）Dungx in：Rag govahoengz gvahlouh、rag makdumh、rag varibfwngz gak 10 gwz，nienj baenz mba，faen 3 baez aeu raemxgoenj cung gwn.

（2）Baeznong：Mbaw govahoengz gvahlouh ndip dingz ndeu，dub yungz oep giz bingh baihrog.

红花寄生

【药 材 名】红花寄生。

【别　　名】桃树寄生、小叶寄生、金樱寄生。

【来　　源】桑寄生科植物红花寄生 *Scurrula parasitica* L.。

【形态特征】灌木，高可达 1 m。嫩枝、幼叶密被锈色星状毛，稍后毛脱落。叶对生或近对生；叶片卵形至长卵形，长 5~8 cm，宽 2~4 cm；叶柄长 5~6 mm。总状花序 1 个或 2 个腋生或生于小枝已落叶腋部，各部分均被褐色毛，具花 3~5 朵，花红色，密集；花梗长 2~3 mm；花托陀螺状；副萼环状，全缘；花冠花蕾时管状，长 2.0~2.5 cm，下半部膨胀，顶部椭圆状，开花时顶部 4 裂，裂片披针形，长 5~8 mm，反折；花丝长 2~3 mm，花药长 1.5~2.0 mm；花柱线状，柱头头状。果梨形，长约 1 cm，直径约 3 mm，下半部骤狭呈长柄状，红黄色。花果期 10 月至翌年 1 月。

【生境分布】生于沿海平原或山地常绿阔叶林中，多寄生于柚树、柑橘树、柠檬树、黄皮树、桃树、梨树或山茶科、大戟科、夹竹桃科、榆科、无患子科等植物上。广西各地均有分布，云南、四川、贵州、广东、湖南、江西、福建、台湾等省区也有分布。

【壮医药用】

药用部位　全株。

性味　辣、苦，平。

功用　祛风湿，强筋骨，散瘀血，止痛。用于发旺（痹病），腰膝酸痛，林得叮相（跌打损伤），胴尹（胃痛），兵嘿细勒（疝气痛），哺乳期乳汁少。

附方　（1）兵嘿细勒（疝气痛）：红花寄生、透骨草、透骨消各 30 g，土牛膝、荔枝核各 15 g，水煎洗患处并按摩。

（2）哺乳期乳汁少：红花寄生 30 g，五指毛桃 50 g，当归 20 g，续断 15 g，通草 10 g，羊肉 250 g，水炖，食肉喝汤。

（3）腰膝酸痛：红花寄生 30 g，血竭 6 g，骨碎补 15 g，水煎服。

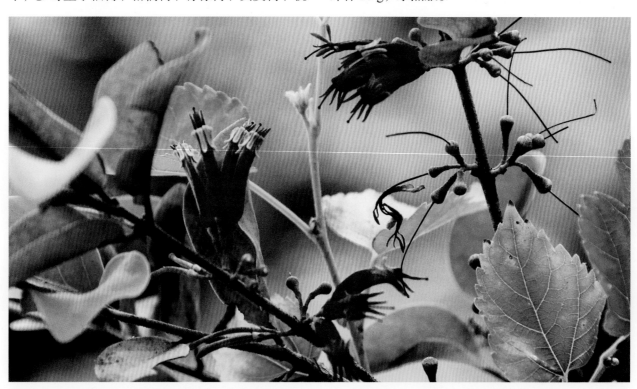

Gosiengzhoengz

【Cohyw】Gosiengzhoengz.

【Coh'wnq】Gosiengzdauzsu、gosiengzsiujyez、gosiengzginhyingh.

【Goekgaen】Dwg gosiengzhoengz doenghgo sanghgiswnghgoh.

【Yienghceij Daegdiemj】Dwg faexcaz，sang ndaej daengz 1 mij. Nyeoiq、mbaw iq miz haujlai bwnmyaex baenz diemj，gaenlaeng bwn loenq. Mbaw maj doxdoiq roxnaeuz lumj maj doxdoiq；mbaw luenz lumj gyaeq daengz luenz raez lumj gyaeq，raez 5~8 lizmij，gvangq 2~4 lizmij；gaenqmbaw raez 5~6 hauzmij. Va baenz foengq，foengq ndeu roxnaeuz song foengq maj lajeiq，roxnaeuz maj youq lajeiq mbaw gaenq loenq nye iq，gak bouhfaenh cungj miz bwn saek henjgeq，miz 3~5 duj va、va saekhoengz，comzmaed；gaenqva raez 2~3 hauzmij；dakva lumj aenrangq；byak baenz vaenx，henzbien bingz；mauhva mwh lup lumj guenj，raez 2.0~2.5 lizmij，donh baihlaj bongz，gwnzdingj luenzbomj，mwh haiva gwnzdingj miz 4 seg，limqseg donh baihlaj gvangq byai soem，raez 5~8 hauzmij，byonj doxok；seiva raez 2~3 hauzmij，ywva raez 1.5~2.0 hauzmij；saeuva baenzdiuz，gyaeujsaeu lumj gyaeuj. Aenmak yiengh lumj makleiz，raez daihgaiq 1 lizmij，cizging daihgaiq 3 hauzmij，donh baihlaj doq gaeb lumj gaenqraez，saek hoengzhenj. 10 nyied daengz bi daihngeih 1 nyied haiva dawzmak.

【Diegmaj Faenbouh】Maj youq diegbingz henz haij roxnaeuz ndaw ndoeng mbaw faex gvangq ciengz heu bya'ndoi，dingzlai geiqseng youq gwnz doenghgo makdoengj、gomakgam、goningzmungz、gomaed、godauz、goleiz roxnaeuz sanhcaz goh、dagiz goh、gyazcuzdauz goh、yizgoh、vuzvanswj goh daengj. Guengjsae gak dieg cungj miz，guek raeuz Yinznanz、Swconh、Gveicouh、Guengjdoeng、Huznanz、Gyanghsih、Fuzgen、Daizvanh daengj sengj gih caemh miz.

【Gij Guhyw Ywcuengh】

Giz guhyw　Daengx go.

Singqfeih　Manh、haemz、bingz.

Goeng'yungh　Cawz fungheiq，ak nyinzndok，sanq lwed cwk，dingz in. Aeu daeuj yw fatvangh，hwetga nanq，laemx doek deng sieng，dungx in，binghndaenqsaejlwg，seiz bwnqcij raemxcij noix.

Danyw　（1）Binghndaenqsaejlwg：Gosiengzhoengz、douguzcauj、douguzsiuh gak 30 gwz，gofaetdauq、cehlaexcei gak 15 gwz，cienq raemx le sab giz bingh caemhcaiq anmoh.

（2）Seizbwnqcij raemxcij noix：Gosiengzhoengz 30 gwz，gocijcwz 50 gwz，danghgveih 20 gwz，gosuzdon 15 gwz，gorumdoeng 10 gwz，nohyiengz 250 gwz，aeuq le gwn noh ndoet dang.

（3）Hwetga nanq：Gosiengzhoengz 30 gwz，hezgez 6 gwz，gofwngzmaxlaeuz 15 gwz，cienq raemx gwn.

六画

红雀珊瑚

【药 材 名】扭曲草。

【别　　名】百足草、玉带根、洋珊瑚。

【来　　源】大戟科植物红雀珊瑚 *Pedilanthus tithymaloides*（L.）Poit.。

【形态特征】多年生直立亚灌木，高可达 1 m，有白色乳汁。茎、枝粗壮，带肉质，作"之"字状扭曲。叶肉质，叶片卵形或长卵形，长 3.5~8.0 cm，宽 2.5~5.0 cm，顶端短尖至渐尖，两面被短柔毛，老时脱落；中脉在下面凸起；无柄或具短柄。聚伞花序丛生于枝顶或上部叶腋内，每一聚伞花序为一鞋状的总苞所包围，内含多数雄花和 1 朵雌花；总苞鲜红色或紫红色，长约 1 cm，顶端近唇状 2 裂；雄花每花仅具 1 枚雄蕊；雌花斜伸出总苞之外，花柱大部分合生，柱头 3 枚，2 裂。蒴果长约 6 mm。花期 12 月至翌年 6 月。

【生境分布】栽培。广西主要产于南宁、柳州、钦州、玉林等地，云南、广东等省也有分布。

【壮医药用】

药用部位　全草。

性味　酸、微涩，寒；有小毒。

功用　调龙路、火路，清热毒，消肿痛。用于静脉炎，静脉曲张疼痛，呗脓（痈肿），林得叮相（跌打损伤），外伤出血，火眼（急性结膜炎）。

附方　（1）静脉炎，静脉曲张疼痛：扭曲草、透骨消、桑枝各 30 g，鲜地龙（剖开去泥）90 g，小毛蒌 15 g，野牛膝 60 g，水煎服。

（2）林得叮相（跌打损伤）：鲜扭曲草、宽筋藤各适量，捣烂，用酒糟调匀敷患处。

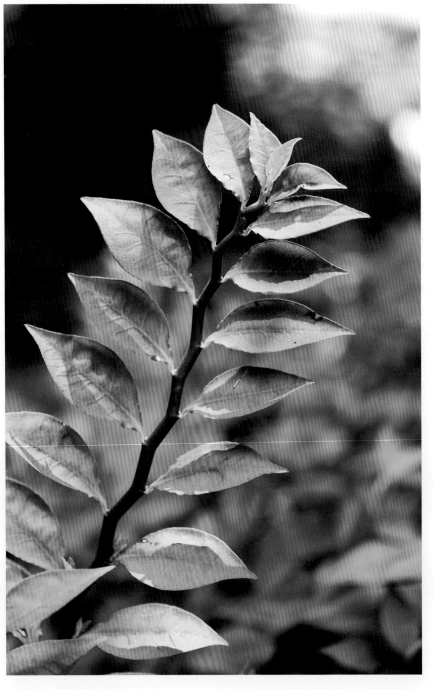

Goniujheu

【Cohyw】 Goniujheu.

【Coh'wnq】 Nywjbakcuz、goyidaigwnh、goyangzsanhhuz.

【Goekgaen】 Dwg goniujheu doenghgo dagizgoh.

【Yienghceij Daegdiemj】 Lumj faexcaz daengjsoh maj lai bi，sang ndaej daengz 1 mij，miz ieng hau. Ganj、nye hungco，daiq miz noh，lumj cih sawgun "之". Mbaw na noh，mbaw luenz lumj gyaeq roxnaeuz luenzraez，raez 3.5~8.0 lizmij，gvangq 2.5~5.0 lizmij，byai dinj soem daengz ciemh soem，song mienh miz bwn'unq dinj，seizgeq loenq；diuznyinz cungqgyang youq mienhlaj doed hwnjdaeuj；mbouj miz gaenq roxnaeuz miz gaenq dinj. Foengqva lumj comzliengj baenzbyoz maj youq gwnzdingj nye roxnaeuz baihgwnz ndaw eiq mbaw，moix foengqva comzliengj deng aenbyak lumj haiz nei humxdawz，ndawde miz lai duj vaboux caeuq duj vameh ndeu. Aenbyak saekhoengzsien roxnaeuz hoengzaeuj，raez daihgaiq 1 lizmij，gwnzdingj loq lumj feiqbak 2 seg；vaboux moix duj ngamq miz dug simboux ndeu；vameh ngeng iet ok baihrog byakva daeuj，saeuva dingzlai doxnem maj，gyaeujsaeu 3 aen，2 seg. Aenmak raez daihgaiq 6 hauzmij. 12 nyied daengz bi daihngeih 6 nyied haiva.

【Diegmaj Faenbouh】 Ndaem. Guengjsae cujyau youq Nanzningz、Liujcouh、Ginhcouh、Yilinz daengj dieg ndaem miz，guek raeuz Yinznanz、Guengjdoeng daengj sengj caemh ndaem miz.

【Gij Guhyw Ywcuengh】

Giz guhyw　Daengx go.

Singqfeih　Soemj、loq saep，hanz；miz di doeg.

Goeng'yungh　Diuz lohlungz、lohhuj，siu doeghuj，siu foeg in. Yungh daeuj yw diuzmeg'iq fazyenz，diuzmeg'iq guiz in，baeznong，laemx doek deng sieng，rog sieng oklwed，dahuj.

Danyw　（1）Diuzmeg'iq fazyenz，diuzmeg'iq guiz in：Goniujheu、godouguzsiuh、nyesangh gak 30 gwz，duzndwen ndip（buq hai dawz naez deuz）90 gwz，gosiujmauzlouz 15 gwz，godauqrod 60 gwz，cienq raemx gwn.

（2）Laemx doek deng sieng：Goniujheu ndip、gaeusongx gak aeu habliengh，dub yungz，aeu laeujndwq diuz yinz le oep giz sieng.

六画

红花酢浆草

【药 材 名】红花酢浆草。

【别　　名】大叶酢浆草、地人参、铜锤草、大酸味草、酢浆草。

【来　　源】酢浆草科植物红花酢浆草 Oxalis corymbosa DC.。

【形态特征】多年生直立草本。植株近肉质，叶柄、小叶两面、总花梗、花梗、苞片、萼片、花丝、花柱均被毛。地下有多个球状小鳞茎。叶基生；叶柄长 5~30 cm 或更长；小叶 3 枚，阔倒心形，长 1~4 cm，宽 1.5~6.0 cm，有棕红色小腺体。二歧聚伞花序排列成伞形花序式，总花梗基生，长 10~40 cm 或更长；花梗长 5~25 mm，每花梗有披针形干膜质苞片 2 枚；萼片 5 枚，披针形，先端有暗红色小腺体 2 枚；花瓣 5 枚，倒心形，长 1.5~2.0 cm，淡紫色至紫红色；雄蕊 10 枚；子房 5 室，花柱 5 枚，柱头浅 2 裂。花果期 3~12 月。

【生境分布】生于山地、路旁、荒地或水田中。广西各地均有分布，国内东部、中部、南部等地区，以及河北、陕西、四川、云南等省也有分布。

【壮医药用】

药用部位　全草、根。

性味　酸，寒。

功用　全草：清热毒，除湿毒，消肿痛。用于林得叮相（跌打损伤），狠风（小儿惊风），约经乱（月经不调），货烟妈（咽痛），屙意咪（痢疾），笨浮（水肿），隆白呆（带下），年闹诺（失眠），仲嘿喯尹（痔疮），呗脓（痈肿），渗裆相（烧烫伤）。

根：清热毒，定惊。用于狠风（小儿惊风）。

附方　（1）林得叮相（跌打损伤）：红花酢浆草、过江龙、麻骨风、飞龙掌血各 15 g，水煎服。

（2）狠风（小儿惊风）：红花酢浆草根、野菊花各 10 g，桑螵蛸 1 个，水煎服。

（3）年闹诺（失眠）：①红花酢浆草、骨碎补各 30 g，石菖蒲 15 g，水煎服。②红花酢浆草 30 g，女贞子、墨旱莲各 15 g，水煎服。

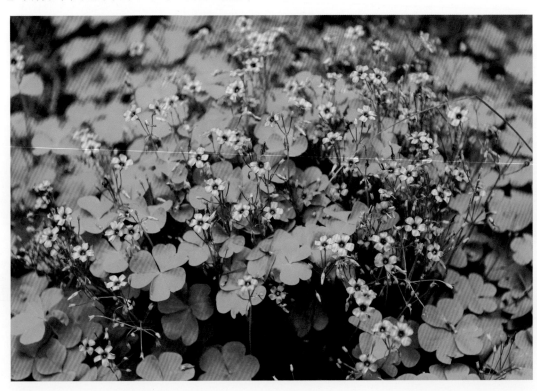

Soemjmeiqhoengz

【Cohyw】 Soemjmeiqhoengz.

【Coh'wnq】 Gosoemjmeiq mbaw hung、yinzcinhdeih、godoengzcuiz、gosoemjmeiqhung.

【Goekgaen】 Dwg soemjmeiqhoengz doenghgo cuengcaujgoh.

【Yienghceij Daegdiemj】 Gorum daengjsoh maj geij bi. Go neix gaenh unqnoh、gaenqmbaw、mbawlwg song mbiengj、gaenqvagoek、gaenqva、mbawbyak、mbawlinx、seiva、saeuva cungj miz bwn. Laj doem miz haujlai ndaek ganjgyaep lumj giuz. Mbaw majgoek；gaenqmbaw raez 5~30 lizmij roxnaeuz lai raez；mbawlwg 3 mbaw，lumj mbi dauqbyonj gvangq，raez 1~4 lizmij，gvangq 1.5~6.0 lizmij，miz diemjhanh iq hoengzmoenq. Gyaeujva comzliengj song nga baizlied baenz gyaeujva lumj liengj，gaenq vagoek majgoek，raez 10~40 lizmij roxnaeuz lai raez；gaenqva raez 5~25 hauzmij，diuzdiuz gaenqva miz mbawbyak mbang 2 diuz byai menh soem；mbawlinx 5 diuz，byai menh soem，byai miz diemjhanh 2 diuz hoengzlaep；mbawva 5 diuz，lumj mbi dauqbyonj，raez 1.5~2.0 lizmij，aeujdamh daengz hoengzaeuj；simva boux 10 diuz；rugva 5 rug，saeuva 5 diuz，gyaeujsaeu 2 leg feuz. 3~12 nyied haiva dawzmak.

【Diegmaj Faenbouh】 Hwnj gwnz ndoi、bangx roen、diegfwz roxnaeuz ndaw naz. Guengjsae gak dieg cungj hwnj miz，guek raeuz baihdoeng、baihcungqgyang、baihnamz daengj dieg neix，dem Hozbwz、Sanjsih、Swconh、Yinznanz daengj sengj neix caemh hwnj miz.

【Gij Guhyw Ywcuengh】

Giz guhyw　　Daengx go、rag.

Singqfeih　　Soemj，hanz.

Goeng'yungh　　Daengx go：Siu doeghuj，cawz caepdoeg，siu foegin. Ndaej yw laemx doek deng sieng，hwnjfung，dawzsaeg luenh，conghhoz in，okhaexmug，baenzfouz，roengzbegdaiq，ninz mbouj ndaek，conghhaex baenzbaez，baeznong，coemh log sieng.

Rag：Siu doeghuj，dingh doeksaet. Ndaej yw hwnjfung.

Danyw　（1）Laemx doek deng sieng：Soemjmeiqhoengz、goqgyanghlungz、gaeuhohdu、fgomakmanh gak 15 gwz，cienq raemx gwn.

（2）Hwnjfungh：Rag soemjmeiqhoengz、govagut ndoi gak 10 gwz，sangbiuhsiuh 1 aen. cienq raemx gwn.

（3）Ninz mbouj ndaek：① Soemjmeiqhoengz、ndoksoiqbouj gak 30 gwz，goyiengfuzrin 15 gwz，cienq raemx gwn. ② Soemjmeiqhoengz 30 gwz，nicinhswj、hanqlienzmaeg gak 15 gwz，cienq raemx gwn.

红背山麻杆

【药 材 名】红背山麻杆。

【别 名】红帽顶、红背娘、红背叶、美达谢、美烷。

【来 源】大戟科植物红背山麻杆 *Alchornea trewioides*（Benth.）Müll. Arg.。

【形态特征】灌木，高可达 2 m。小枝被灰色微柔毛，后脱落。单叶互生，叶阔卵形，长 8~15 cm，宽 7~13 cm，顶端急尖或渐尖，边缘疏生具腺小齿，上面无毛，下面浅红色，仅沿脉被微柔毛，基部有 4 枚红色腺体和 2 枚线状附属体，基出脉 3 条；叶柄长 7~12 cm。雌雄异株，雄花序穗状腋生，雄花 3~15 朵簇生于苞腋；雌花序总状，顶生，具花 5~12 朵；雄花萼花蕾时球形，萼片 4 枚，长圆形，雄蕊 7~8 枚；雌花萼片 5~6 枚，披针形，被短柔毛；子房球形，被短茸毛，花柱 3 枚。蒴果球形，直径 8~10 mm，被微柔毛。花期 3~5 月，果期 6~8 月。

【生境分布】生于山地矮灌木丛中或疏林下。广西各地均有分布，福建、江西、湖南、广东、海南等省也有分布。

【壮医药用】

药用部位 根、叶。

性味 甜、涩，凉。

功用 清热毒，除湿毒，止血，杀虫，止痒。用于屙意咪（痢疾），尿路结石，兵淋勒（崩漏），隆白呆（带下），笨浮（水肿），能啥能累（湿疹），皮炎，麦蛮（风疹），奔冉（疥疮），痂（癣），诺嚎尹（牙痛），外伤出血，褥疮，呗脓（痈肿）。

附方 （1）屙意咪（痢疾）：红背山麻杆根 12 g，凤尾草 20 g，狗尾巴草 10 g，水煎服。

（2）尿路结石：红背山麻杆 15 g，笔筒草 10 g，金沙藤 20 g，水煎服。

（3）麦蛮（风疹），呗脓（痈肿），痂（癣）：红背山麻杆枝叶 30 g，蚂蚱刺、山芝麻各 20 g，一点红 12 g，黄柏 10 g，水煎外洗患处。

（4）笨浮（水肿）：红背山麻杆根 200 g，水煎服。

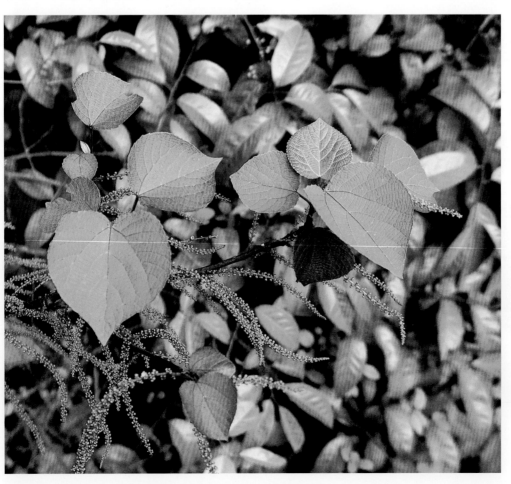

Godag

【Cohyw】 Godag.

【Coh'wnq】 Gomauhhoengz、mehlaenghoengz、gombawlaenghoengz、gomehdahcej、gomehranz.

【Goekgaen】 Dwg godag doeghgo dagizgoh.

【Yienghceij Daegdiemj】 Dwg faexgvanmuz，sang ndaej daengz 2 mij. Nye iq loq miz bwnyungz mong，doeklaeng loenqdoek. Mbaw dandog camca did，mbaw lumj gyaeq gvangq，raez 8~15 lizmij，gvangq 7~13 lizmij，giz byai soemset roxnaeuz cugciemh soem，henz bien miz yaz iq diemjdoed caxcang，baihgwnz mbouj miz bwn，baihlaj saek hoengzoiq，caenh henz nyinz mbaw loq miz bwnyungz，giz goek miz 4 aendoed saekhoengz caeuq 2 dip rengq lumj sienq；giz goek miz nyinzmbaw okdaeuj 3 diuz；gaenqmbaw raez 7~12 lizmij. Vaboux vameh mbouj doengz，vaboux lumj riengzhaeux hai youq geh nye mbaw，vaboux 3~15 duj baenz cumh hai youq geh bauva；vameh baiz baenz cumh，hai youq gwnzdingj，miz va 5~12 duj，vaboux dakva iemjva hai seiz yiengh lumj giuz，dakva 4 duj，yiengh luenz raez，vaboux 7~8 diuz；vameh，dakva 5~6 diuz，lumj longzcim，rog miz bwnyungz；ranzceh yiengh lumj giuz，rog miz bwnyungz dinj，simva 3 diuz. Aenmak lumj giuz，cizging 8~10 hauzmij，rog loq miz bwnyungz. 3~5 nyied haiva，6~8 nyied dawzmak.

【Diegmaj Faenbouh】 Hwnj youq diegbya ndaw cumh faexgvanmuz daemq roxnaeuz laj faex caxcang. Guengjsae gak dieg cungj miz faenbouh，guek raeuz Fuzgen、Gyanghsih、Huznanz、Guengjdoeng、Haijnanz daengj sengj hix miz faenbouh.

【Gij Guhyw Ywcuengh】

Giz guhyw   Rag、mbaw.

Singqfeih   Van、saep，liengz.

Goeng'yungh   Siu ndatdoeg，cawz cumxdoeg，dingzlwed，gajnon，dingzhumz. Yungh youq okhaexmug，lohnyouh gietrin，binghhloemqlwed，roengzbegdaiq，baenzfouz，naenghumz naenglot，naenghumz naeng'in，funghcimj，hwnjnyan，hwnjgyak，heujin，rog sieng oklwed，rujcangh，baeznong.

Danyw   （1）Okhaexmug：Godag 12 gwz，goriengroeggaeq 20 gwz，goriengma 10 gwz，cienq raemx gwn.

（2）Lohnyouh gietrin：Godag 15 gwz，godaebdoengz 10 gwz，gaeugutgeuj 20 gwz，cienq raemx gwn.

（3）Funghcimj，baeznong，hwnjgyak：Mbaw nye godag 30 gwz，daekoen、daehmazyouz gak 20 gwz，goiethoh 12 gwz，gocoengzbeg 10 gwz，cienq raemx rog swiq giz in.

（4）Baenzfouz：Rag godag 200 gwz，cienq raemx gwn.

参考文献

［1］国家药典委员会.中华人民共和国药典(2015年版):一部［M］.北京:中国医药科技出版社,2015.

［2］广西壮族自治区卫生厅.广西中药材标准(1990年版)［M］.南宁:广西科学技术出版社,1992.

［3］广西壮族自治区卫生厅.广西中药材标准:第二册［S］.1996.

［4］广西壮族自治区食品药品监督管理局.广西壮族自治区壮药质量标准:第一卷(2008年版)［M］.南宁:广西科学技术出版社,2008.

［5］广西壮族自治区食品药品监督管理局.广西壮族自治区壮药质量标准:第二卷(2011年版)［M］.南宁:广西科学技术出版社,2011.

［6］广西壮族自治区食品药品监督管理局.广西壮族自治区壮药质量标准:第三卷(2018年版)［M］.南宁:广西科学技术出版社,2018.

［7］国家中医药管理局《中华本草》编委会.中华本草［M］.上海:上海科学技术出版社,1999.

［8］《全国中草药汇编》编写组.全国中草药汇编［M］.北京:人民卫生出版社,1976.

［9］广西壮族自治区中医药研究所.广西药用植物名录［M］.南宁:广西人民出版社,1986.

［10］广西壮族自治区革命委员会卫生局.广西本草选编［M］.南宁:广西人民出版社,1974.

［11］广西中药资源普查办公室.广西中药资源名录［M］.南宁:广西民族出版社,1993.

［12］中国科学院中国植物志编辑委员会.中国植物志:2~80卷［M］.北京:科学出版社,1959~2004.

［13］中国科学院广西植物研究所.广西植物志:1~6卷［M］.南宁:广西科学技术出版社,1991~2017.

［14］覃海宁,刘演.广西植物名录［M］.北京:科学出版社,2010.

［15］中国科学院中国动物志编辑委员会.中国动物志:鸟纲(2、4卷)［M］.北京:科学出版社,1979、1978.

［16］中国科学院中国动物志编辑委员会.中国动物志:两栖纲(上、中、下卷)［M］.北京:科学出版社,2005~2009.

［17］中国科学院中国动物志编辑委员会.中国动物志:兽纲(6~9卷)［M］.北京:科学出版社,1987~2000.

［18］中国科学院中国动物志编辑委员会.中国动物志:爬行纲(1~3卷)［M］.北京:科学出版社,1998~1999.

［19］中国科学院中国动物志编辑委员会.中国经济昆虫志:膜翅目(第四十七册)［M］.北京:科学出版社,1995.

［20］张玺,齐钟彦.贝类学纲要［M］.北京:科学出版社,1961.

拉丁学名索引

405

拉丁学名索引

407

拉丁学名索引

壮文名索引